Josef L. Hlade

Auf Kur und Diät mit Wagner, Kapp und Nietzsche

Wasserdoktoren, Vegetarier und das kulturelle Leben
im 19. Jahrhundert: Von der Naturheilkunde
zur Lebensreform

D1722246

Josef L. Hlade

AUF KUR UND DIÄT MIT WAGNER, KAPP UND NIETZSCHE

Wasserdoktoren, Vegetarier und das kulturelle Leben
im 19. Jahrhundert:
Von der Naturheilkunde zur Lebensreform

ibidem-Verlag
Stuttgart

Bibliografische Information der Deutschen Nationalbibliothek
Die Deutsche Nationalbibliothek verzeichnet diese Publikation in der Deutschen Nationalbibliografie; detaillierte bibliografische Daten sind im Internet über http://dnb.d-nb.de abrufbar.

Bibliographic information published by the Deutsche Nationalbibliothek
Die Deutsche Nationalbibliothek lists this publication in the Deutsche Nationalbibliografie; detailed bibliographic data are available in the Internet at http://dnb.d-nb.de.

Gedruckt mit Unterstützung der Universität Graz

Korrektorat: Christina Hofmann

Coverabbildung: E. Goetz: Vierwaldstättersee, Weggis und die Alpen. Kunstanstalt, Luzern. Privatarchiv des Autors.

∞

Gedruckt auf alterungsbeständigem, säurefreiem Papier
Printed on acid-free paper

ISBN-13: 978-3-8382-0809-1

© *ibidem*-Verlag
Stuttgart 2015

Printed in the EU

Inhalt

Einführung

"Ihm war das Wasser mehr als das Mittel, womit man schmutzige Haut und schmutzige Eingeweide reinigt und stärkt; er suchte und fand im Wasser eine alle gesellige Verhältnisse reinigende und verklärende Macht. Er fasste die Hydropathie vom Standpunkt der sozialen Frage auf, noch ehe diese Tagesfrage war."[1]

Ernst Kapp über J. H. Rausse

Die Badekur ist schon sehr alt. Bereits in der Antike gab es öffentliche Badeanstalten und auch schon Hippokrates trat für die Anwendung von kaltem Wasser ein. Das war das die Hydrotherapie (oder auch Hydropathie) gegenüber anderen Kurverfahren Auszeichnende. Um die Anwendungen der Kaltwasser-Kur wird es hier primär gehen. Die Pioniere der deutschen Hydrotherapie hießen *Siegmund (1664-1742)* und *Johann Siegmund Hahn (1696-1773)*, deren Popularisator war allerdings erst *Vincenz Prießnitz (1799-1851)*. Auf dessen Wasserkur baute schließlich auch *J. H. Rausse (1805-1848)* auf, der den geistigen Überbau schuf und das naturwissenschaftliche Fundament zu legen versuchte. Nach seinen Verordnungen gingen später Wagner und Nietzsche auf Kur. Ernst Kapp war mit ihm noch persönlich bekannt und wurde schließlich sein Biograph; außerdem war er selbst als Hydrotherapeut tätig.

Eine Wasserkur nach den Prinzipien von Rausse bestand einerseits aus Wasseranwendungen wie kalten Bädern, Duschen mit kaltem Wasser oder Übergießungen und sogenannten Halb-Bädern. Außerdem standen das Wassertrinken und andere Formen des inneren und äußeren Genusses des Wassers am Programm. Ferner gab es ergänzende Verfahren wie "Schwitzkuren" oder "Packungen". Was weiterhin als wichtig galt, war viel Bewegung, etwa in Form des Wanderns. Seit Beginn war aber auch eine gewisse Diät, die man strikt einhalten musste, Teil einer solchen Kur.

Beenden wir unsere Schilderung des Wesens einer Wasserkur und kommen wir direkt zur Beschreibung des Innovativen dieser Untersuchung. Es soll hier also um die Rolle der sogenannten Hydrotherapie, aber auch um die Frage der Ernährung

---

1 Kapp. J. H. Rausse. S 56f.

am Beispiel des Vegetarismus im 19. Jahrhundert gehen. Namentlich um die kulturellen Implikationen der beiden Formen der Naturheilkunde, wie man die Hydrotherapie später nannte, und zu deren festem Bestandteil der Vegetarismus in der zweiten Hälfte des 19. Jahrhunderts wurde.

Zur Erweiterung der Hydrotherapie zum Vegetarismus trug maßgeblich der Rausse-Schüler und Nachfolger *Theodor Hahn (1824-1883)* bei. Er lebte ab Mitte der 1850er Jahre streng vegetarisch und machte die vegetarische Ernährung zu einem Teil der „naturgemäßen Lebensweise", welche die Anhänger der Naturheilkunde zur Lebensdoktrin erhoben.

Dass die Ernährung im 19. Jahrhundert einen wichtigen kulturellen Faktor darstellte, scheint einigermaßen bekannt.[2] Es gibt zum Beispiel einige interessante Arbeiten von Michel Onfray, die die Ernährung als kulturellen Faktor schildern.[3] Dabei beginnen Onfrays Darstellungen bereits deutlich vor dem 19. Jahrhundert. Namentlich widmet der Autor bereits der Antike Teile seiner Werke.[4] Anders als viele von Onfrays Protagonisten, waren die Proponenten der hier vorgestellten Strömungen aber eher Asketen. Genuss entstand bei ihnen durch Enthaltsamkeit.

Der Vegetarismus-Doyen Theodor Hahn äußerte hierzu: „Das Zauberwort dieser Erlösung aber, es heißt: Entsagung und Selbstzucht."[5] Gemeint waren damit eine fleischlose Ernährung und der Verzicht auf Rausch und Genussmittel. Hahn verstand seinen Vegetarismus als eine Voraussetzung für die Wiederkehr des Guten. Der Einfluss von Rauschmitteln, aber auch ein grausamer Umgang mit Tieren zerstöre das menschliche Gewissen. Bereits die Vertreter der Wasserheilkunde, aber auch jene des Vegetarismus, der in Deutschland aus der Wasserheilkunde entstand, wollten die soziale Frage durch ihre Verordnungen lösen.

---

2 Über die Ernährung als allgemein wichtigen Faktor des Lebens gibt es einige Untersuchungen. *Massimo Montanari* (vgl. Montanari. Kulturgeschichte der Ernährung) beschäftigt sich etwa überblicksartig mit der europäischen Kulturgeschichte der Ernährung. Auch *Hans Lichtenfelt* beschäftigt sich in einer neueren Arbeit mit der Geschichte der Ernährung (vgl. Lichtenfelt. Ernährung.) *Felix Esche* ist der Herausgeber einer neueren Publikation, die Zusammenhänge zwischen der Ernährung und der Kultur in den Fokus einer Betrachtung rückt (vgl. Felix Esche. Essen und Trinken).

3 Zu nennen sind hier etwa: Der Bauch der Philosophen. Der sinnliche Philosoph. Philosophie der Ekstase. Die genießerische Vernunft. Der Rebell.

4 Vgl. z.B. Onfray. – Der Philosoph als Hund. – Die Formen der Zeit. Theorie des Sauternes.

5 Hahn. Heilprinzip. S 3.

Auf die Enthaltsamkeit und das Maßhalten in Fragen der Ernährung als wichtigen Teil der Beschäftigung des speisenden Menschen im 19. Jahrhundert, wird in diesem Zusammenhang noch recht wenig Augenmerk gelegt.

Interessant scheint hier, dass auch der Protagonist mehrerer Werke von Onfray[6] – Friedrich Nietzsche – ganz spezielle Gründe hatte, warum er vehement für das Maßhalten und den Verzicht gewisser Nahrungs- und Genussmittel eintrat, nämlich eine an naturheilkundlichen Vorschriften orientierte Diät, die er einhalten wollte. Allerdings machte er naturheilkundliche Kuren ohne vegetarische Ernährung, die es zu dieser Zeit auch noch immer gab. Denn nicht alle Naturheiler folgten Theodor Hahns Erweiterung zum Vegetarismus.

In diesem Sinne erscheint Nietzsche keinesfalls inkonsequent, wenn er gegen die deutsche Küche ankämpfte, aber gleichzeitig Beefsteaks und Lachsschinken gegessen habe. Es ging ihm nicht um die fette und schwere Küche der Deutschen, sondern darum, dass sie grundsätzlich eine falsche Diät darstelle.[7] Ferner sei Nietzsche nach Onfray aber grundsätzlich doch ein Asket gewesen, obwohl er theoretisch den Rausch gepredigt habe. Hierzu ist zu sagen, dass der „Rausch" bei Nietzsche keinesfalls durch Nahrungsmittel eintreten sollte, sondern eher durch Taten, deren Voraussetzung eine nüchterne Lebensweise sei. Bei ihm war der Genuss also gar nicht so sehr vom Essen abhängig, wie man gemeinhin annimmt.

In deutscher Sprache hat sich mit Nietzsches „Gastrosophie" in neuerer Zeit Harald Lemke beschäftigt, der Nietzsche in diesem Sinne als Genuss-Philosophen darstellt. Lemke spricht bei Nietzsche von der „Gastrosophie des guten Geschmacks und der Lebenskunst einer fröhlichen Alltagsküche" sowie von einer „gedachten Ästhetik der Existenz" in Essensfragen.[8] Seine ernährungstechnisch asketische Zeit hätte er zwar selbst nie überwunden, trotzdem aber die „traditionelle Diätmoral" schärfstens kritisiert und zumindest theoretisch an einer „neuen Moral des Essens" gearbeitet.[9]

Tatsächlich trat Nietzsche mit seiner Kritik gegen die „Diätmoral" in erster Linie aber nicht für den „Genuss" ein, sondern forderte eine bewusste Enthaltsamkeit gewisser Nahrungsmittel, die den Deutschen im Allgemeinen träge gemacht hätten.

---

6 Vgl. u.a. Onfray. La Sagesse tragique. Nietzsche: Se créer Liberté.
7 Vgl. Onfray. Der Bauch. S 119.
8 Lemke. Gastrosophie. S 420.
9 Ebda. S 418-420, S 432.

So meint er, der Gesunde habe klares Wasser alkoholischen Getränken vorzuziehen, das gleiche galt ihm in Bezug auf das Rauchen. Gerade jemand, der intellektuell etwas leisten möchte, müsse eine vernünftige Diät befolgen und auf gewisse Dinge verzichten. Anders als Harald Lemke behauptet[10], scheint Nietzsche gerade den Alkoholkonsum zumindest theoretisch grundsätzlich abgelehnt zu haben, wobei ihm die fetten und schweren Speisen, die Onfray als Grund für Nietzsches Ablehnung der deutschen Küche anführt[11], nicht als schlimmstes Übel galten.

Auf das Wasser als Getränk kam er wohl während seiner vielen „Kaltwasser-Kuren", während derer er, um seine Gesundheit wiederherzustellen, nicht nur große Mengen an Quellwasser trinken musste, sondern auch darin badete, sich damit übergoss oder seine Körperöffnungen ausspülte.[12] Außerdem stand seit damals eine spezielle Ernährung am Programm, die Nietzsche mit leichten Änderungen bis zuletzt fortführte und die er auch in seinen Werken empfehlen wird. Hierzu zählte auch der Verzicht auf sogenannte „Gifte" wie Alkohol oder Tabak. Das Essen von Beefsteaks hatte ihm ein Kurarzt empfohlen; wieder Fleisch zu essen und kalte Bäder zu nehmen, aber der spätere Vegetarismus-Befürworter Wagner. In diesem Sinne riet der aktive Anhänger der Hydrotherapie Nietzsche Mitte der 1870er Jahre: „Baden sie auch! Essen sie Fleisch!"[13]

Auch über die Ernährung als medizinisches Heilmittel scheint es ausreichend Literatur zu geben.[14] Gerade dieses Gebiet scheint einigermaßen aufgearbeitet, wobei man aber vielleicht die Ideen dieser medizinisch gedachten Ernährungslehren gerade auf ihre kulturellen Ziele zu untersuchen vergessen hat. Denn oft war nicht nur die Gesundheit vordergründiges Ziel, sondern auch ein gesellschaftlicher Wandel, der auf der Grundlage der Ernährung stattfinden sollte. Diese Idee verfolgte im 19. Jahrhundert zumindest die Naturheilkunde bzw. später der Vegetarismus. Auf die Speziallliteratur zu Ernährungsidealen der Naturheilkunde bzw. des Vegetarismus wird in dieser Untersuchung noch hinreichend verwiesen werden.

---

10 Ebda. S 413.

11 Vgl. Onfray. Der Bauch. S 119.

12 Zur Rolle des Wassers als Getränk und Nahrungsmittel in der Geschichte lese man etwa *Lars Winterbergs* neuere Publikation (Winterberg. Wasser. Alltagsgetränk.).

13 Zit. nach: Decker. Nietzsche und Wagner. S 270.

14 Zur medizinischen Betrachtungen der Ernährung im 19. Jahrhundert gab etwa *Edith Heischkel-Artelt* bereits 1976 einen umfangreichen Sammelband heraus (vgl. Heischkel-Artelt. Ernährung und Ernährungslehre im 19. Jahrhundert).

Viel mehr als um eine Darstellung der Naturheilkunde bzw. des Vegetarismus als medizinische Richtung – unter welche die meisten der rezenten Werke über diese Thematik zu zählen sind – geht es hier um die soziale Implikation dieser Strömung, die zumindest seit Rausse genuin in der Lehre verankert war. Es ging nicht um die Heilung eines einzelnen Kranken, sondern um die Erneuerung der Gesellschaft auf der Grundlage der Wasserheilkunde bzw. des Vegetarismus. Insofern war die Naturheilkunde von Rausse tatsächlich bereits eine Lebensreform.

Dass die Ernährung gerade im 19. Jahrhundert für die Moral verantwortlich gemacht wird, scheint aufgrund der medizinischen Sichtweise der meisten Darstellungen nur wenig untersucht. Zwar erkennen manche, meist aus einer anderen Richtung kommende Forscher, darunter sicherlich auch etwa Onfray, einen klaren Zusammenhang zwischen Ernährung und Moral, dass die Ernährung aber gerade zum entscheidenden Faktor für die Moral werden sollte, zeichnete etwa speziell den Vegetarismus aus.

Die Debatte, ob der Vegetarismus tatsächlich als entscheidender Faktor für die Moral tauge, war etwa ein Streitthema zwischen Richard Wagner und Friedrich Nietzsche im Jahr 1869. Wagner verneinte diese These, die Nietzsche damals zumindest in den Raum stellte, nachdem er eine ähnliche Auffassung über die „Wasserheilkunde" nur wenige Jahre zuvor nach für ihn persönlich enttäuschenden Ergebnissen aufgeben musste. Damals galt ihm die „Wasserheilkunde" als „Religion", wie er selber im Rückblick schreiben wird. 1879 kam es allerdings zu einem Wandel in Wagners Denken: Nun galt ihm der Vegetarismus als eine der allerwichtigsten Maßnahmen einer von ihm ins Auge gefassten Erneuerung der Gesellschaft. Wir kommen bald darauf zurück.

Noch weniger Literatur als zu den kulturellen Auswirkungen des Vegetarismus findet man über die Auswirkungen der „Wasserheilkunde" auf das kulturelle Leben im 19. Jahrhundert.[15] Wenig bekannt dürfte es auch sein, dass sowohl „Wasserheilkunde" als auch der „Vegetarismus" aus der gleichen Wurzel entsprungen sind und bereits die Proponenten der „Wasserheilkunde" durch sie entscheidend auf die Moral wirken wollten.

---

15 Genau diese Frage behandelt gar kein neueres Werk. Auf die Literatur zur Wasserheilkunde, die dieses Thema manchmal am Rande mitbehandeln, wird in dieser Untersuchung noch ausführlich verwiesen.

Dass so mancher ihnen glaubte – darunter der bereits genannte Komponist Richard Wagner, des Weiteren der Begründer der Technikphilosophie Ernst Kapp und der hier ebenfalls bereits erwähnte Philosoph Friedrich Nietzsche – soll die folgende Untersuchung zeigen. Die Beziehung von allen dreien zur Wasserheilkunde und dem Vegetarismus ist bis jetzt kaum behandelt worden.[16] Der Einfluss von Wasserheilkunde und Vegetarismus war aber auf alle drei dermaßen stark, dass die Aufarbeitung dieser Zusammenhänge durchaus gerechtfertigt scheint, wie die folgenden Seiten dieser Untersuchung zeigen sollen.

Sie bezieht sich noch auf die Zeit vor der sogenannten „Lebensreform", die um 1900 einsetzte und diese Ideen auf einem relativ breiten Feld durchsetzte. Ihre Ideen wirken auch heute noch nach, wenn es nicht sogar heute noch eine „Lebensreform" gibt.[17] Sie zeigt, dass ähnliche Diskurse bereits Anfang des 19. Jahrhunderts existierten und keine zu unterschätzende Rolle spielten. Gerade in dieser Zeit sind die Ursprünge der „Lebensreform" zu suchen und gerade hier vorgestellte Anhänger von „Wasserheilkunde" und „Vegetarismus" werden zu wichtigen Verbreitern der späteren Ideen. In dieser Arbeit werden uns hierfür exemplarisch der Komponist Wagner und die beiden Philosophen Nietzsche und Kapp als Beispiel dienen.

Die um 1900 entstandene Bewegung der „Lebensreform" – die sich sowohl für den Vegetarismus aussprach, aber auch „Wasseranwendungen" und andere „Natur-

---

16 Tatsächlich gibt es nur über Wagner einen Artikel, der genau auf diese Thematik eingeht. Dieser von *Matthias Theodor Vogt* 1992 verfasste Aufsatz (vgl. Vogt. Bäderkur) erläutert die Zusammenhänge zwischen seiner Kur in Albisbrunn und seinem Denken bzw. Werk, insbesondere des „Rings". Er war in diesem Sinne auch eine wichtige Vorarbeit für dieses Unternehmen, das aber einen viel größeren Zeitraum umfasst. Sonst findet man in der rezenten Literatur höchstens kurze Erwähnungen über die eine oder andere Kur von Wagner und Nietzsche oder ihr Verhältnis zum Vegetarismus. Eigene Publikationen hierzu fehlen. Ernst Kapps Verhältnis zur „Hydrotherapie" von J. H. Rausse ist in keiner Weise aufgearbeitet. Es gibt eine Monographie von Vera Flach (vgl. Flach. Texas Hill Country) sowie einen Artikel von Kurt Klotzbach (vgl. Klotzbach. Sisterdale), in dem neben der Beschreibung von Kapps amerikanischer Kolonie „Sisterdale" auch kurz auf dessen Tätigkeit als „Naturheiler" eingegangen wird. Beide Autoren kommen allerdings aus einer ganz anderen Forschungsrichtung und können dessen Tätigkeit als „Naturarzt" daher nicht richtig einordnen. In der rezenten Literatur zu „Naturheilkunde" und ähnlichen Strömungen fehlt die Beschäftigung mit Kapp, bis auf das 2011 vom Verfasser selbst geschriebene Werk (Hlade. Naturheilkunde), bis jetzt vollkommen.

17 Eine recht umfangreiche Untersuchung über die kulturellen Auswirkungen der „Lebensreform" im 20. Jahrhundert, die ihre Wurzeln wohl in der hier zu behandelnden Zeit hatte, liefert *Florentine Fritzen* (Vgl. Fritzen. Gesünder Leben.). Auf die Lebensreform um 1900 wird ebenfalls in dieser Untersuchung noch zurückzukommen sein.

heilverfahren" ins Zentrum ihres Strebens nach einem „naturgemäßen Leben" rückte – hatte dabei wohl ihren bedeutendsten Vorläufer in J. H. Rausse. Er war es, der die meisten ihrer Ideale bereits im Vormärz vertrat. Um seine „Wasserheilkunde" bzw. „Naturheilkunde" und die von seinem Schüler Theodor Hahn vollzogene Erweiterung zum Vegetarismus und deren Rezeption wird es hier primär gehen.

Die „Lebensreformer" gingen substanziell davon aus, dass eine sogenannte „Selbstreform" am Anfang jeder Erneuerung zu stehen habe, die sie sich letztlich auch für die Gesellschaft wünschten. Es ging dabei um eine Versöhnung mit der Natur, aus der man die Mittel zur Erneuerung entnehmen müsse. Oft bedeutete das auch eine physische Rückkehr in die Natur und eine Flucht vor dem als verwerflich empfundenen städtischen Leben. Vielfach entstand der Wunsch, sich gegen den Einfluss des modernen Lebens abzuschotten. So gab es Versuche, autarke Gemeinschaften zu gründen, die ein Gegenmodell zur anderen Lebenswelt werden sollten.

Dabei hatten die einzelnen „Lebensreformer" ganz verschiedene Ideen, was man unter dieser „Selbstreform" und den anderen Mitteln, die zur Verbesserung der Menschheit dienen sollten, zu verstehen habe. Viele glaubten weiterhin, wie Rausse, die Sorge für Gesundheit habe am Anfang zu stehen, andere fanden neue Mittel. So zählt man auch etwa die Strömung der „Reformpädagogik" zur „Lebensreform". Wenn man auch Richard Wagner, wie ich vermute, in gewisser Weise zu den „Lebensreformern" zählen kann, dann galt für ihn wohl die Kunst als zentrales Mittel der Erneuerung.

Wie sich in dieser Untersuchung zeigen wird, war Wagner auf die Idee, mit seiner Kunst auch eine Mission zu verbinden, offenbar durch die Bekanntschaft mit Rausse gekommen: So war es während seiner Kaltwasser-Kur in Albisbrunn, da in ihm, gleichzeitig mit der Idee des „Rings" selbst, auch die Idee erwachte, mit seiner Musik einen ähnlichen Beitrag für die Menschheit leisten zu können. Wagner fing wohl erst jetzt, entscheidend durch Rausses Konzeption bestärkt, zu glauben an, seine Kunst könne in ganz ähnlicher Weise zu einer Reform beitragen.

In seinen letzten Jahren dachte Wagner, auch hier wiederum entscheidend durch Konzepte wie jenes von Rausse bestärkt, an eine „Regeneration" und wollte Schopenhauers „absoluten Pessimismus", den er zwischenzeitlich verinnerlicht hatte, durch eine vorsichtig optimistische Weltsicht ersetzen, die er wiederum im Denken der Naturheiler bzw. Vegetarier fand. Der sogenannte „Tiermord" stünde am Anfang der Entstehung des Bösen und nur ein Verzicht auf Fleisch und Drogen könne die Wiederkehr des Guten ermöglichen. Der Vegetarismus habe einen entscheidenden Beitrag zur Erneuerung der Gesellschaft zu leisten und sei für die von ihm ins Auge gefasste Reform mindestens genauso wichtig wie seine neue Art der Kunst. Jetzt ersetzte das Ideal des Vegetarismus jenes der Wasserheilkunde; der Ansatz blieb aber derselbe. Nun war für ihn ein Leben nach den Prinzipien des Vegetarismus eine Voraussetzung der „Regeneration", zu der aber auch seine Kunst entscheidend beitragen könne.

Rausse, Wagners „Wasserprophet" in den 1850er Jahren, hatte die ungewöhnliche Idee, durch eine an sich nicht dafür vorgesehene Sache wie seine „Wasseranwendungen" die Menschheit reformieren zu wollen. Eine Kur sollte einem eine ganz neue Welt eröffnen. Der Weg zur Bekehrung sollte nicht über den Intellekt stattfinden, sondern über eine tiefergehende Reinigung, auf die die moralische Umkehr erst folge.

Gerade dadurch könnte auch Wagner auf die – grundsätzlich ebenso überraschende – Idee gekommen sein, mit der Kunst zu einem gesellschaftlichen Wandel beitragen zu wollen. Es war nicht mehr abwegig, durch an sich ungewöhnliche Mittel den ersten Schritt vorzubereiten, den das Naheliegende nicht zu schaffen schien. Vielleicht wollte er das Publikum bereits davor mit seinen Werken belehren, wie etwa Schiller es der Kunst einräumte. Zur Erlösungslehre wurde seine Kunst vermutlich erst nach der Rezeption von Rausse und seiner Theorie.

Dabei müsse der Wandel offenbar gar nicht so sehr durch moralische Einsichten, die man aus der Kunst gewinnt vonstatten gehen, sondern vielmehr durch die Kunst als ein therapeutisches Verfahren, das tiefer greife. Wagner wollte mit seiner Musik in gewisser Weise bis in die „Eingeweide" wirken. Die moralischen Einsichten waren dann allem Anschein nach als Folge dieser grundsätzlichen Reform durch die Kunst gedacht.

In diesem Sinne war Wagner ein „Lebensreformer", der wie viele andere von J. H. Rausses mit der Wasserheilkunde verbundenen Idee inspiriert wurde, mit seinem Metier das gleiche erreichen zu wollen, was diese für die Menschheit versprach. In den 1880er Jahren, als Wagner sich neuerlich dem „lebensreformerischen" Gedankengut annäherte, war die Wasserheilkunde bei vielen Gläubigen bereits vom Vegetarismus als Träger der Idee abgelöst worden; das Ziel blieb aber das Gleiche: Eine Erneuerung auf der Grundlage einer Selbstreform.

Bereits J. H. Rausse schuf den geistigen Überbau dieser später auf eine Erneuerung fokussierten „Fluchtbewegung". Schon er wollte auf der Grundlage der Philosophie von *Jean-Jacques Rousseau (1712-1778)* jene Wiedergeburt der Menschheit erreichen, von der auch die „Lebensreformer" noch träumten. Bei ihm standen noch die sogenannten „Wasseranwendungen" im Mittelpunkt. Später rückte sein Nachfolger Theodor Hahn den Vegetarismus ins Zentrum.

Sowohl die Hydrotherapie als auch der Vegetarismus bildeten bis in die Zeit der „Lebensreform" den „Kernbereich" der Bewegung, was in großen Teilen auf Rausse und Hahn zurückging. Andererseits halfen Persönlichkeiten bei der Verbreitung der Ideen: Hierfür steht etwa ganz prominent Richard Wagner, in den 1850er „radikaler Wasserfreund", bis zuletzt gemäßigter Wasseranwender und in seinen letzten Jahren auch Befürworter des Vegetarismus.

Wagner blieb dabei nicht nur jemand, der selbst regelmäßig kalte Bäder nahm, sondern verband die mögliche Erneuerung der Gesellschaft mit einer vegetarischen Lebensweise, die einen moralischen Neubeginn überhaupt erst möglich mache. Seine Ideen blieben nicht ungehört: Viele Wagnerianer wurden aufgrund der von ihm geäußerten Empfehlung einer vegetarischen Lebensweise, die etwa den Alkoholverzicht und auch den Verzicht auf Tabak einschloss, zu Vegetariern, Alkohol-Abstinenten und Nichtrauchern. In gleicher Weise kam es vielerorts durch Wagnerianer zur Gründung von „Naturheilvereinen", in denen man kalte Bäder und andere Wasseranwendungen durchführte. Wagner wurde damit schließlich auch zu einem Vorläufer, wenn nicht sogar wichtigen „Propheten" der Lebensreform.

Einer, der von den Wagnerianern zu den Ideen der Naturheilkunde und Vegetarismus bekehrt wurde, war der Schriftsteller *Peter Rosegger (1843-1918)*. Viele Ideen des Autors scheinen auf diese Bekanntschaft zurückzugehen. Auch Rosegger war jemand, der sich für den Tierschutz einsetzte, den Vegetarismus befürwortete, eine Mäßigkeitspflege im Umgang mit Alkohol empfahl, Quellwasser trank und nicht zuletzt eine ganz ähnliche Einstellung zum Natürlichen pflegte.

Friedrich Nietzsche lebte 1869 vorübergehend vegetarisch, wurde aber nach kurzer Zeit, wie bereits erwähnt, gerade von Richard Wagner selbst vom Vegetarismus abgebracht. Damals war Wagner nämlich noch ein Vegetarismus-Gegner, der Nietzsche durch eine zornige Ansprache den Vegetarismus ausredete. Als Nietzsche erste Krankheitssymptome seines Syphilis-Leidens zeigte, empfahl er ihm allerdings kalte Bäder, die bei seinem „nervösen Leiden" Wunder gewirkt hätten. Später schickte Wagner Nietzsche auch noch auf Kur, wobei gerade ein gewisser Zusammenhang zwischen Wagners „Wasserfreundschaft" und dem Bruch mit Nietzsche bestand, wie sich zeigen wird. Nichtsdestotrotz machte Nietzsche die Kur und sammelte dort so glückliche Erfahrungen, dass er selbst noch in seinen letzten Schriften davon schwärmt.

Im Gegensatz zu Wasseranwendungen, die er lange gemeinsam mit einer naturheilkundlichen Diät gegen sein Leiden anwendet, verachtet Nietzsche allerdings den Vegetarismus. In seiner Abrechnung mit Wagner – „Der Fall Wagner" (1888) – kommt es auch zur Abrechnung mit dem Vegetarismus, den Wagner nun in sein Konzept für eine mögliche Erneuerung der Menschheit aufgenommen hatte. Wasseranwendungen und eine Lebensweise, wie er sie während seiner vielen „Kaltwasser-Kuren" kennenlernte, lobt er dagegen ausdrücklich in seiner erst posthum erschienen Autobiographie „Ecce homo". Dort wird er namentlich auch eine „natürliche Lebensweise" seinem früheren Gelehrten-Dasein als Ideal entgegenstellen und gleichzeitig mit dem Stubenhockertum abrechnen.

Die Naturheilkunde versuchte mit ihren Methoden, ganz ähnliche Krankheitssymptome zu kurieren, wie man sie ab den 1880er Jahren unter dem Begriff „Neurasthenie" versammelte. Wagner versuchte schon in den 1850er Jahren, seine „Nervosität" durch „Wasseranwendungen" zu heilen. Nietzsche glaubte in seinen letzten Lebensjahren, an „Neurasthenie" erkrankt zu sein, und versuchte, die aus dieser Krankheit entstandenen Symptome ebenfalls durch naturheilkundliche Methoden zu behandeln.

Dabei stellten Naturheiler wie J. H. Rausse bereits Anfang des 19. Jahrhunderts einen sehr bedenklichen Einfluss des städtischen Lebens und der modernen Lebensweise auf den Organismus fest, viele Jahre vor dem Aufkommen des „nervösen Zeitalters". In diesem Sinne übte die Naturheilkunde auch eine frühe Kritik an der Moderne, die von Seiten der Psychiater erst um 1900 in großem Umfang einsetzte und sich in der Diagnose „Neurasthenie" niederschlug.[18]

Ernst Kapp war aber wohl der radikalste Anhänger von den dreien: Er gründete in Texas eine „Freidenker-Kolonie", wobei auch die „hydropathische Idee" von Rausse zur Umsetzung kam. In diesem Sinne ordinierte Kapp in „Sisterdale", so hieß die Kolonie, auch als Hydrotherapeut und genoss in ganz Texas einen guten

---

18 Zur Entstehung der „Neurasthenie" und ihrer Rolle im 20. Jahrhundert, vgl. Hofer. Nerven. Kultur. Geschlecht, insbesondere S 230f.

Ruf als Wasserarzt. Noch in Deutschland hielt er über Rausse und seine „Wasser-heilkunde" fest: „Er fasste die Hydrotherapie vom Standpunkt der sozialen Frage auf, noch ehe diese Tagesfrage war."[19]

Erst politische Umstände – Kapp und seine Kolonie kämpften an der Seite der Unionsstaaten gegen den „Sklaven-Staat" Texas – beendeten das Projekt, allerdings ohne die Wirkung des in viele Richtungen weisenden Engagements der Kolonie aufhalten zu können. Kapp kehrte nach Deutschland zurück und schrieb dort seine heute noch bedeutende Schrift „Grundlinien einer Philosophie der Technik" (1877). In aller Eile hatte er bald nach dem Tod von Rausse die einzige uns erhaltene Biographie über ihn geschrieben. Das Vorwort dazu verfasste er bereits auf dem Schiff, mit dem er nach Amerika unterwegs war, weil ihn das politische Engagement zur Auswanderung zwang.

Schon im ersten Abschnitt befasst sich die vorliegende Untersuchung ganz zentral mit der „Hydrotherapie" bzw. „Naturheilkunde" in der Tradition von J. H. Rausse. Rausse war wohl derjenige, der die Philosophie von Jean-Jacques Rousseau in die Naturheilkunde einbrachte, und damit letztlich auch den Weg für eine ähnlich ausgerichtete „Lebensreform" freimachte. Dabei orientierte sich Rausse, der eigentlich Francke hieß, aber seinem Idol auch durch eine Namensänderung näher kommen wollte, an Rousseaus zentralen Rat im *Emile*: „Lebe naturgemäß, sei geduldig und lasse dich nicht mit Ärzten ein."[20]

Rousseau empfahl selbst, mehr oder weniger ausdrücklich, eine vegetarische Lebensweise und machte sich auch sonst so manche Gedanken zur Ernährung[21] und anderen Teilen des physischen Aspektes eines „naturgemäßen Lebens", war aber für die Naturheiler vor allem mit seiner radikalen Zivilisationskritik von Bedeutung. Nicht die Umsetzung seiner Diätvorschriften stand im Mittelpunkt des Strebens der Naturheiler, sondern das Erreichen des Ziels einer Wiedergeburt der Menschheit durch Rückorientierung.

Die allgemeine Idee Rousseaus war dabei viel wichtiger als einzelne Äußerungen über diesen oder jenen Sachverhalt. Rausses konkrete Vermutung, was am Anfang dieser Erneuerung zu stehen habe, fand dabei in Rousseau auch gar keinen echten Vorläufer: Seit seinem Aufenthalt in der Kuranstalt am Gräfenberg von

---

19 Kapp. Rausse. S 56.
20 Rousseau. Emile S 108.
21 Zur Rolle der Ernährung bei Rousseau selbst vgl. Egert. Die Ernährung bei Rousseau.

Vincenz Prießnitz im Jahr 1837 glaubte er, dessen „Hydrotherapie" sei möglicherweise der Schlüssel zur Rückkehr des Menschen zu den Werten des Naturzustandes. Jenem Zustand, in dem der Mensch nach Rousseau wunschlos glücklich und frei von Krankheiten gewesen sei. Viele glaubten an ihn und seine Theorie, darunter Richard Wagner und Ernst Kapp.

Ab Mitte der 1850er Jahre brachte der Rausse-Schüler und Nachfolger Theodor Hahn schließlich den Vegetarismus in die Naturheilkunde ein. Hahn, der nicht nur Kapp kannte, sondern auch mit Wagner korrespondierte, galt nun der Vegetarismus als wichtigstes Mittel einer möglichen Erneuerung. In diesem Sinne wollte er auch die „soziale Frage" durch die Mittel des Vegetarismus lösen. Wagner seinerseits versuchte Hahn, der nach der Revolution von 1848/49 ebenfalls in die Schweiz auswandern musste, in die Nähe seines Zürcher Exils zu locken, wo er einen Zirkel aus Intellektuellen, die an der Wiedergeburt der Menschheit arbeiten sollten, geplant hatte.

Wagner, der in den 1850er Jahren an die Erlösung der Menschheit durch die „Wasserheilkunde" glaubte, setzte später auch auf das Erlösungskonzept von Theodor Hahn. In „Religion und Kunst" (1880) stellt Wagner schließlich die vegetarische Lebensweise an den Beginn einer zu erhoffenden Erneuerung. Hahn hatte zu dieser Zeit gerade sein Hauptwerk „Das Paradies der Gesundheit" (1879) veröffentlicht, das sich deutlich besser verkaufte als seine anderen Werke. Hahn starb allerdings bereits 1883, im gleichen Jahr wie Wagner, sodass er die noch größere Verbreitung des Vegetarismus, der seinen Höhepunkt während der „Lebensreform" erreichte, nicht mehr miterleben konnte.

Einleitung

„Der Schutt der Laster, Staub und Moder der Gelehrsamkeit, am meisten aber die Vergiftung durch Medizin und Rauschgetränke, haben den Menschen zu einer Karikatur gemacht, die einem kranken Affen mehr gleicht, als einem Menschen."[22]

J. H. Rausse über den modernen Menschen

Richard Wagner (1813-1883) wurde Mitte des Jahres 1851 zu einem Anhänger der Naturheilkunde bzw. der Hydrotherapie von J. H. Rausse. Er blieb bis zu seinem Tod ein Freund derselben und vor allem ihrer Ideen – wenn auch in kritischer Distanz zu speziellen Verordnungen. Sich langsam von der radikalen Theorie verabschiedend, schrieb er an seinen „Wasserfreund" Uhlig: „In R. (Rausse) sprach mich vor Allem der frische Zug auf die Natur hin an."[23] Der von Wagner in seiner Spätschrift „Religion und Kunst" (1880) gut geheißene Lebensstil auf Grundlage der Ansichten „der Vegetarianer, der Tierschützer und der Mäßigkeitspfleger"[24] weist auf eine Rückbesinnung Wagners auf die geistigen Ideen der Naturheilkunde hin. Wagner schreibt dort u. a. „selbst den heutigen Sozialismus" könne man *aus starken inneren Gründen* „als sehr beachtenswert" einschätzen, „wenn er mit den …Verbindungen der Vegetarianer, der Tierschützer und der Mäßigkeitspfleger in eine wahrhaftige und innige Verbindung träte."[25]

Diese auch zu diesem Zeitpunkt noch vorhandenen Ideale von Rausse wurden damals in Deutschland, vor allem durch den Wagner persönlich bekannten Rausse-Schüler und Nachfolger *Theodor Hahn (1824-1883)* vertreten. Dieser – der zeitweilig Mitglied des „Bundes der Kommunisten" war – dachte selbst an eine Art Sozialismus auf der Grundlage des Vegetarismus, des Tierschutzes und der Mäßigung. Dafür steht speziell seine 1869 in 1. Auflage erschienene Publikation: „Der Vegetarismus als neues Heilprinzip zur Lösung der sozialen Frage. Seine wissenschaftliche Begründung und seine Bedeutung für das leibliche, geistige und sittliche Wohl des Einzelnen, wie der gesamten Menschheit" (1. Auf. Grieben 1869). Wagner

---

22 Zit. nach: Zimmermann. Paradies. S 2.
23 Wagner. Sämtliche Briefe. Band 4. S 232.
24 Wagner. Religion. S 388.
25 Ebda.

selbst glaubte an eine mögliche Rückkehr zu einer „wahren Religion", getragen auch von einer Besinnung auf die Werte des „Vegetarismus". Diese könne die so notwendige „Regeneration" einleiten.

Aufmerksam auf die Ideen der Naturheilkunde machte Wagner sein Freund *Theodor Uhlig (1822-1853)*, der bereits vor Wagner ein Anhänger der Rausse'schen Wasserheilkunde war. Er war es, der ihn zu seiner ersten Kur in der Kaltwasserheilanstalt in Albisbrunn bei Haussen im Kanton Zürich (ab 15. September 1851) überredete und ihn davor bereits mit Theodor Hahn bekannt machte, als sie beide seine Wasserheilanstalt in Horn bei Rohrschach nahe St. Gallen besichtigten.[26] Unter Einfluss Uhligs entschloss sich Wagner, bereits bevor er auch die genannte Kaltwasserkur in Albisbrunn antrat, tatsächlich nach den Rausse'schen Prinzipien zu leben. Die privat durchgeführte Kur reichte Wagner allerdings bald nicht mehr, am 8. September 1851 schrieb er an Uhlig: „Das Halbe kann ich nun einmal nicht leiden: mit der bloßen Diät ist mir nichts geholfen."[27]

Eine Kur unter Anleitung musste her. Diese absolvierte er schließlich gemeinsam mit seinen Freunden *Karl Ritter* und *Hermann Müller*. Am 15. September 1851 trat er sie an und am 23. November 1851 schloss er sie ab. Mit dieser Kur war er nicht restlos zufrieden, dennoch setzte er auch privat hydrotherapeutische Verfahren (u. a. aus Wasseranwendungen und einer speziellen Diät bestehend) fort und suchte brieflichen Rat von Theodor Hahn.

Uhlig hatte Wagner während eines Besuches von Juli bis August 1851 dringend empfohlen, hydrotherapeutische Verfahren zwecks Heilung seiner angegriffenen Gesundheit anzuwenden. Wagner entschloss sich, sein Leben nach der Hydrotherapie auszurichten – dazu begann er auch die Schriften von Rausse zu lesen. Er glaubte zu dieser Zeit, tatsächliche Heilung von seinen Leiden durch die Hydrotherapie zu erreichen. Letztlich sollte die Kur in Albisbrunn seine Gesundheit endgültig wiederherstellen. Er litt damals u. a. unter Darmträgheit und einer schmerzhaften Gesichtsrose.

Gleichzeitig war vor allem seine Psyche sehr angegriffen. Er war oft sehr niedergeschlagen und nervlich stark überreizt, was seine körperlichen Leiden sicherlich verschlechterte, wenn nicht sogar auslöste. Später wird ihm ein anderer naturheilkundlicher Arzt – ein gewisser *Dr. Vaillant*, praktizierend in Mornex bei

---

26 Vgl. Rieger, Schröder. Wanderungen. S 51f.
27 Wagner. Sämtliche Briefe. Band 4. S 101. Brief 36. An Theodor Uhlig, Dresden (8.9.1851).

Genf – die Diagnose stellen, er habe in erster Linie ein psychisches Leiden, das keine zugrundeliegende körperliche Ursache hätte. Möglicherweise litt Wagner tatsächlich an einer Angsterkrankung, viele seiner Schilderungen klingen danach, als hatte er aus heutiger Sicht eine Angststörung.[28] Über seine Zustände, die ihn noch lange plagten und die er meistens mit Wasseranwendungen behandelte, berichtet er etwa *Friedrich Nietzsche* noch 1873.

In einem Brief vom 21. September erzählt er von seinem Arzt, der trotz des großen Unbehagens, das Wagner plage, kein ernstes körperliches Leiden finden könne; er versichere ihm, er „sei ein unverwüstlich gesunder Mensch", obwohl er sich „während durch den Tag und die Nacht mit Elenden Zuständen dahinschleppe, von denen er [sein Arzt] lächelnd behauptet, das seien die ganz gewöhnlichen Leiden des ‚Genies'."[29] Für seine doch in Wirklichkeit robuste Gesundheit sprechen etwa seine anstrengenden Wanderungen der 1850er Jahre in den Schweizer Bergen, durch die er – zum Teil sicherlich aus dem Kalkül seiner Anhängerschaft der Naturheilkunde – seine Leiden, von denen er nicht immer wusste, dass sie vor allem psychischer Natur waren, kurieren wollte.

Selbst 1873 – Wagner war wohl nicht mehr so fit wie 20 Jahre zuvor, als er die anstrengenden Wanderungen in den Schweizer Bergen unternahm, allerdings wohl noch nicht tödlich krank[30] – zweifelte Wagner noch daran, dass er körperlich einigermaßen gesund sei. Ein Jahr später aber hatte Wagner zum ersten Mal ernste Herzprobleme, die nie wieder weggehen.[31] Wahrscheinlich litt er in seinen letzten

---

28 Auch *Kerner* und *Schadewaldt*, die sich ausführlich mit Wagners Krankheitsgeschichte befassen, halten die Diagnose, Wagner sei in erster Linie *nervös* gewesen, wie es zuerst *Dr. Vaillant* diagnostizierte, für die treffendste in Bezug auf seine Leiden (vgl. Kerner/Schadewaldt. Über große Musiker. S 79). Seine Herzkrankheit habe sich erst um 1876 gezeigt (ebda. S 73). Die beiden über Wagner: „Er war nie chronisch krank wie so viele Komponisten, sondern im Grunde von eiserner Gesundheit." (Ebda. S 77.)

29 Wagner. Briefe. S 584. An Friedrich Nietzsche, Bayreuth, 21. September 1873.

30 Ob Wagner bereits damals an seinem Herzleiden erkrankt war, oder sich dieses Leiden erst später manifestierte, kann hier nicht geklärt werden. In den Jahren seiner „radikalen Wasserfreundschaft" Anfang der 1850er Jahre scheint dieses Leiden jedoch noch nicht vorhanden gewesen zu sein, obwohl manche Autoren vermuten, seine Krankheit habe sich damals zum ersten Mal gezeigt (vgl. in diesem Sinne etwa: Borchmeyer. Wagner. S 151).

31 Vgl. Hansen. Wagner. S 294f. *Kerner* und *Schadewaldt* meinen, sein Herzleiden kündigte sich zumindest seit 1876 und nach den ersten „Bayreuther Festspielen" an. Sein Tod sei schließlich ein „qualvoller Herztod im sogenannten ‚Status anginosus'" gewesen. (Vgl. Kerner/Schadewaldt. Über große Musiker II. S 73.)

Jahren unter *Angina pectoris*, an deren Folgen er schließlich am 13. Februar 1883 in Venedig verstarb.[32]

Auch Nietzsche erkannte nervöse Krankheitszüge bei Wagner und stellte, als er bereits mit Wagner gebrochen hatte, im „Fall Wagner" (1888) folgende polemische Diagnose, die vielleicht auch auf das Wissen um die Diagnose, die Wagner selbst erstmals in den 1850er Jahren von Dr. Vaillant gestellt bekam, zurückging. Nachdem Nietzsche dort Wagners Kunst als krank und Ausdruck von Wagners Krankheit bezeichnete, stellte er folgende Diagnose: „Alles zusammen stellt ein Krankheitsbild dar, das keinen Zweifel lässt. Wagner est une nèvrose."[33] Nietzsche spielt hierbei mit einem Zitat des französischen Nervenarztes *Moreau*, der den Ausspruch tätigte: „Le génie est une névrose."[34] Wagners Arzt des Jahres 1873 stellte offenbar einen ganz ähnlichen Zusammenhang her.

Darauf wird später noch einzugehen sein[35] und hängt vielleicht schließlich sogar mit der Diagnose über Nietzsche zusammen, die Wagner gegenüber *Dr. Otto Eiser (1834-1898)* gestellt hatte: Damals – 1878 – gab Wagner Nietzsches angeblicher Onanie die Schuld an seinem Augen und Nervenleiden und empfahl ihm dagegen eine hydrotherapeutische Kur.[36] Nietzsche erfuhr von der Diagnose später, was möglicherweise – dazu gibt es, wie noch dargestellt wird, gewisse Indizien – zum Bruch der beiden beitrug.

Der ganze Sachverhalt kann erst später dargestellt werden. In diesem Zusammenhang scheint allerdings Wagners Schilderung gegenüber Eiser, in der er davon spricht, wie er sein eigenes Leiden durch hydrotherapeutische Maßnahmen während einer Kur bei genannten Dr. Vaillant Mitte 1856 letztlich doch in den Griff bekommen habe, interessant: „Mein Arzt [genannter Dr. Vaillant] erklärte mir, ich sei nichts als nervös, versprach mir, in zwei Monaten mir mein volles Vertrauen wiederzugeben, und hielt Wort."[37]

Nervosität, Neurasthenie, Hysterie waren damals gebräuchliche Ausdrücke für Leiden, die wir heute in vielen Fällen als Panik oder Angststörung diagnostizieren

---

32 Brüggemann. Genie und Wahn. S 206.
33 Nietzsche. KSA 6, S 22.
34 Vgl. Sommer. Nietzsche-Kommentar. S 83.
35 Vgl. *III. 3.3.*
36 Vgl. *III. 2.2.*
37 Wagner. Briefe. S 597. An Otto Eiser, Bayreuth, 23. Oktober 1877.

würden. Eine genaue Definition dieses Leidens gab es noch nicht.[38] Allerdings litt Wagner aus heutiger Sicht wohl am ehesten unter einer dieser Angsterkrankungen, die körperliche Symptomatiken schlimmer erscheinen ließ, als sie wirklich waren. Möglicherweise litt er aber bereits in den 1850er Jahren an *Angina pectoris* Attacken, die zu ähnlichen Symtomen führten.[39] Dagegen spricht allerdings, wie gesagt, seine damals durchaus stark ausgeprägte Fitness und, dass seine Zustände nicht während körperlicher Anstrengung auftraten, sondern häufig in Ruhe, wie so mancher Auschnitt aus Briefen, die im Folgenden zitiert werden, zeigen wird.

Wagner blieb bis zuletzt ein „Wasserfreund"; in den Jahren 1851 bis 1853 war er darüberhinaus sogar fanatischer Anhänger eines der wichtigsten Proponenten der Hydrotherapie und späteren Naturheilkunde J. H. Rausse. Von dieser Zeit wird der erste Teil handeln. Später gab er dessen spezielles System der Wasseranwendungen und vor allem dessen eigenwillige Krankheitslehre – von der noch zu sprechen sein wird – auf, nicht allerdings die Hydrotherapie.

Gerade durch „Wasseranwendungen" glaubte er, von seiner Gesichtsrose geheilt worden zu sein, wollte selbst in späten Jahren seine „Unterleibsprobleme" – die bereits in 1850er Jahren zu einem seiner Hauptprobleme zählten – durch

---

38 1895 veröffentlichte *Sigmund Freud* einen Artikel mit dem Titel: „Über die Berechtigung, von der Neurasthenie einen bestimmten Symptomenkomplex als ‚Angstneurose' abzutrennen." Er wurde damit ein Vorläufer der in den 1960er Jahren gebräuchlich gewordenen Krankheitsbilder der Panik und Angststörung. (Vgl. Bandelow. Angstbuch. S 57-59.) Der Begriff „Neurasthenie" wurde als wissenschaftlicher Begriff 1869 vom amerikanischen Nervenarzt *Georg Miller Beard (1839-1883)* eingeführt. Dabei fasste er verschiedene „nervöse Schwächezustände" mit Symptomen wie Müdigkeit, Angst, Kopfschmerzen, Impotenz, Neuralgien und Depression unter dem Begriff Neurasthenie zusammen. (Zur Neurasthenie vgl. Hofer. Nerven, Kultur und Geschlecht.) Der von Nietzsche gelesene Ratgeber über die Neurasthenie „Die moderne Behandlung der Nervenschwäche (Neurasthenie) der Hysterie und verwandter Leiden. Mit besondere Berücksichtigung der Luftcuren, Bäder, Anstaltsbehandlung und der Mitchell-Playfair'schen Mastkur" geschrieben von *Leopold Loewenfeld*, fasst unter den Symptomen der Nervosität, zu denen er auch die „Neurasthenie" und die „Hysterie" zählte, folgende zusammen: Kopfschmerz, Gesichtsblässe, Zittern, Ohnmachtsanwandlungen, Verdauungsstörungen, Durchfall sowie Erschöpfung. (Loewenfeld. Nervenschwäche. S 3.) Ein anderer zeitgenössischer Ratgeber: „Die Psychoneurosen. Neurasthenie, Hysterie und Psychasthenie" (1911) von *Otto Dornblüth*, kennt bereits „Angstanfälle" und „Angstzustände" und widmet diesen ein eigenes Kapitel innerhalb seiner Ausführungen über die Neurasthenie (Ebda. 52-69.).

39 Dieser Auffassung scheint z. B. Dieter Borchmeyer zu sein (vgl. Borchmeyer. Wagner. S 151).

Wasseranwendungen heilen und empfahl dem offenbar ebenfalls „nervösen"
Nietzsche eine hydrotherapeutische Kur. Ein „sehr verständiger Hydropath" könne
Nietzsche in der Tat wohl am besten helfen, meinte er damals gegenüber Dr.
Eiser.[40]

Wagner blieb aber nicht nur bis zuletzt „Wasserfreund", sondern wurde in
seinen letzten Lebensjahren auch zu einem Anhänger des Vegetarismus, der in
Deutschland vor allem über die Naturheilkunde und deren Dunstkreis Fuß fasste.
Jetzt propagierte er Verordnungen wie den Alkoholverzicht, den er aufgrund seines
Anhängertums von J. H. Rausse in den 1850er Jahren bereits gelebt hatte,
gemeinsam mit einer vegetarischen Lebensweise – die der Rausse-Nachfolger
Theodor Hahn in die Naturheilkunde eingebracht hatte – und dem Tierschutz. Galt
für ihn in den Jahren 1851-1853 die Hydrotherapie als wichtigste Erstmaßnahme
zur Gesundung der Menschheit, setzte er ab 1879 an deren Stelle den
Vegetarismus.

Der gleiche Wandel hatte sich bereits in der Geschichte der Naturheilkunde
vollzogen. J. H. Rausse wollte die Menschheit durch die Hydrotherapie heilen,
Theodor Hahn ab dem Ende der 1850er Jahre durch den Vegetarismus: Raussens
Wasseranwendungen und später der Vegetarismus sollten das Individuum zuerst
von körperlichen Krankheiten befreien und damit letztlich den Weg frei machen
für einen moralischen Neubeginn, den Wagner später „Regeneration" nannte. Die
Naturheiler verwendeten vor allem den Gegenbegriff „Degeneration" für den
Zustand, in welchen die zivilisierten Menschen durch ihre falsche Lebensweise
verfallen seien und der nur durch ihre Maßnahmen – etwa den Fleischverzicht –
aufzuhalten sei.[41]

Hierzu ist zu sagen, dass damalige *Naturheiler* und *Vegetarier* ihre Auffassung
der „Degeneration" in keiner Weise biologistisch verstanden oder ihr gar eine
Rassenideologie zugrunde legten. Sie gingen von einer „Degeneration" durch eine
falsche Lebensweise bzw. auch Ernährung aus und stellten dieser eine *Sebstreform*
entgegen. Wir werden im Laufe dieser Untersuchung nochmals davon sprechen.[42]

40 Wagner. Briefe. S 598. An Otto Eiser, Bayreuth, 23. Oktober 1877.
41 Vgl. hierzu: *IV. 1.1.*; vgl. zur Verwendung des Begriffs der „Degeneration" und dem Zusammenhang der Gesundheit während der „Lebensreform": Krabbe. Lebensreform. S 14.
42 Vgl. *II. 3.5. IV. 1.*

Wagner war zu dieser Ansicht, die „Degeneration" der Menschheit sei nur durch den Fleischverzicht aufzuhalten, 1879 im Zuge seiner Beschäftigung mit dem Thema der Vivisektion gekommen.[43] Ein Jahrzehnt früher und noch 1874 hatte er Nietzsche, der vorübergehend vegetarisch lebte, vor dem Vegetarismus gewarnt und ihn schließlich zum Fleischesser und Befürworter gemacht, was dieser nicht unkommentiert ließ. Darüber wird hier ebenfalls noch zu sprechen sein.

Doch zuvor, die ganze Problematik einleitend, ein kurzer Blick auf die Strömung, der Wagner längere Zeit anhing und deren Verordnungen er teilweise bis in seine letzten Jahre anwandte; die Naturheilkunde. Zu einem Teil durch Wagners eigenen Beitrag – davon handelt in rudimentären Ansätzen das letzte Kapitel – wurde später daraus die sogenannte Lebensreform. Dabei ist Wagner sowohl Anhänger der Naturheilkunde – wovon die ersten Kapitel handeln werden – als auch ein Anhänger der „Lebensreform" bzw. sogar ein nicht zu unterschätzender Wegbereiter derselben.

Sehen wir uns im ersten Teil an, wessen Anhänger Wagner in den 1850er Jahren war. Betrachten wir einleitend die Inhalte des Systems von J.H. Rausse und deren in viele Richtungen reichende Folgen. Kennt man sie, wird man letztlich auch den Einfluss der Rausse'schen Hydrotherapie auf Wagner und ihre Folgen, die in viele Bereiche von Wagners Denken und Wirken reichen, dechiffrieren können. Dabei wird die Zeit seiner Verehrung von Rausse der Ursprung seiner späteren Übernahme wichtiger Ideen der Vegetarier.

Erzählen wir deshalb im folgenden ersten Teil die Geschichte der Naturheilkunde in der Tradition von J. H. Rausse, die in den 1850er Jahren – als Wagner durch seinen Freund Uhlig auf dessen Schriften stieß – bereits beliebt war und nach der Ausweitung zum Vegetarismus, durch seinen Schüler Theodor Hahn, wohl noch wirkungsmächtiger wurde. Wagner seinerseits war Anhänger von beidem – der Naturheilkunde ohne Vegetarismus, in dieser Weise von Rausse vertreten, und später ab 1879, nachdem er lange Zeit ein Gegner war, selbst ein Befürworter des Vegetarismus.[44]

---

43 In diesem Sinne teilte Wagner Ludwig II. von Bayern 1880 über diese Thematik mit: „...Ein Aufsatz gegen die ,Tierfolter' hat mich hierzu auf die rechte Spur geleitet." (Vgl. Wagner. Briefe. S 615. An König Ludwig von Bayern, Neapel, 31. März 1880.)
44 Vgl. *Abschnitt IV.*

In diesem Abschnitt wird uns auch der Begründer der Technikphilosophie, *Ernst Kapp (1808-1896)*, beschäftigen. Kapp war wohl einer der glühendsten Verehrer von J. H. Rausse und wurde direkt nach dessen Tod auch zu seinem Biographen. Er musste, gleich wie Theodor Hahn und andere Naturheiler, nach der Revolution von 1848 aus politischen Gründen emigrieren. Anders als dieser, der in die Schweiz ging, wo er auf Wagner traf, verschlug es Kapp nach Amerika.

Dort gründete er auf der Grundlage der Idee des utopischen Sozialismus, aber auch aufgrund der „hydropathischen Idee" von J. H. Rausse, eine *Freidenker-Kolonie*. Sie bestand, bis die schrecklichen Ereignisse des amerikanischen Sezessionskrieges das Glück der texanischen Kolonie zerstörten: Kapp und seine Mitstreiter konnten auch in Amerika nicht von ihrem Engagement für Werte wie „Freiheit, Wohlstand und Bildung für alle" und ihrem Kampf für Frauenrecht und gegen die Sklaverei ablassen.

Viele dieser Maximen nahmen sie in die Satzungen ihres in ganz Texas aktiven „Freien Vereins" auf, dessen Vorsitz Ernst Kapp inne hatte. Sie büßten dafür mit bitterem Leid, das über die Kolonie hereinbrach und deren Untergang einleitete. Trotz dieses jähen Endes war und ist das Projekt dieser Kolonie ein imposantes Beispiel für die Wirkung der „hydropathischen Idee" J. H. Rausses und nimmt ähnliche Projekte der späteren „Lebensreform" vorweg.

I.   Die Naturheilkunde in der Tradition von J. H. Rausse (1805-1848)

„Nicht die Gesundheit des Wilden ist wahre Schönheit, sondern diejenige Gesundheit wird es sein, deren die Menschheit als einer nach einem langen Gang der Entwicklung durch das Wissen vom Guten und Bösen vermittelten teilhaftig werden wird. Wenn der Wilde und der Culturmensch ein gleich einfaches Dasein führen, so findet doch der Unterschied statt, daß jener so lebt, weil er nicht anders kann, dieser dagegen, weil er so leben will. Die aus der Freiheit des Bewußtseins sprießende Gesundheit, Kraft und Gewandtheit wird Schönheit sein, als Product der wahren von jedem Einzelnen an sich geübten Lebenskunst. Die Heilkunde wird zur allgemeinen Lebenskunst werden."[45]

Ernst Kapp über das Ideal eines zukünftigen Lebens

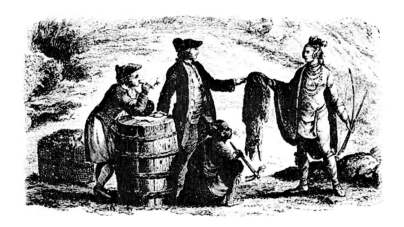

---

45 Kapp. Erdkunde. S 444.

1. Einleitung: Allgemeine Bemerkungen zu den Begriffen „Naturheilkunde" und „Lebensreform"

„Mag man als Naturheilverfahren bezeichnen was man mag; es bleibt ein Nichts, ein leeres Wort, solange man dahinter nicht bestimmte Begriffe aufrichtet, die aus irgendeiner Grundeinstellung zu den ärztlichen Angelegenheiten die Hauptdefinition hergeben. Eine verfestigte Meinung von der Natura rerum."[46]

Emil Klein über das Wesen der Naturheilkunde

Heute bekannter und wohl auch besser auf ihre sozialen Implikationen untersucht ist die sogenannte „Lebensreform", als Bewegung zum Ende des 19. Jahrhunderts groß geworden, deren Ideale allerdings im Prinzip bereits 50 Jahre früher durch die Naturheilkunde propagiert und auch verwirklicht wurden.[47] Auch die „Naturheilkunde" von J. H. Rausse erscheint dabei als „Lebensreform" und er als einer der ersten, der gesellschaftliche und politische Probleme durch gesundheitliche Maßnahmen lösen wollte, was die spätere „Lebensreform" vielfach auszeichnete.

Die „Lebensreform" war eine aus vielen Strömungen und Einzelwegen bestehende Bewegung, die etwa im Bereich der Medizin durch die „Naturheilkunde", im Bereich der Kunst durch „Reformkunst", im Bereich des alltäglichen Lebens durch eine „Selbstreform", auf gesellschaftlicher Ebene durch Protest, aber auch politisches Engagement[48] aktiv war. Was sie zusammenhielt, war der Glaube an das eschatologische Potenzial ihrer Verordnungen für das Individuum, aber auch die Menschheit.[49]

---

46 Zit. nach: Rothschuh. Naturheilbewegung. S 43.

47 Man beachte in diesem Sinne etwa die auf der Grundlage der hydropathischen Idee von Rausse gegründete utopische Kolonie „Sisterdale" von Ernst Kapp, die utopische Gemeinschaften der „Lebensreform" vorwegnimmt. Um sie wird es in diesem Abschnitt noch gehen. (Vgl. *I. 3.*) Zur Geschichte solcher und ähnlicher Ideen, während der späteren „Lebensreform" vgl. u.a. Cluet. Deutsch Hellas. Repussard. Freiland von Theodor Hertzka. Engelsing. Monte Verità. Molitor. Künstlerkolonie Mathildenhöhe. Neau. Die deutsche Gartenstadtbewegung.

48 Wie politisch engagiert einzelne „Lebensreformer" tatsächlich waren, ist umstritten bzw. sehr unterschiedlich einzuschätzen. Einen politisch engagierten Vertreter stellt etwa *Olivier Hanse* in einer neueren Arbeit vor (Vgl. Hanse. Rudolf Bode). Wohl ist aber mit *Krabbe*, entgegen dem Streben von Naturheilern der ersten Generation, für einen großen Teil festzuhalten, dass sie sich „den gesellschaftlichen Wandel nicht aus dem Wirken der Politik, schon gar nicht aus einer revolutionären Erhebung" erhofft hatten. (Krabbe. Lebensreform/Selbstreform. S 74.)

49 Vgl. Krabbe. Lebensreform/Selbstreform. S 74. Krabbe führt dort darüber aus: „Die Lebensform als säkularisierte Heilslehre erwartete die Erlösung jedoch nicht im Jenseits."

In diesem Sinne verfolgte etwa Richard Wagner mit seiner Kunst lebensreformatorische Ziele. Wagner selbst, in den 1850er Jahren ein radikaler Anhänger der Heilslehre der Wasserheilkunde von J. H. Rausse und in seinen letzten Jahren ebenso begeisterter Anhänger des Vegetarismus, wurde auch selbst bald als einer verstanden, der nicht nur durch seine Kunst zu einer „Regeneration der Gesellschaft" beitragen wollte, sondern jene unter das Konzept einer „Lebensreform" stellte.[50]

Ihr Anfang müsse laut Wagners Auffassung ab 1879, vertreten etwa in „Religion und Kunst" (1880), in einer vegetarischen Lebensweise, begleitet von der „Mäßigkeitspflege" (Verzicht oder Maßhalten im Umgang mit Sucht und Genussmitteln) und dem Tierschutz (bzw. einem respektvollen Umgang mit der Natur) bestehen. Gerade durch die von Wagner ab 1871 initiierten „Wagner-Vereine" wurden nicht nur lebensreformatorische Ziele verbreitet, sondern sie wurden auch tatsächlich zu einem Ausgangspunkt der „Lebensreform" selbst. Darum wird es im Detail noch gehen.[51]

Der Begriff der „Lebensreform" taucht zuerst in den 1890er Jahren auf und bezieht sich sowohl auf ästhetische und religiöse Bereiche, auf die Philosophie[52], die Literatur, die Wissenschaft, aber auch etwa auf die Pädagogik[53] und sei nach *Krabbe* durch „mannigfache Gemeinsamkeiten verknüpft".[54] *Krabbe* bezeichnet den

---

50 Hierfür steht etwa der von *Eva Barlösius* als „Prophet" bezeichnete Journalist und Vegetarismus-Befürworter *Robert Springer (1816-1885)*, der Richard Wagners Idee einer „Regeneration" innerhalb der „Lebensreformbewegung" fruchtbar machen wollte (Vgl. Barlösius. Naturgemässe Lebensführung. S 58-68.). Andere Verzweigungen zwischen Ideen der „Lebensreform" und den „Wagnerianern" werden uns im Ausblick dieser Arbeit noch beschäftigen (Vgl. *IV. 4.*).Vgl. hierzu auch: Hermand. Soziale Bindung. S 100. Auch *Hermand* sieht Wagner als einen wichtigen Wegbereiter der Lebensreform, wobei der „Vegetarismus" durch Wagner einen wichtigen Fürsprecher gefunden habe. Wagner habe dazu beigetragen, eine „Basis" für den „Vegetarismus" als wichtigen Teil des Konzepts der „Lebensreform" zu schaffen. (Ebda.)
51 Vgl. *IV. 4.*
52 Hier wird die „Lebensreform" vor allem in Zusammenhang mit der „Lebensphilosophie" gebracht (Vgl. z. B. Hartmann. Das lebensphilosophische Denken.). Der in dieser Arbeit vorhandene Abschnitt über Nietzsche soll zeigen, dass gerade auch Nietzsches Denken von der Naturheilkunde beeinflusst war, wobei seine „Lebensphilosophie" wichtige Impulse von der „Naturheilkunde" erhielt (Vgl. Abschnitt *III.*).
53 *Eva Barlösius* etwa zählt unter die Lebensreform „Vereine und Gruppierungen", wie die „Nacktkultur, Naturheilkunde, Impf- und Vivisektionsgegner, Siedlungs- und Gartengestaltungsbewegung oder Boden- und Wohnungsreformbewegung" (Barlösius: Naturgemässe Lebensführung. S 13).
54 Krabbe. Die Lebensreformbewegung. S 26.

Vegetarismus als „Kern der Lebensreformbewegung".[55] Er erkennt auch bereits eine Verwandtschaft zwischen der „Lebensreformbewegung", der „Naturheilbewegung" und der „Nacktkulturbewegung", wobei gerade die „Naturheilbewegung" allerdings zeitlich vorausgeht, was bei Krabbe nicht eindeutig klar wird.

Damit wird sie m. E. zu einem Ausgangspunkt der anderen Bewegungen und später auch zum wichtigsten Träger der gesamten „Lebensreform", was nicht immer so gehandhabt wird. M. E. blieb die „Naturheilkunde" wohl auch in der Zeit der Hochblüte der „Lebensreform" um 1900 der eigentliche Träger der Bewegung. Das zeigen die Mitgliederzahlen; hatte der Dachverband der Naturheilkunde „Deutscher Bund der Vereine für naturgemäße Lebens und Heilweise" 1913 148 000 Mitglieder[56], so versammelten sich unter der spezifischen Ausformung des Vegetarismus im Jahr 1912 insgesamt nur 5000 Mitglieder in den 25 Vegetarier-Vereinen des deutschen Kaiserreichs.[57]

Der Vegetarismus – der wie gesehen von Krabbe als „Kern der Lebensreformbewegung" bezeichnet wird – blieb in seiner Reichweite also tatsächlich weit hinter der Naturheilkunde zurück. Da beide allerdings die gleichen Ideen verfolgten, die sie unter dem Begriff des „naturgemäßen Lebens" zusammenfassten, scheint die Naturheilkunde, aus der ja der deutsche Vegetarismus als Sonderform der gleichen zugrunde liegenden Theoreme entstand, tatsächlich für die Verbreitung lebensreformatorischer Ideale um einiges bedeutender, als ihre Erweiterung zum Vegetarismus, der nur ein Teil der Anhänger folgte.

Selbst die *Wagner-Vereine* – die, wie ein Teil dieser Arbeit zeigt[58], die meisten Ideale des Vegetarismus (bzw. auch der Naturheilkunde) verinnerlichten und zu verbreiten suchten – hatten bereits zwischen 1883 und 1888 allein unter dem Dachverband des „Allgemeinen Richard-Wagner-Vereins" rund 8 000 Mitglieder.[59] Sie scheinen damit für die Verbreitung lebensreformatorischer Ideale ebenfalls wichtiger als die eigentliche Vegetarismus-Bewegung, die zur gleichen Zeit (1884) lediglich 2464 Mitglieder aufweisen konnte.[60] Der bereits genannte „Deutsche Bund der

55 Ebda. S 26. Eine ähnliche These vertritt auch Ulrich Linse (vgl. Linse. Das „natürliche" Leben).

56 Vgl. Krabbe. Naturheilbewegung. S 81f.

57 Vgl. Baumgartner. Vegetarismus. S 134.

58 Vgl. *IV. 4.*

59 Vgl. Hein. Hitler in Wagner. S 57.

60 Vgl. Jütte. Geschichte der alternativen Medizin S 161.

Vereine für naturgemäße Lebens- und Heilweise" besaß zu dieser Zeit (1889) 19 000 Mitglieder.[61]

Krabbe unterscheidet seinerseits zwischen „spezifischer Lebensreform" als Überbegriff und der „peripheren Lebensreform" als Umsetzung der „abstrakten Utopie" der „spezifischen Lebensreform". Dabei gilt ihm der Vegetarismus als eine solche „abstrakte Utopie", die Naturheilbewegung dagegen sei eine Strömung der „spezifischen Lebensreform", obwohl sie mit dem Vegetarismus ideologisch „engstens verwandt" sei.[62] Dabei wird der Unterschied zwischen den beiden Arten der „Lebensreform" nicht ganz klar. Gerade für den deutschen Sprachraum scheinen beide Strömungen lange Zeit ideologisch identisch und nirgends ein Bruch feststellbar. So baute etwa der erste wichtige Proponent des Vegetarismus, *Wilhelm Zimmermann*, auf den Werken des Naturheilers J. H. Rausse auf[63], dessen Nachfolger Theodor Hahn später die vegetarische Lebensweise zuerst als ein Mittel des von Rausse aufgebrachten „naturgemäßen Lebens" einführte und erst später den Vegetarismus als wichtigsten Faktor über die anderen erhob, ohne allerdings von diesen jemals abzuweichen.[64]

Deshalb scheint der Begriff des „naturgemäßen Lebens", den Rausse von Rousseau ableitete, wichtiger als der bereits darunterfallende Begriff „Vegetarismus" und den Kern der Utopie auszumachen. Der Vegetarismus selbst ist eine Ausformung des Konzeptes, also bereits eine „spezifische Utopie" und ein Weg zum von Rousseau abgeleiteten Ideal. Gerade dieser Aspekt kann an der Person Richard Wagner, der von der Naturheilkunde von Rausse später zum Vegetarismus kam, gut nachvollzogen werden, wie wir im Laufe dieser Untersuchung sehen werden.

Zu Recht anerkennt *Krabbe*, dem in dieser Ansicht auch *Linse* folgt, einen „Kernbereich" der „Lebensreform", in welchem sie die *Vegetarismus-Bewegung* und die *Naturheilbewegung* sehen.[65] Andere Autoren wie *Reinhard Farkas* favorisieren hingegen, damit wohl am Begriff der „Lebensreform" vorbeizielend, ein so-

---

61 Vgl. ebda. S 127.

62 Krabbe. Lebensreformbewegung. S 27.

63 Vgl. hierzu: Hlade. Naturheilkunde. Kapitel e) S 123-131. Eine Darstellung von Wilhelm Zimmermanns als „Propheten" der „Lebensreform" findet man auch bei *Barlösius*. „Naturgemässe Lebensführung" S 77-81.

64 Vgl. Hlade. Naturheilkunde. Teil 2, a), S 93-123; sowie *I. 4.1.*

65 Vgl. Krabbe. Lebensreform. S 36., Linse. Das „natürliche" Leben.

genanntes „plurizentrisches Modell"[66]: „Das Vokabel"[67] *Lebensreform* verhalf laut Farkas, „unterschiedliche Leitbilder einschränkend zu definieren und spezifische Handlungshorizonte einzugrenzen".[68]

Die zur „Selbstinterpretation" verwendeten „Vokabeln" [recte: Vokabel], wie „Echtheit", „Einfachheit" und „Wahrheit", die mit dem sogenannten „Leitbild der Naturgemäßheit" in Verbindung zu bringen seien, dienten laut *Farkas* „zur Verständigung der Mitglieder und zur Legitimation der Eliten" sowie der Legitimation „eines für gültig gehaltenen Lebensstils" gegenüber der Öffentlichkeit.[69] Hierbei plädiert *Farkas* für eine „plurizentrische" Sichtweise. Ein zentrales Element bzw. einen Kernbereich der „Lebensreform" anzunehmen, sei nicht angebracht. Er nennt diese Auffassung eine „konzentrische Sichtweise" und stellt dieser sein „plurizentrisches Modell" entgegen.[70]

Doch scheint Farkas These teuer erkauft und geht auf Kosten einer vernünftigen Abgrenzung des Begriffs „Lebensreform" von anderen Strömungen. Bei ihm findet so ziemlich alles unter dem Begriff „Lebensreform" Platz, was eine subversive Seite hatte, womit die Strömung der „Lebensreform" unter seinen Voraussetzungen Gefahr läuft, bis zur Unkenntlichkeit verwässert zu werden. Denn gibt man die Auffassung auf, es gäbe einen „Kern", der die „Lebensreform" auszeichne, den ich wie gesagt im Modell des „naturgemäßen Lebens" sehe, scheint man vielfach die Absicht der „Lebensreformer" zu verkennen und vernichtet die Charakteristika der „Lebensreform", die sie erst zu einer originären Strömung machten. Verwirft man die These, im Zentrum des Wirkens der „Lebensreformer" stünden ganz spezielle Hoffnungen, die sich aus dem zentralen Begriff des „naturgemäßen Lebens" speisten, reiht man sie unter eine der vielen Alternativströmungen ein, ohne ihren Absichten gerecht werden zu können. Daher ist Farkas' Versuch offenbar ein in jeder Hinsicht verfehltes Unternehmen, das eine Abgrenzung der „Lebensreform" von anderen Strömungen fast unmöglich machen würde. Farkas These brächte dem Begriff „Lebensreform" das Odium der Beliebigkeit. Unter seinen Gesichtspunkten könnte so ziemlich jede moderne *Lifestyle*-Bewegung als „Lebensreform" verstan-

---

66 Farkas. Lebensreform. Fußnote 6.
67 Österreichische Schreibweise.
68 Farkas. Lebensreform. S 1349.
69 Ebda. S 1350.
70 Ebda. Fußnote 6.

den werden. Das entworfene Modell einer „plurizentrischen Sichtweise" stiftet Verwirrung und scheint den Versuch der Bestimmung des Wesens der „Lebensreform" noch schwieriger zu machen, als es ohnehin ist.

Ähnliche Versuche gab es immer wieder von Seiten der medizinischen Forschung. Gerade der in der Zeit des Nationalsozialismus praktizierende „Naturarzt" *Alfred Brauchle*[71] trat als einer der ersten gegen „lebensreformerische" Tendenzen innerhalb der Naturheilkunde auf. In diesem Sinne meint er, die Naturheilkunde habe nichts „mit Naturphilosophie und Rousseau'scher Naturschwärmerei" zu tun, welche er mit der von ihm so bezeichneten „volkstümlichen sogenannten Naturheilkunde" verbindet.[72] Er grenzte sich damit ganz bewusst von der noch in den 1930er Jahren vorhandenen Tradition einer sich auf Rousseau beziehenden Naturheilkunde ab.[73] Für diese trat etwa der wichtige jüdische Naturarzt *Emil Klein* ein, der später den Holocaust überlebte. *Klein* meinte, in einem 1924 im „Naturarzt" erschienen Artikel über den Zusammenhang der Philosophie von Rousseau und der Naturheilkunde, sie führe zwar „ihre Anfänge auf das Wirken eines merkwürdig begabten Mannes zurück, des Bauern Vincenz Prießnitz." Der „geistige Inhalt der deutschen Natur-Heilbewegung" sei aber „ein Erbe aus den Vorzeiten der französischen Revolution: der Erlösungsgedanke J. J. Rousseaus".[74]

Brauchle, der eine eigene mit völkischem Ideal harmonisierte Theorie der Naturheilkunde entwickelte[75], brach wohl in seiner auch heute noch häufig zitierten Darstellung der Geschichte der Naturheilkunde („Naturheilkunde in Lebensbildern")[76] als einer der ersten mit der Rousseau'schen Tradition, welche mit dem nationalsozialistischen Menschenbild nicht vereinbar schien.[77]

71 Vgl. hierzu auch Barlösius. Naturgemäße Lebensführung. S 38, Fußnote 6. Sie spricht dort von Brauchles Darstellung der Naturheilkunde – „Naturheilkunde in Lebensbildern" – von „einer Darstellung der Naturheilkunde aus nationalsozialistischer Sicht".

72 Brauchle. Physiotherapie. S 12.

73 Einen Vorläufer hat *Brauchle* wohl im um 1900 agierenden Naturheiler *Philo vom Walde (1858-1906)*, der als einer der ersten Rousseaus Überbau durch den von Friedrich Nietzsche ersetzen wollte (Vgl. *III. 4.2*).

74 Zit. nach: Heyll. Naturheilkunde. S 44.

75 Vgl. hierzu: Hlade. Naturheilkunde. Kapitel h) insbesondere S 204-206.

76 Vgl. auch Brauchles Darstellungen in: „Das große Buch" und „Handbuch der Naturheilkunde".

77 Vgl. hierzu: Hlade. Naturheilkunde. Kapitel g), h) und i); S 192-210.

Zur ideologischen Ausrichtung der „Lebensreform" gibt es bereits einige Studien. In diesem Sinne geht *Jost Hermand* in einer neueren Publikation der Frage nach, ob die „Lebensreform" ein „Vorbote Hitlers"[78] sei. Hier geht er ganz bewusst auf jene Richtungen der „Lebensreform" ein, die in ihrer Ausrichtung in der Tat vieles des von den Nationalsozialisten Vertretenen vorwegnahmen.

Dabei nennt er Protagonisten wie *Heinrich Claß (1868-1953)*, der u. a. die Idee eines „großgermanischen Bauernreiches" vertrat.[79] Deutlich aufmerksam macht er auf den Umstand, dass viele „Lebensreformer" bereits in den Jahren der Weimarer Republik „ins ideologische Fahrwasser der völkischen bzw. präfaschistischen Strömungen gerieten".[80] Aus der Opposition zur wilhelminischen Ära, um die es der „Lebensreform" nach Hermand eigentlich ging, dürfe auf keinen Fall geschlossen werden, dass die „Lebensreformer" ausschließlich „Wegbereiter einer natürlichen Daseinsform" gewesen seien.[81]

Zu einem wenig befriedigenden Ergebnis kommt wiederum *Reinhard Farkas*, der von der Zeit um 1900 von einer „multikulturellen Naturheilbewegung" als Teil der „Lebensreform" spricht.[82] Gerade das hierfür gebrachte Beispiel des Pfarrers Kneipp scheint viel zu klischeehaft und einseitig.[83] Außerdem ließ Kneipp zumindest antisemitische Äußerungen fallen. So schreibt er in „Meine Wasserkur": „Der Rheumatismus ist wahrlich der ewige Jude unter den Krankheiten."[84]

Als tatsächliche Stütze einer „multikulturellen" und „multiethnischen" Naturheilkunde[85], die er am Beispiel der „Donaumonarchie" evident machen möchte, können relativ hohe Zahlen von angefertigten Übersetzungen der Kneipp'schen

---

78 Vgl. Hermand. Vorbote Hitlers?
79 Ebda. S 58.
80 Ebda. S 59.
81 Ebda. S 61.
82 Farkas. Lebensreform- deutsch oder multikulturell. S 33.
83 Es scheint überhaupt fraglich, ob *Sebastian Kneipp (1821-1897)* sowie eine möglicherweise existierende „Kneipp-Bewegung" überhaupt der „Lebensreform" zuzurechnen sind. Tatsächlich stellt die kneippsche Ausformung der „Naturheilkunde" wohl eher eine rein alternativmedizinische Variante der „Naturheilkunde" dar (Vgl. hierzu etwa: Rothschuh. Naturheilbewegung. S 83ff.; Heyll. Naturheilkunde. S 168-172.). Zum radikalen Kern der „Lebensreform-Bewegung" kann man die „Kneipp-Bewegung" auf keinen Fall zählen.
84 Kneipp. Wasserkur. S 305.
85 Farkas. Lebensreform- deutsch oder multikulturell. S 33.

Werke auf keinen Fall herhalten[86]. Zumal – wie der Autor selbst herausstellt – alle unter dem 1897 gegründeten „Verband der Vereine für Gesundheitspflege und Naturheilkunde in Österreich" zusammengeschlossenen Vereine deutsch waren.[87]

Für die deutschen Kneipp-Vereine der k. u. k. Monarchie nennt *Farkas* gar keine Mitgliederzahl. Über eine Untersuchung der politischen Ausrichtung der Mitglieder der Kneipp-Vereine, von denen wir ebenfalls wenig wissen, erfahren wir von ihm auch nichts. Der Hinweis auf einige wenige Vereine aus anderen Teilen der Monarchie[88] kann hier nicht genügen, denn stellt Farkas bereits in der Überschrift die Frage, ob die „Lebensreform" „deutsch oder multikulturell" gewesen sei.[89]

Es wäre äußerst zynisch, die These einer völkischen bzw. auch rassistischen Ausrichtung der deutschen „Lebensreform" allein dadurch widerlegen zu wollen, dass man zeigt, dass es auch eine „Lebensreform" in Transleithanien gegeben hatte. Ist der Autor ernsthaft dieser Auffassung, dann bleibt er uns in seinem Aufsatz außerdem den Nachweis schuldig, dass es einen ernstzunehmenden Austausch zwischen den deutschen Kneipp-Vereinen Cisleithaniens und denen aus Transleithanien gegeben hat. Die Behauptung einer „multikulturellen Naturheilbewegung" ist also auf der von ihm gebrachten Grundlage als eine falsche Etikettierung zu betrachten, die auf keinem vernünftigen Nachweis beruht und niemals auf die ganze „Lebensreform" übertragen werden darf.

Neben dem katholischen Priester Kneipp, dessen Anhänger, was die Anzahl der Vereinsmitglieder für Deutschland betrifft (der „Deutsche Bund" hatte 1913 148 000 Mitglieder, wohingegen der Kneipp-Bund erst in den 1930er-Jahren auf etwas mehr als 45 000 Mitglieder kam[90]), deutlich zurückblieben, gab es doch tatsächlich auch völkisch ausgerichtete und von rassistischem Gedankengut geprägte Strömungen innerhalb der „Lebensreformbewegung", auf die etwa *Volker Weiß* zurecht seine Aufmerksamkeit richtet[91] und auch *Uwe Puschner* zum Inhalt eines

---

86 Vgl. ebda. bzw. auch Farkas. Antwort auf den sozialen Wandel. S 1358.
87 Farkas. Lebensreform – deutsch oder multikulturell. S 33.
88 Ebda. S 34.
89 Ebda. S 32.
90 Vgl. Jütte. Alternativmedizin. S 127, 130.
91 Vgl. Weiß. Zucht und Boden.

neueren Aufsatzes macht.[92] Daher stehen Farkas' Ergebnisse in einem auffälligen Gegensatz zu dem, was die sorgfältigen Untersuchungen anderer Autoren zeigen. Auf in diese Richtung gehende Tendenzen der „Lebensreform" sei zumindest hingewiesen. Eine weitere Verfolgung dieser Thematik würde den zeitlichen Rahmen dieser Arbeit sprengen. Beschäftigt sie sich doch tatsächlich mit den Anfängen der Lebensreform bzw. der rousseauistischen Naturheilkunde von J. H. Rausse als wichtigem Vorläufer. Um die politische Ausrichtung von Rausse sowie anderer Naturheiler wird es im Folgenden noch gehen.[93] Es soll aber bereits hier darauf verwiesen werden, dass auch dort zumindest antisemitische Anklänge vorhanden waren. Diese sind vor allem dem Zeitgeist entsprungen, haben aber nichts mit dem Wesen und dem Konzept der Naturheilkunde zu tun.[94]

---

92 Vgl. Puschner. Arbeit an einer rassischen Wiedergeburt; vgl. außerdem: Linse. Völkisch-rassische Siedlungen; Puschner. Ideologische Religionen.

93 Vgl. u. a. *I. 3.3., 4.1., 4.6.; II. 3.1., 3.2.*

94 Eine genaue Untersuchung über diese Thematik gibt es noch nicht. Zu antisemtischen und rassistischen Äußerungen von Rausse, vgl. Hlade. Naturheilkunde. S 156f. *Harald Lemke* berichtet über antisemitische Äußerungen in Theodor Hahns „Das Paradies der Gesundheit", die Richard Wagner angesprochen hätten (Vgl. Lemke. Ethik des Essens. S 425/Fußnote 65). Vgl. hierzu auch: *II. 3.7.*

2. *J. H. Rausse, der Begründer der rousseauistischen Naturheilkunde*

„Ich nehme diese Worte [nämlich was ist, ist gut] in dem Sinne, in welchem sie zuerst der Weltweise von Genf verkündete; in jenem Sinn, in welchem der erste *citoyen* sie zu den Grundsteinen seiner Weltwahrheit machte. Nämlich was durch die Natur ist, das ist gut. Jede Misshandlung der Natur ist Frevel, den die Natur mit Elend und Schmerz bestraft. Später, bei Anwendung dieses Satzes auf die Wasserheilkunde, werde ich zeigen, dass die großen Heilwahrheiten vom Gräfenberg, die bereits durch viele tausend Erfahrungen zweifellos festgestellt sind, ganz genau von dem Instinkt indiciert werden, welchen die Natur dem Menschen gegeben hat."[95]

Rausse, Miscellen

Als Begründer der noch von Emil Klein fortgesetzten Tradition, behauptete bereits *J. H. Rausse (1805-1848)* – damit sicherlich auch ein Wegbereiter der „Lebensreform"[96] – seine „Hydrotherapie", die später zur „Naturheilkunde" wurde, sei der Weg zur Erlösung der Menschheit. Mit der Schöpfung der Idee, die richtige Heilkunst müsse letztlich vollkommen der Philosophie von *Jean-Jacques Rousseau (1712-1778)* dienen, deren Probleme sie schließlich sogar lösen könne, machte er die „Naturheilkunde" zur Erlösungslehre.

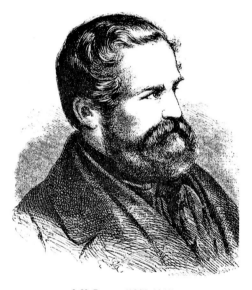

J. H. Rausse (1805-1848)

Die Idee, die rechte Methode, nämlich jene, die am deutlichsten das von der Natur Verlangte befolge, könne beinahe allein Glück, Tugend und Gesundheit brin-

---

95 Rausse. Miscellen. S 27f.

96 Hierfür argumentiert der Autor dieses Aufsatzes etwa in seiner Monographie „Philosophie der Naturheilkunde. Von Rousseau zur Naturheilkunde."

gen, wurde später von vielen Lebensreformern für ihre Methode beansprucht und geht etwa im Fall von Richard Wagner, den man in diesem Sinne selbst als einen „Lebensreformer" bezeichnen könnte, wohl tatsächlich auf die Bekanntschaft mit Rausse zurück. Wagner kam, wie gezeigt wird, wohl durch Rausse zur Idee, seine Kunst könne zur „Reform" beitragen; viele *Lebensreformer* hatten ähnliche Auffassungen in Bezug auf ihre eigenen Metiers.

Für *Theodor Hahn (1824-1883)*, Nachfolger von Rausse, wurde etwa ein Jahrzehnt nach dem Ableben von Rausse der Vegetarismus die Lebensform, die das Heil bringen sollte.[97] Gerade der Vegetarismus wurde zwar im Folgenden nicht nur durch den Rausse-Schüler Hahn verbreitet, aber den geistigen Hintergrund hatte wohl tatsächlich Rausse geschaffen.[98] Den Beginn der „Lebensreform" setzt man heute in die Mitte des 19. Jahrhunderts[99] bzw. meist erst in den 1890er Jahren an[100],

---

97 Zur Geschichte des Vegetarismus vgl. u. a. Baumgartner. Vegetarismus. Baumgartner. Besser Essen. Barlösius. Naturgemässe Lebensführung.

98 Eine Darstellung der Initialphase der „Vegetarismus-Bewegung" durch sogenannte „Propheten" findet sich sehr detailliert bei *Eva Barlösius* (Barlösius. Naturgemässe Lebensführung) insbesondere S 35-81. Allerdings fehlt hier m. E. die Betonung der zentralen Wichtigkeit der Person Theodor Hahns und seiner Übernahme der Idee von Rausse, wohingegen in der Tradition der Forschung zur Lebensreform Eduard Baltzer zu große Bedeutung zugemessen wird. (Vgl. zur Auseinandersetzung mit dieser Thematik: Hlade. Naturheilkunde, insbesondere: Teil 2, Kapitel a), f); zur Auseinandersetzung mit der Forschung: Ebda. Kapitel h).

99 Manche Autoren scheinen den Inhalt des Begriffs der „Lebensreform" deutlich weiter auszudehnen als andere. So verortet *Reinhard Farkas* für das österreichische Kaiserreich bereits in den 1830er Jahren eine „Entwicklungsphase"; er spricht von damals bereits vorhandenen „Lebensreformdiskursen", die in den 1860ern schließlich „eine wesentlich breitere Organisierung" erfahren hätten (Farkas. „Lebensreform". S 1355f.). Es scheint hier fraglich, ob man den Begriff der „Lebensreform" soweit ausdehnen darf wie *Farkas*, der m. E. unter diesem Begriff zu viele Varianten von Alternativströmungen vereint.

100 Diese Meinung vertritt in einer neueren Publikation etwa *Jost Hermand*. In Deutschland habe sich die „Lebensreform" „seit den neunziger Jahren des 19. Jahrhunderts" einem „politisch, sozioökonomischen und kulturellen Umfeld, das weitgehend im Zeichen eines chauvinistischen Hohenzollernkults, einer wirtschaftswunderlichen Hochkonjunktur und eines kulturellen Stilpluralismus stand" entwickelt. Als Gegenbewegung zum „Fortschrittsoptimismus" der Oberschicht der gründerzeitlichen und wilhelminischen Ära, sei die „Lebensreform" zu diesem Zeitpunkt ausgehend von anderen Schichten entstanden (Hermand. Vorbote Hitlers? S 51). Etwas anderer Meinung ist etwa *Helfricht*, der die „Naturheilbewegung" des frühen 19. Jahrhunderts mit der späteren „Lebensreform" in direktem Zusammenhang bringt (Vgl. Helfricht. Prießnitz. S 35-41.).

40

ihren Anfang nimmt sie dabei bei einer umfassender gedachten Verwendung des Begriffs schon im Vormärz, dessen Ideale etwa J. H. Rausse vertrat. [101]

Auch spätere wichtige Proponenten der eigentlichen „Lebensreform", zu denen vielleicht auch Richard Wagner zu zählen ist, vertraten ähnliche Ideale. [102] Wagner kam, ähnlich wie viele Naturheiler, von der Zeit der Revolution von 1848/49 und dem Ziel eines plötzlichen Umsturzes, in späteren Jahren zum Ideal einer „Selbstreform" mit dem Ausgang einer „Regeneration". [103]

---

101 Vgl. hierzu: *I.2.*

102 *Barlösius* (dieselbe. Naturgemässe Lebensweise) übersieht in diesem Zusammenhang die Rolle des Vegetarismus-Propheten" *Robert Springer* als Wagner-Rezensenten. Dieser hatte 1883 eine kleine Studie über Wagner verfasst, die den Titel „Die Wiedergeburt der Menschheit" trug. Darin versuchte Springer u. a. zu zeigen, dass Wagner die „Wiedergeburt der Menschheit mit ergreifender Wahrheit in aussicht stellt" (Zit. nach: Barlösius. Naturgemässe Lebensführung. S 65). Springer habe zu Unrecht versucht, Wagner „in den Bannkreis der vegetarischen Bewegung zu ziehen", womit wohl auch Wagner nicht „einverstanden" gewesen wäre (Ebda.). Was Wagner genau von Springer hielt, konnte zwar nicht eruiert werden, dass dieser aber mit seiner Rezension Wagners in vielem Recht hatte und jemand war, der Wagners tatsächliche Ideen zu verbreiten suchte, übersieht Barlösius an dieser Stelle. Interessant ist weiterhin, dass Wagner Springers Jean Antoine Gleizés Übersetzung gelesen hatte. Gerade diese wird er später zur Grundlage seiner Schilderungen über die positiven Folgen einer vegetarischen Lebensweise in „Religion und Kunst" als Grundlage hernehmen. (Vgl. hierzu: *IV. 1.*) Springers Rezeption von Wagner als Freund des Vegetarismus war also keineswegs unbegründet. Springer schrieb übrigens bereits 1881 einen pro-vegetarischen Artikel für die „Bayreuther Blätter" (Vgl. Hein. Hitler in Wagner. S 171.).

103 *Reinhard Farkas* behauptet in diesem Zusammenhang, Rousseaus Philosophie trage „naturalistischen Charakter" und stünde daher der von Schiller für wichtig gehaltenen „Bedeutung humaner Kultur und Rationalität" und somit auch Wagners Idee einer möglichen „Regeneration" entgegen. (Farkas. Mythos und Moderne. S 19.; sowie Farkas. Hermann Bahr, S 76ff.) Neben den offenen Fragen, die die Definition eines „naturalistischen Charakters" von Rousseaus Philosophie übriglässt, scheint Farkas hier eine falsche Einschätzung der Philosophie Rousseaus und deren Beitrag zur „Regenerationsidee" Wagners zu geben. Rousseau der an sich so bezeichneten Strömung des philosophischen Naturalismus zuzurechnen, wäre auf jeden Fall grotesk, und wohl, wie sich aufgrund der Darstellung des Textes des Autors vermuten lässt, auch nicht beabsichtigt. Ferner wird die von Farkas in diesem Aufsatz behandelte Wagner'sche Idee einer möglichen „Regeneration" zu Unrecht in einen Gegensatz zur Philosophie Rousseaus gesetzt. Wie diese Arbeit eindeutig beweisen wird, verfolgte Wagner in vielen Dingen Ideen und Auffassungen Rousseaus. Aus welchen Gründen auch immer, behauptet Farkas, Rousseaus Philosophie stünde aufgrund ihrer *Naturauffassung* in einem Gegensatz zum Denken Schillers, das im Wesentlichen Grundlage von Wagners Regenerationsgedanks sei. Zwar war Rousseau tatsächlich grundsätzlich ein Gegner des Schauspiels, wie sein Brief an D'Alembert (1758) zeigt, allerdings in keiner Weise ein Feind von Kultur und Rationalität. Vielmehr will Rousseau durch Kultur und Rationalität für eine Versöhnung

Dabei war es für die „Naturheilkunde" J. H. Rausse, der die Idee einbrachte, eine gesundheitliche „Selbstreform" müsse jedem gesellschaftlichen Wandel vorausgehen. [104] Er war wohl der erste, der soziale und gesellschaftliche Probleme ganz vehement durch eine gesundheitliche Reform lösen wollte. In diesem Sinne stellte er seine Verordnungen in den Dienst von Rousseaus Philosophie, deren Probleme er durch die Befreiung der Menschen von ihrem sogenannten „Siechtum" lösen wollte. Gerade die Ansicht, eine „Selbstreform" müsse der erste Schritt jeder weiteren Reform sein, wird die spätere Lebensreform auszeichnen. So stellte *Karl E. Rothschuh* bereits 1983 fest: „Man kann also ohne Übertreibung sagen, daß die Lebensreform ihre Wurzeln in der Ideenwelt der Naturheilbewegung hatte."[105]

Allerdings bezeichnet *Rothschuh* diese Zusammenhänge als „überraschendes Faktum, denn der Sprung von der Ernährungsreform zur Reform der gesellschaftlichen Verhältnisse = ‚Lebensreform' ist groß"[106], was allerdings eine falsche Beurteilung der Sachlage darstellt. [107] Denn, worauf hier noch zurückzukommen sein wird, bewegte sich Rausse, ähnlich wie auch etwa Wagner zu dieser Zeit, gedanklich im Dunstkreis radikaler Strömungen des Vormärz. Rausse war zuerst von der Notwendigkeit der Änderung der gesellschaftlichen Lage überzeugt, bevor er auch die Naturheilkunde bzw. Hydrotherapie in den Dienst dieser Aufgabe stellte. Von

---

des Menschen mit der Natur sorgen. Farkas verfehlt hier völlig die Intention Rousseaus. Rousseau als „Naturalisten" – die Auffassung des „Naturalismus" hätte Rousseau auf jeden Fall bekämpft – zu bezeichnen, lässt, wie gesagt, sehr viele Fragen offen und ist eher irreführend denn hilfreich.

104 Auf die enge Beziehung zwischen „Naturheilkunde" und der „Lebensreform" wurde bereits verwiesen. (Vgl. *I. 1.*)

105 Rothschuh. Naturheilbewegung. S 106.

106 Ebda.

107 Vgl. in einem ähnlichen Sinne auch etwa Heyll. Naturheilkunde. S 106f. Rothschuh. Naturheilbewegung. S 109. Ohl. Rousseau. S 10. *Heyll* hält etwa in diesem Zusammenhang fest: „Materielle Ungleichheit, Armut oder Repression erschienen unter dieser Voraussetzung weitgehend bedeutungslos. Der Ruf nach äußerer Freiheit entsprang, so der Standpunkt der Naturheilkunde, keinem wirklichem Bedürfnis". (Heyll. Naturheilkunde. S 107). *Arndt Ohl* bezweifelt andererseits, dass Rousseaus Philosophie überhaupt als der Überbau der Naturheilkunde gelten dürfe. Er meint, Rousseau sei unberechtigterweise zum Idol der Naturheilkunde ernannt worden (vgl. Ohl. Rousseau. S 146). Dieser These habe ich in meiner Publikation zu dieser Thematik (vgl. Hlade. Naturheilkunde) vehement widersprochen. Seiner Einschätzung, wonach die Vertreter der Naturheilkunde nicht nach äußerer Freiheit gestrebt hätten (vgl. ebda. S 131f.), muss ebenso widersprochen werden, was ebenfalls bereits dort ausgeführt wurde.

Anfang an verfolgte er mit der „Hydrotherapie" das Ziel der Rettung der Menschheit; ihm persönlich standen nie allein Fragen der persönlichen Gesundheit im Vordergrund.

In gewissem Sinne weist bereits *Jürgen Helfricht* auf Rousseaus entscheidende Bedeutung für die Naturheilkunde hin, wenn er über die „Naturheilbewegung" schreibt, es sei „bisher weitgehend unberücksichtigt, dass Rousseau die Naturheilbewegung und ihre ausübenden Vertreter auch über ihre gesellschaftlichen Verhältnisse nachdenken ließ".[108] Auch etwa *Friedrich Eduard Bilz (1842-1922)*, dem er Artikel und eine eigene Monografie widmete[109], steht, wie Helfricht an selber Stelle richtig betont, genau in dieser Tradition, die allerdings, was er nicht betont, bereits bei Rausse ihren Ausgangspunkt nimmt. Was er in seinem Werk über Bilz ausführlich darstellt, nämlich eine utopische Gemeinschaft auf der Grundlage der „naturgemäßen Lebensweise", hatte bereits einen Vorläufer in Ernst Kapps utopischer Gemeinschaft „Sisterdale".[110]

Dieser Tradition folgten in Deutschland bald *Wilhelm Zimmermann (1819-1882)*, erster wichtiger Proponent des deutschen Vegetarismus und der Rausse-Nachfolger Theodor Hahn. Zimmermanns Werk trug den vielsagenden Titel: „Der Weg zum Paradies. Eine Beleuchtung der Hauptursachen des physisch-moralischen Verfalls der Culturvölker, so wie naturgemäße Vorschläge, diesen Verfall zu sühnen. Ein zeitgemäßer Aufruf an Alle, denen eigenes Glück und Menschenwohl am Herzen liegt" (1. Auflage. 1843).

Die utopischen Dimensionen von Rausse erkennend, wurde auch der spätere Begründer der Technikphilosophie, *Ernst Kapp (1808-1896)*, ein Verfechter der „Hydrotherapie vom Standpunkt der sozialen Frage"[111]. Mit der Betrachtung seiner Umsetzung des Rausse'schen Programms in seiner utopischen Siedlung „Sisterdale" können wir unsere These später unterstreichen, und auch Wagners Verständnis von Rausse ging genau in diese Richtung, wie sich im Laufe dieser Arbeit noch zeigen wird.[112] Doch kommen wir zuerst ausführlicher auf die Person J. H. Rausse zu sprechen.

---

108 Helfricht. Prießnitz. S 28.
109 Vgl. Helfricht. Bilz – Altvater der Naturheilkunde; Bilz – der legendäre sächsische Naturheiler.
110 Vgl. *I.3.*
111 Kapp. J. H. Rausse. S 56f.
112 Vgl. *I. 3.*

2.1. Rausses Begegnung mit Rousseau und Prießnitz und die Konzeption eines „naturgemäßen Lebens"

J. H. Rausse (eigentl. Heinrich Friedrich Francke) kam in seiner Zeit als Student (1824-1828)[113] mit Rousseau in Berührung. Er las alle seine Schriften, gab sein Theologiestudium auf und wurde Forstgeometer. Bald nach seiner Ausbildung verließ er Deutschland, wanderte nach Amerika aus und suchte in den amerikanischen Wäldern nach *Naturmenschen*. Ernst Kapp, sein Biograph darüber: „Er wollte ganz Naturmensch werden, Rousseaus Emile war nicht zu verkennen. Hierfür fand er in Europa kein Feld. Er wollte dieser krank machenden Kultur entfliehen und in Amerikas Urwäldern finden, was er suchte – Natur und wahre Menschenfreiheit!"[114]

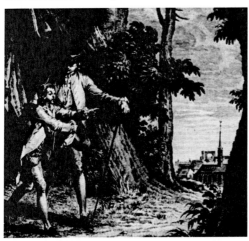

Kupferstich aus Emile. 3. Buch

Er stieß auf die *Osage-Indianer*, bei denen er ein dreiviertel Jahr lebte. Zurück in der Zivilisation erkrankte er am Gelbfieber und musste zirka 1834 in die Heimat zurückkehren.[115] Später verarbeitete er seine Erlebnisse im Reiseroman „Reisescenen aus zwei Welten". (1. Auf. Güstrow, 1836). Immer noch krank, machte er 1837 eine Kur am „Gräfenberg" (heute in Jeseník im tschechischen Olomoucký kraj/ früher Freiwaldau) von *Vincenz Prießnitz*.[116]

Hier glaubte er, durch die Methoden von Prießnitz das Mittel gefunden zu haben, das uns die Tugenden des „Naturmenschen" zurückgeben könne. Kapp darüber: „Hier trat ihm wieder ein Naturverhalten entgegen, Anklänge an Rousseaus

---

113 Vgl. Rothschuh. Naturheilbewegung. S 20.
114 Kapp. J. H. Rausse. S 32.
115 Vgl. Rothschuh. Naturheilbewegung. S 20.
116 Vgl. ebda.

Emile, deutliche Aussprache dessen, was oft schon als dunkel gefühltes Bedürfnis durch seine Gedankenwelt hindurchgezogen war."[117]

Bereits Raussens Ziel war das von Rousseau übernommene „naturgemäße Leben", als Präventivmittel gegen Krankheiten und als Stimulans zu Tugend und Voraussetzung zu Glück.[118] Bei ihm spielte das Wasser die wichtigste Rolle: Es könne den „Instinkt" wiedererwecken, der schließlich sogar zum Richter über Gut und Böse und damit zum wichtigsten Faktor des Lebens überhaupt wird.

Dazu müsse man durch Wasseranwendungen *Gifte* aus dem Körper ausleiten, die sich nach seiner „Gifttheorie" – meist durch „Medizinvergiftung", d. h. der Gabe von Medikamenten – im menschlichen Organismus ablagern und ein „Siechtum" auslösen, das krank, böse und unglücklich mache.

Hier spielen die „Verdauungsorgane" oder „Eingeweide" die entscheidende Rolle, über sie geht nach Rausse die physische, aber auch die psychische Gesundheit, die selbst zur Voraussetzung von Tugend und Glück wird.[119] Der Biograph von Rausse, Ernst Kapp – auf den wir zurückkommen werden – über Rausse:

„Ihm war das Wasser mehr als das Mittel, womit man schmutzige Haut und schmutzige Eingeweide reinigt und stärkt; er suchte und fand im Wasser eine alle gesellige Verhältnisse reinigende und verklärende Macht. Er fasste die Hydropathie vom Standpunkt der sozialen Frage auf, noch ehe diese Tagesfrage war."[120]

Aber auch der Gesunde hat eine „Naturdiät" einzuhalten, die aus mehr bestand als aus Wasseranwendungen. Dazu zählte kräftige körperliche Bewegung, Abhärtung, der Verzicht auf Genuss und Rauschmittel (etwa Kaffee, Tee, Tabak, Alkohol, Schokolade) und das Trinken von Wasser oder Milch, Aufenthalt an frischer Luft, der Verzicht auf scharfe Gewürze und schlechte Gedanken und Handlungen.[121]

Rausse schreibt bereits in den späten 1830er Jahren, „Heilung ist nur möglich durch Hydrotherapie"[122] und schließt hierin auch die von ihm prognostizierte

---

117 Kapp. Rausse. S 38.
118 Rousseaus Rat, um gesund zu bleiben: „Lebe naturgemäß, sei geduldig und lasse dich nicht mit Ärzten ein." (Rousseau. Emile. S 108.)
119 Vgl. *I. 2.2.*
120 Kapp. J. H. Rausse. S 56f.
121 Vgl. Rausse. Kritik. S 257f.; vgl. hierzu auch: Hlade. Naturheilkunde. S 74-77, S 131-167, insbesondere S 147.
122 Rausse. Miscellen. S 213.

Krankheit des politischen Systems mit ein: „Nur der Sieg der Hydriatik mit allen seinen Konsequenzen kann die Menschheit dem Elend entreißen."[123]

Die medizinischen Verordnungen der Naturheilkunde, die auch Wagner während seiner Zeit der radikalen Anhängerschaft von Rausse leben wird, fasst Theodor Hahn – damals noch Naturheiler ohne Vegetarismus – in seiner 1849 erschienen Schrift „Die Cholera und ihre Behandlung mit kaltem Wasser, nach Rausse'schen Principien und eigener praktischen Erfahrung" zusammen, ohne dabei auch auf die vielen Formen der Wasseranwendungen einzugehen, die eingesetzt wurden, um sogenannte „Gifte" aus dem Körper auszuleiten. Sie müssen uns hier auch tatsächlich nicht interessieren.

Hahn über die Diät, die gesund erhalten soll und gleichzeitig auch gegen bereits ausgebrochene Krankheiten helfe, und die immer essenzieller Bestandteil der Verordnungen der Hydrotherapie war: „Die Verhaltungsmaßregeln zwecks Vorbeugung und Verhütung der Cholera sind dieselben der Vorbeugung und Verhütung von Krankheiten im Allgemeinen, insbesondere von Krankheiten der Verdauungs- und Unterleibsorgane, also eine vernünftige, unverdorbene Diät … ."[124]

Diese Diät, welche „kranke Unterleibe" – als der Ort, an dem Krankheiten nach Rausse und Hahn entstehen[125] – verhindern könne, reiche im Prinzip aus, um den Menschen gesund zu erhalten. In diesem Sinne prägte J. H. Rausse den Begriff der „absoluten Gesundheit", die jedem vergönnt sei, der von dieser Diät als Lebensweise verstanden oder auch „naturgemäßen Lebensweise" nicht abweiche. Was zu dieser gehört, zählt Hahn im Folgenden auf:

„… Zu einer vernünftigen, gesundheitsbefördernden und gesundheitserhaltenden Diät gehört aber vor allem die Lossagung und Abgewöhnung von allen äußern schädlichen Einflüssen, als da sind der tägliche Genuss von Kaffee, Tee, mit scharfen Gewürzen zubereiteter, sogenannter pikanter Speisen, des Bieres und sämtlicher spirituosen Getränke, und dafür Angewöhnung des häufigen Genusses des reinen frischen Quell oder Brunnenwassers, des möglichst häufigen Genusses der frischen, freien Luft, also täglicher, mehrstündiger Spaziergang, nicht etwa in den behäuserten, gepflasterten, mit den vom Straßenunflat aufsteigenden und von den Schornsteinen herabsteigenden verpesteten und verpestenden Dünsten angefüllten Straßen der Stadt, nein! sondern draußen auf dem freien Felde, im Walde, in der freien Gottesnatur."[126]

---

123 Sinngemäßes Zitat von Rausse, vgl. Kapp. J. H. Rausse. S 62.
124 Hahn. Die Cholera. S 5.
125 Vgl. *I. 2.2.*
126 Hahn. Die Cholera. S 5.

Gleichzeitig geht Hahn in diesem Werk auch auf die gerade gescheiterte Revolution in Deutschland ein. Er ist der Ansicht, dass die fehlende Gesundheit schuld am Scheitern der Revolution sei; die Heilung vom „Siechtum" müsse dem Gelingen der politischen Befreiung vorausgehen. Folgendes längere Zitat kann dabei exemplarisch für die damaligen Ideen der Wasserheilkunde hergenommen werden und zeigt eindrucksvoll das *eschatologische Potenzial*, das nach Leuten wie Rausse die Naturheilkunde in sich berge.

Gerade dieses beeindruckte auch Richard Wagner, und findet vielleicht selbst bei Nietzsche später in der Lehre von den „Eingeweiden" – ernährt durch die „kleinen Dinge des Lebens" – als „über Alles andere wichtig"[127] seine Entsprechung.[128] Theodor Hahn über die wichtige Aufgabe der „Selbstreform", die jeder staatlichen vorausgehen müsse, wobei diese Einsicht gerade in den politischen Vereinen und unter den Trägern der „sozialen Reform" eine weite Verbreitung erfahren müsse:

„Drum auf, ihr Freunde des Volkes, ihr Vertreter der sozialen Reform, macht die Wasserheilkunde zu eurer Verbündeten, im Prinzip ist sie es lange, befolgt, lehrt und verbreitet ihre Grundsätze in euren Vereinen, in euren Zusammenkünften. Lehrt und pflegt besonders eine gesunde, naturgemäße Diät, und es wird ein neues, gesundes Volk erstehen: ein gesunder, kräftiger Körper birgt einen gesunden, kräftigen Geist."[129]

Das ist sein Rat für die Zukunft, über die vergangenen Ereignisse hält er fest: „Woran lag es, dass die Revolutionen der letzten Jahre missglückten? An dem schwächlichen, flauen und faulen, siechen, kranken, bier-, wein- und branntweinbegnadeten, an dem mit Kaffee, Tee und Tabacksjauche getränkten Volke, an dem kneipenden Spießbürgerthum!"[130]

Hahn gibt also der fehlenden Gesundheit bzw. dem das Volk schwächenden „Siechtum" die Schuld, warum das Vorhaben der Revolution gescheitert sei. In diesem Sinne setzt er mit einem warnenden Appell an das Volk fort:

„So siech wie ihr jetzt seid, vermögt ihr nichts! Ihr vermögt keine Revolutionen durchzukämpfen, ihr seid zu machtlos gegenüber den despotischen Soldtruppen, wozu bekanntlich die Regierungen sich den gesundesten, aber bisher leider auch den ungebildetsten, den am wenigsten intelligenten Teil des Volkes aussuchten. Ihr vermögt nicht, die Macht der absoluten Despotie zu brechen, und

---

127 Nietzsche wörtlich: „…wichtiger als Alles, was man bisher wichtig nahm ..." (Nietzsche. KSA 6, S 280.)
128 Vgl. *III. 3.1.*
129 Hahn. Die Cholera. S 6f.
130 Ebda.

daher auch nicht die absolute Beamtendespotie, die Pfaffendespotie, die Juristendespotie und die Despotie der dozierenden Pharisäer und Schriftgelehrten an den Universitäten."[131]

Soweit Hahn über die Gründe des Scheiterns. Die Lösung, die ihm vorschwebt, beruht auf der Idee von Rausse, wonach das „Siechtum" die schlimmste Krankheit der Zeit sei und nur über die Beseitigung desselben eine *Erneuerung* stattfinden könne.

Am meisten Schuld an diesem „Siechtum" tragen die Ärzte, die im Sinne von Rausse „Medizinvergiftung" betreiben und mit ihrer Gabe an Medikamenten damit auch eine große Schuld am, von den Naturheilern konstatierten, *Niedergang* haben sollen. Daher auch Hahns folgende Schlussfolgerung: „Wohlan, brecht die Despotie der Mediziner und ihr werdet einst mächtig genug sein, auch jegliche andere Despotie über den Haufen zu werfen!"[132]

Das, was hier ausgesprochen ist, war der Kern des Konzeptes von Rausse. Das überwundene „Siechtum" wird zur Voraussetzung eines möglichen zukünftigen Glücks der Menschheit. Alle möglicherweise nötigen Schritte hierzu – wie eine Revolution – könnten nur auf der Grundlage der Gesundheit gelingen. Hahn wendet das Konzept von Rausse im obigen Zitat auf die Ereignisse von 1848 und 1849 an und stellt den Sieg über die „Despotie der Mediziner" der Abschaffung anderer Despotien voran.

2.2. Die „Gifttheorie" von J. H. Rausse

Rausse war nicht nur ein Freund der praktischen Anwendung des Wassers, sondern versuchte dessen Wirkung auch naturwissenschaftlich zu untermauern. Er entwickelte etwa in den „Miscellen zur Gräfenberger Wasserkur" (1. Auf. 1839) eine in viele Details gehende Theorie zur Entstehung von Krankheit. Das dritte Kapitel „Die Lehre von den Erkrankungen und Heilungen" enthält etwa folgenden laut Rausse „fundamentalen Satz": „Die Kraft der Aneignung, der Assimilation fremder Substanz in's Eigenthum, in's körperliche Ich, ist der fundamentale Satz, auf welchen die Natur ihr System gebaut hat."[133]

Dieses Gesetz liege nicht nur der Gesundheit des menschlichen Organismus zugrunde, sondern jeder chemische Prozess auf der Erde funktioniere nach diesem

---

131 Ebda.
132 Ebda.
133 Rausse. Miscellen. S 15.

Schema. Weiter hielt Rausse die „Lebenskraft" für entscheidend; sie werde erhalten und beruhe zugleich auf der „Arbeit des Aneignens und Ausscheidens" und nutze sich ab und erlösche zuletzt „durch den Kampf mit der Aneignungsgewalt der Außenwelt".[134]

Was die Lebenskraft letztlich sei, sei unergründlich: „Das Wesen der Vitalität (Lebenskraft) im Allgemeinen ist bis jetzt von keinem Menschen erforscht, noch weniger die Zerklüftung der Vitalität in Gattungen, Arten und Individuen."[135]

Über das Prinzip der „Aneignung und Ausscheidung", das letztlich auch die „Lebenskraft" erhalte, führt Rausse weiter aus: „Unter den bis jetzt erkannten Gesetzen der Physiologie … ist das Gesetz der Aneignung und Ausscheidung eines der allgemein wichtigsten, und in Bezug auf Heilkunde entschieden das oberste."[136]

Wasser und Luft haben den ursprünglich „starren Erdball" durch die *Kraft des Aneignens* an der Oberfläche zersetzt und damit die Möglichkeit zur „Zeugung und Ernährung" von „organischen Wesen" geschaffen. Auch bei den „organischen Wesen" sei nun dieselbe „Fundamentalkraft" des „Zersetzens und Aneignens" aufgrund des Einflusses der Elemente wirkend.[137]

Aber die Körper der Lebewesen folgen nicht nur selbst diesem Prinzip, sondern die Lebewesen müssen sich auch selbst „fremden Aneignungskräften" aussetzen.[138] Solche Aneignungskräfte sind etwa Wasser und Luft. Daher stellt Rausse folgenden weiteren Fundamentalsatz auf:

„Wenn einem organischen Wesen die Nahrung entzogen wird, das heißt die Gelegenheit, sich fremde Substanz anzueignen, so erfolgt der Tod aus Mangel an Saftzufluss; wenn dies Wesen hingegen der Einwirkung fremder Zersetzungskraft entzogen wird, so erfolgt Krankheit aus Stockung und Fäulnis der Säfte, aus Mangel an Entziehung der abgängigen Säfte durch die Gewalt fremder Aneignung."[139]

Gerade der zweite Teil des Satzes sollte die Wichtigkeit der Hydrotherapie für die menschliche Gesundheit herausstellen. Die Wasserkur von Prießnitz habe nach Rausse ferner bewiesen, „dass die Ursachen aller Körperkrankheiten materielle Stoffe sind, die in dem kranken Körper sich befinden und seinem Wesen fremd

---

134 Ebda. S 35.
135 Ebda. S 19.
136 Ebda.
137 Ebda. S 16.
138 Ebda. S 17f..
139 Ebda. S 18.

sind."[140] Eine „allgemeine Schwäche" komme nach Rausse „meistenteils aus verschleimten und kranken Verdauungsorganen".[141]

Sie sind der Lehre von Rausse gemäß das zentrale Organ des Prozesses des „Aneignens und Zersetzens". Zu diesen „verschleimten und kranken Verdauungsorganen" führen *von Außen eindringende materielle Krankheitsstoffe*, wie bereits aus dem Rausse-Zitat zu entnehmen war. Akute Krankheit sei dabei der Versuch, sich dieser Krankheitsstoffe zu entledigen. Damit wird die akute Krankheit als heilsam bewertet. Symptome wie Fieber, Entzündungen oder Geschwüre und Ausschläge seien Zeichen von *Ausscheidung* und werden als *Krise* bezeichnet. Ein weiteres Zeichen der heilsamen Krisen sei stinkender Schweiß.

Der Weg, um diese *heilsamen Krisen* auszulösen, sei die Wasserkur, die letztlich wieder zu einem normalen Funktionieren der „Zersetzung und Aneignung" führen könne.[142] „Durchfall und Erbrechen" seien ein Zeichen der Reinigung der kranken Verdauungsorgane, „Schweiß, Ausschläge und Geschwüre" seien Zeichen anderer Krankheiten.[143] Unterdrückt werden diese Prozesse der Reinigung durch ein „chronisches Siechtum", das – wie gesagt – durch die Gabe von Medikamenten, falschen Nahrungsmitteln und den Aderlass ausgelöst werden würde.[144]

Entscheidend für eine mögliche Gesundung sei vor allem die „Lebenskraft"; sie sei es letztlich, der die Aufgabe zukomme, die Krankheit zu besiegen. In diesem Sinne sei jeder sein „eigener Arzt", der durch „eigene Anstrengung", wenn die „Lebenskraft" noch genügend vorhanden sei, die Fähigkeit besitze sein „Siechtum" zu besiegen.[145] Eine in den 1840ern erschiene Monatszeitschrift fasste Rausses Standpunkt folgendermaßen zusammen:

„Alle Krankheitserscheinungen haben materielle Ursachen, welche der Organismus als ihm feindlich und ungleichartig zu entfernen strebt. Er ist sein eigener Arzt, und überwindet bei ungeschwächter Lebenskraft leichtere Übel auch durch die eigene Anstrengung. Das Wasser gewährt indes einzig und allein in angemessener äußerer und innerer Anwendung dem Organismus die naturgemäße Unterstützung bei diesem Kampfe gegen die eingedrungenen feindlichen Stoffe, in-

---

140 Rausse. Miscellen. S 33.
141 Ebda.
142 Vgl. Rothschuh. Naturheilbewegung. S 23.
143 Rausse. Miscellen. S 38f.
144 Ebda. 45f.
145 Vgl. Der Freihafen. S 99.

dem es mittels seiner durchdringenden, zersetzenden und kräftigenden Eigenschaft ihn zu erhöhter Tätigkeit anregt."[146]

Laut dem Medizinhistoriker *Karl E. Rothschuh* seien vor allem die ersten Ansätze von Rausse – etwa aus seinem anonym veröffentlichten Werk „Der Gräfenberger Wasserarzt" (1838) – auf Begriffe der „Iatromechanik" rund um die Schule von *Friedrich Hofmann (1660-1742)* aufbauend oder aus der Humoralpathologie geborgt.[147] Erst mit den „Miscellen" habe er eine eigene Theorie entwickelt, die dann vor allem auch an *Christoph Wilhelm Hufelands* Makrobiotik erinnert, wenn er sie auch nicht erwähnte und vielleicht (das vermutet *Rothschuh*) auch gar nicht kannte.[148]

Er und der spätere, wichtige Theoretiker der Naturheilkunde *Lorenz Gleich* scheinen, trotz ihrer fehlenden Bezugnahme, einige ihrer Ideen und Begriffe von *Christoph Wilhelm Hufeland (1762-1836)* übernommen zu haben. Hufeland brachte die „Lebenskraft" – von der, wie wir gesehen haben auch Rausse sprach – in die Medizin ein. Diese – ein nicht genau bekannter Ursprung des Lebens – sei die „Heilkraft der Natur" und müsse durch richtige Reize unterstützt werden.

Rothschuh bezeichnet Hufelands System als „biodynamistisches Konzept".[149] „Die Lebenskraft ist das größte Erhaltungsmittel des Körpers, sie schützt vor Destruktion und Verfall. Der Tod ist schließlich der Verlust der Lebenskraft".[150] Dabei ist nicht ganz klar, ob die Lebenskraft ein „materieller Faktor der Organisation des Lebendigen"[151] ist, oder ein *emergenter* Faktor des Materiellen, der das Materielle schließlich auch leitet.

Hufeland übernahm damit das Konzept der „Lebenskraft", das in der Biologie und Medizin bis ins 19. Jahrhundert eine große Rolle spielte und machte es für die „Heilkunst" fruchtbar.[152] Jedes Medikament und jede Therapie habe keine andere Aufgabe „als die [verschiedene Reaction der Lebenskraft in Verbindung der verschiedenen Organisation] der Naturkraft zu benutzen, zu unterstützen und zu lei-

---

146 Ebda.
147 Zur Rolle der Humoralpathologie vgl. Averbeck. Kaltwasserkur. S 69-74.
148 Vgl. Rothschuh. Naturheilbewegung. S 21.
149 Rothschuh. Konzepte. S 331.
150 Ebda. S 333.
151 Ebda. S 331.
152 Vgl. ebda. S 330f.

ten".[153] Gleichsam kannte Hufeland auch bereits eine ähnliche Lehre des Instinkts, die er – anders als Rausse – aber rein medizinisch deutete. Er spricht bereits „vom Instinkt als Prinzip der Naturheilung".[154]

2.3. Der „Instinkt" bei Rausse

Die Idee eines natürlichen Instinkts – *Lorenz Gleich (1798-1865)* verwendete etwa den Begriff „Natur-Instinkt" – war tatsächlich bereits älter und wurde nicht von der Naturheilkunde aufgebracht. So sprach bereits der Philosoph *Immanuel Kant* in der Tradition von Hufeland ebenfalls von einem „Natur-Instinkt", der uns in Fragen des körperlichen Wohls als Führer dienen solle.[155] Ganz im Gegensatz zu moralischen Fragen, die durch den *kategorischen Imperativ* zu beantworten seien, dürfen wir nach Kant in Gesundheitsfragen dem *Instinkt* vertrauen.

Rausse dehnte den *Instinkt* allerdings auch auf moralische Fragen aus. Jedem *Trieb* müsse man mit Mäßigung begegnen. Bei „der Diät der Natur" stünden „Fähigkeit" und „Begierde" genau im Einklang.[156] Womit er meinte, derjenige, der auf die Stimme der Natur höre, sei frei von Wünschen, die uns selbst oder anderen schaden.

Das erinnert sehr stark an Rousseaus Auffassung des *Naturzustandes*, der sich genau dadurch auszeichnete, dass der Naturmensch niemals mehr wollte, als ihm möglich war und die, das *Ur-Übel* darstellende, „amour-propre" noch nicht ausgebildet sei. In diesem Sinne – wohl eine Weiterführung des Erziehungskonzepts von Rousseaus „Emile" – sei jeder „in Naturdiät Erzogene" frei von Bedürfnissen „der Korruption und Eitelkeit", gleichzeitig auch „vollkommen gesund und lasterfrei".[157]

Rausse stellte damit einen Zusammenhang zwischen Instinkt und Moral her, wobei bei ihm der Instinkt die Rolle der intuitiven Fähigkeiten des von Rousseau im zweiten Diskurs beschriebenen Naturmenschen übernimmt. Ohne bereits die Fähigkeit der Vernunft zu besitzen, wird der Instinkt auch zum moralischen Richter. Dabei stehen bei Rausse aber auch Gesundheit und Tugend in einem engen

---

153 Hufeland. Ideen. Vorrede (ohne Seitenzahl).
154 Zit. nach: Rothschuh. Naturheilbewegung. S 30.
155 Vgl. Lemke. Ethik. S 186.
156 Rausse. Miscellen. S 324.
157 Ebda. S 325.

Verhältnis zueinander. Rausse schreibt in den „Miscellen" Sätze wie: „Eine gesunde Seele wohnt nur in gesundem Leib." Oder: „Wenn der Körper aus der Norm der Gesundheit gedrängt wird, so wird es auch die Seele, und wie dieser seine Krankheitszeichen hat, so hat sie auch jene."[158]

So wollte Rausse auch an sich seelische Krankheiten wie „Nervosität" oder „Nervenschwäche" durch hydrotherapeutische Verfahren heilen. Er war zu dieser Zeit mit seiner Vermutung, die psychischen Leiden würden ihren Ausgangspunkt im Bereich des Magens bzw. der „Verdauungsorgane" nehmen, gar nicht allein. Gerade die „Hypochondrie" wurde lange als ein „im Kern körperliches Leiden" mit Ursprung in der „Magengegend" angesehen.[159]

In diesem Sinne wollte Rausse speziell auch psychische Leiden durch die Hydrotherapie kurieren. Letztlich sah er offenbar auch Krankheiten, die wir heute als Depression bezeichnen würden, als Folge des sogenannten „Siechtums".

In diesem Sinne hält er eine pessimistische Lebenseinstellung – die er in Dichtungen der Romantik allgemein und als Beispiel in *Lord Byrons* Manfred verkörpert sieht – für einen Ausdruck dieses körperlichen „Siechtums".[160] Interessant scheint hier, dass *Friedrich Nietzsche* später (besonders in seinen letzten Schriften) ganz ähnlich über Schopenhauers und auch Wagners Pessimismus argumentieren wird. Rausse hielt gläubige Christen übrigens für „Nachgeburten aus längst entschwundenen Jahren, die ihr Heil durch eine religiöse Sekte finden wollen."[161]

Auf Nietzsches Kritik am *Pessimismus* und mögliche Zusammenhänge mit der Bekanntschaft der Naturheilkunde wird noch zurückzukommen sein. Dabei erscheint bereits Raussens Kritik am *romantischen Pessimismus* wie eine Vorwegnahme der Kritik von Nietzsche am *Pessimismus*; selbst dem Christentum wird bereits von Rausse eine typisch pessimistische Einstellung zugewiesen, deren Schuld dem körperlichen „Siechtum" seiner Anhänger zu geben sei:

„Spottet nicht jener schwärmerisch blassen Resignation, welche in abergläubiger Betörung die Menschenfreuden und die Menschennatur an das Kreuz nagelt; verdammet nicht jene Unglücklichen, welche verzweifelnd Seele und Glauben zerreißen und auf zerrissenen Saiten Lieder geigen! Aber beklaget sie, denn sie sind so tief krank an der Seele, weil sie es am Körper sind."[162]

158 Ebda. S 279.
159 Radkau. Nervosität. S 34.
160 Rausse. Miscellen. S 279f.
161 Rausse. Reisecennen. S 61.
162 Rausse. Miscellen. S 279f.

Wagner selbst wurde zu genau solch einem *Pessimisten*, als er den Glauben an Gesundheit gleichzeitig mit dem Glauben an die Lehre von Rausse aufgegeben hatte: Schopenhauer wurde sein Prophet, kurz nachdem er Raussens „Gesundheitsoptimismus" verworfen hatte. Erst in seinen letzten Jahren fand Wagner zu einem gewissen *Optimismus* zurück, wobei er die Auffassung von Schopenhauer mit der von Rausse in Einklang bringen wollte. So viel kann bereits vorweggenommen werden: Wagner wurde (wieder) *Kulturpessimist*, gab dafür allerdings Schopenhauers „absoluten Pessimismus" auf. Verlassen wir jetzt die theoretische Krankheitslehre der Naturheilkunde und sehen wir uns an, wie ihre Ideale tatsächlich in die Tat umgesetzt wurden.

3. Ernst Kapps utopische Kolonie „Sisterdale"

„In exile, but free, these men make the most of life."[163]

Frederick Olmsted über die Kolonie „Sisterdale"

3.1. Kapp und die Gründung der „Lateinischen Kolonie" Sisterdale

Der Begründer der Technikphilosophie *Ernst Kapp (1808-1896)*, der zugleich auch der Biograph von J. H. Rausse wurde, trug die Ideen der Hydrotherapie nach Amerika, wobei er Raussens theoretische Lehren in die Tat umsetzten wollte. Kapp und die meisten späteren Bewohner von Sisterdale waren Flüchtlinge aus Deutschland, die ihr Heimatland aufgrund der Unterstützung der 1848/1849er Revolution verlassen mussten. Er gründete in Texas – im heutigen „Texas-Hill-Country" – die „Lateinische Kolonie" Sisterdale. Dabei wählte er diesen Ort für seine Kolonie aufgrund der „Sister-Creeks", zweier Flussarme, welche die Kolonie links und rechts umflossen.

Sie boten ihm das Wasser, das er für seine Wasseranwendungen brauchte. Er errichtete ein Badehaus, auf das auch ein „Sanatorium" folgte und war als Hydrotherapeut, der viele Patienten behandelte, tätig. Kapp kaufte 1850 – nachdem er seine erste Zeit in Amerika in der deutschen Siedlung New Braunfels verbracht hatte – für 800 Taler eine 50 Acre (1 Acre entspricht 4000 m²) große Farm an einem Flussarm der „Sister Creeks", womit das Siedlungsprojekt begann.[164]

Die „Lateinische Kolonie" oder „lateinische Kolonien", engl. das „latin settlement", waren Ansiedlungen von deutschen Auswanderern in Amerika, die dort auf Grundlagen des utopischen Sozialismus eine neue Art des Zusammenlebens nach Werten wie „Gleichheit, Freiheit, Brüderlichkeit" propagierten. Weil diese Flüchtlinge meist Gebildete waren, die in Deutschland in vielen Fällen eine Gelehrten-Laufbahn hinter sich gelassen hatten und sich auch in Amerika durch ihr Engagement für Bildung und moralische Werte auszeichneten, nannte man sie „latin settlers".

Die erste dieser fünf klassischen lateinischen Kolonien, welche die „Lateinische Kolonie" begründete, war die Siedlung „Bettina", benannt nach der romantischen

---

163 Olmsted. Journey. S 198.
164 Vgl. Klotzbach. Sisterdale. S 32.

Schriftstellerin aus dem Dunstkreis der „Jungdeutschen" Bettina von Arnim *(1785-1859)*, die teilweise mit einem *utopischen Sozialismus* in Verbindung gebracht werden kann. Bereits 1847 von 40 Deutschen aus Darmstadt, Intellektuellen und Studenten – die sich die „Vierziger" nannten – gegründet, war ihr Ziel eine autarke, politisch unabhängige Gemeinschaft, die sich an kommunistischen Idealen orientierte. Ihr Motto lautete „Freundschaft, Friede und Gleichheit".

Die Ideen borgten sie sich u. a. von *Charles Fourier (1772-1837)* und dessen Ideal der Kommune, in der jeder durch sein „natürliches Talent", seine „Leidenschaften" und seine „persönlichen Fähigkeiten" zum *Glück des Einzelnen* und zum *Wohlstand der Gemeinschaft* beitragen kann.[165] Kapp, der auch diesen Idealen verpflichtet war, versuchte in Sisterdale aber vor allem auch das Ideal der Naturheilkunde, ein Leben zwischen körperlicher und geistiger Arbeit, zu verwirklichen. Kapp selbst nannte es das „elastische Gleichgewicht zwischen physischer und geistiger Anstrengung und Ausbildung."[166] Vor der Arbeit nahm er ein Bad im kalten Fluss; erst dann begann er sein Feld zu bebauen.

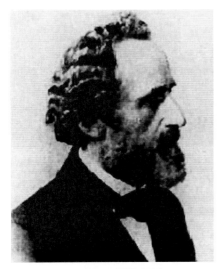

Ernst Kapp (1808-1896)

Dabei ließ er das geistige Tätigsein – ganz seinem Ideal gemäß – allerdings auch nicht aus. Später will Kapp durch seine Tätigkeit als Farmer in entscheidender Weise zu seiner „Organprojektionstheorie", als wichtigen Teil seiner Technikphilosophie, gekommen sein. Kapp baute seinen eigenen Wein an und rollte seine Zi-

---

165 Vgl. Morgenthaler. German Settlement. Kapitel Darmstadters.

166 Kapp. Despotismus. S 86. Diese Idee scheint etwa direkt von Rousseau übernommen, erinnert aber auch an antike Ideale. Rousseau führt etwa über „dieses Gleichgewicht", das bei den Wilden noch vorhanden sei, sehr ähnlich aus: „Je mehr sich der Körper [des Wilden] übt, desto aufgeklärter wird sein Geist; seine Kraft und seine Vernunft wachsen gleichzeitig und bilden sich gegenseitig aus." (Rousseau. Emile. S 187.)

garren aus eigenem Tabak selbst.[167] Der bedeutende amerikanische Reiseschriftsteller und Journalist *Frederick Law Olmsted (1822-1903)*, ein Sympathisant der Kolonie, schrieb über Kapp, den er während eines Besuchs in „Sisterdale" kennenlernte: „Here lives a professor who divides his time between his farm and his library."[168]

Das, was von der Zeit übrig blieb, wurde für Bildung verwendet; fast jede Farm hatte eine eigene Bibliothek und während der verschiedenen Versammlungen wurden die aktuellen Themen von Kunst, Politik und Wissenschaft diskutiert. *Eckehard Koch* weiß über Kapp zu berichten: „Er rodete den Wald selbst, wurde Wagenmacher, Schmied und daneben einer der frühen Geographen in Texas."[169]

Als Zentrum der meisten Versammlungen in Sisterdale diente das „Schulhaus", über das bereits genannter Frederick Olmsted – späterer Gründer des *Central Parks* in New York und zumindest zweitägiger Besucher[170], Sympathisant und Mitstreiter der Kolonie – schreibt:

„In that log cabin (er spricht vom Zentrum der Kolonie, dem Schul- und Versammlungsgebäude) there was a company as choice as one could in the best circles of the civilized world. They spoke of principles of government – science-philosophy-world affairs. This settlement is a center of light from which high ideals of life spread through the country."[171]

Dabei gab es denkwürdige Szenen, von denen noch die Nachwelt zu berichten wusste. Eines Tages – als Ernst Kapp im Schulhaus die Theorien von *Simon* und *Fourier* besprach – erschien eine große Zahl von *Comanchen* (bzw. „Nömöne" oder „Nemene") vor dem Gebäude und starrte durch die offene Tür des Schulhauses. Worauf Kapp ruhig mit seinen Ausführungen fortfuhr, um sich nur kurz mit den folgenden Worten zu unterbrechen: „Meine Herren, lassen Sie sich von den In-

---

167 Vgl. Klotzbach. Sisterdale. S 32.

168 Olmsted. Journey. S 195.

169 Koch. Karl Mays Erben. S 105.

170 Während seiner Reise durch Texas zwischen 1853 und 1854, die er für seinen späteren Reisebericht „A Journey through Texas" unternahm, berichtet er selbst, er sei mit seinem Bruder zwei Tage in Sisterdale geblieben. Kurt Klotzbach berichtet, Olmsted und sein Bruder hätten monatelang in einem Zelt „nach Art der Hinterweltler" an einem Flussarm der „Sister Creeks" gelebt. (Vgl. Klotzbach. Sisterdale. S 33.)

171 Flach. Texas Hill Country. S 29.

dianern nicht aus der Ruhe bringen, beachten Sie sie gar nicht! Dann werden sie bald wieder verschwinden."[172]

Das taten die Indianer dann wirklich auch bald. Dazu ist zu sagen, dass die Kolonie an Comanchenland grenzte und Olmsted ferner von Indianern, die in dieser Gegend herumzogen, zu berichten weiß, die in den ersten Jahren der Ansiedlung der deutschen Auswanderer auch einen Farmer erschossen haben sollen.[173]

In der „Lateinischen Kolonie" gab es neben politischen Diskussionen und Versammlungen – die Kapp selbst als Präsident des von ihm gegründeten „Freien Vereins", unter dem sich die Bürger von Sisterdale zusammenschlossen, leitete[174] – auch regelmäßige Kunstabende, die etwa von literarischen, dramatischen oder auch Gesangsgruppen abgehalten wurden.[175] So wunderte sich *Prinz Paul von Württemberg (1785-1852)* in der „Lateinischen Kolonie" – mitten im Indianerland – ein deutsches Salonleben vorzufinden.[176]

Die Quellen berichten etwa von einer szenischen Aufführung von Teilen des „Don Giovanni" von Mozart.[177] Gerade für die musikalischen Darbietungen war Sisterdale berühmt. Während des ersten „Sängerfestes", einem Treffen der deutschen Auswanderer Amerikas in New Braunfels – 1853 – schien die lateinische Kolonie als Favorit für die erste „deutsch-englische" Hochschule in Amerika, und Sisterdale hätte zur Großstadt mit dem Namen „Oueen City of the Guadalupe" werden sollen.[178]

Frederick Olmsted schildert uns in seinem Reisebericht über das Texas der 1850er Jahre einen Abend, den er in Sisterdale verbrachte. Mit schönen Worten beschreibt er uns, wie es in Sisterdale zur damaligen Zeit zugegangen sein mochte. Kunst, Politik, Sehnsucht nach der Heimat, aber auch pures Vergnügen spiegeln sich in seiner Beschreibung. Olmsted führt aus:

„After supper, there were numerous accessions of neighbors, and we passed a merry and most interesting evening. There was waltzing, to the tones of a fine piano, and music of the highest sort, classic and patriotic. The principal concerted pieces of Don Giovanni were given, and all parts

---

172 Klotzbach. Sisterdale. S 32.
173 Olmsted. Journey. S 191, S 193.
174 Flach. Texas Hill Country. S 165, Klotzbach. Sisterdale. S 32.
175 Flach. Texas Hill Country. S 160.
176 Klotzbach. Sisterdale. S 33.
177 Flach. Texas Hill Country. S 48, Olmsted. Journey. S 198.
178 Flach. Texas Hill Country. S 159.

well sustained. After the ladies had retired, the men had over the hole stock of student-songs, until all were young again. No city of fatherland, we thought, could show a better or more cheerful evening company."[179]

3.2. Die Bewohner von Sisterdale

Die Bewohner waren, wie gesagt, eigentlich alle mehr oder weniger politische Flüchtlinge aus Deutschland, die sich an der 1848/49er Revolution beteiligt hatten. Olmsted berichtet für Sisterdale 1852 von 8 bis 10 Farmen.[180] Die uns bekannten Bewohner von Sisterdale werden im Folgenden aufgezählt; zuerst die zumindest scheinbar bedeutenderen, dann jene, von denen keine Lebensdaten eruiert werden konnten.

Bekannt sind: *Nicolaus Zink (1812-1887)*, ein politischer Flüchtling aus Griechenland, der die erste Farm auf dem Gebiet des späteren Sisterdale besaß, *Eduard Degener (1809-1890)*, der nach dem Sezessionskrieg ein Lebensmittelgroßhändler wurde, aber auch politisch aktiv blieb, *August Siemering (1830-1883)*, der zuerst als Lehrer in Sisterdale tätig war – wo er auch Ernst Kapps Kinder unterrichtete – und später ein wichtiger Journalist und Verleger wurde.

Ottmar von Behr (1810-1856), Tierzüchter, Naturforscher und Meteorologe – der mit berühmten Persönlichkeiten seiner Zeit, wie Alexander von Humboldt und auch der erwähnten Bettina von Arnim, Namensgeberin der ersten „Lateinischen Kolonie" in Amerika – in Kontakt stand, *Adolf Douai (1819-1888)*, der noch in Deutschland längere Zeit eine Privatschule leitete, später als Journalist im Auftrage von Sisterdale und Gesinnungsgenossen tätig war und schließlich 1859 den ersten Kindergarten in den USA in Boston gründete, wo er auch einen „Arbeiterverein" ins Leben rief.

Nebenbei war er ein hervorragender Pianist, der selbst einige Werke komponierte. In Sisterdale kam er im Mai 1852 von Deutschland kommend – wo er u. a. ein Jahr in Haft saß – an und blieb, bis er die „San-Antonio-Zeitung" – ein Blatt der deutschen *Freidenker* rund um Sisterdale – im nächsten Jahr übernahm. Ferner leb-

---

179 Olmsted. Journey. S 198.

180 Olmsted. Journey. S 191. Olmsted über Sisterdale: „Sisterdale is a settlement of eight or ten farms, about forty miles from San Antonio, upon the Guadalupe, at the junction of the Sister creeks and the crossing of the Fredericksburg road. The farmers are all men of education, and have chosen their residences, the first by chance, the latter by choice, within social distance of one another." (Ebda.)

ten in Sisterdale *Edgar von Westphalen (1819-1890)*, Schwager und Freund von *Karl Marx*, mit dem er fünf Jahre lang ins Gymnasium (1830-1835) gegangen war. In Texas bewohnte er zuerst die utopische Siedlung „Bettina", bevor er sich wohl auch eine Zeitlang in Sisterdale aufgehalten hat. In Texas war er als Verbindungsmann für Karl Marx tätig und reiste in dieser Funktion zwischen Texas und Deutschland hin und her.

Die weniger bekannten Bewohner von Sisterdale waren: *Frederick Herff* (vielleicht ein Verwandter von *Ferdinand Herff*, ebenfalls ein 1848er, ferner ein Gründungsmitglied von „Bettina" und später berühmter ein texanischer Arzt), *W. I. Runge*, drei *Dressel* Brüder (u. a. Julius Dressel), *Louis von Breitenbach, Gustav Thiessen, Rudolph Carstanjan, Louis Donop und Christian Rhodius* (oder Rodian).[181]

3.3. Die politische Aktivität der Deutschen rund um Sisterdale

Es waren vor allem Vereine, in denen die deutschen Auswanderer anfangs ihre politischen Aktivitäten fokussierten, am wichtigsten wurden dabei verschiedene „Gesangsvereine". Eines der Zentren der politisch Aktiven war New Braunfels, das allerdings auf engste mit Sisterdale – als einem weiteren Zentrum – vernetzt war. In New Braunfels fand auch das erste Sängerfest – ein Treffen der politischen Sängerschaften – statt. Im Dreieck Houston, San Antonio und New Braunfels gab es eine Mehrzahl von Gesangsvereinen, Schützenvereinen, Turnvereinen und ähnliche Organisationen.[182] Sie alle waren politisch aktive Vereine, die sich für eine Veränderung der texanischen Politik einsetzten.

Der erste Gesangsverein von New Braunfels wurde im März 1850 gegründet und hieß „Germania". New Braunfels besaß ferner eine politisch aktive „Deutsche Theatergesellschaft". Carl Douai gründete den „San-Antonio-Gesangsverein" und nahm als Leiter am „Sängerfest" in New Braunfels teil. Er war ein Vertrauter Kapps, ebenfalls 1848er und Bewohner von Sisterdale, der dieses erst verließ, als er im Auftrag der Siedlung die neugegründete „San-Antonio-Zeitung" zu leiten begann.

---

181 Vgl. Flach. Texas Hill Country. S 46f.; Morgenthaler. German Settlement. Kapitel Conflict.
182 Vgl. Koch. Karl Mays Väter. S 105.

In San Antonio bestand seit 1847 der „Männer-Gesangsverein"; andere Vereine waren der „Männerchor" von Austin, 1852 gegründet, oder neben dem 1850 gegründeten Gesangsverein „Germania", die New Braunfelser Vereine „Liedertafel" und „Concordia". In Sisterdale sangen Ottmar von Behr, Louis von Donop, Christian Rhodius und August Siemering als Quartett ab 1853 für fünf Jahre.

Das erste „Sängerfest" fand im Oktober 1853 statt. Dabei war die Anreise sehr schwierig, denn es regnete so stark, dass es zu großen Schwierigkeiten im Vorfeld der Veranstaltung kam. So kam es u. a. dazu, dass die Sänger aus Austin ihre Taschen samt ihren Liederbüchern während der Überquerung des „Blanco Rivers" verloren. Schließlich traten aber doch Gruppen aus Sisterdale, San Antonio und New Braunfels auf. Während des Treffens beschlossen die einzelnen Sängerschaften schließlich, sich gemeinsam zum „Texanischen Sängerbund" zusammenzuschließen.[183]

Ebenfalls im Jahr 1853 setzten die Bewohner von Sisterdale eine offene Agitation gegen die Sklaverei in Bewegung.[184] Das war eine der ersten Reaktionen auf die für die deutschen Einwanderer unbefriedigende politische Lage in Texas: Es war um 1850, als die einheimischen Texaner sich von den zu dieser Zeit stark zuströmenden Emigranten aus Europa abzugrenzen begannen, und die länger ansässige Bevölkerung es den Einwanderern schwer machte, politischen Einfluss auszuüben.

Die deutschen Einwanderer vom Schlage Kapp waren von der Sprache her, aber auch von der geographischen Ansiedelung und vor allem auch von ihrer Art als Intellektuelle – die das theoretische Politisieren liebten – innerhalb von Texas tatsächlich isoliert. Allerdings versuchten sie ab 1853, u. a. mit dem oben genannten politisch motivierten „Sängerfest", unter starker Mitwirkung von Sisterdale und Ernst Kapps „Freien Verein", für ihre politische Einstellung zu kämpfen.

Der „Freie Verein", maßgeblich von Kapp, August Siemering und Ottmar von Behr getragen, hatte sein Vorbild in dem im gleichen Jahr, also 1853, gegründeten „Bund Freier Männer" aus Louiseville in Kentucky. Ihre Formel lautete: „Freiheit, Wohlstand und Bildung für Alle." Wichtige Ziele waren die Abschaffung der Sklaverei und die Schaffung von Frauenrechten.[185]

---

183 Morgenthaler. German Settlement. Kapitel Conflict.
184 Klotzbach. Sisterdale. S 32.
185 Vgl. Morgenthaler. German Settlement. Kapitel Conflict.

1854 rief der „Freie Verein" zu einem Treffen der Deutschen von Texas in San Antonio. Das Treffen fand im Mai 1854 statt und fast alle deutschen Ansiedlungen von Texas nahmen unter der Leitung von Sisterdale daran teil. Die beschlossenen Satzungen basierten auf den Satzungen des Louiseviller „Bund Freier Männer". Dabei wurde nicht wenig Bedeutendes beschlossen; eine wichtige Satzung lautete etwa: „Die Sklaverei ist ein Übel und muß abgeschafft werden!"[186]

Daneben gab es noch einige andere als liberal zu bezeichnende Beschlüsse, wobei manche Stellen vor allem einen von Morgenthaler so genannten „Sisterdale Idealismus" („Sisterdale-style idealism") offenbaren: So sollte jeder Siedler ein Stück Land geschenkt bekommen. Ferner sollten die Banken zukünftig so eingerichtet werden, dass sie die Armen vor Kapitalismus und Kommerz schützen.[187]

Kapp und Sisterdale versuchten also, ihre politischen Ansichten in ganz Texas zu verbreiten, so gründete etwa Adolph Douai 1854 eine deutsche Zeitung in San Antonio – die allerdings auch englische Artikel abdruckte – vor allem aufgrund der Unterstützung von Sisterdale. Die „San Antonio Zeitung" forderte eine Nation „freier Bauern auf eigenem Boden".

In der Zeitung schrieb etwa auch Ernst Kapp pro-republikanische und gegen die Sklaverei gerichtete Artikel. Die Zeitung bestand allerdings nicht lange. Texaner, die – wie die Mehrzahl der Konföderationsstaaten – für die Sklaverei eintraten, drohten das Zeitungsgebäude zu zerstören. Woraufhin Douai bald (1856) seine Verlegertätigkeit aufgab und aus Texas fortging. Davor konnte er die Zeitung, die die Gesellschaft verkaufen wollte, noch eine gewisse Zeit als Eigentümer, gemeinsam mit Frederick Olmsted als Co-Eigentümer, weiterführen.[188]

Dabei darf nicht vergessen werden, dass einige nicht deutsch-stämmige Texaner vor allem über die Zeitungen anti-deutsche Propaganda betrieben, die dem Image der Deutschen und ihrer Politik erheblich schadeten. Es wurde den Deutschen Geheimbündlerei unterstellt, die sie angeblich in ihren Sängerschaften ü. ä. Organisationen ausüben sollten. In Zeitungen verbreitete man Gerüchte, sie seien gleichzeitig mit ihrer liberalen Einstellung auch unsittlich und frönten der „freien Liebe".

Im Gegensatz zu den liberalen Deutschen positionierten sich die scheinbar „ehrlichen", zumindest aber konservativen Amerikaner als Befürworter der Sklaverei,

---

186 Klotzbach. Sisterdale. S 32.
187 Vgl. Morgenthaler. German Settlement. Kapitel Conflict.
188 Klotzbach. Sisterdale. S 33.

mit strengen Sitten, einer gut ausgeprägten Gesetzestreue und einem (amerikanisch) nationalen Ehrgefühl. Alles in allem war die Stimmung gegen die Deutschen aufgeheizt, obwohl viele der deutschen Einwanderer nicht so radikale Demokraten und Abolitionisten waren wie etwa die Bewohner von Sisterdale.[189]

Das war noch in der angespannten Zeit vor dem Sezessionskrieg; noch schwerer, als nur angefeindet zu werden, traf es die liberale Kolonie, als der Krieg schließlich ausbrach: Viele Deutsche aus Texas allgemein und im Speziellen die Bewohner von Sisterdale bekundeten offen ihre Sympathie mit der Union, was damit endete, dass 65 Männer aus Sisterdale in Mexiko – unter der Leitung von Fritz Degener – in einen Kampf mit konföderierten Truppen gerieten; 28 Männer aus Sisterdale verloren ihr Leben. Gleichzeitig wurden Kapps Freunde und politisch aktive Bewohner von Sisterdale, Eduard Degener und Julius Dresel, während des Krieges gefangen genommen und kehrten erst 1866 – nachdem der Krieg vorbei war – nach Sisterdale zurück. Beide Söhne Degeners wurden wegen Verrats hingerichtet, er selbst deshalb bis zum Ende des Krieges inhaftiert. Er hatte sich für die Union eingesetzt, befürwortete eine Teilung von Texas und wollte West-Texas unabhängig von den Konföderierten Staaten machen.

Kapp selbst war 1865 – ursprünglich nur, um Verwandte zu besuchen – nach Deutschland zurückgekehrt, blieb aber aufgrund der zu erwartenden Strapazen einer Rückreise nach Amerika für immer in Deutschland. In dieser Zeit und letztlich auch mit diesem Ereignis endete die Hochblüte von Sisterdale. Der nach Sisterdale zumindest zeitweilig zurückgekehrte Mitstreiter August Siemering berichtet später rückblickend über das Ende dieser „lateinischen Kolonie":

„Was Sisterdale einst war, ist passè. Die Salons haben sich in ehrsame Bauernwohnungen verwandelt. Es werden auch keine Vorträge mehr gehalten. Nur der Geist Ernst Kapps spukt noch dann und wann in den verfallenen Klassenräumen der alten Schule. Selbst die Erinnerung an die schönen Tage, die Sisterdale einst erlebte, verblasst allmählich. …"[190]

---

189 Vgl. ebda.
190 Klotzbach. Sisterdale. S 36.

3.4. Kapp als Hydrotherapeut

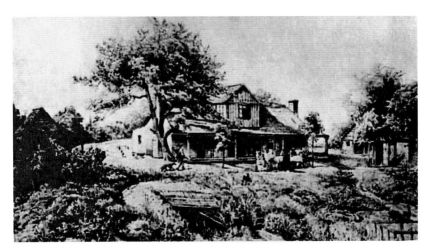

Ernst Kapps Farm um 1853

Neben dem geschilderten politischen und kulturellen Engagement war es aber auch vor allem die Hydropathie, die Sisterdale berühmt machte. Kapp selbst berichtet seinen Verwandten schon recht früh, dass er jeden Tag, bevor er sich an die Arbeit mache, im blauen Wasser der „Sister Creeks" schwimmen gehe.[191] Später ordinierte Kapp als *Naturarzt* in Sisterdale. Auch Olmsted berichtete darüber. Er schrieb in seinem Reisebericht über Texas über diese Tätigkeit Kapps: „Dr. Kapp has turned to account the delicious brook water for the cure of disease and his house is thrown open for patients."[192]

In einer zeitgenössischen amerikanischen Zeitschrift zur Hydrotherapie „The Water-Cure Journal" lesen wir, dass Kapps Anstalt seit 1854 bestand. Der anonyme Autor gibt an, er habe zwar Heilanstalten in ganz Europa besucht, selbst dort allerdings keine von der Qualität wie jene in Sisterdale vorgefunden. Kapp verstünde es in besonderer Weise, die Prießnitz'sche Kurmethode umzusetzen, meint der Autor des Artikels mit dem Kürzel R. W., der nach eigener Auskunft ein ehemaliger Schüler von Prießnitz war. Kapp wird sowohl als Eigentümer aber auch

---

191 Flach. Texas Hill Country. S 44.
192 Olmsted. Journey. S 195f.

als Leiter der Anstalt genannt. Er bezeichnet *Professor Kapp* ferner als einen intimen Freund von Rausse und kennt auch seine Rausse-Biografie von 1849. Er sei in Europa ein berühmter Mann, der sich in Naturwissenschaft und Philosophie einen großen Namen gemacht habe.[193]

In Sisterdale baute Kapp anscheinend auch die Theorien von J. H. Rausse weiter aus; so stellte er seine Diagnose aufgrund eines Blicks in die Augen der Patienten. Zu seinem Verfahren kam er wiederum – wie viele Naturheiler vor ihm – angeblich durch Beobachtung von Tieren, wobei es bei ihm kranke Vögel waren, von denen er seine Diagnostik gelernt haben will.[194] Zwecks Wasseranwendungen besaß Kapp anfangs einen kleineren Steinbau, der heute noch erhalten ist. Hier führten die Patienten ihre Güsse, Bäder und andere Wasseranwendungen durch. Der Steinbau trug den Namen „Hydropatic Centre". Später, als sich die Kunde vom Naturarzt Kapp verbreitete und er sich bald einer großen Bekanntheit erfreute, wurde ein weiteres Kurgebäude – ein geräumiges Langhaus – errichtet, das „Sanatorium". Hier behandelte er offenbar eine große Zahl von Patienten, deren genaue Anzahl sich allerdings nicht mehr genau bestimmen lässt.[195]

Aus den „Sister-Creeks" kam das Wasser für seine Kuren, das er als klar und rein beschreibt. Bereits am 31. Jänner 1850 berichtet Ernst Kapp in einem Brief an seinen Schwager Luyken über das vortreffliche Wasser der Sister Creeks, das er später als Hydrotherapeut für die angebotenen Wasserkuren benutze und ihn bewog, sich in „Sisterdale" niederzulassen. Eine Passage des Briefs lautet:

> „Die Kinder haben ein Götterleben, ihr Glück und ihre Zufriedenheit machen uns mit glücklich und zufrieden. Hedwig, an der sich in Glaverstone, als sie fieberkrank war, aufs neue die Wasserkur bewährt hat, ist seitdem um so wohler. Der Sister Creek, der unsere Farm umspült, ist ein kristallheller Bach mit köstlichen, von Zypressen beschatteten Badeplätzen, die jeden Morgen von uns allen bei Tagesanbruch benutzt werden sollen, ehe wir an die Arbeit gehen. Ebenso habe ich an dieser Stelle ein Badehaus errichten lassen, das auch für Wasserkuren gedacht ist."[196]

In Frederick Olmsteds Reisebericht findet sich folgende Beschreibung von Kapp und seiner Farm, die damit endet, dass er dem Leser einen Aufenthalt in Sisterdale, einem Ort mit frischer Luft und klarem Wasser, empfiehlt:

---

193 Anonym: A ‚Cure' in Texas. In: The Water-Cure Journal. Vol. XX. No. 5. S 107.
194 Flach. Texas Hill Country. S 48.
195 Ebda. S 49 und S 119.
196 Klotzbach. Sisterdale. S 50f.

„Another short ride took us to a large stuccoed log-house, near the bank of one of the Sister creeks. Here lives a professor who divides his time between his farm and his library. The delicious brook water has been turned to account by him for the cure of disease, and his house is thrown open for patients. To any friend of mine who has faith in pure air and pure water, and is obliged to run from a Northern winter, I cannot recommend a pleasanter spot to pass his exile than this."[197]

3.5. Das Ende der Utopie

Nicht am persönlichen Leben, nicht als Privatleute, die als Farmer auf ihren Ländern bzw. Äckern für ihren Lebensunterhalt sorgten, waren die Utopisten von Sisterdale gescheitert. Sondern sie scheiterten, wie bereits in Deutschland ein paar Jahre früher, an den politischen Umständen, mit denen sie sich nicht zufrieden geben konnten. Mit ihrem oben beschriebenen Engagement für Liberalität und Freiheit machten sie sich Feinde, so dass die Texaner sie schließlich ablehnten und die Einstellung der „Freidenker" unter den deutschen Siedlern auf alle Deutschen in Texas übertrugen und alle Deutschen anfeindeten. Das geschah bereits in den 1850er Jahren, als sich Gruppierungen wie der „Freie Verein" politisch zu engagieren begannen, und endete mit Gewalt gegenüber Deutschen während des Sezessionskrieges.[198]

Dennoch gaben viele Bewohner von Sisterdale ihren Kampf für ihre liberalen Ziele nicht auf. Hierfür steht etwa der als Lehrer für eine Handvoll Schüler – darunter die Kinder von Ernst Kapp – in Amerika, und namentlich Sisterdale, gestartete August Siemering. Er wurde nach dem Sezessionskrieg ein weiterhin liberal eingestellter Zeitungsverleger und Journalist, der mit seinen Beiträgen bis heute als Klassiker der deutsch-amerikanischen Literatur gilt. Frederick Olmsted schloss über Sisterdale, als es noch eine blühende Gemeinde war:

„I have never before so highly appreciated the value of a well-educated mind, as in observing how they were lifted above the mere accident of life. Laboring like slaves, (I have seen them working side by side, in adjoining fields), their wealth gone; deprived of the enjoyment of art, and, in a great degree, of literature; removed from their friends, and their great hopeful designs so sadly prostrated, ‚their mind to them a kingdom is', in which they find exhaustless resources of enjoyment. With the opportunity permitted them, and the ability to use it, of living independely by their own labor – with that social and political freedom for themselves which they wished to gain for all their countrymen, they have within them means of happiness that wealth and princely

---

197 Olmsted. Journey. S 195f.
198 Vgl. Morgenthaler. German Settlement. Kapitel Violence.

power alone can never command. But how much of their cheerfulness, I thought, may arise from having gained, during this otherwise losing struggle to themselves, the certain consciousness of being courageously loyal to their intellectual determinations – their private convictions of right, justice, and truth."[199]

Letztlich beendete der Sezessionskrieg die Blütezeit von Sisterdale, das davor allerdings für Texas eine wichtige Keimzelle der Bildung war und auch noch nach der Hochblüte durch die fleißige Verbreitung seiner Ideen fortwirkte. Und mit Frederick Olmsted hielten es die Utopisten von Sisterdale: „In exile, but free, these men make the most of life."[200]

Die Bewohner von Sisterdale hätten ihr Glück – von dem etwa Olmsted berichtet – erst genießen können, wenn „Freiheit, Gleichheit, Brüderlichkeit, Freundschaft, die Tugend im Allgemeinen etc." in ganz Texas zur Herrschaft gelangt wären. Dagegen standen unmenschliche Gesetze, wie die Sklaverei, gegen die sich Kapp stark einsetzte und dadurch Sisterdale viel Leid brachte. Solange das Unrecht – wie in Form der Sklaverei – herrschte, konnte Kapps Utopie in Amerika den Bewohnern der utopischen Gemeinschaft letztlich die erstrebte uneingeschränkte Zufriedenheit nicht ermöglichen. Mitten im Sklavenstaat gelegen, scheiterte die Utopie für ihre Bewohner erneut – wie in Deutschland 1848/1849 – aufgrund der politischen Lage, gegen die sie sich verpflichtet fühlten anzukämpfen, anstatt das ruhige Leben einzig als Farmer vorzuziehen.

Noch in Deutschland – im Vorfeld der Revolution – schrieb Kapp über das „Pädagogische Element in der Hydriatik", das mehrfach publiziert wurde, und verfasst 1849 ein Werk über die bestmögliche Form des zukünftigen poltischen Systems („Der constituirte Despotismus und die constitutionelle Freiheit"). In letzterem Werk orientiert er sich an Rousseau und fordert, dass die Stimme des Volkes in Form des Gemeinwillens (Rousseaus *Volonté générale*) zur Herrschaft gelangen müsse. Hierzu unterstützte er die damals gerade stattfindende Revolution.

Nach seiner Rückkehr aus Amerika im Jahr 1865 schrieb er mit den dort gemachten Einsichten in Deutschland das erste Werk über die Technikphilosophie „Grundlinien einer Philosophie der Technik" (1877).

Kapp glaubte an den Fortschritt der Technik; mit der Zeit sei es dem Menschen möglich, sich durch sie von so manchen Mühsal zu lösen. Technik und Natur

---

199 Omlsted. Journey. S 198f.
200 Ebda.

schienen also durchaus vereinbar. Er gilt ferner als Begründer des „challenge and response" Verfahrens. Die Erde sei wie eine Bühne zu betrachten; sie solle dem Menschen als Arbeitsplatz zur Verwirklichung seiner Ideen dienen.[201] *Birkenhauer* schreibt über den Ansatz der klassischen deutschen Geographie, zu der Herder und Kapp gehören: „Die kontinuierliche Transformation der Potentiale der Natur führt zu einer ständigen ‚Heraufarbeitung' der menschlichen Kultur und damit zur Emanzipation vom Substrat." Ein „genetisch prozessualer" Prozess tritt in den Vordergrund der Betrachtung.[202]

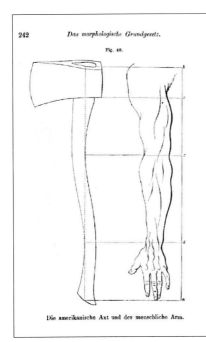

242   *Das morphologische Grundgesetz.*

Fig. 40.

Die amerikanische Axt und der menschliche Arm.

Abbildung aus „Philosophie der Technik"

Kapp sah die vom Menschen hervorgebrachte Technik als sogenannte „Organprojektion", d. h. die technischen Geräte seien nach „den natürlichen Organen von Gottes Wesen" nachgebildet. Die Welt dient dem Menschen als „verlängerter Arm", um sich in der Welt zurechtzufinden. Eine werkzeugentwickelnde Hand ist ein „auswendiges Gehirn", worunter er auch selbstarbeitende technische Errungenschaften wie Maschinen sieht. Er vertrat so etwas wie eine „Technikmorphologie". Er beeinflusste Denker wie Freud, Heidegger, als auch McLuhan und nimmt neueste Anschauungen zu philosophischen Betrachtungen der Technik vorweg.[203]

---

201 Vgl. Birkenhauer. Traditionslinien. S 88ff.
202 Beide Zitate: Birkenhauer. Traditionslinien. S 108.
203 Vgl. Hartmann. Medienkultur. S 79ff.; vgl. zu Kapp auch: Hlade. Naturheilkunde. Kapitel c), S 131-163.

4. Leitbilder und Ideale der Naturheilkunde vom Vormärz bis zum deutschen Kaiserreich

> „[J. H. Rausse] fasste die Hydrotherapie vom Standpunkt der sozialen Frage auf, noch ehe diese Tagesfrage war. Ohne ausführlich und im Zusammenhang diesen Gegenstand zu erörtern, wodurch er zu weit von seinem nächsten Ziel abgeschweift sein würde, lässt er überall Leuchtkugeln aufblitzen, welche das dunkle Gebiet auf Momente erhellen und den Leser reizen, auf dem angedeuteten Wege in die Sache tiefer einzudringen.“[204]

Kapp über Rausse

4.1. Die Naturheilkunde in Deutschland nach Rausse. Der Weg zum Vegetarismus ab den 1850er Jahren

Was Kapp nach der gescheiterten 1848/49er Revolution in Amerika zu verbreiten suchte, wollte der Nachfolger von J. H. Rausse, Theodor Hahn, im deutschen Sprachraum im Geiste von J. H. Rausse weiterführen. Hahn war zur Zeit der Revolution in Deutschland Vizepräsident und Leiter der Gesangsabteilung des Schweriner Arbeitervereins in Mecklenburg-Vorpommern, ab 1849 auch Vorsitzender.[205] Seine Tätigkeit endete mit seiner durchaus politisch motivierten Auswanderung in die Schweiz 1850. Zu dieser Zeit arbeitete er nach eigenen Aussagen an einer Schrift mit dem Titel „Friedrich Hecker und J. H. Rausse oder Revolution und Hydriatrie“.[206]

Später wurde Hahn politisch zusehends inaktiv. Nun sollte der Weg zurück zu einer heilen Gesellschaft, die sich an den Werten des Rousseau'schen Naturzustandes orientiert, mit einer „Selbstreform“ beginnen, an deren Anfang Hahn ab 1858 eine vegetarische Lebensweise stellte. 1869 veröffentlichte Hahn schließlich ein Werk mit dem Titel: „Der Vegetarismus als neues Heilprinzip zur Lösung der sozialen Frage. Seine wissenschaftliche Begründung und seine Bedeutung für das leibliche, geistige und sittliche Wohl des Einzelnen, wie der gesamten Menschheit.“

Der Weg zurück zu den Werten des Naturzustandes müsse mit einer vegetarischen Lebensweise beginnen; der „Tiermord“ verderbe die Moral und sei die Urkatastrophe des menschlichen Verfalls in physischen, aber auch moralischen Fragen.

---

204 Kapp. J. H. Rausse. S 56, 57.
205 Schlechte. Arbeiterverbrüderung. S 466-468.
206 Ebda. S 468.

Diese Lehre wurde sehr vehement und erstmals ähnlich radikal, wie später von den Vertretern der Vegetarismus-Bewegung, vom romantischen Dichter *Percy B. Shelley (1792-1822)* vertreten. Dieser verwies dabei auf Plutarch, der bereits in der Antike auf die negativen Folgen des Tötens von Tieren aufmerksam machte und Rousseau, der diesen Standpunkt im „Emile" vertritt.[207] Dort lesen wir in diesem Zusammenhang:

„Einer der Beweise, dass der Geschmack nach Fleisch dem Menschen nicht ursprünglich ist, liegt in der Gleichgültigkeit, welche die Kinder für derartige Gerichte haben und in dem Vorzug, den sie allen vegetabilischen Speisen geben, seien es Milch und Mehlspeisen, Früchte [u.ä.]. Es ist deshalb wichtig, diesem natürlichen Geschmack nicht zuwider zu handeln und seine Kinder nicht zu Fleischfressern zu erziehen; wäre es nicht um ihrer Gesundheit willen, so möchte es doch ihres Charakters wegen geschehen. Denn man mag erklären, wie man will, Tatsache ist es, dass die starken Fleischesser im allgemeinen grausam und wilder sind [...]."[208]

Shelley bezeichnet das Fleischessen als so etwas wie die Ursünde, die das Böse in die Welt setzte und vergleicht es u. a. mit dem Sündenfall von Adam und Eva sowie anderen ähnlichen religiösen oder mythischen Urkatastrophen. Er führt aus:

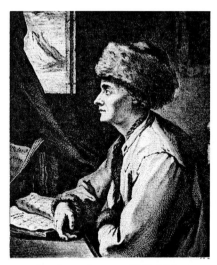

Jean-Jaques Rousseau (1712-1778) in armenischer Tracht

„The language spoken by the mythology of nearly all religions seems to prove that, at some distant period, man forsook the path of nature, and sacrificed the purity and happiness of his being to unnatural appetites."[209]

Dabei wird in dieser Lehre der Fleischgenuss bzw. der sogenannte „Tiermord" auch als jene „Urkatastrophe" gesehen, die uns aus dem Rousseau'schen Naturzustand herausführte. Erst mit dieser „Urkatastrophe" sei die Selbstsucht (*amour propre*) erwacht. Wagner übertrug diese Lehre später auf den von Schopenhauer vertretenen

207 Vgl. zu dieser Thematik etwa: Egert. Die Bedeutung der Ernährung bei Rousseau.
208 Zit. nach: Hahn. Diät. S 128/129; bzw. Rousseau. Emile. S 262f.
209 Zit. nach: Alcott. Vegetable diet. S 197.

unsattsamen „Willen", der erst durch den sogenannten „Tiermord" in Form der von Wagner so bezeichneten „Willensnot" erweckt worden sei. Davon wird hier später auch noch im Zusammenhang mit Wagner und der Zeit, als er in seinen späten Lebensjahren zu einem Anhänger des Vegetarismus wurde, zu sprechen sein.

Rausse, der die Menschheit noch durch seine „Hydrotherapie" heilen wollte, und seinem Nachfolger Hahn, der ab 1858 die fleischlose Ernährung für die wichtigste Erstmaßnahme hielt, folgten während der Lebensreform viele weitere Aktivisten mit Lösungsvorschlägen. Sie alle wollten durch ihre Verordnungen in der Tradition von J. H. Rausse die Stimme des Naturzustan-

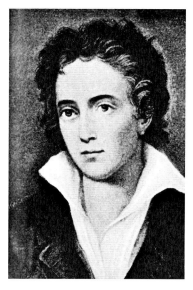

Percy B. Shelley (1792-1822)

des wiedererwecken. Sie lässt uns später als unbestechlicher Führer das Gute vom Bösen unterscheiden und könne dadurch letztlich zu einer besseren Menschheit führen. Rausse entnahm seine Lehre dem Intuitionismus von Jean Jacques Rousseau und interpretierte ihn in seiner Weise. Sehen wir uns daher Rousseaus eigene Auffassung ganz kurz an und zeigen wir, wie die Naturheiler – allen voran der wichtigste Theoretiker der ersten Generation, J. H. Rausse – auf dieser Grundlage ihr medizinisches System errichteten.

4.2. Rousseaus Intuitionismus

Rousseau vertrat die Auffassung, der Mensch sei aufgrund seiner Natur mit Fähigkeiten ausgestattet, die über der Vernunft stehen und sogar Richter über diese sein sollen. Rousseau nennt diese Funktionen Gewissen (*conscience*) und Instinkt.[210] Das Gewissen ist dabei „die Liebe zur Ordnung" und strebt „nach dem Wohl der Seele", der Instinkt dagegen ist die Stimme des Leibes und strebt „nach dem Wohlsein des Körpers."[211]

Beide gehören der guten Leidenschaft der „Selbstliebe" (*amour de soi*) an, „die immer der Ordnung konform ist"[212] – der die „Selbstsucht" oder „Eigenliebe" (*amour propre*) als negative Leidenschaft entgegensteht. Ursprünglich – in diesem Sinne entwirft Rousseau die Idee eines Naturzustandes – war die Selbstliebe (*amour de soi*) die einzige Leidenschaft. Dann allerdings trat der Mensch aus diesem heraus und wohl gemeinsam mit dem Erwachen der Vernunft entsteht die Selbstsucht (*amour propre*). Die Selbstsucht begehrt dabei Dinge, die sie nicht erreichen kann und muss durch das Hören auf das *Gewissen* und den *Instinkt* eingeschränkt werden.[213] Das Gewissen sorgt dabei dafür, dass wir gut handeln, der In-

---

210 Im zweiten Diskurs von Rousseau übernehmen diese Aufgaben noch das Mitleid und die Selbstliebe; in diesem Werk spricht er noch nicht vom „Gewissen", das erst ab dem Emile die gemeinsame Aufgabe von Selbstliebe und Mitleid, eine selbstlose Tat zu bewirken und als intuitive Stimme zu fungieren, ablöst. (Vgl. Hlade. Naturheilkunde. 1. Teil. Kapitel a). S 27ff.) In diesem Sinne führt Rousseau dort aus: „[Die Selbstliebe] macht uns leidenschaftlich um unser Wohlergehen und unsere eigene Erhaltung besorgt. [Das Mitleid] flößt uns einen natürlichen Widerwillen dagegen ein, irgendein fühlendes Wesen, vor allem unseresgleichen, umkommen oder leiden zu sehen." ((Rousseau. 2. Diskurs. S 71f.) Diese beiden wirken zusammen und gleichen sich aus: „Gerade aus dem Zusammenwirken und der Verbindung, die unser Geist aus diesen beiden Prinzipien herzustellen imstande ist, ohne daß man notwendigerweise den Hang zur Geselligkeit hinzufügen muß, scheinen mir alle Regeln des Naturrechts zu fließen." (Rousseau. 2. Diskurs. S 73f.)
211 Vgl. Rousseau. Brief an Beaumont. S 509.
212 Rousseau. Emile. S 13.
213 Über das Verhältnis von Selbstliebe (*amour de soi*) und Eigenliebe (*amour propre*) führt Rousseau im Emile aus: „Der Selbstliebe, deren Objekt ausschließlich wir selbst bilden, geschieht durch Befriedigung unserer wahren Bedürfnisse volles Genüge; die Eigenliebe dagegen, welche Vergleichungen macht, ist nie zufriedengestellt und kann es nie sein, weil dies Gefühl, welches uns in unseren eigenen Augen den Vorrang vor allen anderen sichert, den Anspruch erhebt, dass auch diese uns den Vorrang vor sich einräumen, was unmöglich ist. Die sanften und guten Leidenschaften haben ihre Quelle in der Selbstliebe, die dem Hass und Zorn dienenden dagegen in der Eigenliebe." (Rousseau. Emile. S 386f.)

stinkt dafür, dass wir das Gesunde wählen. Dabei muss jede Handlung mit Gewissen und Instinkt verträglich sein, damit sie gut ist. Denn nur diese beiden können – im Gegensatz zur Vernunft, die sich oft täuscht und der Selbstsucht (*amour propre*), die uns immer täuscht – das Richtige anzeigen. In diesem Sinne führt Rousseau aus: „Zu oft trägt uns die Vernunft, wir sind nur allzu berechtigt, sie abzuweisen; aber das Gewissen täuscht nie; es ist der wahre Führer der Menschen: es ist für die Seele, was der Instinkt für den Leib ist, wer ihm gehorcht fürchtet nicht, in die Irre zu gehen."[214]

Hierbei spielt das Mitleid eine besondere Rolle, da dieses die Funktion übernimmt uns altruistisch Handeln zu lassen. Rousseau darüber im zweiten Diskurs: „Gerade das Mitleid nimmt im Naturzustand die Stelle der Gesetze, der Sitten und der Tugend ein, doch mit dem Vorteil, daß keiner versucht ist, nicht auf seine sanfte Stimme zu hören."[215]

Das Mitleid besitzen nach der Auffassung des zweiten Diskurses übrigens auch die Tiere, die damit ebenfalls zu altruistischen Taten fähig sind.[216] Damit handeln also sowohl Tiere als auch der Naturmensch nach der Auffassung des zweiten Diskurses intuitiv gut. Sie besitzen damit jene Gaben, die uns modernen Menschen verloren gegangen sind, ohne dabei eine Reflexion über ihr Handeln anstellen zu müssen und sind uns damit in vielem überlegen. Gerade die Tiere werden in dieser Lesart Rousseaus in vielen Fragen Vorbild für die Naturheiler.

Die Idee, man könne so manches, was den Naturzustand auszeichnete und uns verloren gegangen sei, am Vorbild der Tiere studieren, nahmen Anhänger von Rousseau so ernst, dass sie die *Tugend der Tiere* zum Vorbild der menschlichen Tugend machten. In diesem Sinne trat der Rousseau-Schüler *Bernardin de Saint-Pierre (1737-1814)* dafür ein, dass man aus den Menagerien Frankreichs „nützliche Anstalten und Schulen für moralische Bildung gemäß der Natur" machen solle.[217] Bernardin de Saint-Pierre charakterisierte die Aufgaben des zukünftigen Zoos folgendermaßen: „observation des caracteres distinctifs des animaux, et la connaissance de leurs moeurs."[218]

214 Rousseau. Savoyischer Vikar. S 585f.
215 Rousseau. 2. Diskurs. S 177.
216 Vgl. ebda.
217 Rieke-Müller. Zwischen Privatheit. S 46.
218 Klostermann. Die Monsterwelt des Jardin des Plantes. S 277.

In den meisten Menagerien Europas vertrat man, in der Tradition der Philosophie von Rousseau, Ende des 18. Jahrhunderts die Auffassung, friedliche Tiere wären dazu geeignet, den Besucher moralisch zu belehren. Raubtiere schloss man dagegen, aufgrund ihres (vermeintlich „brutalen") Charakters, zusehends aus den Menagerien aus. Man ging in diesem Sinne soweit, dass man glaubte, Raubtiere seien – ähnlich wie es die Vegetarier später über den Menschen schlossen – eigentlich zu vegetabiler Ernährung bestimmt, allerdings durch irgendein Unglück von dieser abgefallen.[219]

Seit 1789 plante Bernardin de Saint-Pierre, der spätere Intendant des *Jardin du Roi* (nach der Absetzung des Königs *Jardin des Plantes)*, „einen großen Garten der Belehrung, der Freiheit und des Glücks"[220] in Paris zu errichten. Hier wollte er jeweils einer Familie aus jeweils einer Region der Erde ein Leben innerhalb der jeweiligen Tier und Pflanzenwelt ihres Heimatlandes, die man hierfür akklimatisierte, bieten. Damit wollte er den Parisern das Studium von Menschen ermöglichen, die es schaffen, mit sich und der Umwelt in Frieden zu leben, was den damaligen Europäern seiner Meinung nach kaum gelang.[221]

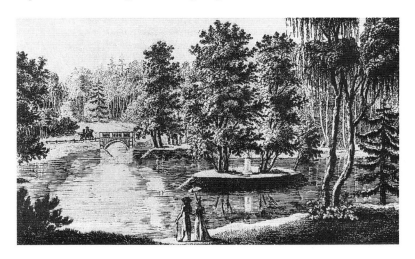

Rousseau-Insel im Tiergarten Berlin um 1800

---

219 Vgl. Rieke-Müller. Menagerien. S 37.
220 Zit. nach: Ebda. S 46.
221 Vgl. ebda.S 46-48.

Nachdem der König von Frankreich abgesetzt war, erreichte man schließlich, dass man die Menagerie von Versailles nach Paris in den Jardin des Plantes verlegte. Hier sollte der von ihm angedachte Plan verwirklicht werden, durch das Studium der Tiere zu eigener Tugend zurückzufinden.

Die Tiere der Menagerie sollten dem Menschen eine natürliche Art der Moral vorleben. „Freundschaft", „Liebe" und „Tugend" zu vermitteln sei ihre Aufgabe.[222] Hierfür wollte er die Tiere in einem großen Areal sich frei bewegen lassen, wobei es ihnen hätte ermöglicht werden sollen, ungestört ihr natürliches Leben zu führen. Seine Idee kam allerdings aus verschiedenen Gründen nicht zur Umsetzung.[223]

4.3. Die naturheilkundliche Interpretation des Intuitionismus

Rousseaus Intuitionismus übernehmen Naturheiler in der Tradition von Rausse in vollem Umfang und machen ihn seit Rausse zur Grundlage ihrer Lehre.[224] Dabei wird im Zusammenhang mit Gesundheitsfragen meist vom körperlichen *Instinkt* gesprochen, wobei das Wort Instinkt oft auch als „moralischer Instinkt", der mit dem „Gewissen" von Rousseau gleichzusetzen ist[225], zu verstehen ist.

In diesem Sinne hielt Theodor Hahn fest: „Man hat … den Instinkt des Menschen sein Körpergewissen und umgekehrt das Gewissen seinen sittlichen Instinkt genannt. Wie der leibliche Instinkt dem Menschen an- und eingeboren ist, so ist es auch das sittliche Gefühl."[226]

Wichtig ist, dass die Naturheiler vom Schlage Rausse glauben, mit dem Wiedergewinn der Gesundheit seien sowohl körperlicher Instinkt als auch das Gewissen wiedergewonnen, gesprochen wird dabei allerdings meist nur vom „Instinkt". Der Instinktgedanke, von Rousseau übernommen, schließt mit dem Gewissen auch die Tugend ein und ist Basis für einen „neuen Menschen". In diesem Sinne schreibt J. H. Rausse zu Ende seiner „Miscellen zur Gräfenberger Wasserkur" (1. Auf. 1839):

---

222 Ebda.
223 Vgl. zur Geschichte des „Jardin des Plantes" zu dieser Zeit etwa: Baratay. Zoo. S 84-94. Rieke-Müller. Der Löwe. S 18ff.
224 Zu einzelnen Naturheilern, die dieser Tradition gefolgt sind vgl. Hlade. Naturheilkunde.
225 Rousseau. Savoyischer Vikar. S 585.
226 Hahn. Paradies. S 366.

„Wenn der Instinkt in Bezug auf Diät die unversehrt und heilig gehaltene Basis aller Kulturbestrebungen sein soll, so ist damit nicht gesagt, dass er das Gebäude sein müsse; vielmehr soll er
nur der Boden sein, worin der Baum der Kultur festen Wurzelgrund findet, die irdische Erde,
welche dem Baum die irdische Nahrung bietet, damit er seine Krone erhebe und sie zum Himmel
treibe, und damit er den Frühlingssaft habe, um alle Blüten der Humanität zu entfalten. Doch das
Weitere von diesem Blütenbaum gehört wahrlich in ein anderes Buch als in dies Buch der
Geschwüre und Purganzen."[227]

Der Instinkt, als letzter gut gebliebener Teil eines bereits völlig bösen Menschen,
ist für die Naturheiler letzter Fluchthelfer zurück zu Tugend, Glück und Gesundheit. Diese hätte der Mensch ursprünglich besessen, allerdings habe ihn das Beschreiten von falschen Kulturwegen davon abgebracht. In diesem Sinne hielt *Wilhelm Zimmermann*, der anders als etwa Rausse hier den Instinkt deutlich von der
Moral trennt, fest:

„Durch den Abfall von der Natur musste der Mensch instinktlich und moralisch erkranken. Hab-
sucht und Genußsucht wurden Grundzüge seines Wesens. Sein geistiges Auge wurde verblendet.
Mit dem lieblosen Egoismus verfiel er in Leichtsinn und Irrtümer. Selbst Kunst und Wissenschaft
mussten ihm dienen, die Gesundheit und Wohlfahrt seiner Mitbrüder egoistischen Zwecken zu
opfern."[228]

Jetzt böse, unglücklich und krank, kann ihn aus naturheilkundlicher Sicht nur noch
das Wiedererlangen des letzten Rests Natur in Form des unzerstörbaren Instinkts –
Mahner des Guten und Gesunden – retten. Dabei ist nicht nur der Einzelne betroff-
en, sondern die ganze Menschheit, die am Elend zu leiden hat. In diesem Sinne
schrieb Theodor Hahn noch 1869:

„Er [der Mensch] hat den Instinkt verloren, der ihn mit der Natur und dem Naturgesetzte verband
[…]; den Instinkt verloren haben aber heißt dasselbe, als seine Natur, sein Naturgesetz selbst verloren und aufgegeben haben; dies aber führt zur Unnatur, zu Krankheit und Siechtum und zu allem staatlichen und gesellschaftlichen Elend und darum das Ächzen und Stöhnen der vielen Einzelnen unter uns und das ganzer Völkerschaften."[229]

Der Intuitionismus auf Grundlage von Jean Jacques Rousseaus Philosophie bildete
dabei einen der konstitutivsten Bestandteile der Lehre der Naturheilkunde im Verständnis von J. H. Rausse. Die wiedergewonnene Intuition bilde die Grundlage eines guten Lebens, das sich am Naturzustand als möglicherweise bloß theoretischem
Konstrukt, aber trotzdem Ort der Tugend, orientieren müsse. Theodor Hahn schrieb

---

227 Rausse. Miscellen. S 325f.
228 Zimmermann. Das Paradies. S 72.
229 Hahn. Heilprinzip. S 50. Anmerkung des Herausgebers (Hahn).

in diesem Sinne: „Rettung ist nur möglich, wenn [der Mensch] sich den Instinkt und die Natur zurückerobert, was noch möglich ist."[230]

Hierbei ist der Instinkt, sowohl der Lehre von Rousseau gemäß, aber auch bei den Naturheilern vom Geschmack zu unterscheiden. Rousseau meint, der Instinkt, manchmal spricht er auch vom „natürlichen Geschmack"[231], sei vom Geschmack des bereits in einer Kultur lebenden Menschen zu unterscheiden. Der Instinkt habe nach Rousseau „zur Befriedigung unserer Bedürfnisse" zu dienen, der „Geschmack" mache sich dagegen nur bei „gleichgültigen Dingen gelten, oder höchstens bei solchen, die durch das von ihnen erhoffte Vergnügen unser Interesse in Anspruch nehmen."[232] Daher müsse dem „Geschmack" der Instinkt zugrundeliegen, der uns im Gegensatz zu jenem unsere wahren Bedürfnisse anzeigen kann.[233]

Die Naturheiler folgten auch in diesem Falle Rousseaus Auffassung. Theodor Hahn hält etwa in seinem Hauptwerk „Das Paradies der Gesundheit" von 1879 fest, dass jeder Mensch von Natur aus einen eigenen „individuellen" Geschmack besäße, der nicht mit dem eines anderen zu vergleichen sei, glaubt aber das über diesem der Instinkt stehe, der als Richter über den Geschmack zu fungieren habe. In Hahns eigenen Worten lautet diese Feststellung folgendermaßen: „… Über dem Gesetze des wandelbaren Geschmackes […] steht ein höheres Gesetz noch, das generelle, das allgemein menschliche Instinctgesetz, das Gesetz der ursprünglichen Naturgemäßheit."[234]

4.4. Das Wasser und der Naturzustand

Dass der Mensch die Tugenden des Naturzustandes verloren habe, war zu dieser Zeit sicher nicht etwas nur von der damaligen Naturheilkunde Behauptetes; das ganze Zeitalter war voll von rousseauistischem Gedankengut. Der Weg oder besser das Verfahren allerdings, wodurch es möglich sein sollte, ein gleich gutes und schönes Dasein zu führen wie im Naturzustand, war etwas ganz Neues und für viele sicher ungewöhnlich.

---

230 Hahn. Diät. S 13.
231 Vgl. etwa: Rousseau. Emile S 383. Dort schreibt Rousseau etwa: „Je mehr wir uns vom Naturzustand entfernen, umso mehr verlieren wir unseren natürlichen Geschmack."
232 Rousseau. Emile. S 664.
233 Vgl. ebda.
234 Hahn. Das Paradies. S 158f.

Es war J. H. Rausse, der während einer Kur am Gräfenberg als begeisterter Rousseauanhänger, in den Wasseranwendungen von Vincenz Prießnitz jenes Verbindungsglied zwischen verdorbenem Jetzt und gutem Naturzustand gefunden zu haben glaubte.

Bald begann er dem Wasser die Fähigkeit zuzuschreiben, den *Instinkt* als Vermittler der ewigen Tugenden des Naturzustandes wiedererwecken zu können. Selbst der sieche Mensch unserer Tage sei durch Verordnungen der Hydrotherapie moralisch heilbar und könne zum „neuen Menschen" – den viele damalige Lehren predigten – werden. Dieser „neue Mensch" könne die Tugenden des Naturzustandes schließlich mit den Vorzügen des modernen Lebens verbinden.

Voraussetzung dazu sei ein Leben nach naturheilkundlichen Verordnungen. Zuerst – bei Rausse – unter dem Namen der Hydrotherapie; die neben Wasseranwendungen aber auch immer schon eine spezielle Ernährungsdiät einschloss, den Verzicht auf Rausch- und Genussmittel forderte und viel Bewegung an frischer Luft verordnete. Später kam man vom Wasser immer stärker ab, setzte mehr auf die Ernährung und erklärte schließlich – wie auch Raussens Nachfolger Theodor Hahn Mitte der 1850er Jahre – den Vegetarismus zum Schlüssel zur Wiedererlangung der Tugenden des Naturzustandes.

Auch viele dieser einzelnen Ideen der Naturheiler gehen auf Rousseau zurück, der etwa als Befürworter eines Vegetarismus auftrat. Dabei war Rousseau aber vor allem Folgendes wichtig, nämlich dass der Mensch sowohl moralisch auf die Stimme der Natur höre, aber auch, dass er den physischen Einfluss der Natur auf sich selbst immer hochhalte. In diesem Sinne schrieb Rousseau:

„Die Himmelsstriche, die Jahreszeiten, die Elemente, die Nahrung, Lärm, Stille, Bewegung, Ruhe, alles wirkt auf unseren Körper und folglich auf unsere Seele, und alles bietet uns tausend fast sichere Handhaben, die Gefühle, von denen wir uns beherrschen lassen, schon in ihrem Ursprung in unsere Gewalt zu bekommen."[235]

Rousseau selbst ging so weit, dass er körperliche Tugenden zur Voraussetzung von moralischen machte. In diesem Sinne müsse ein guter Zögling „die Vernunft eines Weisen und die Kraft eines Athleten"[236] besitzen. Andererseits seien die Folgen des unnatürlichen Lebens gerade auch für den Geist besonders schlimm. Rousseau dar-

---

235 Rousseau. Bekenntnisse. S 573.
236 Rousseau. Emile. S 189.

über: „Wenn die Sorgfalt, mit der wir der Natur entgegenarbeiten, dem Körper schadet, so schadet sie dem Geist noch mehr."[237]

4.5. Gesundheit als Voraussetzung zur Tugend

Naturheiler in der Tradition von Rausse gingen in ihrer Interpretation von Rousseau zumindest gleich weit, wenn nicht noch weiter. Es war so, dass sie die Gesundheit sogar zur Voraussetzung der Tugend machten und in diesem Sinne kranke Menschen mit bösen Menschen gleichsetzten. Nur der Gesunde sei bei ihnen zur Tugend fähig, deshalb müsse der Mensch zuerst gesunden, bevor man anderes von ihm verlangen dürfe. In diesem Sinne schrieb der Rausse-Biograph und Begründer der Technikphilosophie Ernst Kapp 1845:

> „Der kranke Mensch und der böse sind keine wahren Menschen und ermangeln darum der Schönheit; der durch und durch gesunde Mensch ist der gute und darum der schöne. Alle Not und alles Elend der Zeit ist Krankheit. Wo wirkliche Gesundheit wohnt, da sind gute Menschen, wo gute Menschen walten, da gedeihen die Werke der Schönheit vom Kunstbau des Tempels bis zum politischen Kunstwerk des Staates. Letztendlich scheint die Zeit angebrochen zu sein, welche erkennt, dass aller geistigen Wiedergeburt der Menschheit oder der Erschaffung neuer sittlicher Kräfte die physische Wiedergeburt vorausgehen müsse."[238]

Der Weg zur Gesundheit führe dabei über eine Änderung der Lebensweise, die mit dem Ausleiten von sogenannten „Giften" – meist während einer „Kaltwasserkur" – beginnen müsse. Rausse hatte die Theorie aufgebracht, die meisten Krankheiten seien durch „Vergiftungen" von Medizinern in Form der Gabe von Medikamenten entstanden. Um jene wieder zu verlieren, müsse man mit Wasseranwendungen beginnen, die diese über die Haut und den Darm wieder abtransportieren könnten.

Weiters positiv für den Vorgang der *Entgiftung*, aber auch vor allem für den Wiedergewinn des Instinkts entscheidend, sei der Verzicht auf Rausch und Genussmittel.[239]

Dabei verbot Rausse als einer der Ersten strengstens den Alkoholkonsum, das Rauchen, sowie auch den Genuss von scharfen Gewürzen und Süßigkeiten. Ferner sei eine ausreichende körperliche Betätigung bei der Wiedererlangung der Gesundheit unterstützend, aber auch Grundvoraussetzung zu deren Aufrechterhaltung. Diese auszuführen wurde immer an frischer Luft empfohlen. Während der Kuren fand

237 Rousseau. Brief an d'Alembert. S 439.
238 Kapp. Erdkunde. S 442f.
239 Vgl. hierzu: I. 2.1.

die körperliche Betätigung meist in Form des Wanderns statt, was eine ideale Kombination mit den Wasseranwendungen darstellten sollte.[240]

Theodor Hahn prägte für die Lebensweise, die man ausüben müsse, um gesund, tugendhaft und glücklich zu werden bzw. auch zu bleiben, den Namen „naturgemäße Diät".[241]

Diese war im Verständnis der Naturheiler eine Lebensweise, der man treu bleiben müsse, wenn man sich einmal entschieden habe, gesund bleiben zu wollen.[242] Sie schloss nicht nur körperliche Praktiken ein, sondern forderte auch ein korrektes moralisches Verhalten. In diesem Sinne antwortete Theodor Hahn auf die Frage Shelleys ‚Wie können die Vorteile der gewonnenen Einsicht und fortschreitender Bildung mit der Freiheit und dem unschuldigen Vergnügen eines natürlichen Lebens vereinigt werden?'[243]:

„Lebe, iss und trink, stehe und gehe, schlafe und wache, arbeite und ruhe, kleide und schütze dich, allüberall und stets der naturgesetzlichen Bedingung deines Daseins eingedenk. Erst das Zusammenspiel aller menschlichen Bedürfnisse, alles menschlichen Denkens und Fühlens, Wollens und Begehrens in naturgemäßer Weise sichert die vollständige Glückseligkeit; immerhin ist die Nährweise die wichtigste von allem."[244]

Dabei schließt diese „Naturdiät" – so nannte Rausse jene Lebensweise – selbst die Erziehung mit ein. Die „naturgemäße Erziehung", die Naturheiler vom Schlage Rausse forderten, entsprach dabei etwa den Forderungen, die Rousseau in seinem *Emile* an die Erziehung gestellt hatte. Theodor Hahn versuchte eine ähnliche Erziehung in einem Kinderhort bei St. Gallen umzusetzen.[245]

Ernst Kapp wiederum hatte in Raussens Schriften ein „pädagogisches Element" entdeckt und darüber die Schrift „Das pädagogische Element in der Hydraltik" verfasst. In diesem Sinne hielt er fest:

„[J. H. Rausse] fasste die Hydrotherapie vom Standpunkt der sozialen Frage auf, noch ehe diese Tagesfrage war. Ohne ausfürlich und im Zusammenhang diesen Gegenstand zu erörtern, wodurch er zu weit von seinem nächsten Ziel abgeschweift sein würde, lässt er überall Leuchtkugeln auf-

---

240 Vgl. hierzu: *I. 2.1.*
241 Vgl. Hahn. Diät.
242 Vgl. hierzu auch: Hlade. Naturheilkunde. S 106f.
243 Hahn. Heilprinzip. S 43.
244 Ebda. Anmerkung des Herausgebers (Hahn).
245 Vgl. Der Naturarzt. 1870, Nr. 1. S 87. Vgl. auch Hlade. Naturheilkunde. Teil 2. Kapitel g). S 192-199.

blitzen, welche das dunkle Gebiet auf Momente erhellen und den Leser reizen, auf dem angedeuteten Wege in die Sache tiefer einzudringen."[246]

Theodor Hahn über den Weg, den der Mensch einschlagen müsse, um sich Glück, Gesundheit und Tugend zurückzuerobern – der am besten mit der Erziehung beginnen müsse:

„So würde sich also am Kinde, das am Land und nach dem Willen der Natur, entfernt von den naturwidrigen atmosphärischen, diätetischen und sonstigen sozialen Einflüssen des zivilisierten und städtischen Lebens, ausschließlich an der gesunden Mutterbrust aufgezogen wäre, der natürliche Instinkt offenbaren [...] und solchem offenbarten Instinkt gefolgt, ihm nachgehandelt und nicht abgewichen um ein Haar breit von dem von solchem Instinkt vorgezeichneten Weg – und der Mensch hat sich zurückerobert sein Menschentum, seine Natur, sein Glück, seine Tugend!"[247]

4.6. Naturheilkunde und Politik

Gerade in ihrer politischen Auffassung waren die Naturheiler in der Tradition von J. H. Rausse durch und durch Rousseauisten. In diesem Sinne kämpften sie für eine Republik, Selbstbestimmung der Menschen und werteten den Allgemeinwillen (Rousseaus *Volonté générale)* als Souverän im Staat als einen der wichtigsten Punkte für das Gelingen einer zukünftigen guten Gesellschaft. Dafür steht speziell Ernst Kapps Werk „Der constituirte Despotismus und die constitutionelle Freiheit." (Hamburg 1849.) Hier werden rousseauistische Ideen an das Ende der gelingenden 1848/1849er Revolution als Forderung gestellt. Dort lesen wir Sätze wie:

„Wenn das sittliche Verderben erkannt und tief empfunden wird – die Aussätzigen werden rein [...]. Wenn die ewigen Rechte des Menschen in jedem Menschen, auch dem ärmsten, erkannt und geehrt werden, und so eine Kraft von Unten nach Oben, das ganze Volk begeisternd durchdringt – den Armen wird das Evangelium gepredigt."[248]

Nachdem die Revolution gescheitert war, ging Kapp nach Amerika, um im Dasein als Farmer, Wissenschaftler und Hydrotherapeut darüberhinaus erneut intensiv genau für diese Ideale zu kämpfen. Viele Naturheiler waren, wie Ernst Kapp, 1848er. J. H. Rausse war zwar beim Ausbruch der Revolutionen bereits zu sehr krank, um selbst aktiv mitgestalten zu können, begrüßte aber in seinen letzten Atemzügen (er starb am 12. Juli 1848) den scheinbaren Sieg der Revolution. Darüber berichtet uns Ernst Kapp in seiner Rausse-Biographie: Rausse wollte sich (nach Kapp) an der

246 Kapp. Rausse. S 56, 57.
247 Hahn. Diät. S 18f.
248 Kapp. Despotismus. S 96.

Revolution, diesem „heiligen Werke der Freiheit durch Wort und Schrift beteiligen […] Alexanderbad, Wasserheilkunde, seine bereits im ersten Teile erschienene Hydrotherapie, Alles wollte er dem größern höhern Tatendrange des starken Geistes opfern."[249]

Auch Theodor Hahn stand nach eigener Darstellung „als einer der Führer des Volkes in den vordersten Reihen der Kämpfer für die Befreiung vom politischen und sozialen Joche."[250] Nachdem die Revolution gescheitert war, flüchtete er bald (1850) in die Schweiz und wurde dort Hydrotherapeut, wo er auf den ebenfalls gesuchten Wagner – nun glühender „Wasserfreund" – traf.

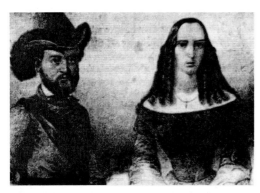

Gustav und Amalie Struve – zwei Pioniere des Vegetarismus

Spätere Vegetarismus-Proponenten im Deutschland der 1860er Jahre, wie Gustav Struve und Eduard Baltzer, saßen im „Frankfurter Vorparlament".[251] Struve war außerdem als Mitstreiter Friedrich Heckers (1811-1881) maßgeblich am „Hecker-Aufstand" beteiligt.[252] Struve war schon damals Vegetarier, Baltzer wurde es erst später. Gustav Struve emigrierte später gleich wie Ernst Kapp aus politischen Gründen nach Amerika und kämpfte wie dieser für demokratische Werte.[253]

Speziell auf Ernst Kapps Engagement in Amerika wurde in dieser Arbeit bereits ausführlich eingegangen und kann uns wohl jene Dimension vermitteln, mit der „Naturheiler" tatsächlich radikale Demokraten und Rousseauisten waren, die moralische Werte nicht nur als Anhang zu medizinischen Verordnungen predigten, sondern diese unter Einsatz des eigenen Lebens und Glücks erkämpfen wollten.

---

249 Kapp. Rausse. S 74.
250 Hahn. Handbuch. S VII.
251 Vgl. Hlade. Naturheilkunde. Teil 2. Kapitel g) S 192ff.
252 Vgl. Freitag. Hecker. Insbesondere S 99-110. Reiß. Struve. S 87-140.
253 Vgl. Reiß. Struve. Insbesondere S 207-252.

Wir werden noch ausführlich über die Ansichten der Naturheiler zu Politik und der Revolution von 1848/49 zu sprechen kommen.[254]

4.7. Die Ablehnung der akademischen Medizin

Schließlich übernahmen die Naturheiler auch noch einen letzten Punkt von Rousseau, der aber – anders als das eigentlich alle rezenten Schriften zur Geschichte der Naturheilkunde darstellen – nicht im Vordergrund stand: Die Ablehnung der Medizin. Gerade die Ablehnung der herkömmlichen Medizin war bereits vor Rousseaus Einfluss, der durch Rausse in die Naturheilkunde kam, vorhanden. Tatsächlich passte aber auch Rousseaus Ablehnung der Medizin gut in das Bild der Naturheilkunde.

Rousseau hielt die Medizin für überflüssig, da der Mensch – führe er ein „naturgemäßes Leben" – zu keiner Krankheit bestimmt sei. Diese verursache in erster Linie ein Abweichen von der Natur, was auch durch moralisch schlechte Einflüsse passieren könne. Rousseau hat eigentlich nur einen speziellen Rat: „Lebe naturgemäß, sei geduldig und lasse dich nicht mit Ärzten ein."[255] Die Ärzte richten nach Rousseau – das wird speziell Rausse tatsächlich genauso übernehmen – viel mehr Schaden an, als sie Nutzen hätten. Gerade die Ärzte sind Ziel von vielen Attacken von Rousseau.[256]

Im zweiten Diskurs entwickelt Rousseau gemeinsam mit seiner Theorie des Naturzustandes auch jene oben angesprochene Theorie, nach welcher der Mensch ursprünglich – im zweiten Diskurs beschreibt er hierzu den „Naturmenschen" – zu keiner Krankheit verurteilt sei. Er sei lediglich gegenüber natürlichen Gebrechen (*les infirmites naturelles*) nicht gefeit. Unter diesen verstand Rousseau etwa mechanische Schäden am Körper durch gewaltsame Einwirkungen von außen, beispielsweise einem Beinbruch nach einem Sturz.[257]

Ferner müsse der natürliche Mensch zwar manche „natürliche Krankheiten" geduldig überstehen, hätte aber keine ernsthafte Krankheit, die ein „Siechtum" oder gar den Tod zur Folge haben könnte, zu befürchten.[258] Eine Ausnahme bilde aller-

---

254 Vgl. *II. 3.2.*
255 Rousseau. Emile. S 108.
256 Vgl. hierzu: Hlade. Naturheilkunde. 1. Teil. Kapitel b), c). S 43-56.
257 Vgl. Rousseau. 2. Diskurs. S 95.
258 Vgl. Hlade. Naturheilkunde. S 118.

dings eine angeborene Abnormalität, wie sie Rousseau in seiner fehlerhaften Blase sah. Eine solche natürliche Fehlentwicklung sei als Schicksal zu betrachten, dem nicht abzuhelfen sei. Der Naturmensch stirbt nach Rousseau plötzlich, ohne davor gelitten zu haben.[259] In diesem Sinne schreibt er im zweiten Diskurs: „Und wie wäre das möglich, wenn wir uns mehr Leiden (*les maux*) selbst verschaffen, als die Medizin uns Heilmittel erfinden kann!"[260] Um an selber Stelle nachzulegen:

„Wenn man an die gute Konstitution der Wilden denkt […] und wenn man weiß, dass sie fast keine anderen Krankheiten als Verwundung und Altersschwäche kennen, ist man nur zu sehr zu glauben geneigt, dass man leicht die Geschichte der menschlichen Krankheit schreiben könnte, indem man unserer zivilisierten Gesellschaft folgt."[261]

Die Schuld an ihnen sei falschen Lebensgewohnheiten zu geben. Unter diese zählte er sowohl ernährungstechnische Fehlverhalten, aber auch moralische Gründe. Unter letztere fiel die „Erschöpfung des Geistes". Über die Folgen dieser Ursachen schreibt Rousseau: „Das sind die unheilvollen Beweise dafür, dass die Mehrzahl unserer Leiden unser eigenes Werk sind und dass wir sie alle vermieden hätten, wenn wir uns die von der Natur vorgeschriebene Gewohnheit bewahrt hätten, einfach, gleichförmig und allein zu leben."[262]

Wie gesagt, vertritt er diese Lehre aber nicht nur in Bezug auf die Zeit des Naturzustandes, sondern schreibt auch im *Emile* über die Unsinnigkeit des Standes der Ärzte. Bereits im zweiten Diskurs zählt er unter die Ursachen der erst in der modernen Gesellschaft entstandenen Leiden das „Durcheinander von Speisen", die „ungesunde Würze", die „verdorbenen Esswaren", die „gefälschten Drogen", die „Feinschmeckerei der Reichen", die „schlechte Luft", die „fehlende Abhärtung", „falsche Kleidung" sowie „Exzesse" verschiedenster Art.[263]

Gleichzeitig sieht er im „naturgemäßen Leben" die Möglichkeit, ein Leben frei von Krankheit zu führen, das durch einen plötzlichen, schmerzlosen Tod zu Ende geht.[264] Auch dieses Ideal des Naturzustandes, das uns auch heute noch erreichbar sei, übernahmen die Naturheiler von Rousseau. Namentlich J. H. Rausse war wiederum derjenige, der mit schärfsten Attacken auf die Ärzte Aufsehen erregte und,

---

259 Vgl. Emile. S 535.
260 Rousseau. 2. Diskurs. S 99.
261 Ebda.
262 Ebda. S 99f.
263 Ebda. S 99, S 115f.
264 Vgl. Hlade. Naturheilkunde. 1. Teil. Kapitel b).

durch Rousseaus Konzept ermuntert, den Begriff der „absoluten Gesundheit" prägte. Rausse war ein absoluter Medizingegner und gab den Medizinern (der heutigen Schulmedizin) sogar die Schuld an den meisten Krankheiten.

Auch darin hatte Rausse in Rousseau tatsächlich einen Vorläufer. Bereits zu Anfang des *Emile* schreibt Rousseau in Bezug auf die Ärzte, dass man von ihrem Handwerk „hundertmal mehr zu befürchten" habe als von ihrer „Kunst" zu erhoffen sei.[265] Noch in seinem letzten Werk, den „Träumereien eines einsamen Spaziergängers", hielt Rousseau – nachdem er feststellte, er sei erst wieder gesund, seit er „den Gesetzen der Natur folge" – in Bezug auf die Ärzte fest: „Dass die Ärzte mich hassen, braucht niemand zu verwundern. Hätten sie mir sonst nichts vorzuwerfen – dieser Tatbestand reicht: ich bin der lebende Beweis für die Nichtigkeit ihrer Kunst und die Fruchtlosigkeit ihrer Arbeit."[266]

Rausse seinerseits glaubte, die Medikamente der Mediziner würden sich als *unabbaubare Stoffe* im Organismus festsetzen und dadurch Krankheiten überhaupt erst verursachen. Die Ärzte treiben „Medizinvergiftung", schreibt er polemisch in seinem Hauptwerk „Miscellen zur Gräfenberger Wasserkur" (1839) und meint damit, sie seien Ursache von mehr Krankheiten, als es sie geben dürfte. Ein weiteres Werk trägt sogar den Titel „Über die gewöhnlichsten ärztlichen Missgriffe". Er nennt die Ärzte „Pillenjesuiten" und verachtet sie in gleicher Weise wie Despotien.[267]

Rausse stellte der akademischen Medizin (heute würden wir das Schulmedizin nennen) seine „Naturheilkunde", deren Begriff er selbst angedacht hatte[268], bzw. damals die von ihm vertretene „Hydrotherapie" entgegen. Sie könne einerseits die Schäden, die die gewöhnliche Medizin verursacht hätte, durch ihre „Naturheilverfahren" größtenteils reparieren, andererseits aber auch die anderen Schäden des falschen politischen Systems bzw. der siechen Gesellschaft durch die Verfahren der Naturheilkunde bald beheben. Eine solche *Erneuerung* sei machbar, durch geheilte Individuen als Basis einer politischen Revolution, die letztlich den Rest zu bewerkstelligen habe.[269]

---

265 Vgl. Rousseau. Emile. S 53.
266 Rousseau. Träumereien. S 124.
267 Vgl. Rausse. Kritik S 205.
268 Vgl. *I. 5.1.*
269 Vgl. *I. 2.1.*

Möglich werde das durch das Ausleiten der *Gifte* und durch eine Reanimierung der *Instinkte*, welche die Mediziner und die korrupte Gesellschaft in ein Koma versetzt hätten. Alle *Gifte* blieben dann aus der Sicht der Naturheiler chancenlos gegenüber der Stimme des Instinkts, der ganz in rousseauistischer Tradition (hier schließt er das „Gewissen" ein) einem wieder sagen könne, was gut und schlecht, gesund und ungesund sei.[270] In diesem Sinne sollte durch die Maßnahmen der Naturheilkunde auch der Geist geheilt werden. Der „gesunde Geist" könne nur in einem „gesunden Körper" wohnen und brauche daher dessen Heilung als seine Voraussetzung.[271]

Die „Naturheilverfahren" waren dabei vielseitig. Angefangen bei den „Wasseranwendungen", die Bäder in kaltem Wasser, Duschen (nach Prießnitz ist das polnische Wort Dusche *prysznic* benannt), aber etwa auch das Trinken von Wasser in teilweise extremen Mengen miteingeschlossen. Dabei gab es aber auch spezielle ernährungstechnische Diätverordnungen: Bei Rausse waren Tabak, Gewürze, Kaffee, Tee und Alkohol verboten und auch Süßigkeiten duldete er nicht. Den Aufenthalt an frischer Luft und wohl auch das Sonnenbaden empfahl gleichfalls bereits Rausse, der das von Prießnitz übernahm. Ebenfalls war körperliche Anstrengung, in Form von Wanderungen oder Spaziergängen, Teil der Kur. Auf den Inhalt einer „Kaltwasser-Kur" nach den Prinzipien von Rausse werden wir später anhand der Kuren von Richard Wagner noch zu sprechen kommen.[272]

Letztlich seien alle diätetischen Verfahren auf das Ideal eines „natürlichen" oder „naturgemäßen Lebens" abzielend, wobei der von Rousseau beschriebene Naturzustand als Vorbild diente. In diesem Sinne hielt Rausse etwa fest: „Die Summe der praktischen Weisheit besteht darin, der Einrichtung der Natur als unverbesserliches Gesetzt zu gehorchen, und die Summe aller theoretischen Weisheit besteht in der Erforschung der Gründe, weshalb alle Gesetze der Natur vollkommen und unverbesserlich sind."[273]

Die Hinwendung zur Natur und gleichzeitige Absage an die, anachronistisch gesprochen, „Schulmedizin" zeichneten die Naturheilkunde von J. H. Rausse aus. Die von Rausse auf Rousseaus Philosophie bezogenen Ideen brachten nicht wenige

---

270 Vgl. *I. 2.3, 4.3.*
271 Vgl. *I. 2.3.*
272 Vgl. *II. 1.1., 2.1., 2.2.*
273 Rausse. Miscellen. S 156.

Menschen dazu, der herkömmlichen Medizin eine Absage zu erteilen und einer anscheinend mit den Mitteln der Natur arbeitenden „Heilkunde" ihre Gesundheit anzuvertrauen. Unter ihnen waren nicht nur Richard Wagner, Ernst Kapp und Friedrich Nietzsche. Rausses erstes Werk „Der Geist der Gräfenberger Wasserkur" (1838) war bereits nach wenigen Monaten vergriffen.[274] Sein zweites Werk über die Hydrotherapie die „Miscellen zur Gräfenberger Wasserkur" (1839) hatte bereits zu Lebzeiten von Rausse mehrere Auflagen.

Wie gezeigt sahen die Vertreter der Naturheilkunde in der Tradition J. H. Rausse chronische Krankheiten als Folge von nicht ausgeschiedenen *Giften*, die durch sogenannte „Giftärzte" (Schulmediziner) verursacht worden seien. Aber auch die *Homöopathie* sowie jede Art von einer auf Medikamenten beruhenden Lehre lehnten sie ab. Die Homöopathie sei laut Rausse an sich „eine Chimäre"[275], die Ausgangstoffe ihrer Heilmittel allerdings sogar sehr gefährlich. Breiten sich diese *Gifte* von ihrem Herstellungsort über die Luft aus, könnten ganze Landstriche verwüstet werden. Das gleiche geschähe aber auch während der Herstellung normaler Medikamente, womit die *Medizinvergiftung* auch über die Luft ihren Weg nehme.[276]

Zur gleichen Zeit wie die Naturheilkunde entstanden auch andere Alternativmedizinen, die allesamt dem traditionellen Ärztetum abgeneigt gegenüberstanden. Neben der *Homöopathie* ist etwa der *Mesmerismus* zu nennen. Die Homöopathie geht auf *Samuel Hahnemann (1755-1851)* zurück. Der Mesmerismus (Magnetopathie) benennt sich nach seinem Initiator *Franz Anton Mesmer (1734-1815)*. Beide setzten aber auf eine wesentlich andere Krankheitslehre als die Naturheiler und Rausse war auch ihr scharfer Kritiker. Alle drei haben es allerdings gemeinsam, dass sie sich gegen das traditionelle und gleichzeitig bestimmende Ärztetum wandten. Weder die Theorien der Ärzte zur Krankheitsentstehung, noch deren Therapievorschläge wollten sie als sinnvoll akzeptieren.

Damals weit verbreitete Therapieformen wie den Aderlass lehnten vor allem auch die Naturheiler ab. Speziell die Naturheilkunde wandte sich auch gegen jede Art von Medikament. Medikamente enthielten vom heutigen Standpunkt aus häufig *giftige Substanzen* wie Quecksilber, womit diese Kritik vielfach nicht ungegründet war. Viele Krankheiten führten die Naturheilkundler auch noch nach Rausse auf ei-

---

274 Der Freihafen. S 99.
275 Rausse. Miscellen. S 44.
276 Ebda. S 16f.

ne „Vergiftung" mit solchen Medikamenten zurück. So wollte der sterbende Hahn seine ihm den Tod mit 58 Jahren bringende Krankheit auf die *Vergiftung* durch *Medizin*, die er als junger Mann erfahren habe, zurückführen.[277] Ferner soll auch Rausse aufgrund seiner in der Jugend erlittenen „Medizinvergiftung" viel zu früh, an einem durch die Behandlung eines Arztes entstandenem „chronischen Siechtum", verstorben sein.[278] Er wurde 43 Jahre alt. In gleicher Weise stellte *Philo vom Walde* noch in den 1890er Jahren fest, auch Nietzsche sei durch „Medikamentenmissbrauch" in seine geistige Umnachtung gefallen.[279]

4.8. Naturheilverfahren und Jean-Jacques Rousseau

Übrig bleibt in der Tat die Frage, was „Naturheilverfahren" mit Rousseaus Philosophie zu tun haben? Auf den ersten Blick sicherlich nicht viel, und in der Tat stammen Ideen wie jene, nach der die Hydrotherapie die Fähigkeit besitze, die Tugenden des Naturzustandes wiederzuerwecken, nicht von Rousseau.

Rausse, der im Wasser das Element gefunden zu haben glaubte, das uns in seiner richtigen Anwendung wieder zur Tugendhaftigkeit des Naturzustandes bringen könne, hatte die Lösung der Probleme von Rousseaus Philosophie vor Augen. Er hoffte im Wasser jenes Werkzeug entdeckt zu haben, mit dem die Forderungen von Jean Jacques Rousseau endlich in ihr Recht treten könnten: J. H. Rausse sah im Wasser und seiner richtigen Anwendung das Mittel, das sogar gleich wirken könne, wie es Rousseau im *Emile* der Erziehung einräumte.

Das Wasser, als Element mit der Fähigkeit zur moralischen Reinigung, könne schließlich auch zur Änderung der tristen gesellschaftlichen Lage führen, seien die Herzen infolge der wiedergewonnenen Gesundheit wieder rein. Neben den Wasseranwendungen verteidigte Rausse aber auch noch ganz andere Mittel, die dem Programm mit dem Ziel der Wiedererlangung der Tugenden des Naturzustandes dienen sollten. So glaubte auch Rausse an die Erziehung als notwendige Grundlage für ein tugendhaftes Leben, wie seine vor der Berührung mit der „Wasserheilkunde" entstandenen Werke zeigen.[280] Damals glaubte er vor allem

---

277 Vgl. Heyll. Naturheilkunde. S 139.
278 Vgl. Kapp. Rausse. S 6ff.,
279 Vgl. *III. 4.*
280 Vgl. Hlade. Naturheilkunde. Teil 2. Kapitel c)

in ihr einen Weg zur noch immer möglichen Tugendhaftigkeit gefunden zu haben, später fand er das Wasser.

Das Problem des siechen Menschen, den Rausse in seiner Umgebung überall vorzufinden glaubte, wollte er seit seinem Aufenthalt am *Gräfenberg* durch die Anwendung des Wassers und anderer „Naturheilverfahren" lösen.[281] Rousseau wollte die moralisch verkommenen Menschen seiner Zeit in erster Linie über die Erziehung durch gute Menschen von Morgen ersetzen. Aber auch der Staat müsse sich langsam wandeln, um gute Individuen zu ermöglichen. Dafür standen seine Werke „Emile" und „Der Gesellschaftsvertrag". Das Übel der Krankheit stand bei ihm nicht im Vordergrund, obwohl er es ebenfalls als eine Ursache für den moralischen Verfall beschrieb.[282] Es in den Vordergrund zu stellen und mit dem Wort Krankheit und Siechtum auch den moralischen Verfall zu umschreiben, blieb Rausse übrig. Damit gab er der Hydrotherapie und später der Naturheilkunde jenen rousseauistischen Überbau, den sie noch lange Jahre behielt.[283]

Rausse wollte also über die Bekämpfung der Krankheit bzw. des „Siechtums" Rousseaus Ideen zur Verwirklichung verhelfen. Rausse hatte lange nach der Tugend und dem Weg zu ihr gesucht, etwa in den amerikanischen Urwäldern. Letztlich fand er im Wasser das Mittel zu ihr. Es sei als Element zumindest gleich mächtig wie die Mittel, die Rousseau selbst für die Lösung des Problems empfahl. Damit sei gerade die Hydrotherapie von Prießnitz – d. h. die richtige Anwendung des Wassers – das Heilmittel gegen das von Rousseau beschriebene Übel. Das glaubten infolge von Raussens Idee der Lösung des rousseau'schen Problems tatsächlich viele, darunter etwa Richard Wagner, wie hier noch gezeigt wird.[284]

Auch Ernst Kapp glaubte daran und trug diese Idee – wie gezeigt wurde – bis nach Amerika.[285] Und gerade bei diesen beiden und wohl auch bei anderen intellektuellen Anhängern – darunter waren auch einige andere 1848er – stand offenbar nicht allein die Heilung der persönlichen Krankheit im Vordergrund, sondern die Heilung der Gesellschaft, die solche Rousseauisten nun auch durch die Hydrotherapie erreichen wollten. Dabei war es J. H. Rausse, der die Hydrotherapie

---

281 Vgl. *I. 2.1.*

282 Vgl. *I. 4.4.*

283 Zur rousseauistischen Ausrichtung der Naturheilkunde bis ins fortgeschrittenen 20. Jahrhundert vgl. Hlade. Naturheilkunde. Insbesondere Teil 2, sowie *I. 1.* dieser Arbeit.

284 Vgl. Abschnitt *II.* und *IV.*

285 Vgl. *I. 3.*

durch seine Synthese aus Rousseaus Philosophie und der Hydrotherapie sowie durch die Inaussichtstellung der Lösung des Problems der „verderbten Gesellschaft" von Rousseau durch die Anwendung des Wassers politisch – hier speziell für Rousseauisten – interessant machte.

5. Historische Entstehung der Naturheilkunde am Anfang des 19. Jahrhunderts, Protagonisten

> „Vincenz Prießnitz ist es, dessen Erfahrungen den Beweis liefern, dass jede Krankheit, die überhaupt noch heilbar ist, ohne den langweiligen, kostspieligen, unsichern, gefährlichen Gebrauch scharfer Arzneien und ungleichartiger Mineralbäder, bloß allein durch innern und äußern Gebrauch des frischen Brunnen- und Quellwassers kurzweg — wohlfeil, sicher und gefahrlos geheilt werden kann."[286]

E. F. C. Oertel über die Methoden von Prießnitz

5.1. Der Begriff der „Naturheilkunde"

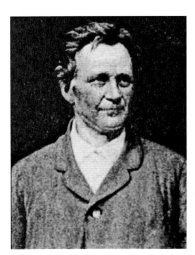

Vincenz Prießnitz (1799-1851)

Am Beginn der Naturheilkunde – deren Methoden allerdings seit der antiken Diätetik in Verwendung waren – steht *Vincenz Prießnitz (1799-1851)*, der mit seiner am schlesischen „Gräfenberg" (heute *Teplice*) zur Kur angebotenen Hydrotherapie die später daraus entstehende Naturheilkunde anregte. Er war der beinahe als heilig verehrte *Prophet* der ersten Generation der Naturheilkunde. Fast alle frühen naturheilkundlichen Schriftsteller berufen sich auf ihn und beschreiben in ihren Werken seine Methode, die zum Wohle der Menschheit anzuwenden sei. Viele der späteren naturheilkundlichen Ansätze, welche die Naturheilkunde zu einer originären Strömung machen, die erst im 19. Jahrhundert beginnt und von anderen therapeutischen

---

286 Oertel. Prießnitz. S 1.

Methoden wie diätetischen oder auch hydrotherapeutischen Verfahren früherer Zeiten zu unterscheiden ist, finden sich bereits bei Prießnitz.

Er und seine Tätigkeit am Gräfenberg werden damit zumindest zum Ausgangspunkt des späteren Inhalts der Naturheillehre, wie sie ab den 1830er Jahren entstand. Mit der späteren Verwendung des Begriffs „Naturheilkunde", Ende der 1840er Jahre, war die erste Phase der Entwicklung des Inhalts der Lehre schließlich weitgehend abgeschlossen.

Bereits in den ersten Jahren nach dem Beginn der therapeutischen Tätigkeit von Prießnitz wurden ähnliche Begriffe, wie der der Naturheilkunde oder der synonym verwendete Begriff der „Physiatrik", verwendet.[287] Die Bezeichnung „Naturheilkunde" soll auf den heute weniger bekannten Naturheiler *Ernst Mahner* zurückgehen, wie bereits Lorenz Gleich behauptete.[288]

Eine konsequente Verwendung des Begriffs „Naturheilkunde" finden wir aber offenbar erst bei Theodor Hahn, der ähnliche Ausdrücke zum Begriff „Naturheilkunde" bündelte. Damit gab er dem heute noch gebräuchlichen Wort seinen endgültigen Sinn. Er war der Erste, der diesen Begriff konsequent in seinem Werk „Die Cholera und ihre Bekämpfung durch den Gebrauch des kalten Wassers" 1850 verwendete, um seine Heilmethode zu beschreiben. Rausse – einer der wichtigsten Verantwortlichen des Inhalts der Lehre – gebrauchte in späteren Schriften meist das Wort „Naturheilverfahren" anstatt „Hydrotherapie" und ähnliche Begriffe, um seine Methode zu beschreiben.

Lorenz Gleich wiederum war in den 1840er Jahren derjenige, der darauf aufmerksam machte, dass das Heilverfahren, das bei Vincenz Prießnitz seinen Ausgangspunkt nahm, aus mehr zu bestehen habe als der Anwendung von kaltem Wasser, was er den „Hydrotherapeuten" unterstellte.[289] Allerdings setze bereits die Hydrotherapie von Prießnitz wohl auf mehr, als auf die Anwendung von „kaltem Wasser", wenn dieses auch tatsächlich im Vordergrund stand und erst durch Leute wie J. H. Rausse und Lorenz Gleich – der den Nachbarn und Diätetiker Johann Schroth Prießnitz entgegenstellte – tatsächlich konstitutiver Bestandteil der Kur wurde.

---

287 Vgl. Uehleke. Vorläufer der Naturheilkunde.
288 Vgl. Averbeck. Kaltwasserkur. S 18.
289 Vgl. Gleich. Reform.

Erste Verfechter von Prießnitz, wie der „Hydrolog" Eucharius Ferdinand Christian Oertel (1765-1850)[290], wissen über die Kurmethode des Vincenz Prießnitz kaum über etwas anderes zu berichten als die Anwendung des Wassers, allerdings zumindest von anderen Maßnahmen begleitet.[291] Laut Sabine Merta „vernachlässigte Prießnitz die naturgemäße Diät völlig."[292] Sie meint, Oertel sei einer der ersten gewesen, der die „Wasseranwendungen" von Prießnitz durch eine spezielle Diät ergänzte. Bereits er sprach von den drei „Herren" Wasser, Luft und Diät.[293]

Damals werden die Begriffe Naturheilkunde und verwandte Begriffe wie etwa „Physiastrik", „Naturheilkunst", „Urheilkunde" oder auch „Physiatrik" oft synonym mit den Begriffen rund um die Hydrotherapie verwendet, auch wenn bereits Lorenz Gleich genau dagegen ankämpfte.[294] Daher gibt es zwar keinen einheitlichen Namen für das System genannter Naturheiler, allerdings aber ein zur damaligen Zeit um Rausse und Gleich bzw. auch dem frühen Theodor Hahn zugrundeliegendes Denken, das auch der Krankheitslehre zugrundeliegt. Genau aus diesem Grund soll im Folgenden unter dem Begriff „Naturheilkunde" das verstanden werden, was auch diese drei Naturheiler und ihre Anhänger wie etwa Ernst Kapp und Richard Wagner, die meist von der „Hydrotherapie" statt der „Naturheilkunde" sprechen, unter dem Begriff verstanden.

5.2. Der Inhalt der „Naturheillehre"

Die theoretische Fundierung der *Naturheillehre* verdankte die Naturheilkunde vor allem J. H. Rausse, zum Teil auch Lorenz Gleich und Eucharius Ferdinand Christian Oertel. Prießnitz selbst war wohl tatsächlich bereits überzeugt, dass das Wasser alle Krankheiten heilen könne; Oertel vertrat diese Auffassung mit Sicherheit und so war es nicht erst Rausse, der die Gegnerschaft zur akademischen Medizin (heute Schulmedizin) herstellte. Bereits 1834 schrieb Oertel über das Verfahren von Prießnitz:

„Vincenz Prießnitz ist es, dessen Erfahrungen den Beweis liefern, dass jede Krankheit, die überhaupt noch heilbar ist, ohne den langweiligen, kostspieligen, unsichern, gefährlichen Gebrauch

---

290 Vgl. zur Bedeutung Oertels etwa: Averbeck. Kaltwasserkur. S 219-224.
291 Vgl. etwa Oertel. Prießnitz.
292 Merta. Schlankheitskost. S 24.
293 Ebda. S 25.
294 Vgl. Gleich. Reform. S 6.

scharfer Arzneien und ungleichartiger Mineralbäder, bloß allein durch innern und äußern Gebrauch des frischen Brunnen – und Quellwassers kurzweg — wohlfeil, sicher und gefahrlos geheilt werden kann."[295]

Was allerdings Rausse zuzuschreiben ist, ist die Verbindung von Naturheilkunde und der Philosophie von Jean Jacques Rousseau hergestellt zu haben. Er war der Erste, der in der Naturheilkunde das Werkzeug erblickte, um Rousseaus Ideen zu verwirklichen. J. H. Rausse war bereits vor seinem Aufenthalt am Gräfenberg bei Prießnitz ein glühender Rousseau-Verehrer, der – wie er glaubte, letztlich durch schlechte moralische Einflüsse – schwer krank geworden, Rousseaus Lehre von der Verderbtheit der Gesellschaft mit den Worten „Siechtum" und „Krankheit" umschreibt. In der Lehre von Prießnitz – vielleicht bereits vermittelt durch Oertel, der dem Wasser bereits in vielem ähnliche Wunderwirkungen zuschreibt wie Rausse – erblickte Rausse den Schlüssel zur Lösung des Problems der verderbten Gesellschaft von Rousseau.

Ernst Kapp schreibt in seiner Rausse-Biographie über Raussens ersten Aufenthalt bei Prießnitz am Gräfenberg: „Hier trat ihm wieder ein Naturverhalten entgegen, Anklänge an Rousseaus Emile, deutliche Aussprache dessen, was oft schon als dunkel gefühltes Bedürfnis durch seine Gedankenwelt hindurchgezogen war."[296]

Nicht allein die Erziehung oder eine am Beginn stehende poltische Revolution könne den Menschen retten, wie es an vielen Stellen aus Rousseaus Werken klingt, nein, das Wasser habe die Fähigkeit, den Menschen jene Tugend zurückzugeben, die sie aufgrund der fürchterlichen moralischen Zustände verloren hätten. Rausse war damit der Erste, der die Naturheilkunde mit Rousseau verband. Davor gab es bereits eine Tradition mit einigen Elementen. Oertel hatte dabei Rausse sicherlich den Weg bereitet; bereits er ist ein Gegner der herkömmlichen Medizin, versprach vollständige Heilung durch Wasseranwendungen und ein langes krankheitsfreies Leben. Aber zur Erlösungslehre wurde die Naturheilkunde erst seit Rausse, der nicht nur Heilung von Krankheit versprach, sondern auch das Ende der Despotie, reine Tugend und absolutes Glück als Folge einer „naturgemäßen Lebensweise", die mit dem Ausleiten von *Giften* beginnen müsse.

---

295 Oertel. Prießnitz. S 1.
296 Kapp. J. H. Rausse. S 38.

Damit begann eine große Tradition im Gefolge von Rausse. Noch dessen Schüler Theodor Hahn wollte die „soziale Frage" durch den Vegetarismus – den er aus dem Geist der Naturheilkunde heraus vertrat – lösen, worin ihm Richard Wagner in den späten 1870er Jahren nachfolgte. Überhaupt scheint es Rausse zu verdanken zu sein, dass die Naturheilkunde viele politisch-radikale Anhänger fand, darunter viele 1848er, wie der genannte Wagner, aber auch Ernst Kapp – der die Ideale der Naturheilkunde gemeinsam mit seiner politischen Gesinnung nach Amerika brachte.

Rausse glaubte dabei, in der Wasserheilkunde das Werkzeug gefunden zu haben, das alle Menschen schließlich sozusagen zu Rousseaus *modernen Naturmenschen* machen könne. Dieses Ideal verfolgte er bereits vor der Wasserheilkunde und übernahm diese lediglich als Werkzeug, das dem Ideal dienen sollte. Bei seinem Biographen Ernst Kapp werden die *Natur-Heilverfahren* ebenfalls zu einem Teil des utopischen Ideals des *modernen Menschen*, das daneben aber auch aus der richtigen Erziehung, Bildung und weiteren Dingen besteht. Dafür steht sein Projekt in Amerika, das wir bereits kennen. Überhaupt sahen viele Anhänger von Rausse – darunter praktizierende Naturärzte, aber auch bloß Anhänger der Naturheilkunde – die Naturheilkunde als Werkzeug zu einem Leben, das in etwa den Idealen Rousseaus entspricht. Die „Heilkunst" wird zur „Lebenskunst", wie es Kapp sehr schön ausdrückt.[297]

5.3. Methoden der „Naturheilkunst"

Die Methoden der Naturheilkunde gehen zum Großteil auf Vincenz Prießnitz zurück und werden später etwa von Lorenz Gleich, in seinem Fall ab den 1840er Jahren, genauer definiert. Schon Rausse hielt fest: „Die Äußerungen des Instinkts im Gesundheitszustand des animalischen Wesens, wie in den akuten oder Heilungskrankheiten desselben, sind absolut infaillible. Diese Instinktsäußerungen bezeichnen das Wasser als das Hauptmittel im Verein mit Wärme, Luft und Speise."[298]

Bereits Prießnitz verordnete seit den 1830er Jahren Luft und Sonnenbäder, Bewegungstherapien, ausgewogene Nahrung sowie kalte Bäder und Wasserkuren. Bevorzugt verordnete er allerdings verschiedenste Wasserbehandlungen: Er entwickelte über fünfzig Heilverfahren mit der Anwendung von kaltem Wasser, diese

---

297 Kapp. Erdkunde. S 442f.
298 Rausse. Ablagerungen. S 144.

reichten von der Ganzwaschung oder der Teilwaschung bis zu Abklatschungen mit Wasser oder einer Kur des Wassertrinkens. Er empfahl ferner Wechselbäder oder Abreibungen mit Wasser. Ferner setzte er auf Überschüttungen und das Schwitzen in feuchten Packungen. Ebenso empfahl er das Ausspülen der Körperöffnungen mit Wasser. Wie ein solcher Kur-Alltag ausgesehen hat, werden wir im nächsten Abschnitt sehen, wenn wir gemeinsam mit Richard Wagner auf „Kaltwasser-Kur" gehen.

Ziel der Hydrotherapie Prießnitzens war die Reinigung der Körpersäfte und die Eliminierung von krankheitserregenden Stoffen. Dies sollte auf natürlichem Wege durch die Anwendung des Wassers geschehen. In erster Linie wollte er die krankmachenden *Stoffe* durch kalte Bäder über die Haut aus dem Körper ausleiten. Eine entscheidende Rolle sollte hier das „Kältefieber" als Höhepunkt der „Kur-Krise" spielen. In dieser Phase, in der die Patienten durchaus litten, wie wir am Beispiel der Wagner'schen Kuren sehen werden, sollten die *Krankheitsstoffe*, die zumindest seit Rausse als „Gifte" bezeichnet wurden, schließlich aus dem Körper entweichen. An der Person Wagner werden wir festmachen können, dass eine solche Kur äußerst anstrengend, wenn nicht sogar sehr gefährlich war.[299]

Prießnitz war bereits zu Lebzeiten ein berühmter und gefragter Mann. Er erwarb sich einen großen Ruf und wurde kurz „der Wasserdoktor" genannt. Zeitweilig therapierte er am Gräfenberg jährlich fast 2000 Menschen, darunter seien laut seinem Biographen allein im Jahr 1839 120 Ärzte gewesen.[300] Ausgehend von diesem durch Prießnitz ausgelösten Boom, entstanden viele weitere Badekurorte und namhafte Vertreter der Naturheilbewegung, wie J. H. Rausse, wurden erst am Gräfenberg für die Hydrotherapie gewonnen.[301]

Rausse widmete Prießnitz die Schrift „Der Geist der Gräfenberger Wasserkur. Wasser thut's freilich" und blieb lange sein Anhänger. Erst in seinen letzten Jahren brach er mit dessen Methode, da Prießnitz, von falschen Beratern umgeben, der Wahrheit untreu geworden sei. Er propagiere jetzt eine neue „modische" Methode mit welcher „das Menschengeschlecht notwendig dem Untergang entgegenge-

---

299 Vgl. *II. 2.2.*
300 Vgl. Rothschuh. Naturheilbewegung. S 68.
301 Vgl. Rothschuh. Naturheilbewegung. S 68ff.; Dieckhöfer. Naturheilkunde. S 38ff.

führt"[302] werden würde, schreibt Rausse in seinem Spätwerk „Kritik der Kurmethode des Vincenz Prießnitz" (1847).

Nach *C. Munde* waren 1839 „eine königliche Hoheit, ein Herzog, eine Herzogin, 22 Fürsten und Fürstinnen, 149 Grafen und Gräfinnen, 88 Barone und Baroninnen, 14 Generäle, 53 Stabsoffiziere, 169 Capitains und andere subalterne Offiziere, 104 hohe und niedere Staatsbeamte, 65 Geistliche, 46 Künstler, 78 Ärzte, Chirurgen und Apotheker und die Übrigen meist alle aus den übrigen gebildeten Ständen"[303] am Gräfenberg zu Gast.

Prießnitz behandelte ferner Mitglieder der kaiserlichen Familie, namentlich Erzherzog Anton, Kaiserin-Mutter Karola-Augusta, Erzherzog Franz-Karl. Außerdem waren berühmte Künstler wie Chopin und auch der russische Dichter Gogol auf längere Zeit zur Kur am Gräfenberg.[304]

Prießnitz besaß ein ausgeklügeltes System der verschiedensten Wasseranwendungen, insgesamt zählte man um die 56 Therapieformen. Daneben setzte er vor allem auf *Schwitzkuren* sowie *Luft-* und *Sonnenbäder*. Auch auf das Erbrechen, durch das Trinken einer großen Menge Wasser ausgelöst, setzte Prießnitz als Heilmittel. Ebenfalls soll er Klistiere zum Zweck der Ausscheidung eingesetzt haben.[305]

Dazu kamen lange Spaziergänge und körperliche Ertüchtigung. Letztere bei Prießnitz bevorzugt in Form von Holzhacken und Sägen, Turnübungen und Gartenarbeit. Besonders gerne setzte er auf das Sägen von Holz, als wichtige Ergänzung zu den anderen Teilen der Therapie. Kranken, die ihr Zimmer nicht verlassen konnten, wurde das Material sogar ans Bett gebracht.[306]

Brauchle teilt in seiner „Geschichte der Physiotherapie" (früher „Naturheilkunde in Lebensbildern") mit Verweis auf *Selinger*, Prießnitzens Kurmittel in folgende Bereiche ein:

1) aktive und passive Bewegungstherapie (Spaziergänge, Wanderungen, Holzhacken, Gymnastik, Atemübungen, Reibungen, anschließend Ruhe meist mit Umschlägen).

---

302 Rausse. Kritik. S 206.
303 Zit. nach: Brauchle. Physiotherapie. S 60. (Vgl. auch C. Munde. Leipzig. 1838.)
304 Vgl. Brauchle. Physiotherapie. S 60.; vgl. auch Brauchle. Das große Buch. S 41f.
305 Vgl. Rausse. Kritik. S 253.
306 Vgl. Heyll. Naturheilkunde. S 74.

2) Licht und Lufttherapie: Zimmerluftbäder bei offenem Fenster und geförderter Luftbewegung, (nackte) Freiluftbäder, leichte, offene Kleidung, Barfußwanderungen.

3) Hydrotherapie: Bäder, Begießungen aus Eimern und Lederschläuchen, Naturduschen, Unterwasserreibung, Umschläge, Packungen – Schwitzkuren.

4) einfache gemischte Ernährung: Vollkornbrot, Gemüse, Obst und Beeren, keine Suppe.

5) Erziehung zu gesundem Körper und reiner Seele (Hebung der physischen und moralischen Kraft) durch naturgemäße Lebensordnung.[307]

Dabei stimmt diese Schilderung nicht mit allen Überlieferungen überein, kann uns aber einen guten Überblick darüber verschaffen, wie Prießnitz in etwa therapierte, oder zumindest, wie eine „Kaltwasserkur" der damaligen Zeit ungefähr vonstattenging. Denn ist uns Prießnitzens Methode, aufgrund der verschiedenen Überlieferungen, kaum rekonstruierbar und wandelte sich wohl tatsächlich über die Jahre deutlich.[308]

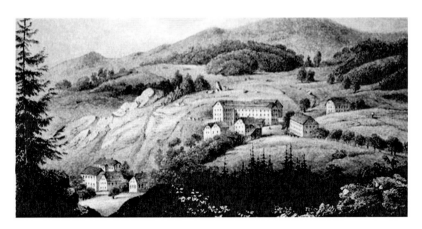

Der Gräfenberg um 1850

---

307 Brauchle. Physiotherapie. S 60.

308 Eine gute und genaue Schilderung der Kurmethoden von Vincenz Prießnitz findet sich bei Helfricht. Prießnitz. Kapitel 5.4. S 132ff.; einen neueren Beitrag zu Prießnitz liefert auch: Averbeck. Kaltwasserkur. S 152-209.

Allerdings vertrat Prießnitz mit Sicherheit keine spezielle Diätetik. Er ging sogar davon aus, dass es nötig sei, die hydraltischen Maßnahmen durch kräftige, den Körper stärkende Mahle zu ergänzen. Laut den beiden Prießnitz Biographen *Selinger* und *Philo vom Walde* sei am Gräfenberg durchaus *gevöllert* worden. Große Mengen an Essen seien, ausgelöst durch den von der Hydrotherapie stark angeregten Hunger, verzehrt worden.[309] *Sabine Merta* weiß über die „Diät" am Gräfenberg zu berichten: „Die Kost auf dem Gräfenberg war kräftig, solide, reichlich und ohne spezielle Indikation. Sie basierte auf einer einfachen, kalorienreichen ,Hausmannskost', größtenteils bestehend aus Fleisch- und Mehlspeisen unter geringer Hinzugabe von Obst und Gemüse."[310]

J. H. Rausse erweiterte die Lehre von Prießnitz und Oertel – der seinerseits das „Wassertrinken" in die Kur eingebracht haben soll[311] – dahingehend, dass er die herkömmliche Medizin nicht nur ablehnte, sondern sogar glaubte, die Medizin sei an den meisten Krankheiten ganz allein schuld. Die Medikamente der Ärzte seien unabbaubare *Gifte*, die sich im Körper ablagern. Die Aufgabe der Naturheilkunde sei es nun, diese über die Haut und den Darm auszuleiten. Gerade von Rausse wurden die „Verdauungsorgane" als Sitz der Gesundheit bezeichnet, was Richard Wagner später von den „ruinierten Unterleiben" als Ursache des politischen Elendes sprechen lassen wird und seinen Ausdruck möglicherweise sogar in Nietzsches „Eingeweiden" als Sitz der Gesundheit findet.[312] Prießnitz wollte die Krankheiten in erster Linie über die Haut austreiben, Rausse sah den Darm als zentralen Sitz der Krankheit, die er „Siechtum" nannte.[313] Ernst Kapp glaubte, Rausse sei der eigentliche Erfinder des Systems der Naturheilkunde, in diesem Sinne hielt er 1849 fest:

„Es muss [J.H. Rausse] umso mehr daran gelegen sein, diese Prinzipien (die Prinzipien der Krankheit) ermittelt zu haben, je weniger bekanntlich Prießnitz die Gabe besitzt, über sein eigenes Tun sich klar auszusprechen, da er fast mehr im dunklen Drang des Genies, als nach hinlänglich deutlicher durch Nachdenken gewonnener Erkenntnis verfährt."[314]

Theodor Hahn setzte die Lehren von J. H. Rausse vorerst fort, nachdem dieser 1848 mit erst 43 Jahren verstorben war. Er veröffentlichte dessen unvollendete Schriften

---

309 Vgl. Heyll. Naturheilkunde. S 70f.
310 Merta. Schlankheitskost. S 24.
311 Vgl. ebda. S 25.
312 Vgl. *II. 3.7.; III. 3.1.*
313 Vgl. *I. 2.2.*
314 Kapp. J. H. Rausse. S 38f.

und wurde Naturarzt in der Schweiz, wohin er nach der Beteiligung an der 1848/49er Revolution flüchten musste. Wie bereits Rausse lehnte er in dessen Tradition, die sich bis ins beginnende 20. Jahrhundert halten wird, alle nicht natürlichen Nahrungsmittel als „Gifte" ab. Gerade Genussmittel bzw. Suchtmittel wie Alkohol, Kaffee, Tee, Kakao, Tabak u. ä. habe man zu meiden. Er war es, der ab Mitte der 1850er Jahre den Vegetarismus in die Naturheilkunde einbrachte.[315]

Von da an vertrat er die Auffassung, auch Fleisch sei ein physisches und moralisches Gift, das um jeden Preis zu meiden sei. Den Vegetarismus hielt er jetzt für einen Bestandteil zur „Lösung der sozialen Frage" – die dem Vizepräsidenten und Leiter der Gesangsabteilung des Schweriner Arbeitervereins bis 1850[316] – sehr am Herzen lag. Hahn war dabei der wohl wichtigste Naturheiler der zweiten Generation und der Wegbereiter des deutschen Vegetarismus, der erst in den späten 1860er Jahren weitere prominente Vertreter wie *Eduard Baltzer (1814-1887)* und den Amerika-Heimkehrer *Gustav Struve (1805-1870)* fand.[317]

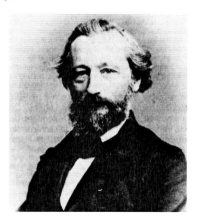

Theodor Hahn hält etwa über geistige Getränke als vermeintliches Tonikum, unter die er auch den Kaffee und den Tee zählt, fest, dass dieser Art von *Gift* nur „ein schlaffes, elend verkommenes, verweichlichtes, leiblich entnervtes und geistig blödes Geschlecht"[318] bedürfe. Um fortzufah-

Eduard Baltzer (1814-1887)

---

315 1859 veröffentlichte er eine Übersetzung von „Vegetable diet" des amerikanischen Vegetariers William Alcott, was sicherlich den spätest möglichen Zeitpunkt seines Einbringens des Vegetarismus in die „Naturheilkunde" bedeutet. Nach eigenen Angaben brachten Hahn zuerst die Lektüre von Rousseaus Emile im Winter 1850/51 und später die bereits genannte Schrift des Vegetariers Wilhelm Zimmermann auf den Vegetarismus. Anfang 1867 gab er im „Naturarzt" zu Protokoll, dass er bereits „volle zehn Jahre" streng vegetarisch lebe (Vgl./Zit. nach: Heyll. Naturheilkunde. 89f., S 134.).

316 Schlechte. Arbeiterverbrüderung. S 468.

317 Auch diese beiden Vertreter der „Vegetarismus-Bewegung" waren eindeutig der Tradition eines rousseauistischen Gedankengutes verpflichtet und bauten auf der von Rausse geschaffenen Ideenwelt auf (Vgl. Hlade. Naturheilkunde. Kapitel e), S 167-180).

318 Hahn. Heilprinzip. S 66 (Anmerkung des Herausgebers Theodor Hahn).

ren: „Der leiblich starke, geistig rege und willenskräftige Mensch bedarf ihrer nicht bloß nicht, sondern stößt sie auch mit Ekel und Abscheu von sich weg; Beispiele stehen zu Hunderten und Tausenden zu Gebote."[319] Ganz ähnlich wird später sogar Nietzsche argumentieren und im „Ecce homo" den Genuss alkoholischer Getränke, aber auch das Verlangen nach Kaffee, als Ausdruck eines „entarteten" Instinkts bezeichnen und stattdessen den Genuss von klarem Wasser empfehlen. Das hatte er wohl von der Naturheilkunde übernommen, was in dieser Arbeit noch besprochen werden wird.[320]

Weiter hat uns die Geschichte der „Naturheilverfahren" hier nicht zu interessieren, Wagner war zuerst in den 1850er Jahren radikaler, später gemäßigterer Freund der Naturheilkunde bzw. Hydrotherapie rund um Rausse; erst der späte Wagner wird Gedanken des Vegetarismus von Theodor Hahn während seiner neuerlichen Annäherung an die Naturheilkunde übernehmen, gleichzeitig aber im Jahre 1869 Nietzsche für immer einen Vegetarismus ausreden.[321] Das werden wir alles im Laufe dieser Arbeit sehen.

Beenden wir die Einführung in die Lehren der Naturheilkunde und sprechen wir jetzt über Wagners Zeit als „Wasserfreund". Dieser blieb er zwar in gemäßigter Form ein Leben lang, die radikalen Theorien von Rausse gab er aber doch relativ schnell wieder auf und kritisierte aus diesem Grund auch bald den Vegetarismus, dessen Lehren er mit denen von Rausse als verwandt empfand. Kommen wir daher im Anschluss der Beschreibung seiner Zeit als „radikaler Wasserfreund" zur Schilderung jener Lebensphase, als er gegenüber Nietzsche gegen den Vegetarismus opponierte. Schließlich aber auch zur Zeit, als er den Vegetarismus zu seinem „Regenerationskonzept" zählte und damit auch in gewisser Weise zu Rausses *Radikalismus* zurückfand.

---

319 Ebda.
320 Vgl. *III. 3.*
321 Vgl. *III., 1.; VI. 1.*

II. Wagner als „radikaler" Anhänger der Wasserheilkunde von J. H. Rausse in den 1850er Jahren

„Schafft Euch, Ihr unglücklichen Menschen, eine gesunde Verdauung an, und plötzlich steht das Leben in einer ganz anderen Gestalt vor Euch, als ihr aus der Unterleibsplage heraus es ersehen konntet! Wahrlich, all unsre Politik, Diplomatie, Ehrsucht, Ohnmacht und Wissenschaft, und – leider auch – unsere ganze *moderne Kunst* ... wahrlich diese ganzen Schmarotzergewüchse unsres heutigen Lebens haben keinen andren Grund und Boden, aus dem sie wachsen, als – unsre ruinirten Unterleibe!"[322]

Wagner an Franz Liszt über die heilsame Wirkung der Therapie

von J. H. Rausse

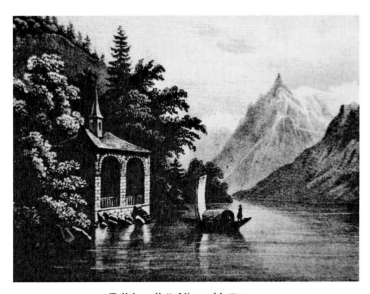

„Tellskapelle", Vierwaldstättersee

---

322 Wagner. Sämtliche Briefe. Band 4. S 192f. Brief 85. An Franz Liszt, Weimar (20.11.1851).

1. Wagners private Wasserdiät und der beginnende Glaube an den „Gesundheitsradikalismus" von Rausse

„O ihr unglücklichen Menschen mit Euren Giftdoktoren! Ihr alle erlebt das Elend und keiner glaubt's! s'ist schrecklich!"[323]

Wagner an Ferdinand Heine

1.1. Erste „Wasserdiät"

Ende August oder Anfang September 1851 begann Wagner sein Leben nach der Hydrotherapie auszurichten. Möglicherweise diente die „Diät", die er zu diesem Zeitpunkt nach Verordnungen der Wasserheilkunde begann, als Vorbereitung für die Kur, die er etwa drei oder vier Wochen später in der Kaltwasserheilanstalt in Albisbrunn antrat. Anfangs versuchte er noch seine Leiden durch eine häuslich

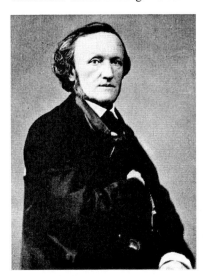

Richard Wagner (1813-1883)
im Jahr 1867

ausgeübte „Wasserdiät" zu kurieren; als diese den erwünschten Erfolg nicht zu bringen schien – an Theodor Uhlig schreibt er am 8. September: „Das Halbe kann ich nun einmal nicht leiden: mit der bloßen Diät ist mir nichts geholfen"[324] – vereinbarte er in den ersten Septembertagen den Kurbeginn in Albisbrunn für den 15. September.[325] Damit begann seine Zeit als *radikaler Wasserfreund*.

Wagner war schon zuvor auf Kur, etwa im Juni 1834, als er sich in Teplitz (Teplice/heute in der nordböhmischen Region Ústí) von seiner zum ersten Mal aufgetretenen „Gesichtsrose" erholte und nebenbei den Prosaentwurf zum „Liebesverbot" schrieb. Es folgten mehre-

---

323 Vgl. Wagner. Sämtliche Briefe. Band 4. S 108. Brief 39. An Ferdinand Heine, Dresden (nach 8.9.1851).
324 Ebda. S 101. Brief 36. An Theodor Uhlig, Dresden (8.9.1851).
325 Vgl. ebda.

re Aufenthalte in Kuranstalten und Wagner verbrachte in den folgenden Jahren fast jeden Sommer mit der Erholung von Arbeit in einer Wasserkur. Hier fand er Inspiration, was dazu führte, dass er noch in den Dresdner Jahren (1842-1849) ebenfalls auf einem dieser Kuraufenthalte in Wasserheilanstalten „Tannhäuser", „Lohengrin" und die „Meistersinger" konzipierte und erste Ideen zu „Parsifal" erwachten. Letztlich waren es Badeorte, an denen die meisten Werke Wagners ihren Ursprung nahmen.[326]

Zum radikalen Freund der „Kaltwasserkur", und speziell der Hydrotherapie von J. H. Rausse mit all ihren Folgen, wurde Wagner erst Mitte 1851. Seine Freunde Theodor Uhlig (1822-1853) und Ernst Benedikt Kietz (1816-1892) hatten ihm wohl bereits seit Ende des letzten Jahres die Wasserheilkunde in der Tradition von J. H. Rausse näherbringen wollen. Anfangs scheint Wagner sich noch gesträubt zu haben.

Er glaubte damals noch, die Revolution (er nennt sie im Folgenden „Feuerkur") müsse allem vorausgehen. Es dauert noch bis Mitte 1851, bis auch Wagner, die bereits jetzt von Uhlig vertretene Meinung, eine „körperliche Revolution", (von dieser als Voraussetzung einer „moralischen Erneuerung" wird er noch um 1880 im Braunen Buch sprechen) müsse am Anfang jeder anderen Revolution stehen, vertritt.[327] Ende 1850 glaubt er hingegen noch, einer politischen Revolution sei der Vorzug zu geben: „… Sieh, wie einer wasserkur – um unsre leiber gesund zu machen, haben wir eine feuerkur nöthig, um die uns umgebenden bedingungen unsrer krankheit zu heilen, d.h. zu vernichten."[328]

Dann allerdings wird er Mitte des Jahres 1851 schließlich zum radikalen Anhänger der Theorie von J. H. Rausse, wie die folgenden Kapitel zeigen werden. Nun glaubt auch er, gemäß der Lehre von Rausse, die „physische Revolution" habe vor der politischen stattzufinden. Sie kann, indem sie den Individuen Gesundheit bringt, zur Grundlage einer politischen Revolution werden, ganz im Sinne von Rausse, der die Gesundheit zur Voraussetzung eines Umsturzes machte.

Zu dieser Zeit – Mitte 1851 – berät er sich über die Hydrotherapie vor allem mit genanntem Theodor Uhlig, von der beide sich Heilung von ihren Leiden verspre-

---

326 Vogt. Bäderkur. S 350.
327 Vgl. ebda. S 351ff.
328 Wagner. Sämtliche Briefe. Band 3. S 461. Brief 111. An Theodor Uhlig, (22.10.1850).

chen. Uhlig hatte Wagner erst vor kurzem in der Schweiz verlassen, nachdem er ihn von 5. Juli bis 10. August 1851 in dessen Exil in Zürich besucht hatte.[329]

Es war wohl damals, als er ihn endgültig zum „Wasserfreund" machen konnte. Uhlig brachte Wagner nämlich die Wasserheilkunde wohl auch dadurch näher, dass er selbst während des Besuchs in der Schweiz nach den Verordnungen von Rausse lebte. Vor allem aber gab Uhlig Wagner damals die Schriften von Rausse zu lesen. Uhlig und Wagner gingen außerdem gemeinsam in den Schweizer Bergen wandern – was zumindest Uhlig bereits zu diesem Zeitpunkt als sinnvolle Betätigung im Sinne der Verordnungen von Rausse ansah.[330]

Wagner spricht später in „Mein Leben" davon, dass Uhlig seine „Schwäche", die sich in Hustenkrämpfen und Heiserkeit zeigte, durch „kaltes Wasser und starke Fußwanderungen" zu besiegen versuchte.[331] Uhlig litt schon damals an Tuberkulose und war gesundheitlich bereits durch diese angegriffen, was sich u. a. an seiner körperlichen Erscheinung zeigte. Wobei er sich allerdings, trotz der Schwächung durch die Tuberkulose, körperlich kaum schonte, wofür etwa die mit Wagner gemeinsam unternommenen Wanderungen stehen.

Bereits zu Beginn ihrer ersten Tour – die sie auf den Schweizer Berg Säntis führte – besuchten die beiden, wohl aufgrund von Uhligs Interesse an der Wasserheilkunde, Theodor Hahns Wasserheilanstalt Horn in der Nähe von St. Gallen.[332] Der ganze Besuch war also anscheinend auch vom Thema „Wasserkur" geprägt.

Uhlig lebte damals bereits seit längerer Zeit nach den Prinzipien der „Wasserheilkunde", war wohl bereits auf einer „Kaltwasserkur" gewesen und nahm die Verordnungen von Rausse durchaus ernst. Das teilt uns Wagner in einer heiteren Passage von „Mein Leben" mit: Uhlig und Wagner waren gerade gemeinsam auf einer dieser Wanderungen und überquerten „die wilde Surenen-Eck", den höchsten Punkt des Surenen-Passes in der Nähe von Engelberg.[333]

Dabei mussten sie auch einen Gebirgsfluss überschreiten, bei welcher Gelegenheit sich laut der Schilderung in Wagners Autobiographie „Mein Leben" folgendes abgespielt hatte:

---

329 Rieger, Schröder. Wanderungen. S 48.
330 Vgl. hierzu: *II. 5.2.*
331 Wagner. Mein Leben. S 503, vgl. auch S 484.
332 Vgl. Rieger, Schröder. Wanderungen. S 48-51.
333 Vgl. ebda. S 72f.

„Bei Überschreitung des hohen Gebirgsflüßchens traf Uhlig … das Ungemach, in das Wasser zu fallen; meine Besorgnis über die Folgen hiervon verscheuchte er sogleich durch die Versicherung, daß dies ein sehr wohltätiges Exerzitium zur Fortsetzung seiner Kur sei: die Nötigung zum Trocknen seiner Kleider und Wäsche setzte ihn nicht in die geringste Verlegenheit, da er diese ruhig an der Sonne ausbreitete und währenddem eine, wie er behauptete, sehr wohltätige Promenade mit nacktem Leibe in freier Luft ausführte."[334]

Uhlig praktizierte also schon damals *Naturheilverfahren*, von denen er sich, wie gesagt, die Wiedererlangung seiner angegriffenen Gesundheit infolge der genannten Tuberkulose-Erkrankung erhoffte. Wagner beschreibt uns hier mit sehr viel Witz ein hydrotherapeutisches Bad, das dem Zufall oder in anderen Worten dem Ungeschick Uhligs zu verdanken war, auf das ein *Luft* und *Sonnenbad* folgte. Uhlig sah in diesem Sinne, wie bereits erwähnt, auch das Wandern als Teil einer Therapie nach naturheilkundlicher Art. Durch *Wasseranwendungen*, eine spezielle Diät und die Kräftigung des Körpers wollte er die Tuberkulose besiegen.

Uhlig ist später auch der erste Empfänger eines Berichts Wagners über die Ausübung der „Wasserdiät". Wagner hatte zu diesem Zeitpunkt bereits sechs Tage häuslich ausgeübter *Diät* hinter sich und steht kurz vor dem Antritt der genannten „Kaltwasserkur" in der Anstalt von Albisbrunn. Sehr genau beschreibt er Uhlig seine u. a. aus Wasseranwendungen, spezieller Ernährung und ausreichender Bewegung bestehende *Diät* und das, was sie bei ihm bewirke.

Folgende Zeilen geben uns daher einen guten Eindruck über Wagners erste „Wasserdiät" und die Einschätzung Wagners über die Erfolge der nämlichen. Sehen wir uns einen längeren Ausschnitt von Wagner an Uhlig gerichtet an. Wir werden dem Leser dabei zeigen können, was man unter einer naturheilkundlichen „Wasserdiät" verstand und wie weit diese tatsächlich in das gewöhnliche Leben und auch in den Tagesverlauf eingriff.

Es begann bei der Ernährung, die strengen Regeln gehorchen musste, und endete bei den vielen Formen der *Wasseranwendungen*, die über den ganzen Tag verteilt praktiziert werden mussten. Zwischen Ende August und Anfang September 1851[335] schrieb er an Theodor Uhlig folgende Zeilen über den Inhalt und die Erfolge seiner *Wasserkur*:

„… seit 6 tagen führe ich strenge Wasserdiät, die mir außerordentlich gut bekommt. Noch habe ich zwar im Rausse nicht viel lesen können, aber soviel habe ich doch schon inne: – nämlich:-

---

334 Wagner. Mein Leben. S 484.
335 Vgl. Wolf. Einleitung zu SB 4. S 21 bzw. SB 4. Anmerkung 208, S 100.

kein Wein, kein bier, keinen Kaffe, sondern nur: Wasser und kalte Milch. Keine Suppe, sondern alles kühl oder lau. Früh im Bett 3 bis 4 Gläser kaltes Wasser, dann Abwaschung und kaltes Klystir. Mittag bad im See, oder Sitzbad. Die Klystire bekommen mir sehr gut."[336]

Wagner – nun zur „Wasserdiät" bekehrt – verzichtete also sowohl auf alkoholische Getränke als auch auf andere von den Naturheilern sogenannte „Rausch-" oder „Reizmittel", worunter sie den Kaffee zählten. Er trank stattdessen große Mengen klares Wasser oder Milch, verzichtete auf Suppen und aß keine heißen Speisen. Ferner wandte er kaltes Wasser in äußerer und innerer Form an. Wohl bereits nach dem Aufstehen führte er zuerst kalte „Abwaschungen" durch.

Diese sollten, laut der Theorie von Rausse, vor allem die Haut dazu stimulieren, „Gifte" abzusondern. Auf diese „Waschungen", wobei Wagner nicht berichtet, welche Formen er genau durchführte – wohl meinte er damit auch Güsse u.ä. – folgte bereits in der Früh auch ein Einlauf mit kaltem Wasser, der gemäß der Lehre von Rausse vor allem die „Verdauungsorgane" von eingelagerten *Giften* befreien sollte. Zu Mittag nahm er dann schließlich ein „Bad im See" oder ein „Sitzbad" und machte anschließend Bewegung an frischer Luft. Wagner an Uhlig darüber: „Mein Magen, der bereits bedenklich schlecht wurde, ist gut: ich fühle mich im Unterleib leicht. Während des Tages trinke ich fortwährend viel Wasser: sogleich nach dem Essen halte ich mich ein halbes stündchen im Freien auf u.s.w."[337]

Wagner war zuversichtlich und beschwert sich kaum über die teilweise harten Bedingungen einer „Wasserdiät". Stattdessen vertrage er die Diät gut und fühle sich von seinen Verdauungsbeschwerden befreit. Er setzt den Brief an Uhlig folgendermaßen, mit sehr viel Begeisterung für die „Wasserdiät", fort:

„Der Kopf mir bedeutend leichter, nur oft etwas blöd, vermuthlich ist dieß die nächste Wirkung. Dieß setze ich nun unbedingt *fort,* da ich fühle wie es mir gut thut; auch thue ich's gern, und namentlich habe ich bei Wasser und Milch Wohlgeschmack und guten Appetit. – Am Ende bekomme ich mehr Gesundheit, als ich damit anzufangen weiß!"[338]

Dieser Diät bleibt er ab jetzt, wahrscheinlich bis zu seinem Kurbeginn am 15. September in Albisbrunn, treu. Da er auch von dort zumindest anfangs nur Positives berichtet, erlebte er offenbar – zumindest mit seiner privat durchgeführten „Wasserdiät" – kaum Negatives bzw. bis dahin überwog sein Optimismus, was sich spä-

---

336 Wagner. Sämtliche Briefe. Band 4. S 99. Brief 35. An Theodor Uhlig, Dresden. (nach 24.8. 1851).

337 Ebda.

338 Ebda.

ter – während, aber vor allem nach der Kur – ändern wird. Aber auch dann wird er den Glauben an Rausse erst langsam tatsächlich aufgeben.

Ebenfalls noch am 8. September empfiehlt er *Wilhelm Fischer (1789-1859)* eine „Kaltwasserkur", die ihn nicht „ruinieren" werde, wie jene Kur mit temperierten Wassern, die dieser in Karlsbad absolviert hatte.[339] Gleichzeitig zeigt sein nächster Brief – wohl auch noch vor dem Kurbeginn verfasst – an *Ferdinand Heine (1798-1872)*, wie weit er nun mit Rausses Philosophie und damit zur Ablehnung des normalen Ärztetums gekommen war: „O ihr unglücklichen Menschen mit Euren Giftdoktoren! Ihr alle erlebt das Elend und keiner glaubt's! s'ist schrecklich!"[340]

Bereits vor Antritt der Kur in Albisbrunn scheint Wagner die Rausse'schen Schriften einigermaßen durchgenommen zu haben. In einem frühen Brief aus der Wasserheilanstalt Albisbrunn gibt Wagner schließlich an, selbst bereits Rausssses letztes Werk „Über die gewöhnlichen ärztlichen Missgriffe" gelesen zu haben.[341]

Im „Braunen Buch" notiert er Jahre später zum Jahr 1851: „Hydropathische Lectüren: Rausses Gesundheitsradicalismus. – Mitte September zur Wasserkur nach Albisbrunnen (zu Minna's grossem Kummer)."[342] Wagner hatte also Rausse auch selbst genau studiert, gleichzeitig wird ersichtlich, dass Minna von der Lehre, die Theodor Uhlig ihrem Mann nähergebracht hatte, nicht gerade begeistert war. Es war schließlich am 15. September, dass Wagner die Kaltwasserkur in Albisbrunn bei Haussen im Kanton Zürich antrat. Seine Freunde *Karl Ritter (1830-1891)* und *Hermann Müller* waren auch dabei. Hermann Müller von Anfang an, Karl Ritter konnte Wagner von Albisbrunn aus überreden, zur Kur nachzukommen.

---

339 Vgl. Wagner: Sämtliche Briefe. Band 4. S 106. Brief 38. An Wilhelm Fischer, Dresden (nach 8.9.1851).

340 Vgl. ebda. S 108. Brief 39. An Ferdinand Heine, Dresden (nach 8.9.1851).

341 Vgl. ebda. S 117. Brief. 44. An Theodor Uhlig. Dresden (zwischen 19.9. und 22.9.1851).

342 Vgl. Wagner. Das Braune Buch. S 120.

1.2. Erholung von intensiver geistiger Arbeit durch eine Kur und der Plan zum „Ring"

Wagner fühlte sich bereits vor Antritt der Kur *siech*; er hatte körperliche Leiden, die sich später wohl als psychosomatisch herausstellen sollten. Vor allem von der Arbeit an seinen Opern – seit Anfang Mai hatte Wagner mit der Ausführung seiner geplanten Oper „Der junge Siegfried" begonnen und auch an anderen Schriften, wie die autobiographische Schrift „Mitteilung an meine Freunde", gearbeitet – wollte sich Wagner durch die Kur in Albisbrunn erholen, die ihn, von seiner „Zerstreuung" durch intensive Arbeit, wirklicher „Erholung" zuführen sollte.[343]

Im selben Brief, aus dem oben eine längere Passage über die von Wagner begonnene „Wasserdiät" zitiert wurde, berichtet Wagner von der gerade begonnenen Arbeit an der musikalischen Ausarbeitung des „jungen Siegfried".[344] Vielleicht hatte er sich letztlich mit seiner Arbeit übernommen, woraufhin die psychische Überlastung sich in körperlichen Symptomen äußerte.[345] Am 8. September – das wissen wir aus einem Brief an Uhlig – scheint Wagner endgültig völlig erschöpft, wenn nicht sogar krank zu sein. Möglicherweise auch aufgrund konzeptioneller Probleme, die er mit dem „jungen Siegfried" bzw. mit der Einordnung desselben in ein größeres Werk hatte, welches er später mit dem „Ring des Nibelungen" anlegen wird, und die ihm wohl aufs Gemüt und damit auch auf den Leib schlugen.

Werner Wolf darüber: „Jetzt gab der angegriffene Gesundheitszustand den äußeren Anlass, den Kompositionsbeginn erneut hinauszuschieben. Die wirkliche Ursache bildeten allerdings, wie das in den Monaten Oktober/November 1851 deutlich wurde, noch ungelöste konzeptionelle Probleme."[346] Wagner selbst schreibt über diesen Sachverhalt rückblickend in „Mein Leben":

„Sobald ich … ernstlich an die Aufnahme der musikalischen Komposition des für Weimar versprochenen ‚Jungen Siegfried' dachte, befiel mich immer wieder ein schwermütiger Zweifel, den ich sogar als wirklichen Widerwillen gegen diese Arbeit empfand. Unklar über den Grund dieser inneren Verstimmung, geriet ich darauf, ihn in meinem Gesundheitszustand zu suchen; und so beschloß ich denn eines Tages, aus der von mir so enthusiastisch aufgenommenen Wasserheiltheorie zum praktischen Ernste überzugehen, erkundigte mich nach einer nahegelegenen hydro-

---

343 Wagner. Sämtliche Briefe. Band 4. S 96. Brief 35. An Theodor Uhlig, Dresden. (nach 24.8. 1851).

344 Ebda. S 99.

345 Vgl. hierzu: Hansen. Wagner. S 168.

346 Wolf. Einleitung zu SB 4. S 25.

pathischen Anstalt und eröffnete meiner Frau, daß ich dieser Tage (es war Mitte September [15. September]) nach dem etwa drei Stunden entfernten Albisbrunn mich zurückziehen werde, um nicht eher wiederzukehren, als bis ich ein radikal gesunder Mensch geworden wäre."[347]

Uhlig berichtet er gleich zu Anfang des Briefs vom 8. September 1851: „Ich gehe in die Wasserheilanstalt ... Das Halbe kann ich nun einmal nicht leiden: mit der bloßen Diät ist mir nicht geholfen."[348] Damit meint er die „Wasserdiät", die er nun auf Uhligs Anraten seit mehreren Wochen praktizierte. Jetzt sei er gesundheitlich sehr angegriffen, über die Schwäche, die ihn, sollte er sich wieder an das Komponieren machen, gesundheitlich ruinieren könnte, schreibt er: „Hätte ich mich aber – so wie ich jetzt bin – an den jungen Siegfried gemacht, so wäre ich im nächsten frühjahr vielleicht schon incurabel."[349]

Anscheinend erwartet er sich jetzt sehr viel von der bald beginnenden Kur, die ihn endlich fit für seine großen Pläne machen sollte. Sehen wir uns – worauf noch deutlicher zurückzukommen sein wird – kurz an, was er schon jetzt vorhatte und wie ihm endlich, während der Kur, die Idee zur Tetralogie „Der Ring des Nibelungen" gekommen ist: Damals wollte er den gerade erstellten Text des „jungen Siegfried" bereits vertonen, was ihm aus gesundheitlichen Gründen nicht möglich schien – auf jeden Fall war das Werk aber auch in seiner Textfassung als Gesamtwerk noch nicht fertig, was ihn bei seiner Arbeit stocken ließ. Zu Anfang der Kur in Albisbrunn gibt er an, aufgrund des Kurerfolgs eine musikalische Ausführung seines Opernstoffs zugunsten absoluter Ruhe auszulassen.[350]

Dann kommen ihm aber doch Ideen – vielleicht auch aufgrund der Wasserkur – und er beginnt in Albisbrunn mit dem Textentwurf zum „Rheingold", entwirft auch die „Walküre" und entschließt sich, sein Werk zu einer Tetralogie, dem „Ring des Nibelungen" auszubauen.[351]

Es war also während dieser Kur, da er die Entwürfe zum „Rheingold" und der „Walküre" schrieb. Möglicherweise war es hier auch der Einfluss des „Wasserpropheten" Rausse, wie ihn Wagner später nennen wird, der ihm gewisse Ideen für seine „Wasser und Feuertragödie" („Wasser und Feuer-Tragödien" nannte er später seine Werke) den *Ring* vermittelte. Vieles weist daraufhin, dass Wagner vor allem

347 Wagner. Mein Leben. S 485.
348 Wagner. Sämtliche Briefe. Band 4. S 101. Brief 36. An Theodor Uhlig, Dresden (8.9.1851).
349 Ebda.
350 Ebda. S 101.
351 Wolf. Einleitung zu SB 4. S 25ff.

das, was er im Ring philosophisch mit dem Wasser verbindet, aus der Tradition um Rausse entnimmt (Unschuld des Wassers. Wasser als Ausdruck des heilen Naturzustandes).[352] *Mathias Theodor Vogt* geht so weit, dass er meint, seine Beschäftigung mit der Wasserheilkunde habe Wagner den „Durchbruch für die Tetralogie des Rings und gleichzeitig für den Festspielgedanken" gebracht.[353] Diese These scheint auf jeden Fall interessant und wir werden später genauer auf sie und andere Zusammenhänge zwischen Naturheilkunde bzw. Wasserheilkunde und dem „Ring" zu sprechen kommen.

1.3. Gesundheit als Voraussetzung für die große künstlerische Aufgabe

Bevor Wagner an seinen großen Plänen weiterarbeiten könne, müsse er konsequenterweise zuerst körperlich gesunden, erklärt er Uhlig – im Sinne der Lehre der Naturheilkunde – im bereits genannten Brief vom 8. September. Denn bereits jetzt verstand Wagner „Gesundheit" im Sinne der Theorie von Rausse. Er wollte sich von seinem „Siechtum", das er gemäß der Lehre von Rausse in seinem „kranken Unterleib" erblickte, befreien und als „radikal gesunder Mensch"[354] seine künstlerische Aufgabe in Angriff nehmen.

Sehen wir uns an, was Wagner damals als seine Leiden betrachtete: Mitte Oktober – bereits mehr als einen Monat auf Kur in Albisbrunn – fasste er, in einem Brief an seine Nichte *Klara Brockhaus*, zusammen, wie sein – jetzt bereits ausheilendes – „Siechtum" aussehe. Er spricht von einer „übermäßigen Geistesanstrengung bei schlechter Diät und ärztlicher Quacksalberei ruinirten Verdauung und daraus hervorgegangener Zerrüttung der Nerven."[355] Auch in dieser Aussage steckt viel der Lehre von Rausse. Ähnlich dachte er bereits Anfang September 1851. Im Folgenden wird man anhand von textlichen Schilderungen Wagners aus der Zeit kurz vor dem Beginn der Kur in Albisbrunn erkennen, wie weit er die Lehren der „Wasserheilkunde" bereits zu dieser Zeit verinnerlicht hatte.

Das soll uns folgendes Zitat zeigen, in dem er vom „siechen Unterleib", „vollkommener Gesundheit" und körperlicher Gesundheit als Voraussetzung von geisti-

---

352 Vgl. *II. 6.*
353 Vogt. Bäderkur. S 355.
354 Wagner. Mein Leben. S 485.
355 Wagner. Sämtliche Briefe. Band 4. S 145f. Brief. 61. An Klara Brockhaus, Leipzig (23.10.1851).

ger spricht, was, wie wir im ersten Teil dieser Arbeit gesehen haben, Ideen von Rausse entspricht, der die „Gesundheit der Verdauungsorgane" als Ursprung und Kern der gesamten Gesundheit sieht, den Begriff der „absoluten Gesundheit" als Belohnung für ein Leben nach der Hydrotherapie verspricht und die Bekämpfung des sogenannten „Siechtums" zur Voraussetzung der „geistigen Wiedergeburt" macht. Ebenfalls noch am 8. September schreibt Wagner im mehrfach genannten Brief an Uhlig, gedanklich bereits tief in der Lehre von Rausse verwurzelt:

> „Jetzt habe ich große Lust, die Sache vollständig abzumachen: der Gedanke, noch ganz gesund zu werden, ist mir jetzt ein ganz neuer, und an ihn knüpfen sich bei mir Dinge und Vorsätze von der größten Wichtigkeit. [...] Außerdem wäre ich – wenn ich mit dem siechen Unterleibe herumlief – in der höchsten Inconsequenz gegen alle meine Anschauungen und Grundsätze. Mit vollkommener Gesundheit dagegen an den Siegfried machen, hat für mich aber etwas – ich möchte sagen – freudig feierliches. Also – es steht fest – ich mache die volle Wasserkur durch.[356]

Damit stand also am 8. September *fest*, Wagner wollte unbedingt auf Kur gehen. Die Ideen von Rausse hatten ihn überzeugt und er glaubte an die Kraft des Wassers, die er nun unter ärztlicher Leitung am eigenen Leib erfahren wollte.

---

356 Ebda. S 101. Brief 36. An Theodor Uhlig, Dresden (8.9.1851).

2. Kaltwasserkur in Albisbrunn

„...Oft ist's mir in diesen tagen, als ob ich einen angenehmen leichten rausch hätte. Oh, was ist aller Weinrausch, gegen dieses gefühl des heitersten behagens, das oft gar keinen moralischen Grund hat. Sonderbar, war es, wie mich in den ersten 8 tagen die theorie und abstraktion noch plagte: es war dieß wie eine gehirnkrankheit, ein ewiges kreuzundquerschießen abstrakter kunsttheoretischer gedanken, die ich *Dir* gern sogleich zur verarbeitung mittheilen wollte, um sie nur los zu werden [...].[357]

Wagner aus der Kur in Albisbrunn

2.1. Optimismus vor und zu Beginn der Kur

Gemeinsam mit Hermann Müller geht Wagner am 15. September in die „Kaltwasserheilanstalt" Albisbrunn, geleitet von einem gewissen Dr. Brunner.[358] Eigentlich versuchte Wagner auch *Theodor Herwegh (1817-1875)* zur Kur nach Albisbrunn zu überreden, was ihm allerdings missglückte. Hermann Müller war von Anfang an dabei, Karl Ritter überzeugte Wagner erst brieflich sein privates *Diätisieren* – Ritter versuchte sich durch das Trinken von großen Mengen von Wasser zu heilen – zugunsten eines Kuraufenthalts in Albisbrunn aufzugeben. Tatsächlich kam Karl Ritter bald hinzu, ohne sich jedoch für die Kur in einer ähnlichen Weise wie Wagner erwärmen zu können.

Wie Wagner in „Mein Leben" berichtet, umging dieser die Diät der Kur, indem er sich mit Speisen aus einer im Ort ansässigen Zuckerbäckerei versorgte.[359] Wagner selbst hingegen war der Kur gegenüber durchwegs positiv eingestellt und hielt sich großteils an die strengen Verordnungen. Über den Verlauf seines Aufenthalts in Albisbrunn sollen die nächsten Seiten berichten.

Zu Anfang gibt sich Wagner begeistert über die Kur, die sicherlich nicht einfach war, wie wir aus Briefen und Aussagen, die er in späteren Jahren rückblickend über die Kur von sich geben wird, wissen. Vor allem in Gesundheitsfragen zeigt sich Wagner in ersten Briefen, die er während seiner Kur in Albisbrunn verfasst, als fanatischer Anhänger von J. H. Rausse und glaubt anscheinend an einen absoluten

---

357 Ebda. S 121f. Brief 48. An Theodor Uhlig, Dresden (30.9.1851).
358 Vgl. Wagner. Mein Leben. S 485.
359 Vgl. ebda. S 485-487.

Erfolg dessen Systems – der teilweise schon eintrete und der andernteils noch zu erwarten sei.

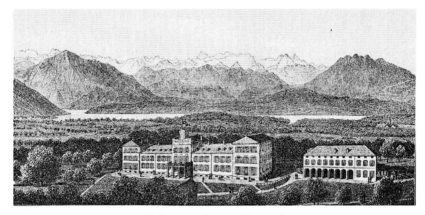

Albisbrunn zur Zeit von Wagners Kur

Die Wasserheilanstalt von Albisbrunn war 1839 gegründet worden und lag am Berg Albis, den man von der Anstalt aus leicht besteigen konnte. Um 1851 gab es für Kurgäste etwa 60 Zimmer und eine bequeme Ausstattung.[360] In einer zeitgenössischen Darstellung liest man über die Kaltwasserheilanstalt von Albisbrunn und ihre strengen Regeln: „(Die Besucher) müssen sich strenge an die Vorschriften des Arztes halten, und können nicht treiben, was sie wollen, wie an anderen Kurorten, wo es nur darauf abgesehen ist, den Gästen alle möglichen Sinnengenüsse zu verschaffen, gleichviel, ob diese schaden oder nützen."[361]
Die Vorschriften des ihn in Albisbrunn behandelnden Arztes, *Wilhelm Brunner (1805-1885)*[362], wird Wagner später als nur teilweise richtig bezeichnen und glaubt viel eher an die Ratschläge von Rausse. Dann wird er die Ratschläge seines Arztes sogar umgehen wollen, aber darüber später.

Anfangs war Wagner im Untergeschoss des Kurgebäudes einquartiert, später übersiedelte er in das Obergeschoss. Dieses Zimmer blieb noch länger als *Wagner-*

---

360 Rieger, Schröder. Wagner. S 78f.
361 Zit. nach: Ebda. S 79.
362 Averbeck. Kaltwasserkur. S 417. *Newman* berichtet dagegen, der Name des Arztes von Albisbrunn sei *Christoph Zacharias Brunner* gewesen (Newman. Life of Wagner. S 246.).

Zimmer erhalten, wo auch ein zeitgenössisches Klavier stand, auf dem Wagner angeblich bereits Themen aus dem „Ring" gespielt hatte.[363] Ob das Klavier tatsächlich schon damals in diesem Raum gestanden hat und von Wagner benutzt wurde, lässt sich nicht mehr klären. Aus seinen eigenen Schilderungen kann man nichts darüber erfahren, vermutlich handelt es sich bei dieser Geschichte um eine Legende. Seit 1924 befindet sich im ehemaligen Kurgebäude die „Stiftung Albisbrunn", ein Heim für Jugendliche mit auffälligem Verhalten.

Dr. Brunner's Anstalt war die erste „Kaltwasserheilanstalt" in der Schweiz und er nach *Averbeck* der „Nestor" der schweizer Hydrotherapie. Brunner hatte sich über die Methode der Hydrotherapie in der Anstalt Freiwaldau informiert. Diese leitete ein gewisser *Joseph Weiß (1795-1847)*, ein direkter Nachbar von Prießnitz, der einer der Ersten war, der dessen Methode übernahm.[364]

Eine längere Schilderung über seinen Aufenthalt und vor allem den Erfolg der Wasserkur in Albisbrunn, verfasst Wagner etwa zwei Wochen nach dem Kurantritt. In einem Brief vom 30. September gibt er sich erneut begeistert über die Wasserkur. Scheinbar stelle sich ein Erfolg ein und „vollständige Gesundheit" sei im Anmarsch. Dazu wiedergewonnenes Glück und endlich Erholung von zu viel geistiger Arbeit. Wiederum ist der Adressat Theodor Uhlig, ebenfalls „Wasserfreund":

> „Mir bekommt Albisbrunn außerordentlich gut: seit drei tagen kommt ein körperliches Wohlgefühl über mich, das mich oft übermüthig heiter macht; es ist dieß das leichtere gesunde blut, mit dem sich jetzt meine adern füllen. Zudem ist mit dem Neumond schönes wetter eingetreten: oft ist's mir in diesen tagen, als ob ich einen angenehmen leichten rausch hätte.[365]

In weiterer Folge berichtet er von seinem freien Kopf: Keine „Theorie und Abstraktion" plage ihn mehr und er fühle sich wie von einer „Gehirnkrankheit" befreit. Woraufhin er folgert: „So denke ich zu einem glücklichen menschen zu gesunden […]."[366]

363 Vgl. Newman. Life of Wagner. S 246.
364 Vgl. Averbeck. Kaltwasserkur. S 416f., S 377.
365 Wagner. Sämtliche Briefe. Band 4. S 121f. Brief 48. An Theodor Uhlig, Dresden (30.9.1851).
366 Ebda.

2.2. Krise während der Kur

Ungefähr Anfang Oktober scheint Wagner erstmals am Kurerfolg zu zweifeln bzw. bemerkt erstmals negative körperliche Symptome, die ihn an der Güte der Wasseranwendungen zweifeln lassen. Später wird er zuerst die Kur in Albisbrunn für seine Gesundheit eher schädlich erklären. Bis er auch von der Theorie zwecks der Bekämpfung von Krankheit von Rausse abfallen wird, dauert es noch. Im Rückblick – mehr als ein Jahrzehnt später – erklärt er die Kur für völlig verfehlt; das war selbst nach der Beendigung der Kur damals allerdings noch nicht der Fall.

Rückblickend fasste Wagner die Zeit, in der er auch auf Kur in Albisbrunn war, im „Braunen Buch", das ihm damals (ab 1865) vor allem als Notizheft für seine Autobiographie „Mein Leben" diente, zusammen. Hier notiert Wagner – skizzenhaft, wie über die meisten dort vermerkten Ereignisse – über die Zeit von der Mitte der Kur bis zu ihrem Ende:

> „Wasserplage. – Dagegen aufkommende Neigung für angenehme Einrichtung. Hauspläne. Entstehung der ‚Walküre'. Plan zur vollständigen Ausführung des ‚Ring des Nibelungen' mit ‚Rheingold' Sehr angeregt. [...] Melde an Liszt den Beschluss der Ausführung des ganzen Nibelungenplanes [...] – Trauriges Hinschleppen bei verfehlter Kur. Karl's Versinken. Whistspiel. Nach 9 Wochen Ende November nach Zürich zurück."[367]

Der von Wagner genannte „Plan zur vollständigen Ausführung des ‚Ring des Nibelungen' mit ‚Rheingold'" fand gerade in dieser ersten schwierigen Phase seiner Kur statt, worauf noch einzugehen sein wird. Darauf kommt Wagner auch in einem Brief an Theodor Uhlig zurück. In einem Brief zwischen 7. und 11. Oktober berichtet er Theodor Uhlig in einem gesundheitlich kritischen Zustand, seine Oper rund um „Siegfried" nun zu einem dreiteiligen Werk plus Vorspiel ausbauen zu wollen; er schreibt: „Mit dem Siegfried noch große Rosinen im kopfe: drei Dramen, mit einem dreiaktigen Vorspiele."[368] Doch betrachten wir zuerst Wagners erste merkbare Probleme während der Kur, die vielleicht auch bereits mit ersten leisen Zweifeln an der „Wassermethode" verbunden waren. Um den „Ring" und sein Verhältnis zur Naturheilkunde von J. H. Rausse wird es später noch gehen.

Es werden vor allem zwei Personen Adressaten, denen er persönliche Mitteilungen über den Kurerfolg macht. Seiner Frau Minna versucht er über längere Zeit

---

367 Wagner. Das Braune Buch. S 120.
368 Wagner. Sämtliche Briefe. Band 4. S 131f. Brief. 53. An Theodor Uhlig, Dresden (zwischen 7. und 11. 10.1851).

einen ungetrübten Kurerfolg vorzutäuschen, wohl tatsächlich auch deshalb, weil sie Wasseranwendungen von Anfang an skeptisch gegenüberstand. Uhlig wird Adressat von ehrlichen Mitteilungen über die Wasserkur und deren Erfolg. Trotz gewisser Schwierigkeiten bleibt Wagner ein Adept der „Wasserheillehre" und glaubt während der ganzen Kur an einen Erfolg, den er durch sie zu erwarten hätte. Die negative Beurteilung der Zeit der Kur findet erst im Rückblick statt.

Minna gegenüber zeigt sich Wagner zu Mitte der Kur noch nicht besonders angegriffen. Eine solche Einschätzung seines damaligen Gesundheitszustandes wird es erst im Rückblick geben. Stattdessen deutet er seine Schwäche als „Kur-Krise" und daher auch Erfolg der Behandlung. Tatsächlich vielleicht auch deshalb, weil er ihr gegenüber keine negativen Äußerungen gegenüber der Wasserheilkunde gebrauchen wollte, die sie ablehnte. Im „Braunen Buch" notierte Wagner – wie wir uns erinnern – über seine Entscheidung auf Kur zu gehen: „zu Minna's grossem Kummer."[369] Andererseits dachte er offenbar auch selbst an eine „Kur-Krise" als Auslöser seiner Leiden; das spätere tatsächliche Zweifeln an der Wirksamkeit der Wasseranwendungen gehört einer anderen Zeit von Wagners Leben an.

In der Tat waren die *Kur-Krisen* – von solchen wird Wagner im Folgenden öfter berichten – seit Prießnitz fester Bestandteil einer Wasserkur und daher auch erwünscht. Die Patienten einer Wasserkur erwarteten sich tatsächlich sogar Krisen, bei denen der Körper letztlich in akuter Krankheit jene Stoffe ausscheiden könne, die ihn dauerhaft krank, d. h. „siech" gemacht hätten.

Dabei wurden viele Menschen allerdings ernstlich krank und mussten häufig sogar das Bett hüten. Zu Zeichen, die als solche *Krisen* gewertet wurden, zählten durch das teilweise eisige Wasser hervorgerufene Hautveränderungen, wie Badefriesel (Hautausschlag durch Reizung der Haut), Blattern, Abzesse oder Furunkel, die bis zu Erfrierungen gesteigert werden konnten. Andere als *Krise* bezeichnete Folgen einer Kur waren Koliken, Fieber, Schnupfen, Appetitlosigkeit, Diarrhö oder Erbrechen. Aus heutiger Sicht war eine Kaltwasserkur also gar nicht ungefährlich.[370]

Rausse sagte, wie wir uns erinnern, „Durchfall und Erbrechen" seien ein Zeichen der Reinigung der kranken Verdauungsorgane, „Schweiß, Ausschläge und

369 Vgl. Wagner. Das Braune Buch. S 120.
370 Vgl. Heyll. Naturheilkunde. 22f.

Geschwüre" Zeichen anderer Krankheiten, aber jedenfalls Reinigungsprozesse des Körpers, der krankmachende „Gifte" ausscheiden möchte.[371]

Am 12. 10. 1851 schreibt Wagner Minna, die „Kur-Krise" sei anscheinend eingetreten; er berichtet von mehreren Tagen mit Fieber und Schwäche, die er auf die nämliche zurückführe. Dafür sei er nun *im Kopf* wieder *freier*, „die Laune ziemlich gut, und der Appetit vortrefflich". Die „Hautflechte" (Gesichtsrose) – die eines seiner Hauptleiden bedeutete – trete stärker hervor, was er als positives Zeichen der Kur deutet.[372]

Im nächsten Brief an Minna berichtet er von der überstandenen „Nervenkrise", bei jetzt eingetretenem „vollen Appetit", und ein weiteres Mal vom positiven Einfluss der Wasseranwendungen, von denen er sich nun auch eine Besserung seiner angegriffenen Verdauung erhoffe.[373] Uhlig wiederum berichtet er in einem Brief vom 19. 10. über die Kur und ihre Auswirkungen auf seine Gesundheit: „In das nasse tuch bin ich 3 wochen lang eingepackt worden, und werde es auch seit heute wieder. Eine Zeit lang mußte ich wegen zu großen Angegriffenseins aussetzen. Ich bin jetzt sehr aufgeregt: meine Hämorrhoiden wüthen mir im Leibe. Aber – ich hoffe: Appetit ist immer vortrefflich."[374]

Eine erste Mitteilung, die Wagners Probleme mit den sicher nicht einfach auszuhaltenden Methoden der Hydrotherapie thematisiert. Dennoch scheint die Schilderung positiv, da auch sie wohl tatsächlich eine (vermeintlich) heilsame *Krise* beschreibt. Der nächste Brief an Uhlig enthält folgende, ebenfalls positive, Mitteilung über die Wasserkur:

„Zu meiner Kur bekomme ich jetzt immer mehr vertrauen: jedenfalls war und ist mein jetziger zustand kritischer natur: wär' meine frau nicht, ich blieb den ganzen winter hier. Schicke mir den genauen titel der schriften Rausse's über die Anwendung der Wasserheilmethode: ich will sie mir jedenfalls verschreiben."[375]

Jetzt hat er noch vollständiges Vertrauen in die Kur, obwohl er über seinen behandelnden Arzt als einen „Wasserjuden" – diesen Namen gab seinem behandelnden

---

371 Rausse. Miscellen. S 38f.
372 Wagner. Sämtliche Briefe. Band 4. S132f. Brief. 54. An Minna Wagner, Zürich (12.10.1851).
373 Ebda. S 134f. Brief. 56. An Minna Wagner, Zürich (17.10.1851).
374 Ebda. S 137. Brief. 57. An Theodor Uhlig, Dresden (19.10.1851).
375 Wagner. Sämtliche Briefe. Band 4. S 141. Brief. 59. An Theodor Uhlig, Dresden (21.10.1851).

Arzt seine Frau Minna, da er angeblich sehr geldgierig war – zu spotten beginnt.[376] Mit den Schriften von Rausse, die sich Wagner „verschreiben" wolle und die ihm Uhlig zuschicken solle, war wohl hauptsächlich die von Theodor Hahn posthum herausgegebene Schrift „Anleitung zur Ausübung der Wasserheilkunde für Jedermann, der zu lesen versteht. Von J. H. Rausse" (Leipzig 1850) gemeint. Viele Schriften von Rausse, die ihm Uhlig geborgt hatte und die er nun bald zurückschicken wolle[377], hatte Wagner bereits gelesen; jene fehlte ihm noch.

Zu dieser Zeit hat er Raussens Philosophie völlig inne und scheint seinen „Gesundheitsradicalismus" vollauf zu vertreten. Dass damit nicht nur Gesundheitsfragen einhergehen, sondern auch allgemeine Fragen der Menschheit, die Rausse aufwirft und Wagner allem Anschein nach ebenfalls übernimmt, wird uns noch beschäftigen. Exemplarisch dafür schreibt er seiner Nichte *Klara Brockhaus*, ihr Vater, der sich bei einem Unfall verletzt hatte, solle umgehend eine Kur machen; letztlich werde er nicht nur „vollkommen genesen", sondern – das meinte Wagner wohl nicht ganz ernst – sogar sein verlorenes Auge wiedererhalten. Der Mutter riet er dasselbe, um dann fortzufahren: „Vor Allem fliehet jeden Mediziner: er vergiftet und ruinirt Euch systematisch. Ich spreche hier aus theoretischer Kenntnis, sowie aus praktischer Erfahrung: denn heute schreibe ich Dir aus einer Wasserheilanstalt, in der ich seit fünf Wochen Kur mache [...]."[378]

Bald glaubt er auch, seine Verdauung sei bereits wieder in Ordnung und sein psychisches Leiden werde sich ebenfalls bald beruhigen.[379] Zu diesem Zeitpunkt schwindet allerdings erstmals sein Vertrauen in seinen Arzt *Dr. Brunner*. Er fürchtet von ihm zwar keinen Schaden, vertrauen will er allerdings von nun an viel mehr sich selbst, seinem „Instinkt".[380] Auch dieser war ein von Rausse oft verwendeter Begriff, mit dem er die unfehlbare Stimme des Körpers meinte, die dem Individuum genau sage, was es in Fragen der Gesundheit brauche.[381]

---

376 Vgl. ebda. Brief. 60. An Minna Wagner, Zürich (21.10.1851) und Brief. 65. An Theodor Uhlig, Dresden (30.10.1851). Zu Wagners Antisemitismus vgl. *II. 3.6.*
377 Im selben Brief fügt er an das Vorhergehende an: „Deine Rausse's möchtest Du wohl auch bald wieder haben?" (Ebda.).
378 Wagner. Sämtliche Briefe. Band 4. S 145f. Brief. 61. An Klara Brockhaus, Leipzig (23.10.1851).
379 Vgl. ebda. Brief. 62. An Ernst B. Kietz, Paris (24.10.1851).
380 Vgl. ebda. Brief 65. An Theodor Uhlig, Dresden (30.10.1851).
381 Vgl. *I. 2.3.*

Erst am 3. November berichtet er Minna von einem erneut auftretenden juckenden und fiebrigen Hautausschlag, der ihn quäle. Möglicherweise war dieser Ausschlag wie bei vielen eine Folge des eisigen Wassers, vielleicht auch Folge von Erfrierungen. Von einem Abfall des Glaubens an die Hydrotherapie ist aber nichts zu merken.[382] Gegenüber Uhlig behauptet er in einem am gleichen Tag geschriebenen Brief aus Albisbrunn, es gehe ihm „ziemlich gut".[383] Von Hautausschlägen weiß er nichts zu berichten.[384] Diese teilt er nur seiner Frau mit. Jetzt beginnt bei Wagner auch langsam das leise Jammern über die Kur. Erste Sorgen, die ihm die Kur bereiten, teilt er Minna mit. An sie schickt er ebenfalls noch am 3. November folgenden Reim:

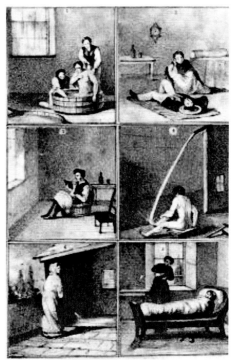

Zeitgenössische Darstellung verschiedener Kurmethoden (1. Wannenbad 2. Kopfbad 3. Sitzbad 4. Duschbad 5. Schwitzen 6. Aus der Einpackung ins Vollbad)

„Minna, schicke mir bald Strümpfe!
Hier giebt es nichts als lauter Sümpfe!
Davon bekomm' ich nasse Klümpfe!
Im Whist fehlen mir auch die Trümpfe!
Drum bringe Du mich wieder auf die Strümpfe!
Schick' mir nur ein Paarer Fümpfe!"[385]

Trotzdem glaubt er weiterhin an den Kurerfolg und möchte die hydrotherapeutischen bzw. naturheilkundlichen Verfahren (Diät und Wasseranwendungen) auch

---

382 Vgl. ebda. Brief 70. An Minna Wagner, Zürich (2.11.1851).
383 Ebda. Brief 72. An Theodor Uhlig, Dresden (3.11.1851).
384 Vgl. ebda. Brief 72. An Theodor Uhlig, Dresden (3.11.1851).
385 Vgl. ebda. Brief 73. An Minna Wagner, Zürich (3.11.1851).

nach seiner Rückkehr nach Zürich fortsetzen.[386] Jetzt geht die Kur langsam zu Ende. Wagner zeigt sich weiterhin größtenteils zufrieden mit ihr und glaubt noch immer an einen Erfolg. Minna berichtet er von den anstrengenden Kurmethoden, vor allem die *Körperpackungen* setzen ihm zu. Er spricht erneut von seinem wieder stark auftretenden Hautausschlag, glaubt aber uneingeschränkt an Heilung durch die hydrotherapeutische Methode.[387]

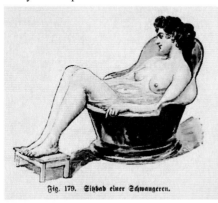

Fig. 179. Sitzbad einer Schwangeren.

Theodor Uhlig berichtet er am 11. November noch einmal ausführlich vom Kuralltag. Folgender längerer Ausschnitt aus dem Brief von Wagner kann uns allgemein einen guten Eindruck davon geben, wie der Alltag in einer „Kaltwasserheilanstalt" aussah. Bis auf die Anwendung des Schwefels scheint die Kur den Empfehlungen von J. H. Rausse sehr ähnlich:

„Jetzt treibe ich's täglich folgender Maaßen. 1., früh halb 6 uhr nasse Einpackung bis 7 uhr; dann kalte wanne und promenade. 8 uhr frühstück: trockenes brod und milch oder wasser. 2., sogleich darauf ein erstes und ein zweites Klystier; nochmals kurze promenade; neue kompresse. Dann mittagsessen auf dem Zimmer mit Karl (Karl Ritter), der verhütung von ungeneißigkeit wegen. Eine stunde faullenzen: starke promenade von zwei stunden – allein. 4. gegen 5 uhr: wieder nasse Abreibung, und kleine promenade. 5., Sitzbad von einer viertelstunde um 6 uhr, mit folgender erwärmungspromenade. Neue kompresse. Um 7 uhr abendessen: trocken brod und wasser. 6. darauf: ein erstes und zweits Klystier; dann Whistpartie bis nach 9 uhr. Folgt noch eine neue Kompresse, und gegen 10 uhr geht's in's bett."[388]

Eine typische Wasserkur, die durchaus sehr anstrengend werden konnte. Nach dem Mittagessen wurde das Programm kurz unterbrochen, das Mittagsmahl aß Wagner auf seinem Zimmer, „der Verhütung von Ungeneißigkeit wegen". Vielleicht hatte Wagner Probleme mit den anderen Kurgästen und spricht deshalb von „Ungeneißigkeit", was wohl so viel heißen soll wie „Unannehmlichkeiten". Er setzt den Brief fort und beschreibt, wie er mit dem Kurprogramm fortfahren möchte:

386 Vgl. ebda. Brief 74. An Minna Wagner, Zürich (7.11.1851).
387 Vgl. ebda. Brief 76. An Minna Wagner, Zürich (9.11.1851).
388 Ebda. S 171f. Brief 77. An Theodor Uhlig, Dresden (11.11.1851).

„Dieses *règime* halte ich jetzt sehr gut aus: vielleicht steigre ich's sogar noch. Vier wochen habe ich Schwefel geschwitzt: dann ist mein nasses tuch hellröthlich geworden; man versichert mir dieß rühre vom Merkur (Schwefelquecksilber) her. Sehr starke Ausdünstung bei großer leibeswärme. Meine flechten sind alle wieder gekommen: jetzt gehen sie allmälig wieder fort."[389]

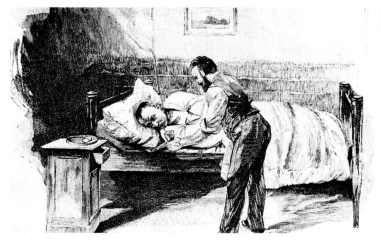

Eine „Einpackung"

Anscheinend glaubte Wagner, sich durch Quecksilber vergiftet zu haben, das er durch *nasse Einpackungen* über die Haut aus seinem Körper austreiben könne. Ebenfalls als Ausdruck des akuten Heilprozesses wurden die von Wagner beschriebenen Hautausschläge betrachtet, die damit als positive Reaktion des Körpers gewertet wurden. Sie schienen also nicht besorgniserregend. Auch die anderen Schilderungen Wagners erinnern an einen in die Lehre der Naturheilkunde Eingeweihten, der seine Symptome gemäß der naturheilkundlichen Terminologie beschreibt. Wie er zukünftig mit der Therapie in Zürich fortfahren möchte, berichtet er Uhlig ebenfalls:

„Wenn ich wieder in Zürich bin, setzte ich die Kur fort: arbeiten werde ich wenig: nur ab und zu entwerfen und skizziren. Thut es noth, so muß mich meine frau selbst einpacken. Sehr strenge Diät. – So müßte es denn mit dem teufel zugehen, wenn ich dem Lauf der welt nicht eine weile gesund zusähe [...]."[390]

---

389 Ebda. S 171f. Brief 77. An Theodor Uhlig, Dresden (11.11.1851).
390 Ebda.

Wagner hatte wohl tatsächlich keine Probleme, dieses intensive Kurprogramm einzuhalten, nur eines konnte er nicht durchhalten, nämlich die Enthaltsamkeit von
geistiger Arbeit. Wie wir im Folgenden sehen werden, war Albisbrunn der Ort, an
dem Wagner einige künstlerische Ideen in den Kopf stiegen und wo er wichtige
Entwürfe verfasste.

2.3. Die Kur in Albisbrunn, der „Ring des Nibelungen" und die Festspielidee

Im selben Brief, den er anscheinend zwischen intensiven hydrotherapeutischen
Verfahren abgefasst hatte, teilte er Theodor Uhlig auch seinen Plan zur Ausführung
des „Rheingoldes" und der „Walküre" mit. Er schreibt bezüglich Titel und Inhalt,
sehr kurz: „Vorspiel: der raub des Rheingoldes. I. Siegmund und Sieglind: der
Walküre bestrafung."[391]

Seine geistige Tätigkeit nahm Wagner vermutlich nach etwa drei Wochen Kur
in Albisbrunn wieder auf, ohne vielleicht Konkretes auszuarbeiten. Zwischen 7.
und 11. Oktober – also auch in der Zeit, über die wir gerade unter der Überschrift
„Wagners Krise während der Kur in Albisbrunn" gesprochen haben – berichtet er
erstmals von „drei Dramen, mit einem dreiaktigen Vorspiele".[392]

Am 3. November, also etwa vier Wochen später, spricht er Uhlig gegenüber erneut davon.[393] Am 12. November, gegenüber Uhlig und am 20. November gegenüber Franz Liszt, gibt er erstmals seinen Plan zum vierteiligen Bühnenfestspiel
„Der Ring des Nibelungen" bekannt.[394]

Wohl zwischen 3. und 11. November 1851 entwirft Wagner zuerst die Prosaskizze zu „Rheingold", dann – teilweise vielleicht gleichzeitig – zwischen 11. und
20. November die Prosaskizze zur „Walküre".[395] Beides also während seiner Kur in

391 Vgl. ebda. S 172.

392 Ebda. S 131f. Brief 53. An Theodor Uhlig, Dresden (zwischen 7. und 11. 10.1851).

393 Vgl. ebda. Brief 72. An Theodor Uhlig, Dresden (3.11.1851).

394 Der von *Martin Geck* in einer neueren Publikation wiederholte Irrtum, der „Festspielgedan-
ke" sei bereits in der Erstfassung von „Mitteilung an meine Freunde" am Schluss aufge-
taucht (vgl. Geck. Wagner. S 165), wurde bereits vom Wagner-Briefe Herausgeber *Werner
Wolf* widerlegt, wie auch *Matthias Theodor Vogt* betont (Vogt. Bäderkur. S 360f.). Tatsächlich wurde die Ankündigung von viertägigen „Festspielen" erst bei der Korrektur der Druck-
fassung eingefügt, wobei diese Korrekturen in Albisbrunn vorgenommen wurden (vgl. ebda.
bzw. Wolf. Einleitung. S 14).

395 Wolf. Einleitung zu SB 4. S 25f.

Albisbrunn, sozusagen „zwischen Wasseranwendungen". Für die Entstehung des „Rings" in seiner Endfassung scheint für mich, wie bereits angeklungen, auch J. H. Rausse mit der einen oder anderen hauptsächlich bei Rousseau geborgten, aber darüberhinaus mit einer allgemeinen Gesundheitslehre und vor allem der Wasserheilkunde verbundenen philosophischen Idee eine gewisse Rolle gespielt zu haben. Was man in der gängigen Wagnerforschung nicht weiß; wahrscheinlich aufgrund der zu schwachen Kenntnis der Schriften von Rausse.

Bezeichnend dafür scheint für mich der Brief Wagners an Theodor Uhlig vom 12. November 1851, nur einen Tag nach dem teilweise oben zitierten Brief an Uhlig vom 11. November verfasst. Hier will er die „Wölsungasaga", die er bereits für seine Oper „Lohengrin" benutzt hatte, von Theodor Uhlig erhalten, um sie dann „spätestens in 14 Tagen" gemeinsam mit den Büchern von Rausse, die ihm Uhlig geborgt hatte, an Theodor Uhlig zurückzuschicken.[396] In diesem Brief teilt er seinen endgültigen Plan der „Tetralogie" und deren groben Inhalt überhaupt erstmals jemanden mit.

Die *Raussebücher* waren dabei fast seine einzige nicht-musikalische Literatur während der Kur. Warum sollten sie keinerlei Einfluss auf den Wagner dieser Zeit ausgeübt haben?

Ganz im Gegenteil, seine Äußerungen über die akademische Medizin und seine Vergötterung der Wasserheilkunde weisen auf einen sehr starken Einfluss Raussens auf Wagner hin (hier natürlich vordergründig medizinisch zu sehen) und dieser fließt m. E. schließlich (über medizinische Fragen hinaus gesehen, die im „Ring" keine Rolle spielen) auch in den „Ring des Nibelungen" ein. Über die philosophischen Motive, die Wagner in diesem Werk anscheinend von Rausse übernommen hat, wird im nächsten Kapitel gesprochen.

Matthias Theodor Vogt, der ähnliche Zusammenhänge, wie ich sie hier dargestellt habe, ebenfalls – wohl neben Nietzsche, auf dessen Vergleich zwischen dem Erlösungsglauben der Naturheiler und den der „Jünger von Bayreuth" noch zurückzukommen sein wird[397] – als Erster gesehen hatte, stellt andererseits heraus, dass auch die Idee Wagners, den „Ring" während eigens geplanter Festspiele abzuhalten, im Zusammenhang mit der Kur in Albisbrunn und der Wasserheilkunde allgemein in Verbindung zu bringen sei. Der ganze Tagesablauf, die Umgebung der

---

396 Vgl. ebda. S 173f. Brief 79. An Theodor Uhlig, Dresden (12.11.1851).
397 Vgl. *III. 3.3.*

Festspiele, aber auch der Inhalt der Stoffe gehe in wesentlichen Elementen auf die Bekanntschaft Wagners mit der Wasserheilkunde zurück.[398]

Rausse war es wohl tatsächlich auch, der Wagner auf die Idee brachte, sein zukünftiges Festspielhaus „in irgend einer schönen Einöde, fern von dem Qualm und dem Industrie-pestgeruche unserer städtischen Civilisation"[399] zu errichten.

In ganz ähnlichem Zusammenhang sieht *Vogt* die naturnahe Umgebung der Provinzstadt Bayreuth als Grund, warum gerade dort die Festspiele umgesetzt wurden. Ferner geht er davon aus, dass der Tagesablauf der Festspiele sich am Kuralltag, den Wagner in Albisbrunn erlebte, orientiere.[400] *Chris Walton* über den Ansatz von *Vogt*:

„As Matthias Theodor Vogt has observed, the ‚ideologies' of both sanatorium and the Bayreuth festival provided for a carefully calculated daily regime of ‚purification', the one physical, the other aesthetic, in a place of relative isolation where one's concentration would not be diverted (as the case in the more commerical spas) by the worldly delights of casinos luxury shopping facilities, and the like."[401]

In diesem Sinne war es tatsächlich gerade in Albisbrunn, da Wagner den Plan fasste, seinen „Ring" innerhalb von Festspielen aufzuführen. So schrieb Wagner am 12. 11. 1851 an Uhlig:

„Am Rheine schlage ich dann ein theater auf, und lade zu einem großen dramatischen feste ein. nach einem jahre vorbereitung führe ich dann im laufe von vier tagen mein ganzes werk auf: mit ihm gebe ich den menschen der Revolution dann die bedeutung dieser Revolution, nach ihrem edelsten sinne, zu erkennen."[402]

Hierzu betont Vogt, dass der Rhein in diesem Zusammenhang in erster Linie als typischer Strom Deutschlands, vor allem wegen seiner Eigenschaft als das bei Wagner zu dieser Zeit so bedeutende Element Wasser führend, seine Wichtigkeit erhielt. Nicht aber aufgrund seiner Position zwischen Deutschland und Frankreich.[403]

Überhaupt meint *Vogt*, sei Wagner im Zusammenhang mit seinem Kuraufenthalt in Albisbrunn und durch die Bekanntschaft mit der Wasserheilkunde (deren Ideen ihm

---

398 Vgl. Vogt. Bäderkur. S 343f.

399 Wagner. Sämtliche Briefe. Band 4. S 270. Brief 118. An Franz Liszt, Weimar (30.1.1852).

400 Vgl. Vogt. Bäderkur. S 343f.

401 Walton. Wagner's Zurich. S 95.

402 Wagner. Sämtliche Briefe. Band 4. S 173f. Brief 79. An Theodor Uhlig, Dresden (12.11.1851).

403 Vogt. Bäderkur. S 361.

bereits seit Mitte des Jahres 1850 bekannt waren[404]) erstmals klar geworden, welche Wirkung auch seine Kunst haben könnte und orientierte sich dabei am Erlösungsideal der Naturheilkunde. In diesem Sinne führt er aus:

„Meine Behauptung ist die, daß Richard Wagner in Albisbrunn klar wurde, daß ein ‚Bühnenfestspiel' des Ring des Nibelungen – beide Ausdrücke finden sich zum ersten Mal auf den Albisbrunner handschriftlichen Korrekturfahnen zur ‚Mittheilung' – eine gesellschaftlich-ka[t]hartische Wirkung haben könnte ähnlich der Wasserkur; und zwar mit dem Mittel einer in Natur eingelagerten Kunst."[405]

Sehr vieles davon mag zutreffen und eines scheint klar: Gerade als er den „Ring" in den 1870er Jahren fertigstellte, begannen ihn wieder Ideen der Naturheilkunde zu interessieren, was sich während der Arbeit am „Parsifal" schließlich in einer neuerlichen Annäherung Wagners an genau jene Themen der Naturheilkunde widerspiegelt. Obwohl dann der Vegetarismus als wichtigster Faktor gilt, spricht Wagner, im Sinne des Denkens von Rausse, von einer „physischen Revolution", die der „moralischen Regeneration" vorausgehen müsse.[406]

Es scheint kaum zufällig, dass sich Wagner gerade in Vorbereitung seiner zweiten Festspiele, die das „Bühnenweihfestspiel" *Parsifal* zum Inhalt hatten, erneut naturheilkundlichen Themenkreisen, wie der Anti-Vivisektion, dem Vegetarismus und dem Anti-Alkoholismus widmete und sie letztlich in den „Regenerationsschriften" mit seinem Drama in direkte Verbindung brachte.

Tatsächlich dachte Wagner daran, mit seiner Kunst ganz ähnliche Effekte zu erzielen wie die Naturheiler mit ihren Maßnahmen. In diesem Sinne wäre es wohl tatsächlich nicht abwegig, hätte sich Wagner in der Tat durch den Ablauf einer Kur – die ja der Idee von J. H. Rausse gemäß, durch die Auflösung des „Siechtums", den Menschen nach ihrem Besuch nicht nur gesund, sondern auch gut machen sollte – für seine Festspiele inspirieren lassen: Auch sie sollten nicht bloß einen Kunstgenuss ermöglichen, sondern ebenfalls einen Beitrag zu einer *Reformierung* der Menschen leisten. In diesem Sinne hielt Nietzsche in seiner *vierten Unzeitgemäßen* fest:

„Man erwartet von [Wagner] eine Reformation des Theaters: gesetzt, dieselbe gelänge ihm, was wäre denn damit für jene höhere und fernere Aufgabe getan? Nun, damit wäre der moderne

---

404 Ebda. S 351.

405 Ebda. S 361.

406 Vgl. Wagner. Das Braune Buch. S 120.

Mensch verändert und reformiert: so notwendig hängt in unserer neueren Welt eins an dem anderen, daß, wer nur einen Nagel herauszieht, das Gebäude wanken und fallen macht."[407]

Tatsächlich hört sich das wie eine Paraphrasierung der Idee von J. H. Rausse mit der Wasserheilkunde an. Rausse schrieb über den Zusammenhang zwischen Wasserheilkunde und der Reform, die in seiner Terminologie über den Instinkt (den Wagner übrigens im Sinne von Rausse in „Religion und Kunst" in gleichem Sinne wiederverwenden wird) als Richter über Gut und Böse zu erreichen sei:

„Wenn der Instinkt in Bezug auf Diät die unversehrt und heilig gehaltene Basis aller Kulturbestrebungen sein soll, so ist damit nicht gesagt, dass er das Gebäude sein müsse; vielmehr soll er nur der Boden sein, worin der Baum der Kultur festen Wurzelgrund findet … .'"[408]

Wagner selbst stellte einen Zusammenhang zwischen seinem Kunstunternehmen und der Naturheilkunde neuerlich im Vorfeld von „Parsifal" her. Hatte ihn die widerbegonnene Arbeit am „Ring" erneut auf naturheilkundliche Themen, und vor allem auf eschatologische Potenziale, die sich in der Naturheilkunde verbergen sollten, aufmerksam gemacht? Das lässt sich wohl nicht klar beantworten; wir werden allerdings im Laufe dieser Untersuchung noch sehen, wie Wagner noch 1869 gegenüber Nietzsche Erlösungsideale der Naturheilkunde verfemt, gerade allerdings den Vegetarismus – zum Ärger des späten Nietzsche – 1880 zum Ideal des „reformierten Menschen" machen wird.

Zu dieser Zeit wird Wagners Idee, eine sogenannte „Regeneration" über die Kunst zu erreichen, immer konkreter. In gleicher Weise unterstützt er für diese „Regeneration" aber auch Ideale der Naturheilkunde, wie den Tierschutz, den Vegetarismus und den Alkoholverzicht. In gewisser Weise reiht sich Wagner dabei selbst in jene Kreise ein, die man heute als „Lebensreformer" bezeichnet. In einem anderen Werk[409] behaupte ich, dass gerade die sogenannte „Lebensreform", die zu jener Zeit, als Wagner sein „Bühnenweihfestspiel" umsetzt, ein großes Wachstum erreicht, viele Ideen aus der Naturheilkunde der ersten Hälfte und des zweiten Drittels des 19. Jahrhunderts übernahm und in ihr einen sehr wichtigen Vorläufer besitzt.

Dabei spielte im deutschen Sprachraum gerade J. H. Rausse eine besondere Rolle, indem er als einer der ersten eine „Selbstreform" an den Anfang jeder

---

407 Nietzsche. KSA 1. S 448.
408 Rausse. Miscellen. S 325/326.
409 Vgl. Hlade. Naturheilkunde.

Revolution stellte. Wagner selbst, der das Wachstum lebensreformerischer Ideen offenbar registrierte, erkannte in jenen wohl auch selbst erneut die Lehre von J. H. Rausse, wie die folgenden Kapitel noch zeigen werden. Daher scheint es in der Tat nicht abwegig, wenn wir auch Wagner – sehen wir ihn als „Lebensreformer", der anders als viele andere Lebensreformer seinen Beitrag zur Reform nicht über medizinische Fragen, sondern über die Kunst leisten will – als einen Nachfolger von J. H. Rausse bezeichen.

Letztlich scheint man *Vogt* rechtgeben zu müssen, wenn dieser zwar im Speziellen nicht Rausse als jene Person nennt, die Wagner inspirierte und die Zusammenhänge zwischen Wagner und der Lebensreform in keiner speziellen Weise betont, aber sehr richtig erkennt, woher Wagner die Idee haben könnte, seine Kunst tauge als Mittel zur Erlösung.

In diesem Sinne ist es wohl in der Tat durchaus denkbar, dass Wagner sich bei seinen Festspielen – als eine Art „Regenerationskur" – an naturheilkundlichen bzw. hydrotherapeutischen Kuren orientierte, wie *Vogt* es als These formuliert. Damit scheint es sehr wahrscheinlich zutreffend, dass selbst die Festspiele – wie *Vogt* schreibt – „aus dem Geist der Wasserkur geboren" sind[410] und eine ähnliche Funktion erfüllen sollten wie die Kaltwasserkuren eines J. H. Rausse.

Die Nähe der Wagner'schen Kunst zur Wasserkur von Rausse wird nämlich auch dadurch wahrscheinlich, dass Wagner die Wirkung seiner Kunst, ähnlich wie dieser, gar nicht über den Intellekt erreichen wollte – wie es etwa die Schiller'sche Auffassung, aber auch die griechische Tragödie hauptsächlich auszeichnete. Wagner wollte stattdessen, durch die Musik ausgelöst, das Eintauchen in die dem modernen Verstand gar nicht zugänglichen Wahrheiten des „Reinmenschlichen" und des „Ewig-Natürlichen" ermöglichen: Das Ziel waren gar nicht so sehr intellektuelle Einsichten, sondern eine Bekehrung durch tiefer greifende Mittel, auf die intellektuelle Einsichten erst allmählich folgen. Die moralischen Einsichten vielleicht erst als Folge auf die therapeutische Reinigung durch das Musikdrama.

Selbst Nietzsche musste später erkennen, dass seine zumindest in eine ähnliche Richtung gehenden Ausführungen in „Die Geburt der Tragödie" (1872) den Versprechungen der Wasserkur von Rausse nahekamen, wobei er die Zeit als Anhänger von Wagner offenbar in gleicher Weise zu bereuen habe, wie Wagner

---

410 Vogt. Bäderkur. S 364.

seine Kaltwasserkuren bereute.[411] Wagner selbst sah noch *Parsifal* als einen „weihevoll reinigenden religiösen Akt".[412]

Um 1860 – mitten im „Tristan" und ein gläubiger Jünger Schopenhauers – spricht er davon, seine „Musik" solle „mit ihren feinen, geheimnissvoll-flüssigen Säften durch die subtilsten Poren der Empfindung bis auf das Mark des Lebens eindringen, um dort alles zu überwältigen."[413] Die Aufgabe der Musik sei, „Alles hinwegzuschwemm[en] was zum Wahn der Persönlichkeit gehört, und nur den wunderbar erhabenen Seufer des Ohnmachtbekenntnisses" übrig zu lassen.[414]

Nun zwar bereits davon überzeugt, seine Musik müsse den pessimistischen Forderungen der Philosophie von Schopenhauer dienen, blieb die Kunst selbst aber noch immer so etwas wie ein reinigendes Verfahren. Ihre Aufgabe war so ähnlich wie jene, die sich Rausse für seine Wasserkur vorstellte: „eine alle gesellige Verhältnisse reinigende und verklärende Macht."[415] Die Kraft der Musik ersetzt in gewisser Weise die Funktion des Wassers bei Rausse.

Bereits am 21.10. 1851 – mitten in der Kur von Albisbrunn, zu der er „immer mehr vertrauen" bekomme – schreibt er an Uhlig: „so viel ist gewiß, ich mache nur noch in der Kunst, in nichts anderem mehr, ausgenommen etwas entschiedenes menschenthum."[416] Er spricht dort auch davon, dass sein „weimarischer Siegfried" immer „problematischer" werde.[417] Jetzt also dachte er über jene Erweiterung nach, die später der „Ring" werden sollte. Zwei Dinge scheinen ihm jetzt, wie *Vogt* unterstreicht, klar geworden zu sein: Einerseits, dass seine Kunst eine ähnliche Funktion übernehmen könne wie die Wasserkur, andererseits dass sich die von ihm für die Zukunft geplanten Dramen auch in ihrem Ablauf an einer Wasserkur orientieren könnten.

---

411 Nietzsche. KSA 6. S 44. Vgl. *III. 3.3.*
412 Wagner. Religion. S 397.
413 Zit. nach: Geck. Wagner. S 252.
414 Ebda.
415 Kapp. J. H. Rausse. S 56f.
416 Beide Zitate: Wagner. Sämtliche Briefe. Band 4. S 141. Brief. 59. An Theodor Uhlig, Dresden (21.10.1851).
417 Ebda.

2.4. Erfolg der Kur

Nun geht die Kur bald zu Ende und Wagner trifft bereits Vorkehrungen, um „Wasseranwendungen" auch nach der Kur fortsetzen zu können. Am 14. November 1851 fordert er Minna auf, für ihn eine Badewanne zu besorgen, damit er seine hydrotherapeutischen Bäder auch zuhause weiter anwenden könne.[418]

Im nächsten Brief fordert er sie erneut dazu auf, eine Wanne zu besorgen; außerdem erklärt er ihr, wie er nach der Kur seine hydrotherapeutischen Verfahren, wie *nasse Wickel*, nun zu Hause auszuüben plane und welche Probleme das für den Haushalt bringen könne. Im selben Brief berichtet er, dass er sich jetzt endgültig gesund fühle und beschreibt ihr die durchwegs positiven Wirkungen der Wasserkur, wobei ganz am Anfang seine bei Minna in Auftrag gegebenen Vorkehrungen für die hydrotherapeutischen Verfahren, die er nach der Kur fortsetzen wolle, verteidigt werden:

> „Willst du wissen, wozu das Alles gut sein soll, so laß Dir sagen, daß ich mich schon jetzt, gegen meinen früheren Zustand, wie im Himmel fühle. Mein aufgetriebener Unterleib ist gänzlich verschwunden, ich bin schlank, daß es eine Freude ist: dagegen sind meine Arme, Schenkel und Waden von einer großen Muskelfülle und Stärke. […] Mein Kopf ist beständig frisch und hell, trotz dem ich ihn schon jetzt keineswegs nur mit Lumpereien beschäftige.[419]

Mit letzterem war wohl die Idee zum „Ring" gemeint. Man sieht, Wagner fühlte sich damals durch die Kur beinahe geheilt, auf jeden Fall aber nicht unwohl. Oder wollte er sich einen Misserfolg tatsächlichen bloß nicht eingestehen? War der Glaube an Rausse und seine Theorie stärker als sein Urteilsvermögen? Völlig geheilt glaubte er sich auf keinen Fall, hoffte aber bald durch weitere Kuren ganz zu gesunden. Wagner in diesem Sinne weiter an Minna: „Mich nun vollends noch ganz so gesund zu machen und zu erhalten, als ich es kann, wenn ich den vernünftigen Willen dazu nicht aufgebe, dieß ist zunächst daher mein Hauptwunsch […]."[420]

Wagner war damals also sehr optimistisch und glaubte an das Wunder der Hydrotherapie. Die Kur sei für ihn der erste Schritt zur Heilung gewesen, deren endgültiges Eintreten er sich bald erwartete. In „Mein Leben" berichtet Wagner ganz an-

---

418 Wagner. Sämtliche Briefe. Band 4. S 178f. Brief 81. An Minna Wagner, Zürich (14.11.1851).
419 Ebda. S 180f. Brief 82. An Minna Wagner, Zürich (17.11.1851).
420 Ebda.

ders über den Ausgang der Kur, aus der Bemerkung an Minna, er sei schlank „dass es eine Freude ist" und dazu noch kräftig, wird tatsächlich das Gegenteil. Nun schätzt er im Rückblick die damalige Lage folgendermaßen ein:

„Daß der Zweck meiner Kur gänzlich verfehlt und sogar in eine sehr nachteilige Wirkung umgeschlagen war, suchte ich mir zwar mit großer Hartnäckigkeit zu verbergen: die radikalen Sekretionen waren zwar nicht eingetreten, dafür aber mein ganzer Körper in erschreckender Weise abgemagert. Ich hielt mich an dieses Ergebnis, glaubte nun genug getan zu haben, um schöne Nachwirkungen zu erwarten, und verließ Ende November die Anstalt […]."[421]

Eine bemerkenswerte Änderung der Einschätzung des Ausgangs der Kur. Die optimistische Schilderung Wagners war im Rückblick in Resignation über die verfehlte Kur umgeschlagen. Die körperliche Verfassung betreffend wurde etwa aus einer „großen Muskelfülle und Stärke" eine erschreckende Abmagerung. Tatsächlich blieb Wagner damals noch längere Zeit „Wasserfreund" und speziell auch ein radikaler Anhänger von J. H. Rausse.

---

421 Wagner. Mein Leben. S 488.

3. Wagners „Religion" Wasserheilkunde und philosophische Einflüsse der Wasserheilkunde auf Wagner und sein Werk

> „Hatte ich bisher meiner Gesundheit wegen immer noch Sorge, so ist mir nun auch durch die gewonnene Ueberzeugung von der, alles körperliche Uebel heilende Kraft des Wassers und der Naturheilkunst, dies Besorgniß gehoben: ich bin auf dem Wege, ein vollkommen gesunder Mensch zu werden und – wenn ich nur will – zu bleiben."[422]

Wagner an Franz Liszt

Noch in „Mein Leben" erinnert sich Wagner an die Zeit, in der ihm die „Wasserheilkunde" als „Religion" galt. Über jene Zeit, als Theodor Uhlig ihn Mitte des Jahres 1851 in seinem Zürcher Exil endgültig zum „Wasserfreund" machen konnte, hält er dort fest:

> „Nach einer neuen Seite hin gewann *Uhlig* einen für lange entscheidenden Einfluß auf mich durch seine enthusiastische Anpreisung des Wasserheilsystems. Er brachte mir ein Buch hierüber von einem gewissen *Rauße* (Rausse) mit, welches mich namentlich durch seine radikale Tendenz, die etwas *Feuerbachsches* an sich hatte, in sonderbarer Weise befriedigte. Die kühne Zurückweisung der ganzen medizinischen Wissenschaft mit allen ihren Quacksalbereien, dagegen die Anpreisung des einfachsten Naturverfahrens durch methodische Anwendung des stärkenden und erquickenden Wassers gewann mich schnell zu leidenschaftlicher Eingenommenheit."[423]

Wagner hatte in seinem Zürcher Exil ab 1849 mit dem Studium der Feuerbach'schen Schriften begonnen und wurde gerade zu dieser Zeit zu einem großen Feuerbach-Verehrer. Auch Feuerbach war jemand, der die geistigen Kräfte vom Zustand des Körpers abhängig machte; vielleicht deshalb meinte er, er hätte in Rausse etwas „Feuerbachsches" vorgefunden.

Jedenfalls konnten ihn Theodor Uhlig und Ernst Benedikt Kietz Mitte des Jahres 1851 davon überzeugen, dass die Kaltwasser-Kur von J. H. Rausse sowohl für ihn selbst, aber auch für die Menschheit von großem Nutzen sei. Wagner begann auch an die von ihm sogenannte „Gifttheorie" zu glauben und nahm in seinem Fall an, er habe sich durch Schwefelbäder im Rausse'schen Sinne „vergiftet". Wagner darüber in „Mein Leben":

> [...] Diesen zuletzt empfangenen und allen seit langer Zeit möglichst aufgenommenen Giftstoff von mir auszutreiben, um durch ausschließliches Wasserregime mich zu einem radikal gesunden

---

422 Wagner. Sämtliche Briefe. Band 4. S 192. Brief 85. An Franz Liszt, Weimar (20.11.1851).
423 Wagner. Mein Leben. S 483.

Urmenschen umzuschaffen, ward nun für lange Zeit die Angelegenheit, welche mich mit steigender Leidenschaftlichkeit beschäftigte."[424]

Eines Tages beschloss Wagner dann, eine Wasserheilanstalt aufzusuchen, die er im relativ nahe gelegenen Albisbrunn fand, von wo er beschloss, „nicht eher wiederzukehren, als bis ich ein radikal gesunder Mensch geworden wäre."[425] Die Kur dauerte von 15. September 1851 bis 23. November 1851 und Wagner glaubte nach dem Abschluss, er sei tatsächlich auf dem Weg zur „absoluten Gesundheit", die Rausse den Anhängern des „Wasserrégimes" versprach. Wagner war damals, wie wir gesehen haben, tatsächlich ein fanatischer Anhänger der Wasserheilkunde, nach der er zu dieser Zeit sein ganzes Leben ausrichtete, um dadurch – wie er dachte – zur Gesundheit zurückfinden zu können.

Bevor wir mit der Schilderung jener Zeit in Wagners Leben fortfahren, als ihm die „Wasserheilkunde" als Religion galt, soll die Frage beantwortet werden, durch welche Gründe Wagner überhaupt ein Adept dieser Lehre werden konnte. Darum soll es in den nächsten Kapiteln gehen. Später werden wir zur chronologisch-biographischen Schilderung der Ereignisse zurückkehren.

3.1. Rausse und Wagner – zwei 1848er, zwei Rousseauisten

Warum wurde Wagner ein „radikaler" Anhänger der Wasserheilkunde von J. H. Rausse? Was faszinierte Wagner bei Rausse? Später, als er sich gerade von der „Gifttheorie" von Rausse verabschiedete, wird Wagner an Theodor Uhlig – der ihn zur Wasserheilkunde bekehrte – schreiben: „In R. (Rausse) sprach mich vor Allem der frische Zug auf die Natur hin an."[426] Was meinte er damit?

Eines scheint klar; Rausse und Wagner verbanden von Grund auf einige Fragen in Bezug zu Natur und Gesellschaft. Genau das erkannte Wagner und glaubte Rausse, der die Probleme, die beide bekämpfen wollten, durch die Hydrotherapie lösen wollte. Auch Wagner machte von nun an Gesundheit zur Voraussetzung des Gelingens aller anderen Vorhaben typischer Sympathisanten der 1848er Revolution – zu denen sowohl Wagner als auch Rausse zu zählen sind. Beide lernten wohl während ihres Studiums (das beide nicht sehr ernsthaft betrieben) Ideen des Vor-

---

424 Ebda. S 483f.
425 Ebda. S 485.
426 Vgl. Wagner. Sämtliche Briefe. Band 4. S 308. Brief 134. An Theodor Uhlig, Dresden (7.-11.3.1852).

märz, Ideen der Jungdeutschen, der Romantik usw.[427] kennen und verbreiteten solche Ideen im Vorfeld bzw. während der Revolution von 1848/1849. Bereits um 1830 sei Wagner nach *Martin Geck* „ein echtes Kind des Vormärz" gewesen.[428]

Rausse gab sich dabei schnell als glühender Anhänger von Jean Jacques Rousseau zu erkennen und stellte seine Vorhaben in den Dienst von dessen Philosophie. Wagner war kein direkter Anhänger von Rousseau, seine Ideen gingen allerdings in eine ähnliche Richtung. Später wurde Wagner ein Anhänger von Rausse, der durch seine ganz eigene Methode die Ziele, die beide verfolgten, erreichen wollte: Rausse selbst war zwar bereits tot, doch Theodor Hahn setzte seine *Mission* fort. Und Wagner wird über seine *Kunstmission* und jene von Hahn feststellen, „wie von den verschiedensten Ausgangspunkten her derselbe Zielpunkt in das Auge gefaßt werden kann".[429] Um denselben Satz fortzusetzen: „*Gesundheit* wollen wir Alle."[430]

In diesem Sinne wollte Wagner zum Zeitpunkt, als er das schrieb, durch seine Kunst Ähnliches erreichen, wie die Anhänger der Hydrotherapie in der Tradition von J. H. Rausse. Und daher stimmt es vielleicht tatsächlich, wenn *Matthias Theodor Vogt* meint, die Idee der Festspiele, und vor allem die dahinterstehende Idee einer *Kunstmission*, die die Menschheit zurück zu Gesundheit führen solle, sei aus „dem Geist der Wasserkur geboren."[431]

3.2. Die Naturheilkunde und die Revolution

J. H. Rausse selbst war zwar beim Ausbruch der Revolutionen bereits zu krank, um selbst aktiv mitgestalten zu können, begrüßte aber in seinen letzten Atemzügen den scheinbaren Sieg über das alte System. Darüber berichtet uns Ernst Kapp in seiner Rausse-Biographie; Rausse wollte sich (nach Kapp) an der Revolution, diesem „heiligen Werke der Freiheit, durch Wort und Schrift beteiligen. [...] Alexanderbad, Wasserheilkunde, seine bereits im ersten Teile erschienene Hydrotherapie, Alles wollte er dem größern höhern Tatendrange des starken Geistes opfern."[432]

---

427 Vgl. z. B. Borchmeyer. Wagner. S 39-41. Geck. Wagner. S 41f.,sowie *I. 2.1.*
428 Geck. Wagner. S 41.
429 Wagner. Sämtliche Briefe. Band 5. S 93. Brief 22. An Theodor Hahn, Tiefenau (8.11.1852).
430 Ebda.
431 Vogt. Bäderkur. S 364.
432 Kapp. J.H. Rausse. S 74.

Rausse selbst zeigte sich bereits in seinem ersten Werk „Reisescenen aus zwei Welten" (1836) als radikaler Demokrat. Er bezeichnet sich dort als „viel liberaler, als liberal": Er setze sich für die „[Ni]vellierung" der Menschen ein, dadurch, dass er „das Hervorragende mit dem Operiermesser der Guillotine sanft wegnehmen möchte."[433] Er glaube an die Gleichwertigkeit aller Lebewesen, führt er weiter aus, jede Ungerechtigkeit, wie etwa die Unterdrückung der Untertanen durch den Fürsten, sei abzuschaffen. Alle sollten in brüderlichem Frieden zueinander leben, alle Menschen untereinander, aber auch der Mensch mit der Natur.[434] Bereits hier glaubte er, dass einer „Revolution" eine *Selbstreform* vorangehen müsse, die Wiederkehr der Tugend müsse der Selbstbestimmung vorausgehen.[435] In diesem Sinne führt er aus:

„Wenn entnervte und willensschwache Völker, wie die unsers Jahrhunderts die Bevormundung der Monarchen aufheben, so ist nichts wahrscheinlicher, als dass Bösewichter mit republikanischer Larve berücken und ärger knechten, als die angeborenen und unentbehrlichen Zuchtmeister es taten, und dass auf die Weise die Reaktion herbeigeführt wird."[436]

In den „Miscellen" lesen wir später Sätze wie: „Auch in politischer Beziehung gilt dieser Satz: divide et impera."[437] Oder in Bezug auf eine Revolution selbst, die 1839 in Deutschland noch nicht direkt bevorstand: „So ist geduldete Knechtschaft chronisches Siechtum; Revolution aber akute Krankheit, Heilversuch, der oft tötet, statt zu heilen – Polen." Wozu Theodor Hahn in einer weiteren Auflage von 1852 anmerkte: „Und nicht auch das chronisch hinsiechende, sklavisch elende Deutschland?"[438]

Theodor Hahn stand nach eigener Darstellung „als einer der Führer des Volkes in den vordersten Reihen der Kämpfer für die Befreiung vom politischen und sozialen Joche."[439] Nachdem die Revolution gescheitert war, flüchtete er 1850 in die Schweiz und wurde dort Hydrotherapeut, wo er auf den ebenfalls gesuchten Wagner – nun glühender „Wasserfreund" – traf, um später die genannten Worte über die Ähnlichkeit ihrer *Missionen* an ihn zu richten.

---

433 Rausse. Reisecennen. S 2.
434 Vgl. ebda. S 2-5.
435 Vgl. Hlade. Naturheilkunde. S 151-158.
436 Rausse. Miscellen. S 199.
437 Ebda. S 29.
438 Hahn/Rausse. Grundlehren. S 8.
439 Hahn. Handbuch. S VII.

Theodor Hahn war es auch, der ab Mitte der 1850er Jahre den Vegetarismus in die Naturheilkunde einbrachte, den auch Wagner ab 1879 als Voraussetzung einer möglichen und notwendigen „Regeneration" betrachtete. Hahn vertrat ab Mitte der 1850er Jahre die Auffassung, animalische Kost sei ein physisches und moralisches *Gift*, das um jeden Preis zu meiden sei. Den Vegetarismus hielt er jetzt für einen Bestandteil zur „Lösung der sozialen Frage", die er durch das Leben nach den Prinzipien des Vegetarismus lösen wollte. Ganz ähnlich wird Wagner in seinen „Regenerationsschriften" argumentieren.

Hahn war zur Zeit der Revolution von 1848/49 in Deutschland Vizepräsident und Leiter der Gesangsabteilung des Schweriner Arbeitervereins in Mecklenburg-Vorpommern, ab 1849 auch Vorsitzender.[440] Später war er auch Mitglied der „Internationalen Arbeiterassoziation", nachweisen lässt sich seine Mitgliedschaft in den Jahren 1868, 1870 und 1871. Zu dieser Zeit warb „Der Vorbote" für die von Hahn herausgegebene Zeitschrift „Der Naturarzt".[441]

Damals erschien gleichsam Hahns genannte Schrift mit dem vielsagenden Titel: „Der Vegetarismus als neues Heilprinzip zur Lösung der sozialen Frage" (1869). Zur gleichen Zeit teilte er auch *Johann Philipp Becker (1809-1886)*, einem ehemaligen badischen Revolutionär, seine Auffassung über den Sozialismus und seinen Zusammenhang mit dem Vegetarismus mit. In einem Brief an diesen schrieb er über seine Zeit als Präsident des „socialen, späteren Arbeiterbildungsvereins" in Schwerin und seine angeblich bereits damals gemachten Einsichten:

> „Schon damals erkannte ich, was da hauptsächlich und zunächst not tue bei der heutigen Übermacht des Fürsten-, Pfaffen, Bougeois- etc. -tums; zunächst – so weit zu erringen – die leibliche Selbstbefreiung, die Bekämpfung der individuellen Ichsucht, um von hier aus die Selbst- und Genuß- und Herrsch- und alle anderen Süchte der Massen im politischen Verbande zu bekämpfen."[442]

Anschließend unterstreicht er zwar, dass „die kommunistische Bewegung seit 48 bedeutende Fortschritte, d. i. Innere, geistige gemacht"[443] habe, was allerdings nicht bedeute, dass sie grundsätzlich alle Zusammenhänge erkannt hätte. Denn man müsse festhalten, dass die Bekämpfung des „Siechtums" bzw. der aus der „Selbstsucht"

---

440 Schlechte. Arbeiterverbrüderung. S 466-468.
441 Der Vorbote, Nr. 8. August 1868, S 127; 1870, S. 64 und 1871, S. 80.
442 IISG, Amsterdam Becker Nachlass D 916, Theodor Hahn an Johann P. Becker (26.7.1868).
443 Ebda.

(*amour propre*) entsprungenen Leidenschaften Voraussetzung eines möglichen zukünftigen Gelingens der durchaus edlen Ziele der Sozialisten sei.

Für den Kampf gegen das „Siechtum" stand dann schließlich ganz speziell sein oben genanntes Werk, das die „soziale Frage" auch über den gelebten Vegetarismus lösen wollte. Bereits in der „Naturgemäßen Diät" (1859) bezeichnet er die „Selbstsucht" als „den Urdespoten des eigenen Selbst"[444], in „Vegetarismus als Heilprinzip" (1869) als „die Urgroßmutter des Teufels und aller irdischen Teufelei", die allen anderen Süchten zugrunde liege.[445]

Dabei schloss das Lebensmodell des Vegetarismus deutlich mehr ein als eine fleischlose Ernährung. Die Vegetarier forderten, wie bereits gesehen, etwa auch einen Verzicht auf sogenannte Rausch- und Genussmittel, und traten auch für eine Mitleidsethik ein. In diesem Sinne schrieb Hahn über den Vegetarismus: „[Der Vegetarismus] bedeutet wirklich voll und ganz die rechte Lebenskunst nach allen drei Richtungen des Leibes, des Geistes und des Herzens."[446]

Wagner verzichtete zu jener Zeit, als er ein Anhänger von Rausse war, auf Genuss- und Rauschmittel, wie alkoholische Getränke, Kaffee oder Schokolade. Jahre später wird Wagner in seinen „Regenerationsschriften" erneut gegen alkoholische Getränke argumentieren, von denen er bereits während seiner Kuren und Diäten nach den Prinzipien von J. H. Rausse Abstand hielt. Auch der Tierschutz – über den Wagner mit seiner Beschäftigung mit der Vivisektion stieß – besaß im Umfeld der Naturheilkunde und des Vegetarismus einen großen Stellenwert.[447] Außerdem versuchte bereits Hahn, einen Bezug zwischen Religion bzw. religiöser Haltung und dem Vegetarismus herzustellen, was eines der großen Anliegen von Wagners späterer *Regenerationsschrift* „Religion und Kunst" war.

Hahn fragt in „Vegetarismus als Heilprinzip" über den Zusammenhang zwischen „Religion" und für den Menschen entscheidende Dinge wie dem „Mitleid" oder der „Liebe", ob nicht etwa das Gefühl einer „inneren Befriedigung" auch ein „religiöses Gefühl" sei. Das gleiche gelte für das „Mitleid", das ein „Ausfluss religiösen Dranges in uns" sei.[448]

---

444 Hahn. Heilprinzip. S 3.
445 Ebda. S 10.
446 Ebda. S 15.
447 Vgl. Zerbel. Schutz des Tieres. S 141.
448 Hahn. Heilprinzip. S 10.

Jede altruistische Tat und jede wahre Befriedigung seien mit einer religiösen Haltung in Verbindung zu bringen. In diesem Sinne auch die Fragen des „Sozialismus", die Hahn mit dieser Schrift beantworten wollte. Er folgert daraus:

„Fassen wir also diese verschiedenen Betätigungen religiöser Stimmung zusammen, so ist Religion das (unbewusste oder bewusste) Sicheinsfühlen mit der ganzen übrigen lebendigen und toten Schöpfung, das Sichihruntertan, aber auch das Siesichuntertan wissen."[449]

Bereits Hahn hatte also einen Zusammenhang zwischen dem religiösen Gefühl, dem Vegetarismus und dem Sozialismus hergestellt. Gerade diesen Zusammenhang wird auch Wagner später in derselben Weise konstatieren und wie Hahn die Wiederkehr eines „religiösen Bewusstseins" zur Voraussetzung einer möglichen „Regeneration" machen. Gerade also in diesen Schweizer Jahren, als er Rausse las und mit Hahn in Kontakt stand, lernte er wohl viele der späteren „Regenerationsideen" kennen, auf die er in den späten 1870er Jahren während seiner Beschäftigung mit der „Vivisektions-Thematik" erneut stieß, worauf noch zurückzukommen sein wird.[450]

Speziell in ihrer politischen Auffassung waren die meisten Naturheiler durch und durch Rousseauisten. In diesem Sinne kämpften sie für eine Republik, Selbstbestimmung der Menschen und wollten Rousseaus Volonté générale als Souverän im Staat zur Wirkung bringen. Dafür stand speziell Ernst Kapps Werk „Der constituirte Despotismus und die constitutionelle Freiheit" (Hamburg 1849).[451] Hier werden rousseauistische Ideen an das Ende der gelingenden 1848/1849er Revolution als Forderung gestellt. Kapp meint dort, eine radikale Erneuerung der Sitten müsse stattfinden, das Joch der *Despotie* überwunden werden:

„Eine neue Zeit, welche Menschen Tun unter das Sittengesetz der Vernunft stellen wird, ist im Anlauf. Der Maßstab der alten Zeit will nicht passen für die kommende neue [...]. Die vorhandenen Autoritäten sind abgenutzt und haben sich überlebt."[452]

Dabei war Kapp auf der Seite des Volkes und vor allem auch der „Arbeiter". Kapp im selben Werk an anderer Stelle: „Die Arbeiterfrage ist die Freiheitsfrage!"[453] Die Revolution selbst wird mit einem Heilungsprozess in Verbindung gebracht, der ein

---

449 Ebda.
450 Vgl. Abschnitt *IV.* Zum Verhältnis von Religion, Sozialismus und Vegetarismus speziell. *IV. 1.2., 1.6.*
451 Vgl. *I. 3.*
452 Kapp. Despotie. S VIII.
453 Ebda. S XII.

Versuch des Staates, das „Siechtum" der „Despotie" zu überwinden, sei. Erst wenn der vierte Stand sich die gleichen Rechte wie die anderen Stände erkämpft habe, könne von einem organischen Gleichgewicht im Staat gesprochen werden, dies sei die „(einzige) Grundbedingung seiner normalen Gesundheit, des freien Staatsbürgertums, denn Gesundheit ist Freiheit."[454]

Er schreibt dort über die Revolution von 1848 als scheinbar „akuten Heilversuch" vom sogenannten „Siechtum", in dem die Völker aufgrund der „Despotie" stecken würden. Die Revolution wirke wie ein „Fieber", das die schlechten Krankheitsstoffe beseitigt: „Stockt die Reform im Staate, so rettet die Wohltat der Revolution [den Staat] vor Siechtum und frühen Hinsterben."[455]

Dabei erinnert genau diese Art des Sprechens von Kapp sehr stark an die Krankheitslehre von Rausse, die er hier offensichtlich auf das politische System übertrug. Wagner wird später, aufgrund seiner Verehrung von Rausse, über den Staatsstreich von Napoleon III. am 2. Dezember 1851 ganz ähnlich argumentieren, wie wir noch sehen werden.[456] Auch er wird die Krankheitslehre von Rausse auf politische Zusammenhänge übertragen. Ernst Kapp in „Der constituirte Despotismus und die constitutionelle Freiheit" über den Zustand deutscher Staaten um 1848: „Der Staat ist eben krank!"[457] Zwar gebe es ein „instinktartiges Verlangen der Völker nach Heilung des Staates"[458], welche eine Revolution darstellen würde, allerdings vergreife sich der „verdorbene und künstlich vergiftete Instinkt in seinen Mitteln."[459] Er setzt fort:

> „Auch der Einzelne fühlt sich unbehaglich, wenn der Heilprozess einer Entzündung oder eines Fiebers im Anzug ist, um die Krankheitsstoffe auszustoßen. Der unkundige Arzt nimmt bisweilen den Heilprozess für Krankheit und unterdrückt ihn, statt denselben in der Wegräumung der ursächlichen bösen Stoffe zu unterstützen."[460]

Die „Heuchelei des Fortschritts" hätte die heilende Krise, die Kapp in der Revolution erblickt, unterdrückt. Diese sei nicht „der Anfang der Krankheit, sondern ihr

---

454 Ebda. S 64.
455 Ebda. S 33.
456 Vgl. *II. 3.10.*
457 Kapp. Despotie. S VI.
458 Ebda.
459 Ebda.
460 Ebda. S VIf.

Durchbruch".[461] Kennt man Rausse und seine Krankheitslehre, wird einem eindeutig klar, dass Kapp dessen Lehren hier auf die Politik überträgt, was auch Wagner später genauso machen wird.[462]

Nachdem die Revolution gescheitert war, ging Kapp, wie wir gesehen haben, nach Amerika, um neben dem Dasein als Farmer, Wissenschaftler und Hydrotherapeut erneut intensiv genau für diese Ideale zu kämpfen. Sowohl Kapp als auch später Wagner wurden offenbar durch J. H. Raussens Interpretation der Wasserheilkunde dazu bewogen, Anhänger der Lehre zu werden. Denn Rausse stellte, wie bereits ausführlich geschildert, die Wasserheilkunde in den Dienst einer Erneuerung der Gesellschaft. Kapp bewegte sich ähnlich wie Wagner in einem geistigen Dunstkreis, der sich an rousseauistischen Idealen, wie eine *Erneuerung durch Rückbesinnung*, orientierte. Dabei bot Rausse mit seiner Lehre einen interessanten Lösungsansatz: Durch Bekämpfung des „Siechtums" könne letztlich der gesellschaftliche Wandel geschehen.

3.3. Wagner und die Revolution

Wagner träumte bereits vor der Bekanntschaft mit Rausse von einer Rückkehr des vorhandenen Menschen in eine heile Gesellschaft. Er war selbst ein Mitstreiter der 1848er Revolution: In Dresden – wo er als Hofkapellmeister eigentlich eine sichere Anstellung hatte – verfasste er Flugschriften sowie Pamphlets und beteiligte sich rege an der „Mairevolution" 1849, wo er mitten im Gewirr, als er am Turm der Kreuzkirche die Aufständischen ermunterte und antrieb, fast von Querschlägern getroffen wurde. Später musste er nach der Niederschlagung des Aufstands unter abenteuerlichen Bedingungen flüchten und landete schließlich glücklich in Zürich.[463]

Hier traf der immer noch „linke Revolutionär"[464] auf die Wasserheilkunde von J. H. Rausse, von dessen Ideen er sich eine Zeit lang, ähnlich wie Kapp, ebenfalls Wunderdinge erwartete, die letztlich sogar die nächste Revolution siegreich ausge-

---

461 Kapp. Despotie. S VI-VII.
462 Vgl. *II. 3.10.*
463 Vgl. Bermbach. Mythos Wagner. S 67-73.
464 Vgl. ebda. S 70f. Zur politischen Einstellung und Wirkung Wagners vgl.: Hanisch. Politisch-ideologische Wirkung Wagners. S 625; Jacob. Revolutionär; Mork. Wagner als politischer Schriftsteller; Walter. Wagner und die Politik.

hen lassen könnten. Er war letztlich schon vorher mit den Ideen von Rousseau vertraut, was uns etwa seine „Zürcher Kunstschriften" zeigen.

Hier bleibt er auch nach dem Scheitern der 1848/49 Revolution *Utopist*, der eine Revolution an den Anfang einer neuen Menschheit stellt, die sich an den ewigen menschlichen Werten – durch falsche Kulturwege verschüttet – orientiert. *Udo Bermbach* schreibt in diesem Sinne: „Ganz unverkennbar denkt er in Bahnen Jean-Jacques Rousseaus, auch wenn wir nicht wissen, ob er ihn studiert hat."[465]

Bereits 1849 beschrieb er in „Die Kunst und die Revolution" die „schönen und starken" Griechen[466], die in seiner Beschreibung wie unverdorbene Naturmenschen wirken. Hier stand ihm neben Heinse und vielleicht auch Feuerbach, um deren Beziehung zu Wagner es noch genauer gehen wird, wohl auch in gewissen Punkten Rousseau selbst Pate.

Der „athenische Staat", als Vorbild und Heimat der großen Kunst, wirkt hier als utopischer Ort, an dem das menschliche Zusammenleben gut war. Ähnlich etwa wie in den Konzepten „utopischer Sozialisten" und auch dem Zustand, den Rousseau als den besten beschrieb, als man die Selbstsucht (*amour propre*) noch nicht ausgebildet hatte, die sich erst langsam durch die ungleichmäßige Verteilung der Besitzverhältnisse ausbildete. Auch in Wagners Athen herrschte kein Egoismus, solange der „Gemeingeist" als Ausdruck der guten Individuen erhalten blieb. Sobald dieser aber „in tausend egoistische Richtungen zersplitterte"[467], war es mit der Kunst und gleichzeitig mit dem Glück der Menschen vorbei. Sehr stark fühlt man sich an Rousseaus Lehre des *Volonté générale* erinnert, der ganz allein, auf dem Gewissen beruhend, für das Wohl eines Staates sorgen könne: Wie viele 1848er forderten wie Wagner die Herrschaft des Gemeinwillens!

Bei Wagner ist auch die „wahre Kunst höchste Freiheit" und „freier Ausdruck einer freien Allgemeinheit selbst"[468], und nur aus „höchster Freiheit", d. h. auch *äußerer Freiheit*, kann sie entstehen: „nur höchste Freiheit kann [die wahre Kunst] aus sich kundgeben."[469] Das erinnert nebenbei gesagt an Rousseaus „Brief an

465 Bermbach. Mythos Wagner. S 80.
466 Wagner. Die Kunst. S 95.
467 Ebda. S 98.
468 Ebda.
469 Ebda.

D'Alembert" (1758), in dem Rousseau behauptet, die Kunst könne nur in einem unverdorbenen Staat nicht Ausdruck der Laster sein.

Die „wahre Kunst" scheint in Wagners Konzept nur in einer harmonischen Gesellschaft möglich. Die Kunst wird der Ausdruck der guten Gesellschaft; die Gesellschaft muss gut sein, damit auch die Kunst gut ist. Später wird er seine Auffassung ändern. Die Kunst sei dann nicht mehr nur Ausdruck der jeweiligen Gesellschaft, d. h. gut, wenn diese gut ist, schlecht, wenn sie schlecht ist; sondern die Kunst selbst kann zur Rückkehr zum Guten beitragen, ähnlich wie sich das Rausse mit der „Kaltwasserkur" vorstellte. Nicht die Revolution müsse dafür sorgen, dass die Kunst frei und gut werde, sondern es könne der Kunst zufallen, den Menschen zum Guten zu bekehren. Damals – 1849 – war das noch anders. So schreibt Wagner in diesem Sinne in „Das Kunstwerk der Zukunft" von 1849:

> „Der wirkliche Mensch wird daher nicht eher vorhanden sein, als bis die wahre menschliche Natur, nicht willkürliche Staatsgesetze sein Leben gestalten und ordnen; die wirkliche Kunst aber wird nicht eher leben, als bis ihre Gestaltung nur den Gesetzen der Natur, nicht der despotischen Laune der Mode unterworfen zu sein braucht."[470]

Die Revolution als „Feuerkur" sei notwendige Voraussetzung, damit auch die Kunst wieder gut werden kann. Erst später könne in Wagners Verständnis die Kunst, ähnlich einer „Wasserkur", die Voraussetzung für eine Revolution bzw. „Regeneration" schaffen. Vielleicht hatte hier tatsächlich Rausse, welcher der „Kaltwasserkur" eine mögliche *Erneuerung* der Menschen zutraute, einen entscheidenden Einfluss auf Wagner, der bald mit der Kunst Ähnliches erreichen wollte. 1849 war das noch nicht der Fall. *Michael Walter* über Wagners Auffassung zur Rolle seiner Kunst während der Revolution: „So unklar dem Stammtischpolitiker Wagner die konkreten politischen Ziele der Revolution gewesen sein mögen, so klar war ihm, dass es zunächst auf die Revolution an sich ankam."[471]

Obwohl die Bezeichnung „Stammtischpolitiker" etwas herb, aber auch unpassend klingt, hat *Walter* insofern recht, als Wagner damals nicht an seine Kunst als solche dachte, sondern an das Werk der Revolution, die eine *neue Kunst* erst ermöglichen solle. Freilich geht *Walter* aber zu weit, wenn er meint, Wagner sei es bei der Sache der Revolution in erster Linie um mehr Geld für sein Theater gegangen, welches Ziel er letztlich durch die „Königstreue" zu Ludwig II. erreichen hätte

---

470 Wagner. Das Kunstwerk. S 126.
471 Walter. Wagner und die Politik. S 59.

können.[472] *Walter* meint in diesem Zusammenhang „Wagners Bemühen, politische Theorien ... mit der Praxis seines Kunstideals zu verbinden, endete in scheinbar wirren und praktisch nicht durchführbaren Gedanken [...]."[473]

Allerdings hatte Wagner damals noch gar nicht jenes „Kunstideal", das Werke wie den „Ring" und „Parsifal" auszeichnen sollte, andererseits war Wagner doch mehr klar, als *Walter* ihm zugesteht. Dass Wagner das Königtum nicht abschaffen wollte, scheint weniger mit einer Hoffnung auf monetären Gewinn, sondern mit einer durchaus realistischen Auffassung der Politik zusammenzuhängen, die vom König zwar Reformen, nicht jedoch seinen Rücktritt forderte [474] bzw. mit einer Idee des „Volkskönigtums", wie *Martin Geck* herausstellt.[475]

Walters Versuche, Wagner als kalkulierenden Geschäftsmann hinzustellen, können – trotz großer Bemühungen – nur als nicht zünden wollende Idee bezeichnet werden. Zumindest darin waren sich bis jetzt alle Wagner-Interpreten einig, dass Wagner nämlich nicht mit Geld umzugehen wusste und lieber alle möglichen Quellen ausfindig machen wollte, als in Dresden den biederen Theatermann zu spielen. Wohl machte er bei der Revolution mit, weil ihm an der Stelle in Dresden nicht viel lag, keinesfalls aber weil er seine Stellung als Hofangestellter verbessern wollte. [476] Wagner war damals wohl tatsächlich in erster Linie glühender Revolutionär und musste, wie auch Nietzsche später feststellte, für dieses Engagement, aus Sicht eines auf finanziellen Gewinn denkenden Menschen, durchaus bezahlen.[477]

---

472 Vgl. ebda. S 59-63.

473 Ebda. S 63.

474 Vgl. ebda. S. 63. *Brüggemann* ganz anders über den Wagner der Revolutionsjahre: „Er war nicht bereit, Kompromisse zu schließen, und hatte kein Interesse, den allgemeinen Publikumsgeschmack zu befriedigen. Wagner wollte die bedingungslose Opernrevolution." (Brüggemann. Genie und Wahn. S 127). *Brüggemann* meint, Wagner habe seine Opern „aus einer inneren Überzeugung heraus" geschrieben, nicht weil er kalkulierten Erfolg erreichen wollte. (Ebda. S 127.)

475 Vgl. Geck. Wagner. S 136f.

476 In diesem Sinne z. B. Bermbach. Mythos. S 69f. *Bermbach* über Wagners Beteiligung an der Revolution: „Es war ein bewusster Einsatz, kein Spiel, es ging nicht darum, unverbindlich die eigenen Möglichkeiten auszutesten, Szenarien für kommende Opernprojekte bei abendlichen Spaziergängen am Elbufer zu entwerfen, sondern war ein Einsatz um die ganze künstlerische Existenz – und am Ende deren Verlust." (Ebda. S 69.)

477 Vgl. Borchmeyer. Wagner. S 310f.

3.4. Wagner und der Rousseauismus

Wagner lernte rousseauistisches Gedankengut bereits sehr früh kennen: Sein Onkel *Adolf Wagner (1774-1835)* machte ihm schon in seiner Kindheit und Jugend wichtige Werke der deutschen Klassik und Romantik bekannt. In Leipzig lernte der zwanzigjährige Wagner den Jungdeutschen *Heinrich Laube (1806-1884)* kennen, der ihm u. a. *Wilhelm Heinses (1746-1803)* Roman „Ardinghello und die glückseeligen Inseln" (1787) zu lesen empfahl.[478]

Hier traf Wagner auf eine Philosophie der „Freiheit, Kraft und Schönheit" und auf Ideen, die an den „utopischen Sozialismus" erinnern.[479] 1843 lernte Wagner seinen langjährigen Freund *August Röckel (1814-1876)* kennen, der ihm den Frühsozialismus nahebrachte und einen entscheidenden Einfluss auf sein Denken in den Revolutionsjahren ausübte.[480] In Dresden diskutierte er mit Röckel, aber auch *Gottfried Semper (1803-1879)* über Themen der Politik.[481]

Einer, der ihn mit den Ideen von Rousseau selbst bekannt machte, war sicherlich *Michail Bakunin (1814-1876)*, den er in Dresden 1849 kennengelernt hatte und dort – Bakunin hielt sich dort, weil er wegen Beteiligung an mehreren Aufständen in Europa gesucht wurde, unter dem Namen Dr. Schwarz auf – mit diesem lange Spaziergänge und noch längere Gespräche führte.[482]

Dieser glaubte nach Wagners Einschätzung in „Mein Leben", die „slawischen Völker" als am wenigsten verdorbene Menschen, seien – der Lehre Rousseaus gemäß, dessen Anhänger Bakunin nach Wagners Schilderung war – durch ihren zum Großteil gut gebliebenen „Instinkt" letztlich fähig, die ganze Menschheit zu heilen. Bakunin verstand dabei den Begriff „Instinkt" in einer sehr ähnlichen Weise wie etwa Rausse, ohne dabei freilich über medizinische Fragen in besonderem Maße

---

478 Zu Wagners Verhältnis zur Weltliteratur und Literatur seiner Zeit vgl. Gier. Mythos und Kolportage.

479 Zu Wagners Verhältnis zum Frühsozialismus vgl. Kreckel. Wagner und die französischen Frühsozialisten. Zu Wagners Verhältnis zur Philosophie der Romantik vgl. Stampfl. Wagner und die Philosophie der Romantik. Allgemein zu seinem politischen Denken vgl. Klein. Der linke und der rechte Wagner; Jacobs. Konservativer Revolutionär; Walter. Wagner und die Politik.

480 Gregor-Dellin. Vorwort zu Wagner. Mein Denken. S 9-11; Walter. Wagner und die Politik. S 57f.

481 Vgl. Walter. Wagner und die Politik. S 58.

482 Vgl. Bermbach. Mythos Wagner. S 67.

nachzudenken. Dabei geben uns diese Ausführungen sicherlich auch Aufschluss über Wagners eigenes Denken zu dieser Zeit: Sein Denken verfolgte wohl zumindest ähnliche Ziele mit den Deutschen oder der Menschheit allgemein, wie Bakunin nach folgendem Bericht Wagners mit den „Slawen". Wagner in „Mein Leben" über Bakunin und dessen angesprochene Idee:

„[Bakunin war] nun wieder an die Grenzen der slawischen Welt zurückgekehrt, von welcher er, ihrer mindesten Verdorbenheit durch Zivilisation wegen, das Heil der Regeneration der Menschheit erwartete. […] Als Grundzug desselben glaubte er naive Brüderlichkeit und den Instinkt des Tieres gegen den verfolgten Menschen im natürlichen Hasse des russischen Bauers gegen den ihn quälenden Edelmann zu erkennen."[483]

Im „russischen Bauern" sei, laut Wagner, nach Bakunin „die natürliche Güte der bedrückten menschlichen Natur am kindlichsten erhalten geblieben."[484] Bereits hier – Jahre vor seinen „Regenerationsschriften" – spricht auch Wagner in „Mein Leben" von „Regeneration". Im Grunde blieb auch Wagner – oder wurde es wieder – ein Anhänger ähnlicher rousseauistischer Ideen. In seiner Zeit als Anhänger von Rausse war ihm das Wasser, als Mittel zur Reanimation der Stimme der Natur, der erste Schritt zur „Regeneration", in seinen letzten Jahren der Vegetarismus.

Zur selben könne aber auch seine Kunst beitragen; das verstand er als seine Aufgabe als Künstler – zumindest seit den Zürcher Jahren und vielleicht sogar aufgrund der Lektüre von Rausse, die ihn möglicherweise erst auf die Idee brachte, mit der Kunst Ähnliches erreichen zu wollen, wie dieser mit der „Hydrotherapie". Ähnlich wie einem nach einer Wasserkur gesund gewordenen Kurgast die Welt in einem neuen Lichte erscheinen hätte sollen, sollte offenbar auch der Besucher des „Rings" bekehrt werden.

Im Rückblick, namentlich Jahre später im Vorwort der Edition seiner Revolutionsschriften innerhalb seiner „Gesammelten Schriften und Dichtungen", behauptet er, dass er: „[d]ieses Kunstwerk dem Leben selbst als prophetischen Spiegel seiner Zukunft vorzuhalten" vorgehabt hätte. Dies hätte ihm als „ein allerwichtigster Beitrag" zur Schaffung einer neuen Menschheit, ohne die bereits gescheiterte Revolution, gegolten.[485] Offenbar sollte die Kunst, ähnlich wie bei Rausse die Hydrotherapie, zu einer „Selbstreform" animieren, an deren Ende sich auch das Ganze, auf der Grundlage geheilter Individuen, wandeln könne.

---

483 Wagner. Mein Leben. S 399.
484 Sinngemäß nach Wagner. Mein Leben. S 399.
485 Zit. nach: Geck. Wagner. S 217.

Rüdiger Jacob bezeichnet Wagner – gemeint ist jener Wagner, der bereits letzteres Kunstverständnis besaß – als einen Vertreter der „romantischen Gegenaufklärung", der an sich unpolitisch, seine unpolitische Einstellung „als Bedingung eines Prozesses, der über das entelechische Moment ästhetischer Vergewisserung die politische Realität formt".[486]

Wie bei Bakunin war auch bei Wagner damals der Instinkt des Tieres – eine Lehre, die bei Rousseau ihren Ausganspunkt nimmt – Vorbild für die Rückkehr zum eigentlichen Menschentum. Wobei die Vernunft und ihre freie Einsicht den Instinkt ersetzen soll, obwohl dieser der Vernunft in vielem überlegen sei. Wagner 1849 in seinem Werk „Die Kunst und die Revolution", das uns sehr an seine späteren Ansichten – die er dann mit Schopenhauers Mitleidsethik verband – über das Tier erinnert:

„Das sind die Menschen, die über ‚Utopien' schreien, wenn der gesunde Menschenverstand ihren wahnsinnigen Experimenten gegenüber an die wirklich und einzig sichtbar und greiflich vorhandenen Natur appelliert, wenn er von der göttlichen Vernunft des Menschen nichts weiter verlangt, als daß sie uns den Instinkt des Tieres in der sorglosen, wenn auch nicht bemühungslosen, Auffindung der Mittel seines Lebensunterhaltes ersetzen soll!"[487]

Zur Zeit der 1848/49er Revolution und kurz danach stellt Wagner die Revolution an den Anfang einer *Regeneration*. Sie müsse mit einem Schlag – „mit einem einzigen Ruck"[488] – für die Rückkehr der *Natur* sorgen. Die Rückbesinnung auf die Werte der Natur sei dringend nötig: Das Elend der modernen Zeit sei nur dadurch zu beseitigen, nichts anderes könne helfen.

Wagner darüber: „Wo der Arzt keine Mittel mehr weiß, da wenden wir uns endlich verzweifelt wieder an – *die Natur*. Die Natur und nur die Natur, kann auch die Entwirrung des großen Weltgeschicks allein vollbringen."[489]

Sehr, sehr rousseauistisch müssen die Errungenschaften der Kultur mit den ewigen Werten der Natur – die Rousseau selbst in den Naturzustand verlegte, dessen Stimme uns aber immer in Form des Gewissens und der Instinkte gegenwärtig sei – vereinbar sein, um eine wirkliche *Regeneration* zu erreichen:

---

486 Jacobs. Konservativer Revolutionär. S 26.
487 Wagner. Die Kunst. S 119.
488 Ebda. S 115.
489 Ebda. S 114.

„Die Natur, die menschliche Natur wird den beiden Schwestern, Kultur und Zivilisation, das Gesetz verkündigen: ‚so weit ich in euch enthalten bin, sollt ihr leben und blühen; so weit ich nicht in euch bin, sollt ihr aber sterben und verdorren!‘"[490]

Reinhard Farkas, zu dessen Gebieten die Beschäftigung mit der Lebensreform zählt, behauptet in diesem Zusammenhang, Wagners Kunstprogramm stünde zwar in der Tradition von Schillers Auffassung der Kunst, d. h. Schillers Idee, die Bühne zur *moralischen Anstalt* werden zu lassen, sei aber in einen Gegensatz zu den Theoremen der Philosophie von Jean Jacques Rousseau zu bringen.[491]

Dieser Auffassung ist in der Tat vehement zu widersprechen. Tatsächlich scheint Wagner seit frühen Tagen durch die Schiller'sche Interpretation der Kunst beeinflusst zu sein, die u. a. bereits bei den *Jungdeutschen* und *Heinrich Laube* eine Rolle gespielt hatte und für die Musik in *Guiseppe Mazzini (1805-1872)* einen wichtigen Theoretiker gefunden hat.[492]

Doch zielte weder die Schiller'sche Interpretation noch die Auffassung Wagners auf eine Negation der Philosophie von Rousseau ab; vielmehr wollten beide diese unterstützen. Später erweiterte aber speziell Wagner, der für dieses Vorhaben in Bezug auf die Kunst keinen Vorläufer besitzt, die Schiller'sche Idee einer *sittlich belehrenden* Kunst zum Ideal einer Kunst, die noch viel mehr könne: Nun wollte er durch seine *Kunst* jene *Reform* auslösen, die andere Mittel wie die *Revolution* nicht erreicht hatten. Die Kunst versteht er nun als zentrales Mittel zur *Erneuerung*: Sie ist nicht mehr nur eine Erscheinung der guten Gemeinschaft, in deren Verband sie, ähnlich der griechischen Tragödie, eine wichtige Rolle spielt, sondern sie könne eine solche Gemeinschaft sogar erst erschaffen.

Eine ganz ähnliche Auffassung hatte J. H. Rausse für seine „Wasserheilkunde" vertreten. Gerade durch deren Rezeption könnte Wagner auf die Idee gekommen sein, ganz gezielt mit der Kunst zu einem gesellschaftlichen Wandel beitragen zu wollen. Es schien nicht mehr abwegig, durch an sich ungewöhnliche Mittel den ersten Schritt vorzubereiten, den das Naheliegende nicht zu schaffen schien. Vielleicht wollte er das Publikum bereits davor mit seinen Werken belehren, wie Schiller und seine Nachfolger es der Kunst einräumten. Zur *Erlösungslehre* wurde seine Kunst erst nach der Rezeption von Rausse und seiner Theorie. Erst ab der Zeit als „Was-

---

490 Ebda.
491 Vgl. Farkas. Mythos und Moderne. S 19.
492 Vgl. hierzu etwa: Straub. Wagner. S 15-21; Pauls. Risorgimento. S 91-97.

serfreund" wollte er ganz zentral durch die *Kunst* zur Rückkehr zur *Natur* beitragen.

3.5. Wagner, der Utopist

Dabei wird der freie Mensch der Zukunft – von dem Wagner bereits 1849 träumt – nach den Werten der Natur leben – *nicht weil er muss, sondern weil er will* – um Ernst Kapps Formulierung herzunehmen, die vom Inhalt her auch Wagner vertritt.[493] Wagner selbst spricht 1849 vom Menschen, „der das ist, was er seinem Wesen nach sein *kann* und deshalb sein *soll* und *wird*."[494]

Aus freier Einsicht werden diese Werte zur Grundlage eines „freien Menschentums"; ohne Zwang von materiellen Sorgen, versteht sich der Mensch als „Selbstzweck". Genau aus dieser Freiheit entstünde laut Wagner wieder ein „künstlerischer Trieb", den die Griechen dank ihres in diese Richtung geführten Lebens bereits *notwendig* besaßen. Wir allerdings – weil wir freiwillig in ein solches Leben zurückkehren – können noch viel weiter hinaus:

> „In weit erhöhtem Maße werden wir so das griechische Lebenselement wiedergewinnen: was dem Griechen der Erfolg natürlicher Entwicklung war, wird uns das Ergebnis geschichtlichen Ringens sein; was ihm ein halb unbewußtes Geschenk war, wird uns als ein erkämpftes Wissen verbleiben [...]."[495]

Wagner war also schon damals – bevor er mit der Wasserheilkunde in Berührung kam – ähnlich wie Ernst Kapp, der in der Wasserheilkunde bereits in den 1830ern ganz ähnliche Motive erblickte wie Wagner in den frühen 1850ern – ein „Rousseauist" im Dunstkreis der 1848er Revolution. Deren Ziele – typische Ziele von „Jungdeutschen", „Rousseauisten" oder auch „1848ern" – waren die Rückbesinnung auf ewige menschliche Werte, die durch den Moder der Zeit verschüttet seien, und schließlich eine „neue Menschheit", die Werte wie „Freiheit, Gleichheit, Brüderlichkeit" – oder wie sie es im Einzelnen tatsächlich formulierten – leben könne.

Wagner wollte später durch seine Kunst einen Beitrag dazu leisten; Kapp kämpfte nach dem Scheitern der Revolution von 1848/49 in Amerika für diese Werte; beide glaubten dabei auch die Wasserheilkunde sei eine wichtige Voraus-

---

493 Zu Wagners Verhältnis zum Frühsozialismus vgl. Kreckel. Wagner und die französischen Frühsozialisten.

494 Wagner. Das Kunstwerk. S 135.

495 Wagner. Die Kunst und die Revolution. S 117.

setzung zum Gelingen einer „Regeneration". Kapp bereits in den 1830er Jahren, Wagner bald nach seiner Ankunft im Zürcher Exil.

Ab Mitte 1851 – und dann noch später, langsam immer weniger daran glaubend, bis zu seiner Bekanntschaft mit Schopenhauer Ende 1854 – wollte Wagner, die Lehre von J. H. Rausse glaubend, hydrotherapeutische Ideen an den Beginn der Erneuerung setzen. Wie bei Rausse wird der hydrotherapeutischen Methode die Kraft zugetraut, das Fundament für das Gelingen zu legen. Bald vertrat er eine ähnliche Auffassung auch für seine Kunst, wobei er die Idee dieser neuen Kunstauffassung von der Hydrotherapie übernommen zu haben scheint. Später – ab 1879 – glaubte er, wie die nächste Generation der Naturheiler, das Lebensmodell des Vegetarismus könne diese Aufgabe übernehmen.

1849 sagte Wagner etwa in „Der Mensch und die bestehende Gesellschaft": „Der Kampf des Menschen gegen die Gesellschaft hat begonnen."[496] Und: „Des Menschen Bestimmung [aber auch sein Recht und seine Pflicht] ist, durch die immer höhere Vervollkommnung seiner geistigen, sittlichen und körperlichen Fähigkeiten zu immer höherem, reinerem Glück zu gelangen."[497]

Wagner war hier – wie auch in späteren Tagen – ein Utopist. Wie *Udo Bermbach* bemerkt, „zielte alles bei ihm auf gründlichen Umsturz, vom Theater bis hin zur Gesellschaft und Politik."[498] Das blieb bei ihm auch in späten Jahren so. Wagner war auch dann noch mehr „Rousseauist" und „utopischer Sozialist", der die „Regeneration der Menschheit" durch moralische Taten vorantreiben wollte, als ein auf „Rassenideologien" versessener Konservativer.[499] Zur *Umkehr* könnten sowohl

---

496 Wagner. Der Mensch. S 90.

497 Ebda. S 91.

498 Bermbach. Mythos Wagner. S 70.

499 Wagner befasste sich zwar 1881 mit Arthur Gobineaus Rassentheorie und widmete ihr in „Heldentum und Christentum" einige Aufmerksamkeit, dennoch blieb er nicht lange ein ernster Anhänger dieser Theorie bzw. relativierte die Schärfe der Konsequenzen stark (Vgl. *IV. 2.; 3.*). *Friedrich* spricht davon, Wagner habe Gobineaus Theorie bald wieder „entschieden verworfen". (Friedrich. Deutung und Wirkung. S 169.) Außerdem ist in diesem Zusammenhang festzuhalten, dass sein „Antisemitismus" keine rassistischen Gründe hatte. *Dieter Borchmeyer* hält etwa über Wagners Antisemitismus fest: „Wagners Antisemitismus war ästhetischer, philosophischer, ökonomischer und sozialer Natur – nur kein konsequenter Rassen-Antisemitismus." (Borchmeyer/Beidler. Cosima Wagner. S 289). Vgl. hierzu auch: Friedrich. Deutung und Wirkung. S 169. Zur Wirkung der Rezeption von Gobineaus Rassentheorie durch Wagner und seine Nachfolger vgl. Trey. Rassentheorien im 19. Jahrhundert. S

lebensreformatorische Praktiken wie auch seine Kunst beitragen. Seine Ideen hatten mit späteren Vereinnahmungen kaum etwas zu tun. Zum Vorboten Hitlers wurde er später erst durch das „völkische Selbstverständnis"[500] von Cosima Wagner, Housten Stuart Chamberlain oder Hans von Wolzogen in den Jahren nach seinem Tod.[501]

In den frühen 1850er Jahren, als er in Zürich sein Exil fand, ein großer Feuerbach-Verehrer, hatte er auch bereits bei diesem Anklänge daran gefunden, dass die geistigen Kräfte vom Zustand des Körpers abhingen. Wagner hatte sein intensives Feuerbach-Studium mit seiner Ankunft in Zürich begonnen; erst damals vertiefte er sich in dessen Lehren, die er zuvor vor allem aus Gesprächen mit Freunden und Bekannten kennengelernt hatte.[502]

Aber auch andere Denker wie Wilhelm Heinse machten ihm durch ihre Lehren Ideen von J. H. Rausse zugänglich. Etwa bereits in „Die Kunst und die Revolution" (1849) beschreibt er den „freien, schönen und starken" Griechen, der ihm – durch seine Bildung an Körper und Geist, die mit seiner Freiheit einhergehen, aber diese auch erzeugen – als Vorbild dient.[503] Wagner selbst über den Zweck der Revolution seiner Tage: „Dieses Ziel ist der *starke* und *schöne* Mensch: *die Revolution* gebe ihm *Stärke*, die Kunst die *Schönheit*!"[504]

Später erkannte er einen ähnlichen Zug bei Rausse und fand in den „kranken Unterleiben" das Problem der modernen Gesellschaft. „Politik, Diplomatie, Ehrsucht, Ohnmacht und Wissenschaft, und – leider auch – unsere ganze *moderne*

125-129; Young. Gobineau und der Rassismus. S 224-234; Schüler. Bayreuther Kreis. S 243ff.

500 Bermbach. Mythos Wagner. S 70.

501 Vgl. ebda. Zur Auswirkung von Wagners eigenem Antisemitismus und den Folgen von dem, was daraus gemacht wurde vgl. u.a.: Heer (et. al.): Verstummte Stimmen. Hein. Hitler in Wagner. Schüler. Bayreuther Kreis. Rose. Wagner und der Antisemitismus. Viereck. Hitler und Richard Wagner. Fischer. Von Wagner zu Hitler. Köhler. Wagners Hitler. Katz. Wagner als Vor-bote des Antisemitismus. Mork. Antisemitismus. Metzger (Hrsg.). Wie antisemitisch darf ein Künstler sein? Friedländer (Hrsg.): Wagner im Dritten Reich. Wagner. Wagner- Ein Minenfeld.

502 Feuerbach zu lesen, und damit seine intensive Beschäftigung mit dessen Philosophie begann Wagner Mitte 1849, als er in seinem Zürcher Exil angekommen war. (Gregor-Dellin. Vorwort zu: Wagner. Mein Denken. S 13.)

503 Vgl. Wagner. Die Kunst. S 110.

504 Ebda. S 116.

Kunst" – wird er nach seiner Bekanntschaft mit Rausse schreiben – „haben keinen andren Grund und Boden, aus dem sie wachsen, als – unsre ruinirten Unterleibe."[505] Jetzt glaubte er, die Probleme seiner Revolutionsschriften seien durch die Lehre von J. H. Rausse zu lösen. Es war auch zu dieser Zeit, da Wagner mit der Ausarbeitung zur Tetralogie „Der Ring des Nibelungen" begann. Sehen wir uns im Folgenden an, wie Teile der Lehre der Wasserheilkunde von Rausse – und speziell Raussens Rousseau-Interpretation – Einzug in den „Ring" gefunden haben, wobei hier ausgeführte Betrachtungen – mit Erweiterung der Einbeziehung von Wagners Kunst im Speziellen – weitergeführt werden. Um beides, seine Rückkehr zu rousseauistischen Ideen, die der „Regeneration der Menschheit" vorausgehen sollten, und die Rezeption Wagners – hier durch die „Lebensreform", zu der er durch seine Rückkehr zu rousseauistischen Ideen einen Beitrag leistete – wird es zum Schluss dieser Untersuchung noch genauer gehen.

3.6. Wagner und der Antisemitismus

Nun scheint es davor aber an der Zeit, zu Wagners Antisemitismus Stellung zu nehmen. Erstmals auffällig geworden ist dieser in seinem Aufsatz „Das Judenthum in der Musik" (1850). Darin unterstellt er dem Judentum, an den verdorbenen Zuständen der Gesellschaft mitverantwortlich zu sein. Diese Einstellung war möglicherweise etwas nicht besonders stark oder wirklich stärker von Wagner als von anderen Vertretenes, sondern eine typische Unterstellung vieler Zeitgenossen.

Shulamit Volkov stellt etwa für die Revolution von 1848 fest, dass sie für die Emanzipation der Juden nicht nur von Vorteil gewesen sei, sondern dass die „Revolutionswelle" auch „antijüdische Gefühle" erweckte.[506] Gerade Wagners Bekannter *Heinrich Laube*, und allgemein das „Junge Deutschland", können mit dem „Antisemitismus" in Verbindung gebracht werden.[507] *Paul Lawrence Rose* stellt in diesem Zusammenhang eine „tiefsitzende Aversion" der Jungdeutschen gegen das „Jüdische" fest und kommt gleichzeitig zur These, Wagners „Antisemitismus" sei auch eine Folge seiner revolutionären Einstellung gewesen.[508] *Jens Malte Fischer* erwähnt in diesem Zusammenhang, dass gerade die „Dresdner Revolution", an der

---

505 Wagner. Sämtliche Briefe. Band 4. S 192f. Brief 85. An Franz Liszt, Weimar (20.11.1851).
506 Volkov. Die Juden. S 108.
507 Vgl. Mork. Antisemitismus. S 112f.
508 Rose. Antisemitismus. S 29, S 83ff.

Wagner teilnahm, auch von anti-jüdischer Stimmung und sogar von Gewalt gegen Juden geprägt war.[509]

Auch hier kann wiederum J. H. Rausse als Beispiel für eine, in jenen Kreisen, in denen sich Wagner aber auch Rausse bewegten, anscheinend weit verbreitete, antisemitische Einstellung hergenommen werden. Auch er zeigt sich in seinem, bereits vor der Berührung mit der Wasserheilkunde entstandenen, Werk „Reisecenen aus zwei Welten" (1836), sowohl als typischer 1848er, Jungdeutscher, Rousseauist, usw., aber auch als Antisemit. Ganz ähnlich wie Wagner bringt Rausse das Judentum mit der Gier nach Geld in Verbindung und gibt ihm damit letztlich einen großen Teil der Schuld an den Krankheiten der modernen Zeit – dem Despotismus, dem Egoismus, der fehlenden Menschlichkeit usw.[510]

Dieter David Scholz kommt in diesem Zusammenhang zu der vielleicht gewagten These, der Antisemitismus Wagners sei „zu einem Gutteil vorgefundener Marxscher Antikapitalismus".[511] *Eberhard Straub* hält über Wagners Antisemitismus fest: „‚Der Jude' war ihm gleichbedeutend mit den Kapitalisten, dem Geldhändler, der auch die Kunst als Ware behandelt."[512]

Aus heutiger Sicht war dieser „Antisemitismus" bereits eine Krankheit jener Zeit, so auch von Rausse und Wagner. Wagner stand mit seinem „Antisemitismus" auf keinen Fall allein, sondern hatte sowohl Vorgänger und Nachfolger, aber auch viele Zeitgenossen, die ähnlich dachten. Wagner widmete aber, im Gegensatz zu vielen anderen – das war wohl das Schlimmste – diesem damals weitverbreiteten Vorurteil einen ganzen Aufsatz und ließ ihn später 1867 sogar erneut auflegen.[513] Auf die tragischen Folgen der Rezeption von Wagners Antisemitismus werden wir noch zu sprechen kommen, obwohl diese Arbeit diesen Zeitraum kaum noch bearbeitet und daher nur Andeutungen gemacht werden können.[514]

---

509 Vgl. Fischer. Das Judentum. S 36ff.

510 Vgl. Hlade. Philosophie. S 173f.

511 Scholz. Antisemitismus. S 158. Richtiger wäre wohl: „sozialistischer Antikapitalismus."

512 Straub. Wagner. S 259.

513 Zu Wagners Antisemitismus vgl. etwa auch: Katz. Wagner als Vorbote des Antisemitismus; Hein. Hitler in Wagner; Fischer. Von Wagner zu Hitler; Mork. Antisemitismus; Metzger (Hrsg.). Wie antisemitisch darf ein Künstler sein?; Nowakowski. Antisemitismus; Bermbach. Zwang Wagner zu nazifizieren.

514 Vgl. *IV. 4.2, 4.4., 4.6.*

3.7. Die Wasserheilkunde und der „Ring"

Noch während der Kur in Albisbrunn hatte Wagner mit der Vorarbeit zu seiner nun geplanten „Tetralogie" begonnen, das teilte er auch Franz Liszt am 20. November mit. Den „jungen Siegfried" und „Siegfrieds Tod" – die er bereits vor seiner Kur vertonen wollte – hatte er rückwärts durch zwei Teile ergänzt: Gerade im „Rheingold" und in der „Walküre" werden wir dann auch naturheilkundliche Einflüsse wahrnehmen; sei es, dass der Naturzustand – verkörpert durch die Rheintöchter – dem Element des Wassers zugeordnet wird, oder andere kleinere Szenen, in denen das Wasser immer wieder in ähnlicher Form auftritt.

In der Lehre von Rausse sei es gerade das Wasser, das uns die Tugenden des Naturzustandes wiedergeben könne, und das Wasser tritt wohl auch im „Ring" als Symbol des Naturzustandes, als Ort der Unschuld, Tugend und Harmonie auf. Vielleicht trug gerade auch die Bekanntschaft mit der Wasserheilkunde zu einer rousseauistischen Interpretation des Dramas bei; so erinnert Siegfried an den Naturmenschen, den Rausse beschrieb: Kraft und Tugend hat er aus der Natur, durch sein wildes einsames Leben, das ihn mehr zu Tieren zieht, als zu seinem bösen Erzieher. Siegfried wirkt wie der „absolut gesunde" und „instinktiv tugendhafte" Naturmensch, den Rausse in seinen Werken über die Hydrotherapie beschreibt.

Wenn ihm schon der speziell von Rausse beschriebene „Naturmensch" hier nicht allein als Vorbild stand, so dürfte ihn die Lehre von diesem in seinem „freien, schönen und starken" – diese Worte hatte er wohl bereits bei Wilhelm Heinse gelesen und verwendete sie bereits 1849 – „Siegfried" noch bestärkt haben. Trivial dagegen wirkt die Ansicht, das Wasser als zentrales Element des *Rheingoldes* stamme von der Lektüre des Wasserheilkundlers und Wagners Erfahrung mit dem Wasser während seiner Kur; das mag so sein oder nicht; was wichtig scheint – und in dieser Arbeit noch zu behandeln sein wird – ist nicht das, sondern jene Verbindung von Wasser und Naturzustand, die im „Rheingold" und im ganzen „Ring" zu finden ist, und erstmals bei Rausse angelegt scheint, und womit der Sinn des Elementes Wasser im „Ring" erklärt werden würde.

Allgemein scheint Wagner viel von seiner rousseauistischen Naturverehrung der Lektüre von J. H. Rausse zu verdanken, der gerade die Idee der schädlichen Einflüsse eines unnatürlichen Lebens auf Körper und Geist betonte und die „Gesellschaftskritik" nicht auf die Moral beschränkte. Rausse war es wohl auch, der Wagner auf die Idee brachte, sein zukünftiges Festspielhaus „in irgend einer schönen Einöde, fern von dem Qualm und dem Industrie-pestgeruche unserer städtischen Civilisation"[515] zu errichten, was er auch Jahre später mit seinem „Festspielhaus" in Bayreuth noch umsetzen wollte und in gewisser Weise auch tat.

3.8. Der Plan zum „Ring des Nibelungen", „vollkommene Gesundheit" und die „ruinirten Unterleibe". Der Brief vom 20. November 1851

Dass ihn die Ideen der Naturheilkunde gleichzeitig mit seinem Plan der Konzeption des „Rings" beschäftigten, zeigt folgendes Zitat, das die Ausführungen über das geplante Werk an Liszt abrundet, d.h. direkt auf seine Ausführungen über die geplante „Tetralogie" folgt. Es handelt sich im Folgenden um Ausschnitte aus einem Brief von Wagner an Liszt vom 20. November 1851. Unter diesen Ausführungen befindet sich etwa eine detaillierte Beschreibung der ersten Szene des „Rheingoldes", als Alberich den Rheintöchtern den Ring raubt, und hier der Naturzustand vielleicht bereits seine Darstellung, und aber auch mit dem Raub des Goldes sein Ende hat. Anschließend resümiert er über seine Gesundheit:

> „Hatte ich bisher meiner Gesundheit wegen immer noch Sorge, so ist mir nun auch durch die gewonnene Ueberzeugung von der, alles körperliche Uebel heilenden Kraft des Wassers und der Naturheilkunst, dies Besorgniß gehoben: ich bin auf dem Wege, ein vollkommen gesunder Mensch zu werden und – wenn ich nur will – zu bleiben."[516]

Ist das Wasser auch die *alle gesellschaftlichen Übel* heilende Kraft im „Ring"? Es scheint tatsächlich so; das Wasser scheint als Element im „Ring" mit dem Naturzustand und dem Unverdorbenen in Verbindung zu stehen, und seine Kraft siegt am Ende, indem es sich das Gold zurückholt. Zur Zeit der Entstehung des „Rings" und seit seiner Bekanntschaft mit Rausse soll das Wasser einen zentralen Beitrag zur „Erneuerung" der Menschheit leisten. Durch Heilung vom „Siechtum" solle die Tugend wiedererweckt werden. Dieser damalige „radikale Glaube" an die Theorien von Rausse hat sich im „Ring", letztlich wohl zumindest in der genannten Verbindung des Elements Wasser mit dem Naturzustand, erhalten.

Im obigen Zitat geht Wagner speziell auch auf Raussens Glauben an die „absolute Gesundheit" ein – zu der im Grunde jeder Mensch bestimmt und die letztlich auch Voraussetzung zur Tugend sei. Dann folgt eine noch bemerkenswertere Passage; Wagner scheint im Folgenden viel mehr von der politischen Brisanz der na-

515 Wagner. Sämtliche Briefe. Band 4. S 270. Brief 118. An Franz Liszt, Weimar (30.1.1852).
516 Ebda. S 192. Brief 85. An Franz Liszt, Weimar (20.11.1851).

turheilkundlichen Ideen zu verstehen, als ihnen auch heute noch von den meisten Forschern dieses Gebietes zugesprochen wird. Mit großer Sicherheit verstand er die Naturheilkunde nicht als rein somatisches Verfahren, um „Gifte" auszuleiten[517], und hielt sie nicht für politisch uninteressiert – wie man das heute in den meisten gängigen Untersuchungen zur Naturheilkunde liest[518] – sondern kannte ihre Radikalität in medizinischen, aber auch politischen Fragen, die schließlich auch gemeinsam zu behandeln seien. Gesundheit wird Voraussetzung zur Tugend, aber auch Folge der Tugend.

Das Wasser wird zum Heilmittel des persönlichen Siechtums, aber auch der verdorbenen Gesellschaft: Denn es ist in seiner Anwendung fähig, jene „Gifte", die krank machen, aus den *Verdauungsorganen*, die Wagner im Folgenden „Unterleibe" nennt, auszuleiten, und fähig, die Stimme der Natur, bei Rausse „Instinkt" genannt, wiederzuerwecken, die durch „Siechtum" verdeckt sei. Als Folge der Heilung vom „Siechtum" blühe Gesundheit für die Individuen, aber auch Gesundheit für das Staatsgebilde und letztlich bei Wagner auch für die Kunst. Das glaubte Wagner damals zutiefst und teilt dies Franz Liszt im selben Brief mit. Wagner fährt dort fort: „Schafft Euch, Ihr unglücklichen Menschen, eine gesunde Verdauung an, und plötzlich steht das Leben in einer ganz anderen Gestalt vor Euch, als ihr aus der Unterleibsplage heraus es ersehen konntet!"[519]

Die Naturheiler sahen Gesundheit allgemein – daher das Fehlen jeder Krankheit – als eine Voraussetzung für Tugend und Glück an. J. H. Rausse betonte, dass gerade die „Verdauungsorgane" eine entscheidende Rolle spielen würden. Dazu schreibt er etwa in den „Miscellen":

---

517 Dazu folgendes Zitat aus Raussens Miscellen, die auch auf eine der wagnerischen Krankheiten, nämlich seinen schmerzhaften Ausschlag eingeht: „Es ist eine jedem Wasserarzt bekannte Tatsache, dass Krisen duch schädliche moralische oder mechanische Einflüsse unterdrückt werden; z. B. Ausschlag bei heftigem Ärger […]." Was z. B. heißt, ein unglücklicher Mensch könne seine Selbstheilungskräfte nicht aktivieren bzw. notwendige Krisen nicht durchleben.

518 Vgl. etwa Heyll. Naturheilkunde. S 106f.; Rothschuh. Naturheilbewegung. S 109; Ohl. Rousseau. S 10.; Heyll hält etwa in diesem Zusammenhang fest: „Materielle Ungleichheit, Armut oder Repression erschienen unter dieser Voraussetzung weitgehend bedeutungslos. Der Ruf nach äußerer Freiheit entsprang, so der Standpunkt der Naturheilkunde, keinem wirklichem Bedürfnis." (Heyll. Naturheilkunde. S 107).

519 Wagner. Sämtliche Briefe. Band 4. S 192. Brief 85. An Franz Liszt, Weimar (20.11.1851).

„Seht zwei verschiedene Menschen, was sie, getroffen von gleichen Schlägen des äußeren Unglücks, Verschiedenes beginnen. Der Bankrott treibt den Einen zum Selbstmord, den Anderen zu vermehrten Fleiß, zur Genügsamkeit und wahrem Glück. Der Treubruch eines Liebchens bricht dem einen das Herz und jagt eine Kugel dahinein, – der Andere nimmt eine Andere und wird ein glücklicher Familienvater. Woher diese verschiedenen Wirkungen derselben Ursache? Aus den verschiedenen Temperamenten der Menschen, d. h. aus dem verschiedenen Gesundheitsstand ihrer Verdauungsorgane."[520]

„Kranke Verdauungsorgane" scheinen die Ursache, warum der Kranke auf einen Schicksalsschlag mit Resignation reagiert, der Gesunde aber nicht ans Aufgeben denkt. Die „Verdauungsorgane" oder, wie Rausse und verschiedene Anhänger seines Systems noch dazu sagten, „Eingeweide" werden zum entscheidenden Faktor der Gesundheit. Wagner sagte zu denselben im Folgenden „Unterleibe"; gemeint war dasselbe. Dabei wird der Zustand der „Verdauungsorgane" schließlich Dreh- und Angelpunkt von fast allem anderen. Wagner setzt in diesem Sinne den Brief an Liszt folgendermaßen fort:

„Wahrlich, all unsre Politik, Diplomatie, Ehrsucht, Ohnmacht und Wissenschaft, und – leider auch – unsere ganze *moderne Kunst*, in denen man den Gaumen zum Verderb des Magens so lange einzig befriedigt, gereizt, und wieder zu schmeicheln versucht hat, bis endlich unvermerkt nur noch ein Leichnam galvanisirt wurde, – wahrlich diese ganzen Schmarotzergewüchse unsres heutigen Lebens haben keinen andren Grund und Boden, aus dem sie wachsen, als – unsre ruinirten Unterleibe! Ach! wollte und könnte mich jeder verstehen, dem ich dieß – fast lächerlich klingende – und doch so entsetzlich wahre Wort zurufe!"[521]

Letztlich seien die „ruinierten Unterleibe" – die Paraphrasierung von J. H. Raussens „Verdauungsorgane" – an allem Unglück unserer Zeit schuld. „Wahrlich, all unsre Politik, Diplomatie, Ehrsucht, Ohnmacht und Wissenschaft, und – leider auch – unsere ganze *moderne Kunst* … haben keinen andren Grund und Boden, aus dem sie wachsen, als – unsre ruinirten Unterleibe!" Wagner war zu diesem Zeitpunkt begeisterter Anhänger von Rausse.

Er hielt dessen Lehre für die Erlösungsformel seines eigenen Siechtums, aber auch des gesellschaftlichen Elends. Gesundheit wird zur Voraussetzung von Tugend und Glück. Wagners frühere Forderung vom „freien, schönen und starken" Menschen sei durch die Naturheillehre möglich. Halten wir kurz inne und reflektieren wir über das Verhältnis von Wagner zu Rausse, und was uns dieses Verständnis andererseits selbst für das Verstehen der Naturheilkunde bringen kann, bevor wir in

---

520 Rausse. Miscellen. S 109.
521 Wagner. Sämtliche Briefe. Band 4. S 192f. Brief 85. An Franz Liszt, Weimar (20.11.1851).

die zeitlichen Ereignisse in Wagners Leben und die Zeit, in der ihm die „Wasserheilkunde" als Religion galt, zurückkehren.

3.9. *Wagner und die Erlösung durch die Wasserheilkunde*

Wagner verband mit Rausse sehr viel; von Wagners Verständnis von der Kunst und ihrem Erlösungspotential lässt sich umgekehrt auch über das Verständnis der Naturheilkunde von Rausse und ihre Idee zur „Erlösung" einiges erfahren.

Einerseits hielt Wagner zu dieser Zeit die Ideen der Wasserheilkunde (und auch später zur Zeit des „Parsifal" wieder die Ideen des Vegetarismus) für einen Teil der Kur, die die Menschheit von ihrem „Siechtum" bzw. Unglück befreien könne. Einen anderen Beitrag könne seine Kunst leisten. Auf die Idee, seine Kunst könne zu einer möglichen *Erneuerung* beitragen, kam er dabei vielleicht tatsächlich durch seine Bekanntschaft mit der Naturheilkunde. Zumindest ein Jahr später, galten ihm seine Kunst, aber auch die „Wasserheilkunde" als Teile, die gemeinsam zur *Erneuerung* führen könnten.[522] Wie das zum Zeitpunkt des Briefs an Liszt aussieht, ist nicht ganz klar. In der Tat machte er ja sogar die „ganze moderne Kunst" von den „ruinirten Unterleiben" abhängig.

Auch in „Mein Leben" lässt er später durchblicken, dass er mit der Schaffung einer neuen Kunst erst dann beginnen wollte, nachdem eine „Erneuerung" eingetreten sei, zu der auch die „Wasserheilkunde" einen Beitrag zu leisten habe. Später, nachdem die *Erneuerung* weder durch die Revolution, deren Scheitern er mit dem Staatsstreich Napoleons III. besiegelt sah, noch durch die „Wasserheilkunde" eingetreten sei, war es offenbar an der Zeit für die Kunst.[523]

Andererseits sind die Ideen der Naturheilkundler in der Tradition von Rausse für eine *Regeneration der Menschheit* nicht allein auf Ideen der Bekämpfung von Krankheiten beschränkt, sondern setzten auch auf viele weitere Bestandteile einer Philosophie für ein gesundes Menschentum, die sie zum Großteil von Jean Jaques Rousseau übernehmen und welche die Menschen vom *Siechtum* befreien sollten.

---

522 Hierzu vergleiche man jenen Brief, den Wagner an Theodor Hahn richtet und dort meint wie „von den verschiedensten Ausgangspunkten her derselbe Zielpunkt in das Auge gefaßt werden kann" (Wagner. SB. 4. S 93. Brief 22. An Theodor Hahn, Tiefenau (8.11.1852). Womit „Wasserheilkunde" und Wagners „Kunst" gemeint waren.

523 Vgl. Wagner. Mein Leben. S 490f.

Hier waren sie Wagners Ansichten ähnlich, der wie jene ein Mitkämpfer der 1848/49 Revolution war, was nicht zuletzt dazu beigetragen haben mag, dass er den Ansichten der Naturheilkunde Entscheidendes abgewinnen konnte. Dabei dürfte die Lektüre von Rausse seinen Horizont erweitert und sein Interesse noch stärker auf Rousseau'sche Ideen gelenkt haben. Vor allem die ursprüngliche Güte, die Mensch und Tier von Natur aus besitzen, aber auch speziell Tugend und Gesundheit des Naturmenschen, wie sie vor allem Rausse betont, sowie die kulturpessimistische Komponente Rousseaus und Raussens, die der verdorbenen Gesellschaft die Schuld an Untugend und Krankheit geben, scheinen in Wagners Denken und auch im Besonderen in den „Ring" Einzug gefunden zu haben.

Wagners spätere Lektüre von *Percy B. Shelley* und *Lord Byron*, die er seinem „Wasserfreund" Theodor Uhlig zu lesen empfiehlt, könnte auch auf Rausse, der beiden Dichtern viel abgewann und selbst durch deren Rousseau-Interpretation maßgeblich beeinflusst wurde[524], und sein Naturverständnis zurückgehen.[525] In diesem Sinne bringt uns auch die Untersuchung von Wagners Denken einiges für das Verständnis der Naturheilkunde; ganz ähnlich wie Wagner mehr forderte als eine Erlösung allein durch seine Kunst, reichte es den Naturheilern nicht aus, den Patienten hydrotherapeutische Verfahren zu verordnen.

Die Wurzeln des „Siechtums" müssten auf mehrere Weisen bekämpft werden; momentane körperliche Gesundheit ist für sie dabei nur eine notwendige Voraussetzung, aber nicht das alleinige Ziel des Strebens der Naturheilkundler vom Schlage Rausses. Zu dieser Zeit geht Wagners Verehrung von Rausse so weit, dass er

---

524 Vgl. hierzu: Hlade. Naturheilkunde. S 180-192. *Shelley* schrieb etwa bereits in einer ganz ähnlichen Weise wie Rausse über den „Instinkt": „Unsophisticated instinct is invariably unerring." (Zit. nach: Alcott. Vegetable diet. S 200.)

525 Der Einfluss von Shelley und Byron auf Wagner wird in der Literatur nicht bestritten, dass allerdings auch Rausse, der sich politisch und philosophisch nicht in geringerer Weise für ähnliche Themen stark machte, großen Einfluss auf sein politisches Denken ausübte, bleibt allgemein unberücksichtigt. Das scheint aufgrund der fehlenden Bedeutung Raussens für die heutige Zeit leicht erklärbar; für die damalige Zeit gilt allerdings nicht das gleiche. Und so scheint es in keiner Weise übertrieben, Raussens (und vielleicht auch Theodor Hahns) Einfluss auf Wagners Denken – jenseits von medizinischen Fragen – zumindest gleichwertig einzustufen wie das von Shelley oder Byron. Wozu dieses Kapitel beitragen soll. In dieser Weise vergisst z. B. *Werner Wolf* – wohl aufgrund der allgemein fehlenden Aufarbeitung der Bedeutung von J. H. Rausse für seine Zeit – neben dem Einfluss von Shelley und Byron für Wagners „Weltbild und Weltanschauung" auch Rausse als wichtigen Impulsgeber beizustellen (Vgl. Wolf. Einleitung zu SB 4. S 9f.).

fehlerhafte Politik genau wie dieser mit „Siechtum" und „Krankheit" in Verbindung bringt. Das werden wir jetzt, langsam zum Zeitlichen zurückkehrend, sehen. Wagner reflektiert nun – Ende 1851, zwischen Wasseranwendungen – über die politische Lage, die den „Revolutionär" von 1849 immer noch beschäftigt.

3.10. Wagner, die Politik und die Wasserheilkunde. Der Staatsstreich von Napoleon III. am 2. Dezember 1851 und die „Gifttheorie" von Rausse

Es waren politisch bedeutende Ereignisse, von denen Wagner sich sehr viel versprach, um die es nun geht. Am 2. Dezember 1851 unternahm *Charles-Louis-Napoléon Bonaparte* (später Napoleon III.) – seit 20. Dezember 1848 Präsident der Republik Frankreich – einen Staatsstreich: Er verschaffte sich diktatorische Vollmacht, schlug bald einen bewaffneten Aufstand gegen sich nieder und verbannte die Führer der Opposition. Ein Jahr später – genau am 2. Dezember, dem Tag an dem Napoleon Bonaparte sich 1804 zum Kaiser krönen ließ – ließ auch er sich zum Kaiser ausrufen. Im Folgenden geht es um den Beginn dieser Ereignisse, als der spätere Napoleon III. seinen Staatstreich begonnen hatte und Wagner wohl bereits wusste, dass dieser den Aufstand gegen sich niedergeschlagen hatte. An Theodor Uhlig schreibt er am 13. Dezember:

„Ueber die neueste pariser geschichte (Charles-Louis-Napoléon Bonaparte Staatsstreich am 2. Dezember 1851, der ihn auf zehn Jahre zum Präsidenten erklärte) erwartest Du von mir wohl keine besondre mittheilung meiner ansicht? Wir sind wohl beide darüber einig, daß diejenigen im Irrthum waren, die diesem falle eine bedeutung zumessen wollten, die er unmöglich haben konnte? Er war eine Konsequenz der bisherigen reactionären Zustände: nach meiner ansicht somit nur ein chronisches Krankheitssymptom, keinesweges aber ein entscheidender akuter fall."[526]

Dieses Zitat erinnert sehr stark an eine Stelle von Rausse in seinem „Geist der Gräfenberger Wasserkur" (später als „Die Grundlehren der Natur und Wasserheilkunde oder Geist der Gräfenberger Wasserkur", von Theodor Hahn erneut herausgegeben). An dieser Stelle stellt Rausse einen Vergleich zwischen Krankheit und Revolution an. Er schreibt ganz nebenbei, mitten in einer Abhandlung über materielle Krankheitsursachen: „So ist geduldete Knechtschaft chronisches Siechtum; Revolution aber akute Krankheit, Heilversuch, der oft tötet, statt zu

---

526 Wagner. Sämtliche Briefe. Band 4. S 220. Brief 99. An Theodor Uhlig, Dresden (13.12.1851).

heilen – Polen." Wozu Theodor Hahn zur vierten Auflage 1852 anmerkte: „Und nicht auch das chronisch hinsiechende, sklavisch elende Deutschland?"[527]

Wagner spricht in der Terminologie von Rausse, aber vielleicht auch im Kalkül seines Systems; Rausse hatte seine Idee von Krankheit beim Individuum auch auf größere Zusammenhänge übertragen, worin ihm etwa der Philosoph Ernst Kapp folgte. Er hatte ganz Ähnliches in seinem Werk „Der constituirte Despotismus und die constitutionelle Freiheit" gemacht, wie wir gesehen haben.[528]

Wagner argumentierte hier ebenfalls wie Rausse. Er schreibt, der Staatsstreich von Charles-Louis-Napoléon Bonaparte sei ein „chronisches Krankheitssymptom", allerdings „keinesweges aber ein entscheidender akuter fall."[529] Das erinnert tatsächlich sehr stark an die Krankheitslehre von Rausse, die dieser, wie erwähnt, bereits selbst auch auf politische Zusammenhänge übertrug. Er glaubte Rausse zu dieser Zeit wohl auch darin: Wie gesagt, wollte er zu dieser Zeit die Krankheit der Gesellschaft wohl mit den gleichen Mitteln heilen wie J. H. Rausse.

Für Wagner hätte in dieser „pariser geschichte" nur die Revolution – „akuter Krankheitsfall" – wirkliche Heilung vom „gesellschaftlichen Siechtum" bedeutet. Das, was geschehen war, blieb für ihn „chronisches Siechtum". Er erhoffte einen tatsächlichen politischen Umsturz und Neubeginn, wie in seinen Schriften um 1849 beschrieben, und war über den Staatsstreich von Charles-Louis-Napoléon sehr enttäuscht. Von Frankreich hätte das ausgehen sollen, was in Deutschland 1848/49 gescheitert war. Von nun an wollte er mit Theodor Uhlig jeden Brief nur noch mit Dezember 1851 datieren, dem Monat der Hoffnung.[530] In „Mein Leben" berichtet Wagner ungefähr über diese Zeit Ende 1851:

„Mit meinem Freunde Uhlig hatte ich, neben der Vortrefflichkeit des Wasserkur-Systems, auch diese bedeutende Weltlage [das oben besprochene vor dem Ereignis vom 2. Dezember] besprochen; er, der aus den Dresdener Theater- und Orchester-Proben zu mir kam, fand es ungemein schwer, so kühnen Annahmen über eine heroische Wendung der menschlichen Angelegenheiten recht zu geben. Er versicherte mir, ich könne mir nicht vorstellen, wie erbärmlich die Menschen wären; doch betäubte ich ihn so weit, daß er das Jahr 1852 mit mir als ein mit großer Entscheidung schwangeres in das Auge faßte."[531]

---

527 Rausse. Grundlehren S 8.
528 Vgl. *II. 3. 2.*
529 Wagner. Sämtliche Briefe. Band 4. S 220. Brief 99. An Theodor Uhlig, Dresden (13.12.1851).
530 Vgl. Gregor-Dellin. Wagner. S 348.
531 Wagner. Mein Leben. S 490.

Wagner wollte damals mit seiner Aufgabe, eine neue Kunst zu schaffen, erst beginnen, nachdem eine heilende Revolution eingetreten sei. *Uhlig* habe bereits damals, aufgrund seines Engagements an der Dresdener Oper, gewusst, dass der Welt nicht mehr zu helfen sei. Dann, mit den Ereignissen des 2. Dezember, sei aber auch seine Hoffnung plötzlich zerschlagen worden: „Die Nachrichten vom Staatsstreiche des 2. Dezember in Paris machten auf mich den Eindruck des rein Unglaublichen: während die Welt erhalten werden zu sollen schien, ging sie mir ganz ersichtlich unter."[532]

Von da an wandte sich Wagner nach eigenen Aussagen „von der Erforschung dieser rätselhaften Welt ab".[533] Schließlich – so Wagner in „Mein Leben" – seien nun seine politischen Hoffnungen, gemeinsam mit den Hoffnungen auf Gesundheit, baden gegangen, weil auch die Kuren und die Wasserdiät nicht anschlugen. Wagner in „Mein Leben":

> „Bald bemächtigte sich meiner eine außerordentliche Niedergeschlagenheit, in welcher sich die Enttäuschung über den äußeren Verlauf der Weltgeschicke auf sonderbare Weise mit der jetzt bei mir eintretenden Reaktion gegen die Übertreibungen der Wasserkur in bezug auf meinen Gesundheitszustand zugleich zur Geltung brachte."[534]

Nun, behauptet er im Rückblick, erwartete er die Rückkehr der schlimmsten Verhältnisse im Kulturleben, welche ihm in der Darstellung in „Mein Leben" als das eigentliche Übel, das er durch genannte politische Ereignisse in Frankreich bekämpft wissen wollte, galt. Gleichzeitig hätte er jetzt eingesehen, dass die Kur in Albisbrunn ihm nicht die Gesundheit brachte, die er erwartete.[535]

Der Beginn des starken Zweifelns an Raussens „Gifttheorie" fand zwar wirklich kurz nach der Enttäuschung über die Ereignisse in Frankreich statt, stand aber mit diesen in keinem direkten Zusammenhang. Einerseits war er am 13. Dezember 1851 noch tief von der „Gifttheorie" von Rausse überzeugt, die er auf die politischen Ereignisse von Frankreich übertrug. Andererseits kam ihm die Einsicht – die „Gifttheorie" von Rausse sei eine zweifelhafte Theorie – nicht durch persönliche Enttäuschung, sondern durch ein Gespräch mit seinen Freunden *Theodor Herwegh (1817-1875)* und *Jakob Sulzer (1821-1897)*, die ihn überzeugten, diese sei vom Standpunkt des Chemikers Unsinn. Darum wird es im Folgenden

---

532 Ebda. S 491.
533 Ebda.
534 Ebda.
535 Vgl. ebda. S 491f.

gehen, wo nachgezeichnet wird, wann und wie Wagner die Krankheitslehre von Rausse wieder aufgab.

4. Wagner zurück aus Albisbrunn

> „Mit meinen leibesfunktionen geht es zwar noch ganz erträglich: aber – meine Nerven! Ich gebe zu, daß ich in letzter Zeit in der kur mich übernommen habe […] Ach! wenn ich morgen nicht mehr aus meinem bette aufstehe, wenn ich nicht mehr erwachen sollte zu diesem ekelhaften Leben. […] Um den wiedergewinn meiner jugend, um Gesundheit, natur, ein rückhaltlos liebendes Weib und tüchtige Kinder – sieh! Gebe ich *all meine Kunst* hin."[536]

Wagner an Theodor Uhlig

Am 23. November 1851 beendete Wagner seine Kur in Albisbrunn, Aussagen späterer Erinnerungen zufolge war sie verfehlt. Gleich nach der Kur gibt er sich begeistert über die Erfolge der „Wasserkur", von der er sich jetzt dauerhafte Gesundheit erhofft. In einem ähnlichen Ton – wie noch zur Zeit der Kur – lobt er Rausse und sein System auch noch in den darauffolgenden Briefen und glaubt, durch seine Behandlung endlich wieder dauerhaft gesund geworden zu sein.

Von seinem „beängstigenden physischen Zustande"[537], von dem er in „Mein Leben" berichtet, erzählt er hier noch nicht. Auch hatte er damals noch nicht resigniert, um damit bereit zu sein, Schopenhauers Jünger zu werden, wie er später in „Mein Leben" durchblicken lässt.[538] Womit auch der Einschätzung vieler Wagner-Interpreten, die hier seine pessimistische Wende sahen, widersprochen werden muss.[539] Diese fand erst später – allerdings tatsächlich kurz nachdem Wagner von Raussens Radikalismus abgefallen war und sich für unheilbar krank hielt – statt.

Vielleicht bereits auch wirklich physisch stark angeschlagen, führte er seine Leiden damals noch nicht auf eine übertriebene „Wasserdiät" bzw. die Kur in Albisbrunn zurück. Möglicherweise glaubte er, die physische Schwäche – von der fraglich ist, ob er sie damals selbst überhaupt so wahrnahm – sei die Krise vor dem Durchbruch zur uneingeschränkten Gesundheit, jedenfalls glaubte er offenbar –

---

536 Ebda. S 246-249. Brief 112. An Theodor Uhlig, Dresden (12.1.1852).
537 Ebda.
538 Ebda.
539 Vgl. hierzu: Gregor-Dellin. Wagner. S 348f.

wenn er damals zwar wahrscheinlich tatsächlich litt – er sei auf dem Weg zu dieser oder er hätte sie bereits. Manche Aussagen aus Briefen deuten darauf hin.

Vom Glauben, die Kur in Albisbrunn sei verfehlt gewesen, bemerkt man kaum etwas. Im Gegenteil, er glaubte damals, sehr gesund zu sein. Das haben wir bereits den Äußerungen gegenüber Minna aus Briefen dieser Zeit entnommen, in gleicher Weise fährt er allerdings auch fort, seinen Gesundheitszustand zu schildern. Ende November berichtet er Uhlig von bester Gesundheit: „Die kur hat wunder an mir bewirkt: meine kopfheiterkeit und wohlfühligkeit des ganzen leibes erschließen mir eine neue welt."[540] Die Kur will er jetzt zugunsten einer „diätischen Lebensweise" abmildern. Ganz gesund sei er noch nicht, er weiß, dass er noch nicht „vollständig geheilt" sei, er sei aber auf dem „geraden wege zur vollständigen heilung", die er durch einen weiteren Aufenthalt in Albisbrunn im März erhoffe.[541] Wagner war also wohl kaum aus Albisbrunn „geflüchtet", wie er in „Mein Leben" behauptet.[542] *Carl Friedrich Glasenapp* weiß über die Zeit nach der Kur zu berichten:

„So setzte er denn auch während des Winters seine kalten Wannenbäder fort, und blieb ,Wassermann' auch in der übrigen Diät: früh trockenes Brot mit Milch, abends sogar nur mit Wasser; mittags englische Küche, in Wasser gekochte Gemüse und Braten vom Spieß, den seine Frau hierfür eigens anschaffen mußte."[543]

Am 12. Dezember schreibt er schließlich Theodor Hahn, dass er in seiner Wasserheilanstalt (damals noch in Horn am Bodensee) die nächste Kur antreten möchte.[544] Da Theodor Hahn der legitime Nachfolger von J. H. Rausse war, der erst drei Jahre zuvor in Alexanderbad gestorben war, liegt es nahe, dass er nun die echte Rausse-Kur antreten wollte, von deren Theorie er durch dessen Bücher überzeugt war. Ferner scheint er mit dem Wasserarzt, der die Kuranstalt in Albisbrunn betrieb, nicht restlos zufrieden gewesen zu sein.[545]

Am 13. Dezember 1851 teilt er Theodor Uhlig seinen Plan, gemeinsam mit Karl Ritter eine Kur bei Theodor Hahn antreten zu wollen, und sein Unbehagen mit dem Wasserarzt von Albisbrunn mit: „mit dem beginn des frühjahres gehen wir beide

---

540 Wagner. Sämtliche Briefe. Band 4. S 202. Brief 91. An Theodor Uhlig, Dresden (29.11.1851).

541 Ebda. S 203.

542 Wagner. Mein Leben. S 491f.

543 Glasenapp. Das Leben Richard Wagners. Band 2. S 481.

544 Wagner. Sämtliche Briefe. Band 5. S 215. Brief 98. An Theodor Hahn, Horn am Bodensee (12.12.1851).

545 Vgl. ebda. Brief 65. An Theodor Uhlig, Dresden (30.10.1851).

nach Horn zu Hahn: ich kann nicht länger mit einem Arzte mich abgeben, den ich bei der Kur umgehen muß.“[546] Hahn erschien ihm anscheinend als der einzige, der Raussens Kur umzusetzen verstünde. *Dr. Brunner*, der Leiter der Anstalt von Albisbrunn, verlor sein Vertrauen. Zu einer Kur bei Theodor Hahn kam es allerdings nicht; Wagner – der immer sehr wetterempfindlich war – konnte sich ein Jahr später nicht dazu entschließen, Hahns neue Anstalt im „schaurigen Tiefenau“[547] zu besuchen, und rät Hahn, doch in seine Nähe zu übersiedeln.[548] Möglicherweise wollte er diesen genauso wie etwa Ludwig Feuerbach und Alexander Ritter[549] zu seinem geplanten Kreis aus Intellektuellen und Künstlern bei Zürich hinzufügen. Hahn besichtigte zwar eine geeignete Immobilie, übersiedelte letztlich aber doch nicht.

4.1. Der Streit vom 14. Dezember 1851. Jakob Sulzer (1806-1883) über die „Gifttheorie"

In sein persönliches Verständnis von Rausse gibt Wagner uns in einigen Briefen ebenfalls Einblick. In einem Brief an Jakob Sulzer, dem er die Schriften Rausses mit Anleitung der wichtigsten Stellen zum Lesen schickt, damit dieser dessen „Gifttheorie" anerkenne, die er tags zuvor vom Standpunkt der Chemie als völlig unsinnig bezeichnete, beschreibt er Rausse als einen „kühnen" und „besonnenen"[550] Menschen. Sulzer und Wagner hatten am vorhergehenden Tag über die Hydrotherapie und erlaubten oder nicht erlaubten Alkoholgenuss gestritten; Sulzer glaubte, Wagner dilettiere auf einem falschen Fachgebiet, Wagner gibt an, Rausse genau zu kennen. Er erwidert Sulzer auf diesen Vorwurf Folgendes:

> „Ich möchte Dir zeigen, dass Dein vorwurf in dem vorliegenden falle nur dann begründet sein könnte, wenn ich z. b. Arbeiten, wie die Rausse's, *nicht* kennen gelernt, und ihren inhalt nicht zum gegenstande meines nachdenkens, ja meiner erfahrung gemacht hätte."[551]

Später berichtet er in „Mein Leben", dass er sich mit Rausse so manches Gastmahl verdorben hätte, und dass, nachdem er von Sulzer und Herwegh anhand des Weins von der Unhaltbarkeit der „Gifttheorie" von Rausse überzeugt worden sei, er den

---

546 Ebda. S 220. Brief 99. An Theodor Uhlig, Dresden (13.12.1851).
547 Wagner. Sämtliche Briefe. Band 5. S 93. Brief 22. An Theodor Hahn, Tiefenau (8.11.1852).
548 Vgl. ebda.
549 Vgl. Wagner. Sämtliche Briefe. Band 4. S 208. Brief 94. An Theodor Uhlig, Dresden (3.12.1851).
550 Vgl. ebda. S 224. Brief 102. An Jakob Sulzer, Zürich (15.12.1851).
551 Vgl. ebda. S 224f.

Weingenuss nun aufgrund eines „moralisch-ästhetischen Motivs" weggelassen habe.[552]

Es war wohl letztlich wirklich aufgrund der beiden, dass Wagner an der Theorie von Rausse zu zweifeln begann und Teile der „Gifttheorie" schließlich doch recht bald wieder aufgab. Zu Anfang verteidigte er Rausse ihnen gegenüber allerdings noch, wie der Ausschnitt aus dem Brief an Sulzer zeigt. Noch die letzten Eintragungen des „Braunen Buchs" unter dem Titel „Gedanken zur Regeneration der Menschheit und der Kultur" enthalten eine anscheinend auf Rausse und seine Theorie gemünzte Anspielung:

„Bei uns ist jede Wissenschaft mit dem Makel und daher dem Verdachte der Unredlichkeit und Unwahrhaftigkeit der Maasen behaftet, dass als Reaktion hiergegen der phantastische Dilettantismus hervorgerufen wird (Medizin!)."[553]

Eine nachträgliche Abrechnung mit dem fast fanatischen Glauben an Raussens Krankheitslehre? Jedenfalls war es etwa zu dieser Zeit (der Brief von Wagner an Sulzer stammte vom 15. Dezember 1851), als Wagner an der Theorie von Rausse zu zweifeln begann. Der Auslöser dürfte der Streit mit Sulzer und Herwegh gewesen sein. Tatsächlich hörte Wagner bald darauf mit der radikalen Form der Rausse'schen Hydrotherapie auf; seiner „Gifttheorie" glaubt er aber in vielen Punkten noch länger. In diesem Sinne wird er noch längere Zeit Medikamente ablehnen. Viele Punkte der „Gifttheorie" ließ er aber schließlich fallen, so begann er offenbar mit Anfang 1853 wieder mit einem mäßigen Weingenuss und dem Kaffeetrinken.

Den Idealen der Naturheilkunde blieb er lange Zeit, vielen sogar zeitlebens, treu. Ferner blieb Wagner ein Leben lang ein Freund von Wasseranwendungen, und selbst diese werden seine Jünger später aufgrund des „Meisters" in ihre Pläne zur „Regeneration der Menschheit" aufnehmen, wie wir im Ausblick dieser Arbeit noch sehen werden.[554] Noch unter Einfluss der Philosophie von *Arthur Schopenhauer* (ab 1854) – die mit den Ideen der Naturheilkunde tatsächlich bis zu einem gewissen Grade vereinbar ist – blieb er vielen Idealen der Rausse'schen Wasserheilkunde treu. In seiner Schrift „Religion und Kunst" vom Juli 1880 wird er schließlich endgültig, beinahe ganz, zu dessen Ansichten zurückkehren. Hier schreibt er u.a., wir können „selbst den heutigen Sozialismus als sehr beachtenswert

---

552 Vgl. Wagner. Mein Leben. S 488f.
553 Wagner. Das Braune Buch S 240.
554 Vgl. IV. 4.

von seiten unsrer staatlichen Gesellschaft ansehen, sobald er mit den …Verbindungen der Vegetarianer, der Tierschützer und Mässigkeitspfleger, in eine wahrhaftige und innige Vereinigung träte."[555]

Wie bereits früher angesprochen, stand für viele dieser Dinge bereits Rausse. Auch darum wird es noch gehen, nämlich um die spätere Rückkehr Wagners zu den Ansichten dieser Zeit, die er zwar wohl nie ganz aufgab, allerdings in Bezug zu den Ideen von Rausse erst ab 1879 wieder vollauf vertreten wird. Für genau die von Wagner ab 1879, und vor allem in „Religion und Kunst" (wieder) vertretenen Ideale des Vegetarismus, trat bereits die Naturheilkunde der frühen 1850er Jahre ein. Der von ihm bereits 1851 verehrte Theodor Hahn hatte sich Mitte der 1850er Jahre von den Krankheitslehren Raussens emanzipiert und sein eigenes System entworfen: Nun stand der Vegetarismus im Mittelpunkt und löste das Wasser als wichtigstes Heilmittel ab.

Wagner fand nach anfänglicher Ablehnung des Vegetarismus – das wird 1869 gegenüber Nietzsche, dem er den Vegetarismus ausredet, evident – in seinen späten Jahren zum Optimismus jener Tage zurück. Auch darum wird es hier noch gehen. Letztlich kannte Wagner wohl auch Theodor Hahns letztes, 1879 erschienenes Buch „Das Paradies der Gesundheit" – und konnte wohl auch diesem einiges abgewinnen.[556] Ebenfalls unter dem Titel „Gedanken zur Regeneration der Menschheit und der Kultur" notierte Wagner um 1880 im „Braunen Buch": „Die Kraft der moralischen Anstrengung zur Regeneration würde derjenigen der physischen Revolution zu gleichen haben, welche die Degeneration des menschlichen Geschlechtes veranlasste."[557]

Dieses Zitat entspricht genau den Ansichten der Naturheilkundler seit Rausse, die wie etwa Ernst Kapp forderten, dass eine physische Wiedergeburt mit der moralischen einhergehen müsse. Kapp im Wortlaut: „Letztendlich scheint die Zeit angebrochen zu sein, welche erkennt, daß aller geistigen Wiedergeburt der Menschheit oder der Erschaffung neuer sittlicher Kräfte die physische Wiedergeburt vorausgehen müsse."[558]

---

555 Wagner. Religion und Kunst. S 388.
556 Vgl. Lemke. Ethik. S 425. Anmerkung 65.
557 Wagner. Das Braune Buch, S 240.
558 Kapp. Erdkunde. S 442.

Hier scheint von Wagner übrigens eher eine der Naturheilkunde ähnliche Theorie verfolgt zu werden und nicht, wie oft betont wurde, eine Rassentheorie unter Einfluss von Gobineau. Dieser hing Wagner zwar kurz vor seinem Tod auch an, aber für diese Notiz und für die für seine späte Auffassung wohl wichtigste Schrift „Religion und Kunst" spielt sie noch keine entscheidende Rolle.[559]

Bereits der erste wichtige Vegetarismus-Proponent Deutschlands, Wilhelm Zimmermann, sprach – ohne Rassenideologie im Hintergrund – schon 1843 von einer „Degeneration des Geistes" aufgrund der falschen Lebensweise des Menschen.[560] Genau in dieser Tradition scheint auch Wagner von „Degeneration" zu sprechen. Er bleibt hier in der Terminologie der Vegetarier, deren Philosophie Wagner ab 1879 angenommen hatte und die immer wieder, wie bereits Rausse, von „Degeneration" als Urgrund des gesellschaftlichen Verfalls sprachen.

Hierbei ist zu sagen, dass die Naturheiler den Begriff der „Degeneration" keinesfalls mit rassistischem Gedankengut in Verbindung brachten. So schreibt etwa Wilhelm Zimmermann, um den Verfall der körperlichen Gesundheit nachvollziehen zu können, müsse man die Geschichte befragen „und sie zeugt gewaltig für die Rasseverschlechterung der Nationen und die damit verbundene Degeneration des Geistes".[561] Und bereits Rausse verwies in den „Miscellen" auf einen englischen Tageszeitungsartikel von 1839, den er dort auch zitiert: In diesem Artikel lesen wir, einer ganz ähnlichen Schilderung des Niedergangs der Konstitution der Engländer folgend, dass es außer Zweifel stehe, „dass eine wirkliche und nachweisbare Verschlechterung der Rasse unter uns stattfindet, und dies wäre schon beklagenswert genug, wenn auch nicht, wie ich fürchte, eine geistige Degeneration damit verbunden ist."[562]

Allerdings hatte dieser hier konstatierte „Rassenverfall" keine rassistischen Gründe, sondern wurde als gesundheitlicher Verfall gedacht. Auch Wagner verwendete den Begriff „Degeneration" zuerst, um den Verfall des Geistes zu beschreiben, der auf einen gesundheitlichen Verfall folgen würde. Mit „Degeneration" war in erster Linie ein moralischer Verfall gemeint, der durch ein sogenanntes

---

559 Vgl. *IV. 1.*
560 Vgl. Hlade. Naturheilkunde. S 124.
561 Zimmermann. Paradies. S 6.
562 Rausse. Miscellen. S 319f.

„Siechtum" ausgelöst worden sei.[563] In diesem Sinne schreibt Zimmermann, der hier auch den zentralen Begriff von Rausse, das „Siechtum", übernimmt:

„Wo sich ein Geschlecht auf naturwidrigen Culturwegen verirrte, da trat bald auch Corruption der Gesundheit ein und mit dem Verfall des Körpers schritt stets die Degeneration des Gemüts Hand in Hand vorwärts. Fast überall sehen wir Siechtum und Demoralisation vereinigt auftreten, eins das andere erzeugen und eins durch das andere unterstützt und gehoben werden. Wo viel physisches Elend die Geschlechter plagt, da lässt sich demnach viel Lasterhaftigkeit voraussetzen, und so umgekehrt. Man ist in der Regel geneigt, den moralischen Verfall mehr als Ursache, und den physischen mehr als Wirkung zu betrachten. Im großen Ganzen jedoch würde sich auch das Gegenteil verfolgen lassen."[564]

Beim Wagner um 1880 – als er „Religion und Kunst" schrieb – hat die „Degeneration" ebenfalls keine rassentheoretischen, sondern wohl eher ernährungstechnische und vielleicht auch medizinische Gründe. Rausse hatte in diesem Sinne – wortgewandt und nicht ohne Witz – für seine eigene Theorie festgehalten: „Der Schutt der Laster, Staub und Moder der Gelehrsamkeit, am meisten aber die Vergiftung durch Medizin und Rauschgetränke, haben den Menschen zu einer Karikatur gemacht, die einem kranken Affen mehr gleicht, als einem Menschen."[565]

Allerdings war Wagner zu dieser Zeit bereits Pessimist schopenhauerscher Provenienz, der nicht mehr an „absolute Gesundheit" und reines Glück glaubte, das die Naturheilkunde auch zu dieser Zeit noch versprach. In diesem Sinne notierte er an gleicher Stelle im „Braunen Buch": „Unser Geschlecht hat eigentlich ganz u. gar verwirkt, dass ihm der Weg zum Heile gezeigt werde: schaut nur hin, wie es dazu aussieht!"[566]

Zur Zeit, als er Rausse verehrte, war das anders; er war zwar wohl bereits damals Kulturpessimist, glaubte aber an die ursprüngliche Güte aller Wesen, die erst falsche Kulturwege zerstört hätte. Genau dieser Kulturpessimismus, aber auch die positive Verehrung des Natürlichen spiegelt sich etwa auch im „Ring des Nibelungen", der noch kein schopenhauerisches Drama ist wie „Parsifal".

Dennoch wird es auch in „Parsifal" um ganz ähnliche Themen gehen, von denen etwa die Versöhnung mit der Natur eine zentrale Rolle spielen wird. Der späte Wagner scheint der Naturheilkunde weniger in Bezug auf Gesundheitsfragen ab-

---

563 Vgl. hierzu: *IV. 1.*; zur Verwendung des Begriffs der „Degeneration" während der „Lebensreform": Krabbe. Lebensreform. S 14.

564 Zimmermann. Paradies. S 7.

565 Zit. nach: Zimmermann. Paradies. S 2.

566 Wagner. Das Braune Buch. S 240.

gewinnen zu können, umso mehr allerdings in moralischen Fragen, auf die der Schopenhauer Verehrer fast allen Wert legt. Ferner hält der spätere „Pessimist" 1880 in „Religion und Kunst" den Vegetarismus aber sogar für gesund, was er gegenüber Nietzsche 1869 bestritt.[567] Diese hier angesprochenen Themenkreise werden beim späten Wagner eine entscheidende Rolle spielen und uns daher noch in größerem Umfang beschäftigen.

4.2. Zweifel am Gesundheitsradikalismus

Kommen wir allerdings wieder in die Zeit zurück, als er ein begeisterter Anhänger von J. H. Rausse war, und zeigen wir, wie er sich langsam von seinem System entfernte und was dennoch an Verehrung erhalten blieb. In einem Brief an Uhlig vom 11. März 1852 – die Kur bei Hahn sollte bald beginnen – schreibt er über sein Rausse-Verständnis und abwägend für und gegen einen gewissen *Dr. Graban*, der Rausse kritisiert: „In R. (Rausse) sprach mich vor Allem der frische Zug auf die Natur hin an."[568]

Ein entscheidender Satz über sein zukünftiges Verhältnis zu Rausse: Was er hier ausdrückt, wird er auch weiterhin bei Rausse bewundern, seine Theorien zur Entstehung und Verhütung von Krankheiten gibt er allerdings langsam auf und sieht sich nach einem neuen Wasserarzt um, den er zwischenzeitlich in einem gewissen *Dr. Lindemann* – einem Pariser Naturarzt – gefunden hat.

Dennoch wird er weder das „Naturverständnis" von Rausse aufgeben, zu dem m. E. Ideen zählen, wie sie Wagner noch um 1880 im „Braunen Buch" notiert hatte und die sich auch in seinen künstlerischen Werken in Form der Forderung nach Versöhnung mit der Natur ausdrücken, noch gibt er den Glauben an „Kaltwasserkuren" und Naturärzte auf. Über Dr. Graban – den er hier nur als Schriftsteller kennt – und dessen Rausse Kritik schreibt Wagner:

> „Oft ist Gr.[aban] recht trivial. Am meisten interessirt mich aber seine bestätigung dessen, was mir durch Dispüte mit Herwegh und andren bereits auch schon klar geworden war, nämlich die auf unkenntnis begründete Uebertreibung Rausse' s in seiner Ansicht über die heterogenstoffe, die sogenannten Gifte: ich gestehe, daß mein anfänglicher starker Glauben an R. (Rausse) in die-

---

567 Vgl. *III. 1.*

568 Wagner. Sämtliche Briefe. Band 4. S 308. Brief 134. An Theodor Uhlig, Dresden (7.-11.3.1852).

sem bezuge mich zu lächerlichen selbstquälereien und absurden behauptungen verführt hat. […].[569]

Wagner will zu diesem Zeitpunkt auf keinen Fall eine weitere Kur machen, sondern will auf lange Sicht „diätisiren".[570] Er will sich keiner „heilmethode" mehr anvertrauen, sondern *einem Arzt als Individuum* vertrauen.[571] Jetzt geschah ein tatsächlicher Wandel in seinen Ansichten, aber nicht die in „Mein Leben" beschriebene „notgedrungene gänzliche Umkehr in meinem bisherigen Verfahren".[572] Wann und warum war er von Rausses radikalen Ansichten abgefallen? Ende 1851 schrieb er noch Dinge wie, dass er „vollständig Wassermann" geworden sei, dass er einen „Vorgeschmack vollster Gesundheit" besitze und dass er sich bald „volle Gesundheit" erwarte.[573] Am 12. 1. 1852 scheint seine Stimmung allerdings bereits gekippt, sein Körper sei zwar noch bei Gesundheit, aber die Psyche stark angegriffen:

„Mit meinen leibesfunktionen geht es zwar noch ganz erträglich: aber – meine Nerven! Ich gebe zu, daß ich in letzter Zeit in der kur mich übernommen habe […] Ach! wenn ich morgen nicht mehr aus meinem bette aufstehe, wenn ich nicht mehr erwachen sollte zu diesem ekelhaften Leben […] Um den wiedergewinn meiner jugend, um Gesundheit, natur, ein rückhaltlos liebendes Weib und tüchtige Kinder – sieh! Gebe ich *all meine Kunst* hin."[574]

An *Hans Bülow (1830-1894)* schreibt er fünf Tage später: „Ich bin moralisch wieder sehr angegriffen […]."[575] Die Kur hatte seiner Psyche nur auf kurze Zeit geholfen, er fühlt sich wieder krank. Am 22. Jänner scheint er allerdings aus neuen Idolen, *Percy B. Shelley* und *Lord Byron* – Rousseauverehrer, und auch Lieblinge von Rausse, neue Hoffnung geschöpft zu haben. Zum Schluss eines Briefes an Theodor Uhlig, der nicht mehr so verzweifelt klingt wie der letzte, schreibt er: „Dir und Karl empfehle ich meinen neuen freund, den englischen Dichter *Shelley*. […] Er und sein freund *Byron* zusammen, bilden einen vollständigen herrlichen menschen."[576]

Gleichzeitig – die Naturverehrung Raussens scheint er in keiner Weise aufgegeben zu haben, eher vertiefte er dessen Naturverehrung durch das Studium von

---

569 Ebda. S 310.
570 Ebda.
571 Ebda.
572 Wagner. Mein Leben. S 491.
573 Wagner. Sämtliche Briefe. Band 4. S 234. Brief 107. An Ferdinand Heine, zeitweilig Berlin (20.12.1851).
574 Ebda. S 246-249. Brief 112. An Theodor Uhlig, Dresden (12.1.1852).
575 Ebda. S 250. Brief 114. An Hans von Bülow, Weimar (17.1.1852).
576 Vgl. ebda. S 256. Brief 115. An Theodor Uhlig, Dresden (22.1.1852).

Byron und Shelley – beginnt er mit der Niederschrift des Rings: „Bald werdet ihr erfahren, daß ich in der Nibelungendichtung drinnen sitze: es ist meine einzige rettung."[577] Wieder ein Fakt, der den Einfluss von Rausses Denken auf Wagner zu unterstreichen scheint. Zu dieser Zeit will er sein Nibelungen-Werk „in irgend einer schönen Einöde, fern von dem Qualm und dem Industrie-pestgeruche unserer städtischen Civilisation"[578] aufführen. Der Geist einer an Rousseau angelehnten Philosophie – die auch in den Ring Einzug gefunden hat – scheint nicht zu übersehen. Dabei war es gerade Rausse, der in der Tradition von Rousseau vor dem für die Gesundheit schädlichen Einfluss des städtischen Lebens warnte.

4.3. Die Zeit der gemäßigteren Kuren

Wagners Stimmung bleibt Anfang 1852 schlecht, am 26.2. schreibt er Uhlig: „ich denke täglich an meinen tod."[579] Im selben Brief kündigt er seinem damals wohl engsten Vertrauten und gleichzeitig „glühenden Wasserfreund" Uhlig erstmals an, nicht mehr viel von Raussens konkreter Theorie zur Wasserheilkunde zu halten.[580] Von *Benedikt Kietz*, der neben Theodor Uhlig sein zweiter guter Freund war, der ihn bereits Ende des Jahres 1850 zur Wasserheilkunde bekehren wollte, will er am 24. Februar 1852 den Kontakt zum Wasserarzt *Dr. Lindemann*, der ihm nun als der neue Arzt des Vertrauens gilt.[581]

Am 11. März erklärt er Uhlig, nicht mehr auf Raussens Therapievorschläge zu setzen.[582] Er schreibt ihm die bereits zitierten Worte über die „Gifttheorie" von Rausse: „ich gestehe, daß mein anfänglicher starker Glauben an R. (Rausse) in diesem bezuge mich zu lächerlichen selbstqülereien und absurden behauptungen verführt hat."[583] In mehreren Briefen fordert er daraufhin den in Paris lebenden Ernst Benedikt Kietz auf, ihm den Kontakt zu dem dort ansässigen Dr. Lindemann herzustellen.[584] Ende März oder Anfang April erhält er Nachricht, auf die er Kietz begeistert schreibt: „Mir geht's so-so -! Jetzt bin ich froh, Lindemann zur seite zu ha-

---

577 Vgl. ebda.
578 Ebda. S 270. Brief 118. An Franz Liszt, Weimar (30.1.1852).
579 Wagner. Sämtliche Briefe. Band 4. S 302. Brief 12. An Theodor Uhlig, Dresden (26.2.1852).
580 Vgl. ebda. S 297-302.
581 Ebda. S 297. Brief 126. An Ernst B. Kietz, Paris (24.2.1852).
582 Ebda. S 308-313. Brief 134. An Theodor Uhlig, Dresden (7.-11.3.1852).
583 Ebda.
584 Vgl. Brief 133, 139. Beide an Ernst B. Kietz, Paris (8.3. und 20.3. 1852).

ben: wäre er nur hier oder ich bei ihm! Aber Paris zu einer *Wasserkur* – ist etwas zu verkehrt."[585]

Bereits zuvor hatte er – ohne eine Nachricht von Lindemann bekommen zu haben – Theodor Uhlig mitgeteilt: „[…]doch steht es fest, in eine Anstalt gehe ich nicht wieder".[586] Was sich später als nicht ganz wahr herausstellt, denn fordert er Theodor Hahn auf, sich am besten in der Nähe seines Wohnortes Zürich anzusiedeln – wohl auch um gleich bei Theodor Hahn selbst eine Wasserkur machen zu können. In diesem Sinne schreibt er nämlich an Hahn, er möchte ihn gerne in seiner Nähe wissen und brauche seinen Rat.[587] Und tatsächlich begibt sich Wagner auch später noch weitere Male auf Kur, wie hier noch gezeigt wird.

Julie Ritter (1794-1869) – der Mutter von Karl Ritter, der mit Wagner die Kur in Albisbrunn verbracht hatte – berichtet Wagner, einen Tag nachdem er Kietz Antwort gibt, ausführlich über seine zukünftigen Pläne mit der Wasserheilkunde (Stand 4. April 1852). Erneut teilt er mit, dass er nicht vorhabe eine weitere Kur anzutreten, sondern stattdessen nach einer geeigneten hydrotherapeutischen Methode suche, die er von zu Hause aus durchführen könne und die ihm ein gleichzeitiges künstlerisches Arbeiten möglich mache. Diese solle ihm nun Karl Lindemann – übrigens ein Schüler von Rausse – von Paris aus zusammenstellen. Im Folgenden ein längerer Ausschnitt aus dem Brief an Julie Ritter, in dem er seine Pläne mit der Kur nach Lindemann genau bekannt gibt und uns genannten Dr. Lindemann ebenfalls relativ genau beschreibt.

Gleich an den Anfang stellt er dabei die gleiche, für ihn anscheinend äußerst wichtige Mitteilung, die wir auch aus dem Brief an Uhlig kennen: „*Ich gehe in keine Wasserheilanstalt mehr.*"[588] Um damit fortzufahren, zwar weiterhin auf die „Wasserheilmethode" zu vertrauen, allerdings die Verfahren mildern zu wollen:

„Ich habe die Ueberzeugung gewonnen, daß ich – bei dem Zustande meiner Nerven – wohl einzig nur von der Wasserheilmethode Gutes erwarten kann, daß ich bei ihrer Anwendung aber so gelind verfahren muß, daß ich nur allmälig und in langer Zeit die erwünschte Wirkung erreichen kann."[589]

---

585 Ebda. S 331. Brief 143. An Ernst B. Kietz, Paris (3.4.1852).
586 Ebda. S 329. Brief 141. An Theodor Uhlig, Dresden (22.-25.3.1852).
587 Wagner. Sämtliche Briefe. Band 5. S 93. Brief 22. An Theodor Hahn, Tiefenau (8.11.1852).
588 Wagner. Sämtliche Briefe. Band 4. S 334. Brief 144. An Julie Ritter, Dresden (4.4.1852).
589 Ebda.

Außerdem müsse sich die „Wasserdiät", zu der er schließlich nach seinem aus jetziger Sicht missglückten Aufenthalt in „Albisbrunn" zurückgekehrt war, mit „geistiger Arbeit" vertragen, die er auf keinen Fall aufgeben wollte:

„Das mir nöthige Verfahren ist daher mehr ein nur diätetisches, und zwar ein solches, daß es sich mit geistiger Beschäftigung ganz wohl zu vertragen hat. Es war ein großer Irrthum, daß ich glaubte, ich müsse mich vor Allem geistiger Beschäftigung entziehen!"[590]

Wagner glaubte nun, das von J. H. Rausse medizinisch interpretierte Ideal des von Rousseau beschriebenen Naturmenschen könne uns modernen Menschen nicht mehr als Vorbild dienen: „Ich – und wir Alle – werden keine Naturmenschen mehr: zu den nothwendigen erhaltenden Bedingungen unserer geistigen Kräfte in einem vernünftigen Verhältnisse zu der unserer Leibeskräfte."[591] Geistige Arbeit müsse mit einem „naturgemäßen Leben" durchaus vereinbar sein. Wagner darüber:

„Hier einen völligen Einhalt thun, zieht den Ruin des Ganzen nach sich. Dieß war mir in letzter Zeit klar geworden: vollkommen bestätigt ward es mir nun aber durch einen Arzt, zu dem ich ein herzliches Vertrauen gewonnen habe: dieß ist Dr. Karl Lindemann, gegenwärtig in Paris."[592]

Ähnlich wie es etwa Ernst Kapp aus der Hydrotherapie von J. H. Rausse ableitete – er sprach von einem „elastischen Gleichgewicht zwischen körperlicher und geistiger Arbeit" und nahm an, „dass der von einer großen Idee mächtig erfüllte Geist dem Körper Frische und Spannkraft verleiht, dagegen ein muskelkräftiger Körper die Fähigkeit des Geistes steigert"[593] – war auch Wagner zur Überzeugung gekommen, dass die „geistigen Kräfte" „in einem vernünftigen Verhältnisse" zu den „Leibeskräften" stehen müssten.[594] Auf jenen „Kaltwasserkuren", auf denen Wagner war, schien dies allerdings verboten, und erst Lindemann schien ihm „geistige Arbeit" ausdrücklich erlaubt zu haben. Im Folgenden gibt uns Wagner eine relativ genaue Beschreibung des angesprochenen Naturheilers Karl Lindemann:

„Er ist ein vollkommen wissenschaftlich ausgebildeter Arzt, der die Resultate der Wasserheilkunde sich theoretisch und praktisch vollkommen zu eigen gemacht hat; er hat Rausse und seine Anstalt persönlich kennen gelernt, erkennt sein Genie durchaus an, weiß aber auch wo er irrte und wo neue Entwickelungen der Kunde eintreten mußten. [...] Mir hat er jetzt – auf eine genaue

---

590 Ebda.
591 Ebda.
592 Ebda.
593 Kapp. Despotismus. S 86f.
594 Vgl. Wagner. Sämtliche Briefe. Band 4. S 334. Brief 144. An Julie Ritter, Dresden (4.4.1852).

Mittheilung meines Zustandes – einen Kurplan entworfen, der meine volle Sympathie für sich hat: ungestörtes künstlerisches Arbeiten hat er mir dabei zur Pflicht gemacht [...].“[595]

Er lobt ihn ferner dafür, dass er nur sehr schwere Fälle in einer Wasserheilanstalt betreue und berichtet Julie Ritter von einem besonderen Ruf Lindemanns sowie von dessen Therapieerfolgen. Außerdem fordert er Julie Ritter auf, ihren Sohn Karl Ritter – dem die Reise offenbar weniger zusetzen würde – nach Paris zu Lindemann zu schicken.

4.4. Der Pariser Naturarzt Karl Lindemann. Wagners Arzt des Jahres 1852

Karl Lindemann[596] selbst war anscheinend in gewisser Weise ein Rausse-Schüler, veränderte aber, wie später auch Theodor Hahn, die einzelnen Therapievorschläge. Jede Krankheit wird zum Einzelfall, die vorübergehende Kur wird durch eine „naturgemäße Lebensweise“ ersetzt. Die Wasseranwendung bleibt nur mehr ein Teil einer „Lebensreform“, die man umsetzten müsse, wolle man tatsächlich gesund werden. Die Kur nach Lindemann beginnt Wagner – nachdem er, vielleicht auf Lindemanns Anraten, der ihm viel Bewegung an frischer Luft verordnet[597], aufs Land gezogen war – Mitte Mai.[598] Gleichzeitig begab sich sein Freund Otto Kummer in die Heilanstalt von Theodor Hahn, von dem Wagner nichts Schlechtes zu berichten weiß. Er selbst arbeitet gleichzeitig mit der Ausübung der von Lindemann verordneten Diät an der „Walküre“.[599] Den Prosaentwurf zu „Rheingold“ hatte er bereits Ende März beendet.[600]

Über den Diäterfolg erfahren wir zunächst nichts, allerdings ist Wagner fit genug, um die Dichtung der „Walküre“ – nach eigenen Angaben innerhalb von 4 Wochen – bis Anfang Juli zu vollenden[601], um daraufhin eine körperlich anstrengende große Alpenreise anzutreten, die ihm zur Erholung – nervlich war er noch immer sehr zerrüttet – dienen sollte.[602] Während der Reise hielt er weiter an seiner Diät fest und fragt Theodor Uhlig in einem Brief vom 22. Juli, ob es nach Rausse erlaubt

595 Ebda.
596 Über Karl Lindemann ließen sich keine Lebensdaten eruieren.
597 Vgl. ebda. S384f. Brief 173. An Theodor Uhlig, Dresden (31.5.1852).
598 Vgl. ebda. S 373. Brief 169. An Ernst B. Kietz, Paris (28.5.1852).
599 Vgl. ebda. S 384f. Brief 173. An Theodor Uhlig, Dresden (31.5.1852).
600 Vgl. Wolf. Einleitung zu SB 4. S 26.
601 Vgl. ebda.
602 Vgl. Rieger, Schröder. Wanderungen. S 80-124.

sei, „Gemsbraten" und „Murmelthierbraten" zu essen, die er auf dem „Faulhorn" genossen hatte.[603] Anfang August besucht er St. Moritz im Oberengadin, von dem er sehr angetan ist und im nächsten Jahr vom 14. Juli bis 10. August gemeinsam mit Georg Herwegh eine weitere Kur antreten wird.[604]

Anfang August 1852 war Wagner von seiner „Erholungsreise" in den Alpen zurückgekehrt, ohne dass sich sein Gesundheitszustand allerdings gebessert hätte. Seine nervliche Anspannung ging so weit, dass er am 5. September psychisch zu krank gewesen sei, um auch nur Briefe zu schreiben.[605] Karl Lindemann glaubte den Sitz seines Leidens „in den Gehirnnerven"[606] gefunden zu haben, was Wagner für eine richtige Einschätzung seiner Krankheit hält. Wagner glaubt jetzt, sein Leiden sei „transcendenter Art".[607] „Vom Gehirn aus theilte sich die affection meinem ganzen Nervensystem mit, und äußerte sich als totale abspannung mit fiebersymptomen."[608] Selbst die Reise – die er körperlich trotz stärkster Anstrengungen bestens bewältigte – hätte seiner Psyche kaum geholfen: „Schließlich musste ich mir gestehen, daß der eindruck dieser reise den hauptsitz meines übel's nicht erreicht hatte."[609] Zurück in Zürich:

„Fieberhafte aufregung und abspannung, widerlich ängstliches benommensein des Gehirnes, trübsinn, furcht vor aller Arbeit; oft so matt, daß ich nur sehr langsam spazieren gehen kann; dann wieder etwas besser, aber zugleich mit der Neigung zur aufregung. – Daß ich nicht wieder gesund werden kann, in dem Sinne wie Du (Ernst Benedikt Kietz) Dir es vorstellst, ist sonnenklar: ich leide am „Geist" – und „Geist" ist eine inkurable krankheit!"[610]

Er glaubt sich dem Tode oder dem Wahnsinn nahe und erwartet keine Heilung mehr. Jetzt gibt er auch Raussens *Gesundheitsoptimismus* auf. Rausse hatte ja die Idee, jeder Mensch sei an sich zur „absoluten Gesundheit" fähig, welche die Wasseranwendungen wiederherstellen könnten: „Von unserem Lindemann begehre ich daher nicht *heilung,* sondern nur palliativmittel [Linderungsmittel] zur Ermögli-

603 Wagner. Sämtliche Briefe. Band 4. S 420. Brief 190. An Theodor Uhlig, Dresden (22.7.1852).

604 Vgl. Wagner. Sämtliche Briefe. S 429. Brief 196. An Hans von Bülow, Weimar (6.8.1852).

605 Vgl. ebda. S 452. Brief 207. An Theodor Uhlig, Dresden (5.9.1852) und ebda. S 454. Brief 208. An Ernst B. Kietz, Paris (7.9.1852).

606 Vgl. ebda. S 453 Brief 208. An Ernst B. Kietz, Paris (7.9.1852).

607 Ebda.

608 Ebda.

609 Ebda.

610 Ebda. S 454.

chung meiner Existenz als Künstler, so lange als diese Existenz als lebendes wesen überhaupt sich aufrecht erhalten läßt."[611] Von Lindemann braucht er jetzt neuerlich Rat; er möchte wissen, ob er an seiner Diät etwas verändern solle, die Frage soll sein Freund Kietz an diesen weitertragen.[612]

Während dieser Krise entdeckt er den persischen Dichter *Hafis (1320-1389)*, der ihm als *Feuerprophet* bald mehr oder zumindest gleich viel gilt wie der *Wasserprophet* Rausse, auch wenn er kaum Diätvorschriften gibt, sondern vor allem sein Gemüt erfreut.[613] „Dieser Perser Hafis ist der größte Dichter, der je gelebt und gedichtet hat"[614], schreibt er an Uhlig. Am 19. September berichtet er Uhlig von einer „neuen degradation seines gesundheitszustandes"[615], er könne wieder täglich eine Stunde arbeiten. Mit Sarkasmus reagiert er auf seine Krankheit: „ ...So gewöhne ich mich an den Ruin meiner nerven; man kann dabei doch immer etwas schaffen!"[616]

Dann erlaubt er sich einen Spaß, mit zwei von ihm verehrten Schriftstellern: „Den *Hafis* und den *Rausse* mußt Du zusammenbinden lassen: den *feuer*- und den *wasser*propheten: das wird gut zischen!"[617] Ist das auch eine ironische Anspielung auf das Ende des „Ring des Nibelungen", an dem er gerade arbeitet? Das Wasser und das Feuer sind auf jeden Fall zentrale Elemente des Dramas und die Rolle des Elements Wasser und der Protagonisten, die dieses im „Ring" verkörpern, ähnelt der Vorstellung Raussens vom Naturzustand. Aber dazu – wie bereits angekündigt – später mehr.[618]

Als Uhlig bereits so krank war (er litt an Tuberkulose), dass sich Wagner ernsthafte Sorgen um ihn machte, versucht er ihn durch Diätvorschläge zu beraten, wobei er jetzt viel eher seinem „Instinkt" vertrauen will als einem Arzt:

„Mich drängt es sehr nach Paris zu gehen, um mich dort Lindemann genau bekannt zu machen. Für jetzt ist mein Arzt *Herwegh:* er hat große physikalische und physiologische kenntnisse, und

---

611 Ebda. S 455.
612 Vgl. ebda.
613 Vgl. ebda. S 472. Brief 214. An August Röckel, Waldheim (12.9.1852) und S 476. Brief 216. An Theodor Uhlig, Dresden (12.9.1852).
614 Ebda S 476. Brief 216. An Theodor Uhlig, Dresden (12.9.1852).
615 Wagner. Sämtliche Briefe. Band 5. S 47. Brief 1. An Theodor Uhlig, Dresden (19.9.1852).
616 Ebda. S 49.
617 Ebda.
618 Vgl. *II. 6.*

steht mir in jeder beziehung sympathisch näher als irgend ein arzt. Bei leiden *unsrer* art, kann nur ein *freund* uns rathen, und ein arzt nur dann, wenn er dieß zugleich ist."[619] Von kalter Milch, die ihm in Albisbrunn als Therapeutikum zu trinken gegeben wurde, rät er dringend ab und glaubt nicht, dass diese ein „naturgemäßes" Nahrungsmittel im Sinne von Rausse sei: „*Kalte* milch trinkt gar kein thier, und auch kein naturmensch […]."[620] Dann rät er sein eigenes Rezept für eine Diät, die etwa der Auffassung von Kant[621], aber auch denen mancher Naturheilkundler – wie etwa Lorenz Gleich[622] – ähnlich ist und an deren „Natur-Instinkt" Auffassung erinnert: „Das richtige für uns ist: genießt Alles, aber in einem zuträglichen maße, welches euch selbstbeobachtung und erfahrung lehrt."[623] Auch die hydrotherapeutischen Anwendungen setzt Wagner weiter fort, allerdings ausschließlich in gemäßigter Form, namentlich nimmt er nur noch warme Bäder: „Unsere Wasserärzte wissen sammt und sonders von Nervenleiden noch nicht genug. Konstitutionen wie den meinigen nützen *nur* warme bäder, während kühlere sie gänzlich ruiniren."[624]

Im nächsten Brief an Uhlig macht er moralische Dinge für seine Krankheit verantwortlich: „In der Niederträchtigkeit unsres lebens und unsrer beschäftigung liegt *gegenwärtig* der entscheidende Grund für unser Darniederliegen."[625] Dann berichtet er von seinem Besuch von Otto und Julie Kummer in Theodor Hahns Wasserheilanstalt in Tiefenau:

„*Kummers* haben wir noch in Tiefenau bei Elgg besucht, worüber sie sich sehr freuten: der Aufenthalt dort ist aber gräßlich – Gott bewahre mich vor so' ner Wasseranstalt: lieber verbrenn' ich im feuer – am liebsten im hafis' schen. – Studire den Hafis nur ordentlich: er ist der größte und erhabenste. So sicher und unumstößlich gewiß, wie er, hat noch niemand um die Sache *gewußt*. Es giebt nur Eines – was er preis't: und alles übrige ist nicht einen Heller werth, wie hoch und erhaben es sich nennen möge. – So etwas ähnliches wird auch in meinen Nibelungen klar werden."[626]

619 Ebda. S 72. Brief 13. An Theodor Uhlig, Dresden (11/12.10.1852).
620 Ebda.
621 Vgl. Lemke. Ethik des Essens. S 187.
622 Vgl. Hlade. Naturheilkunde. Teil 2. c). Möglicherweise wurde Gleich von Kant beeinflusst.
623 Wagner. Sämtliche Briefe. Band 5. S 72. Brief 13. An Theodor Uhlig, Dresden (11/12.10.1852).
624 Ebda. S 73.
625 Ebda. S 79. Brief 15. An Theodor Uhlig, Dresden (14.10.1852).
626 Ebda. S 80.

4.5. Wagners „Feuer-Prophet" Hafis (1320-1389)

Der persische Dichter Hafis war in physischen Fragen für einen „Rausch", der sowohl durch mäßigen Alkoholgenuss (bei ihm in Form des Weins), aber auch durch „transzendente Erfahrungen", etwa durch Kontakt mit der Natur oder auch durch die Liebe zu erreichen sei. Dabei schließt sein Begriff der „Liebe" sowohl die Sexualität, aber auch die platonische Liebe und das Mitleid ein. Diesem „Rausch", der sich auf Dinge außerhalb unseres Selbst konzentrieren soll, stellte er die Zurückgezogenheit in ein subjektives inneres Ich und eine damit einhergehende allzu geistige Tätigkeit entgegen.[627]

Liest man die Briefe Wagners zu dieser Zeit, versucht er sich anscheinend wirklich durch die Ansichten von Hafis zu kurieren. Und vielleicht ist die Äußerung Wagners in „Mein Leben", in der er angibt, das Weintrinken nach einem Disput mit Herwegh nicht mehr aufgrund der Rausse'schen Diät vermieden zu haben, sondern aufgrund eines „moralisch-ästhetischen Motivs", eine Anspielung auf seine Begeisterung für Hafis.

In diesem Sinne hält auch der Hafis Herausgeber Daumer, dessen Ausgabe Wagner gelesen hatte, den Rausch durch die „Liebe" bei Hafis für viel wichtiger als die „Trunkenheit" durch Wein.[628] Hafis, sein „Feuerprophet", verdrängt zu dieser Zeit seinen „Wasserpropheten" Rausse zusehends. Wagner führt an einer Stelle von „Mein Leben" aus:

„Für mich war [aus der Wasserheilkunde] eine neue Religion entstanden: war ich z. b. von *Sulzer* und *Herwegh,* welcher letzterer sich chemisch und physiologische Kenntnisse rühmte, wegen der Unhaltbarkeit der *Raußeschen Theorie* über die Gifteigenschaften des Weines in die Enge getrieben worden, so hielt ich mich nun an das moralisch-astethische Motiv, welches mich im Weingenuß ein schlechtes und barbarisches Surrogat für die nur durch die Liebe zu gewinnende ekstatische Stimmung erkennen ließ."[629]

Er lebte zu dieser Zeit, Mitte 1852, zwischen Hafis und Rausse. Das teilte er, wie wir gesehen haben, Uhlig bereits in einem früheren Brief mit, wo er davon spricht, dass man die Werke von Hafis (dem „feuerpropheten") und Rausse (dem „wasserpropheten") zusammenbinden müsse: „das wird gut zischen!"[630]

---

627 Vgl. Daumer. Hafis S IV.
628 Vgl. ebda. S IVf.
629 Wagner. Mein Leben. S 488.
630 Ebda.

Allerdings kann er die Liebe nur im Geiste – theoretisch als Künstler – fassen, nicht aber wie es Hafis fordert und dichterisch verehrt:

„Vom wirklichen Genusse des Lebens kenne ich gar nichts: für mich ist ‚genuß des lebens, der *liebe*‘ nur ein Gegenstand der Einbildungskraft, nicht der Erfahrung. So muss mir das Herz in das Hirn treten, und mein leben nur noch ein künstliches werden: nur noch als ‚Künstler‘ kann ich leben, in ihm ist mein ganzer ‚mensch‘ aufgegangen."[631]

Kurz darauf scheint es um ihn noch schlechter zu stehen. Am 11. November schreibt er an seine Schwester Luise: „So jage ich mich von einer Unbefriedigung zur andern hin, und bei dieser traurigen Jagd versinkt endlich meine Gesundheit in immer tieferen Verfall, vor dem nichts – keine Kur der Welt mich retten kann."[632]

4.6. Wagner und Theodor Hahn (1824-1883)

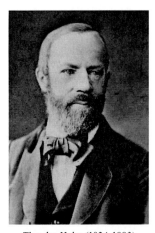

Theodor Hahn (1824-1883)

Will Wagner zwar Theodor Hahns Anstalt in *Tiefenau* (Ortsteil von Bern) auch Anfang November noch nicht besuchen, so bittet er diesen immerhin um Rat und wüsste ihn gern in seiner Nähe, was er Hahn in einem Brief vom 8. November mitteilt.[633] Gerade zu diesem Zeitpunkt fühlt er sich gesundheitlich wieder stark angegriffen. An Hahn richtet er freundliche Worte, nachdem auch dieser Wagners Schriften gelobt hatte:

„Daß ihnen meine Schriften Interesse erregt, macht mir große Freude: Sie sehen, wie von den verschiedensten Ausgangspunkten her derselbe Zielpunkt in das Auge gefaßt werden kann; *Gesundheit* wollen wir Alle. Fast möchte ich aber alles Uebrige um die wirkliche physische Gesundheit fahren lassen!"[634]

Eine sehr interessante Passage; Wagner meint, er und Hahn wollen in ihren Schriften und Handlungen „von den verschiedensten Ausgangspunkten her" dasselbe Ziel erreichen. Wagner will Heilung und Erlösung durch Kunst – die ihm seine persönliche „wirkliche physische Gesundheit" kosten könnte, weshalb er sich überlegen

631 Wagner. Sämtliche Briefe. Band 5. S 95. Brief 23. An Franz Liszt, Weimar (9.11.1852).
632 Ebda. S 106. Brief 26. An Luise Brockhaus, Dresden (11.11.1852).
633 Vgl. ebda. S 93.Brief 22. An Theodor Hahn, Tiefenau (8.11.1852).
634 Ebda.

müsse, ob das die Kunst wert sei, nämlich für diese „alles übrige fahren zu lassen".
Hahns Aufgabe sei es, seinen Teil zur Erlösung der Menschheit durch die Naturheilkunde beizutragen.

Im Sinne von Rausse, der in seinen „Miscellen" geschrieben hatte: „Heilung ist
nur möglich durch Hydrotherapie"[635] oder: „Nur der Sieg der Hydriatik mit allen
seinen Konsequenzen kann die Menscheit dem Elend entreißen."[636] „Gesundheit
wollen wir alle", sowohl Wagner als auch Hahn wollen mit ihren Metiers ihren
Beitrag zur Gesundung der Menschheit leisten.

Tatsächlich bemühte sich Theodor Hahn, bald nachdem Wagner ihm mitgeteilt
hatte, dass am Zürichberg die Wasserheilanstalt eines gewissen *Dr. Witzmann* zum
Verkauf steht, dieses Grundstück zu erwerben und stattete wohl dabei auch Wagner
einen Besuch ab, was Wagner am 13. November 1852 Julie Kummer mitteilt.
Deren Mann hatte Theodor Hahn empfohlen, sich des schädlichen Einflusses seines
Familienlebens zu entziehen, da ihn vor allem dieses krank mache. Ein Zeichen
dafür, in welcher Weise die Naturheilkundler auch schädliche soziale Einflüsse, um
der Gesundheit und des Glücks willen, zu vermeiden suchten.[637]

4.7. Wagners Erlösungstheorie um 1852/1853

Wagners eigene Theorie der Erlösung der Menschheit vom momentanen Unglück,
die u. a. Einflüsse von Hafis, Rausse, aber auch z. B. Feuerbach und Hegel und klar
auch von Rousseau erkennen läßt, gibt er in einem Brief an Franz Liszt zu
erkennen. Eine ähnliche Auffassung zum Thema *Erlösung* wird er in abgeänderter
Form auch noch in der Zeit, in der er ein überzeugter Anhänger von Schopenhauer
ist, vertreten. Dieser Brief stammt vom 13. April 1853, Schopenhauer lernt Wagner
erst fast zwei Jahre später kennen. Hier soll wieder eine längere Passage zitiert
werden, die in wenigen Zeilen sein damaliges Denken zusammenfasst. In diesem
Brief erklärt er dem gläubigen Christen Liszt seinen Glauben, der von einer
anderen Art ist. Wagner schreibt:

„Sieh, mein Freund, auch ich habe einen starken Glauben, um deswillen ich allerdings von unsren
politikern und Juristen bitter verhöhnt werde: ich habe den Glauben an die Zukunft des

---

635 Rausse. Miscellen. S 213.
636 Sinngemäßes Zitat von Rausse, vgl. Kapp. Rausse. S 62.
637 Wagner. Sämtliche Briefe. Band 5. S 110. Brief 28. An Julie Kummer, zeitweilig Montreux
    (13.11.1852).

Menschengeschlechtes […]; es ist mir gelungen die Erscheinungen der Natur und der Geschichte mit der Liebe und Unbefangenheit über ihr wahres Wesen zu betrachten, daß ich nichts schlechtes an ihnen inne werden konnte, als – die *Lieblosigkeit*. Auch diese Lieblosigkeit konnte ich mir aber nur als eine *Verirung* erklären, als eine Verirung, die uns aus dem Zustande des natürlichen Unbewußtseins zum *Wissen* von der einzig schönen Nothwendigkeit der Liebe bringen muß; dieß Wissen sich thätig zu erringen, ist die Aufgabe der Weltgeschichte; der Schauplatz aber, auf dem dieß Wissen sich bethätigen soll, ist kein andrer als die Erde, die Natur selbst, denn aus ihr keimt Alles, was uns zu diesem seligen Wissen bringt."[638]

Wagner spricht erneut von der Natur, aus der alles keime, letztlich selbst das Wissen um die Liebe, deren Fehlen ihm zu dieser Zeit als der schlimmste mögliche Zustand gilt. Diese „Lieblosigkeit" bezeichnet er als „Verir[r]ung" beim „Heraustreten aus dem Zustande des natürlichen Unbewußtseins". Erst wenn der ursprüngliche Zustand – der „Naturzustand" – in dem *Einsichten* fehlen, durch die *Erkenntnis* der Liebe abgelöst wird, sieht Wagner Hoffnung für die Gesellschaft. In diesem Sinne setzt er seine Ausführungen im Brief folgendermaßen fort:

„Der Zustand der Lieblosigkeit ist der Zustand des Leidens für das menschliche Geschlecht: die Fülle dieses Leidens umgiebt uns jetzt […]. [Durch die Kraft der Liebe] haben wir eine Kraft gewonnen, von der der natürliche Mensch noch nichts ahnte, und diese Kraft – erweitert zur allmenschlichen Kraft – wird dereinst auf dieser Erde den Zustand gründen, aus dem keiner nach einem (unnöthig gewordenen) Jenseits sich hinweg sehnt, denn er wird glücklich sein – leben und lieben!"[639]

Die „Lieblosigkeit", die Wagner hier konstatiert, scheint kaum allein als das Fehlen des Rausches, der gemäß der Auffassung von Hafis durch die Liebe zwischen zwei Menschen entstehen kann verständlich, sondern auch als „Liebe zur Menschheit" mit dem *Mitleid* als wichtigstem Gefühl, das uns zu dieser animieren könne, zu verstehen zu sein. Dieses spielt bereits bei Rousseau eine entscheidende Rolle. Bereits bei ihm kennt zumindest ab dem *Emile* nur noch der bereits aus dem Naturzustand (in diesem befindet sich allen Anschein nach Wagners „natürlicher Mensch") herausgetretene Mensch das Mitleid. Später wird es bei Schopenhauer das zentrale Element der Erlösung des Menschen, wobei Wagner diesen, zur Zeit als er diese Worte aufschreibt, noch nicht kannte.

„Lieblosigkeit" ist damit auch als das Fehlen des Mitleids zu charakterisieren, zu welchem nur der *Liebende* fähig scheint. Deshalb spricht Wagner hier von einer „Verir[r]ung" der Menschheit und der Notwendigkeit einer *Umkehr*, „die uns aus

638 Ebda. S 257. Brief 125. An Franz Liszt, Weimar (13.4.1853).
639 Ebda. S 257f. Brief 125. An Franz Liszt, Weimar (13.4.1853).

dem Zustande des natürlichen Unbewußtseins zum *Wissen* von der einzig schönen Nothwendigkeit der Liebe bringen muß."[640] Um dann fortzusetzen: „Dieß Wissen sich thätig zu erringen, ist die Aufgabe der Weltgeschichte."[641] Genau vom *Mitleid* bzw. dem *Gewissen* als der Fähigkeit, die den Menschen auszeichne und das entscheidende Element zur Tugend sei, hatte bereits Rousseau gesprochen. Schopenhauers Mitleidsethik passte genau in dieses Bild.

Wagner war auch auf Schopenhauer bereits vorbereitet und entwickelte später – vor allem auch auf der Grundlage dieser hier gesehenen Ansichten – seine eigene Schopenhauer-Interpretation. Im Gegensatz zu seiner späteren Schopenhauer'schen pessimistischen Einstellung ist er hier aber noch Optimist. Und dieser wird er zumindest zum Ende seines Lebens wieder, als er erneut einen naturheilkundlichen bzw. vegetarischen Rousseauismus mit Schopenhauers Philosophie zu verbinden versucht, obwohl er Zeit seines Jüngertums, das bis zu seinem Tod dauern wird, immer eine eigenständige Schopenhauer-Interpretation verfolgte.

Die „schmerzliche Erkenntnis" der Liebe (auch Parsifal wird später durch den Anblick der körperlichen Liebe und deren Leid des Mitleids einsichtig, welches dann bei Wagner viel höher geschätzt wird, als die Ekstase durch die Liebe) gibt uns eine „Kraft", die uns über den Naturzustand hinaushebt und uns „erweitert zur allmenschlichen Kraft ... dereinst auf dieser Erde den Zustand gründen [wird], aus dem keiner nach einem (unnöthig gewordenen) Jenseits sich hinweg sehnt, denn er wird glücklich sein – leben und lieben!"[642]

In einem Brief an August Röckel vom 8. Juni spricht er von einem „Reich der Liebe", in das er nur „wie in weite Ferne" blicken kann.[643] Dabei scheinen Mitleid und eine „Ekstase durch die Liebe", die uns zum Guten antreibt, eng verwoben und im Gegensatz zum Egoismus zu stehen.

---

640 Ebda.
641 Ebda.
642 Ebda.
643 Ebda. S 316. Brief 181. An August Röckel, Waldheim (8.6.1853).

4.8. Der Tod von Theodor Uhlig (1822-1853) am 3. Jänner 1853 und der gemäßigte Naturarzt Rahn-Escher

Große Sorgen macht Wagner im Dezember der Gesundheitszustand seines Freundes Theodor Uhlig, dem er am 23. Dezember – vermutlich auch um von sich abzulenken – schreibt, es gehe ihm „jetzt passabel".[644]

Am 28. Dezember – er hatte kürzlich die Dichtung zum „Ring" fertiggestellt – berichtet er Otto und Julie Kummer von Theodor Hahn und dessen Plänen mit der Hydrotherapie am Zürichberg: „Der Hahn hat hier nicht wieder gekräht, er schafft jetzt Tiefenau zum Paradies um."[645]

Am 30. Dezember in einem Brief an seine Halbschwester *Cäcilie Avenarius* resignierend: „Ich bin sehr nervenkrank und habe, nach mancherlei Versuchen zu radikalen Heilungen, auch keine Hoffnung mehr auf Genesung [...]."[646]

Nach dem Tod von Theodor Uhlig am 3. Jänner 1852 ist Wagner naturgemäß niedergeschlagen, er magert ab und hat starke Verdauungsbeschwerden.[647] Da wird ihm ein Arzt namens *Dr. Konrad Rahn-Escher (1802-1881)* empfohlen, der fast jeden Tag nach der Gesundheit von Wagner sieht. Wagner vertraut ihm und seinen Verordnungen und glaubt sich in guter Hand.[648] Auch dieser Arzt ist ein Naturheiler und Wagner beschreibt ihn folgendermaßen:

„Er ist ein älterer, religiös-gewissenhafter, äußerst sorgsamer Mann, der mich genau studiert hat und seine Studien mit ungemeiner Aufmerksamkeit fortsetzt. Durch einige ungewöhnlich schöne Kuren, die ich erlebt hatte, wurde er mir außerdem empfohlen. Er besucht mich fast einen Tag um andern, so daß ich unter seiner beständigen Aufsicht lebe: mit der größten Genauigkeit ordnet er meine ganze Lebensweise. Von ‚Medizin' ist natürlich keine Rede: seine Verordnungen beziehen sich nur auf die Diät (im weitesten Sinne) und auf eine sehr feine Anwendung des Wassers."[649]

In „Mein Leben" gibt Wagner an, durch den Tod von Theodor Uhlig von seinen „Hausfreunden" gegen die Wasserheilkunde ausgespielt worden zu sein. Er begann wieder, Mittel, die nach Rausse *Gifte* seien, wie Wein, Kaffee u. ä. zu konsumieren

644 Ebda. S 139. Brief 44. An Theodor Uhlig, Dresden (23.12.1852).
645 Ebda. S 141. Brief 48. An Julie und Otto Kummer, zeitweilig Verneux (?) (28.12.1852).
646 Ebda. S 147f. Brief 50. An Cäcilie Avenarius, Leipzig (30.12.1852).
647 Ebda. S 192. Brief 76. An Julie Ritter, Dresden (11.2.1853).
648 Ebda. S 188f. Brief 74. An Franz Liszt, Weimar (11.2.1853).
649 Ebda. S 192f. Brief 76. An Julie Ritter, Dresden (11.2.1853).

– schließlich trat auch der gemäßigte Naturarzt Rahn-Escher in sein Leben. Mit einer gewissen Ironie gibt er das in „Mein Leben" wieder:

„Die Erfahrung von *Uhligs* Tod gab nun meinen Hausfreunden ein großes Übergewicht gegen mich im Betreff meiner Wassertheorien. *Herwegh* schärfte meiner Frau ein, nach den Anstrengungen der Proben und Konzertaufführungen, wie ich sie auch in diesem Winter besorgte, mir durchaus ein Glas guten Weins aufzunötigen. Allmählich gewöhnte ich mich auch wieder an die mild anregenden Genüsse des Kaffees und des Tees, worin meine Bekannten zu ihrer Freude gewahrten, daß ich wieder Mensch mit Menschen würde. Herr Dr. *Rahn-Escher* ward nun ein gerngesehener, beruhigender Hausfreund, welcher längere Jahre recht wohl verstand, der um meine Gesundheit, namentlich um meine Nervenüberreizung entstandenen Besorgnisse Herr zu werden."[650]

Seine erste Bewährungsprobe hatte Rahn-Escher während der Vorlesungen Wagners aus dem *Ring* in Zürich, als er eine Erkältung mit Heiserkeit, die einen Vortrag der Vorlesungen an einem der vier Abende verhindern hätte können, durch kluge Verordnungen abfing.[651] Rahn-Escher war es auch, der Wagner eine Wasserkur in St. Moritz empfahl, die er in der zweiten Hälfte des Juli 1853 gemeinsam mit Georg Herwegh antrat.

Er war ein mit der Naturheilkunde verbundener Arzt, der Wagner – wie sich aus dem teilweise zitierten Brief vom 11. Februar desselben Jahres zeigte – auf eine Diät setzte und diese, wie klassische Naturheiler dieser Zeit, mit der Hydrotherapie verband. Ob Wagner während dieser Zeit endgültig zum Genuss von alkoholischen Getränken und Kaffee zurückkehrte, oder aber des Weiteren auf sie verzichtete, konnte nicht genau ermittelt werden, scheint aber offenbar der Wahrheit zu entsprechen. Dass er aber weiterhin jedes Medikament ablehnte, wird sich im Folgenden zeigen.

---

650 Vgl. Wagner. Mein Leben. S 504.
651 Vgl. ebda.

5. Wagners weitere Kuren von 1853 bis 1865

„Ob mir die Kur etwas genützt, muß die Folge erst aufweisen: im Ganzen habe ich keine Lust zu einer Wiederholung; [...] kurz ich bin kein Kurmensch, – das sehe ich nun ein!"[652]

Wagner an Liszt aus St. Moritz

5.1. Kur in St. Moritz

Wagner ging durch Rahn-Escher bestärkt doch wieder auf Kur. Die erste Kur, die er antrat, nachdem große Zweifel an der Rausse'schen *Gifttheorie* ausgebrochen waren, führte ihn nach St. Moritz. Dort las Wagner wiederum seinen geschätzten Hafis, und daneben von Goethe zuerst den „fernöstlichen Diwan", in dem die Hafisübersetzung von Daumer – die Wagner zugänglich war – ihren Vorreiter und Ausgangspunkt hatte. Goethes Meinung über Hafis schätzte Wagner sehr. Ferner las er Goethes „Wahlverwandtschaften", die er sein ganzes weiteres Leben schätzen wird.[653]

Die Kur selbst tat ihm im Rückblick nicht gut, im „Braunen Buch" notiert er: „Uebele Brunnenkur".[654] Die Ausstattung des Kurhauses fand er unbequem und das kalkhaltige Wasser sei ihm nicht bekommen. Wobei er angibt, weder die Bäder im Wasser, noch den Trinkgenuss desselben vertragen zu haben. Die Kräftigung des Körpers und die Beruhigung der Nerven, durch Anstrengung in Form von intensiven Wanderungen, sei dagegen in der kargen Gegend des damaligen St. Moritz wunderbar gelungen.[655]

Bevor er die Kur antrat, versuchte er auch Franz Liszt zu überreden, nach St. Moritz mitzukommen. Ihm beschreibt er in einem Brief die Umstände der Kur folgendermaßen: „wir sind dort 5000 Fuß hoch und genießen der nervenstärkendsten Luft bei einem Mineralwasser, das vortrefflich auf die *Verdauungsorgane* wirken soll."[656] Von der Kur erwartete er sich in Wirklichkeit

---

652 Wagner. Sämtliche Briefe. Band 5. S 391. Brief 226. An Franz Liszt, zeitweilig Karlsbad (7.8.1853).

653 Vgl. Wagner. Mein Leben. S 509f. Zu Wagners Verhältnis zu Goethe vgl. Borchmeyer. Wagner und Goethe.

654 Wagner. Das Braune Buch. S 122.

655 Wagner. Mein Leben. S 510.

656 Wagner. Sämtliche Briefe. Band 5. S 306. Brief 174. An Franz Liszt, Weimar (30.5.1853).

mehr, als er in „Mein Leben" zugibt. An *Otto Wesendonck* schreibt er kurz vor Antritt der Kur: „Jetzt gebe nur der Himmel, Dr. Rahn und St. Moritz, daß ich meine Gesundheit wieder gewinne […]."[657] Allerdings glaubte er, vor allem auch durch den darauffolgenden Italienaufenthalt Kraft gewinnen zu können: „Viel – viel erwarte ich mir von Italien!"[658]

Kurz nach Antritt der Kur teilt Wagner Franz Liszt mit: Hier sitz' ich in Graubünden's Hauptstadt: alles ist grau!"[659] Er müsse sich mit „schlechten Witzen durchhelfen" und spricht von einer „schrecklich grauen Oede".[660] Zumindest zu Anfang lobt er das Wasser im Gegensatz zum Essen, das in St. Moritz gereicht wurde.[661] Etwa eine Woche vor dem Ende der Kur leidet er allerdings – wie er glaubt, aufgrund des Wassers – an Verstopfung und hat Probleme mit dem Magen.

Der Aufenthalt beginne für ihn „unerträglich zu werden", berichtet er wenige Tage vor Ende der Kur. Selbst das Wandern – das er immer zu seiner Diät zählte – sei ihm aufgrund der Kurstrapazen kaum möglich.[662] Ein nicht wirklich positives Resümee über die Kur gibt Wagner Franz Liszt in einem Brief vom Vorabend der Abreise von St. Moritz: „Ob mir die Kur etwas genützt, muß die Folge erst aufweisen: im Ganzen habe ich keine Lust zu einer Wiederholung; […] kurz ich bin kein Kurmensch, – das sehe ich nun ein!"[663]

5.2. Das Wandern als Teil der naturheilkundlichen Therapie

Auch die Kräftigung der Physis und die Heilung der Psyche durch Anstrengung des Körpers glaubte Wagner in der Theorie der Naturheilkunde grundgelegt gefunden zu haben. Er und der zu diesem Zeitpunkt bereits verstorbene Theodor Uhlig hatten in diesem Sinne gemeinsame Wasserkuren, aber auch Wanderungen unternommen. Über Uhligs Versuche, sich von seiner Krankheit (später wusste man, es war die Lungentuberkulose) durch die Methoden der Naturheilkunde zu heilen, schreibt Wagner in „Mein Leben": „Er beklagte sich über die Zunahme der bedenklichen

---

657 Ebda. S 356. Brief 204. An Otto Wesendonck, zeitweilig Bad Ems (13.7.1853).
658 Ebda.
659 Ebda. S 358. Brief 206. An Franz Liszt, Weimar (15.7.1853).
660 Ebda.
661 Vgl. ebda. S 364. Brief 210. An Minna Wagner, Zürich (17./19.7.1853).
662 Ebda. S 390. Brief 225. An Minna Wagner, Zürich (5.8.1853).
663 Ebda. S 391. Brief 226. An Franz Liszt, zeitweilig Karlsbad (7.8.1853).

Hustenkrämpfe und über endlich total eingetretene Heiserkeit. Er hielt dies alles für Schwäche, welche er durch Kräftigung des Körpers, durch kaltes Wasser und starke Fußwanderungen zu bewältigen verhoffte."[664]

Wie wir wissen, konnte ihn auch das nicht retten; doch Wagner befolgte trotzdem weiter das gleiche Rezept, von dem er sich weiterhin (oder nun wieder) Heilung oder zumindest Linderung seiner Leiden erhoffte. Das Vertrauen der Wagners für therapeutische Wasserbäder, verordnet nun durch Rahn-Escher, ging soweit, dass auch Minna und sogar sein Hund Peps hydrotherapeutische Wasserbäder nahmen. Zumindest von Minna wissen wir, dass sie das nicht gerne tat und Wagner sie zu regelmäßiger Ausübung ermahnen musste.[665]

Peps war ein kleiner Spaniel, den Wagner 1842 in Dresden von einem Nachbarn geschenkt bekommen hatte. Wagner besaß ihn bis Mitte Juli 1855, als Peps an Altersmüdigkeit starb.[666] Wagner hatte sein Leben lang Hunde, die bei ihm ähnlich wie bei Rousseau eine besondere Stellung genossen.[667] *Henri Perrier* über Wagners Hundebegeisterung: „Im Blick eines Hundes sah er die Schönheit, das Edle, die Liebe und die Treue im Naturzustand."[668]

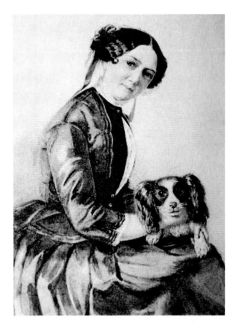

Minna und Peps im Jahr 1853

664 Wagner. Mein Leben. S 503.
665 Vgl. Wagner. Sämtliche Briefe. Band 5. S 361. Brief 207. An Minna Wagner, Zürich (15.7.1853).
666 Perrier. Wagners Hunde. S 310.
667 Vgl. Eidinov. Rousseaus Hund.
668 Perrier. Wagners Hunde. S 316.

5.3. Neue Kuren mit dem Beginn des Jahres 1853

Das Vertrauen in seinen neuen Arzt Rahn-Escher und der Abfall von der Behandlung durch den Pariser Naturheiler Karl Lindemann hatte auch pragmatische Gründe – und ist nicht nur auf den Einfluss seiner Hausfreunde zurückzuführen, wie er es später in „Mein Leben" darstellt. Am 2. April – Wagner war nun schon etwa 2 Monate in Behandlung bei Rahn-Escher – schreibt er an Ernst Benedikt Kietz, der ihm Lindemann empfohlen hatte und den Kontakt zwischen Wagner und Lindemann herstellte:

„Lindemann's Genie wird die Schwierigkeit meiner Entfernung von ihm nicht überwinden können: hier hilft nur fortgesetzte tägliche Beaufsichtigung mit minutiöser Anordnung der Diät wie nach den bei mir so schnell wechselnden Zuständen, und dieß nicht nur einige Wochen lang, sondern zunächst *immer*. Ich muß mich also noch an Lindemann wenden, um ihm für seine freundschaftliche Bereitwilligkeit und seine Rathschläge herzlichst zu danken. Bald soll es geschehen."[669]

Tatsächlich wandte sich Wagner nach seiner neuerlich verfehlten Kur in St. Moritz und einer Dysenterie in Italien, während seines Aufenthalts in Paris – wo er wiederum u. a. an nervösen Kopfschmerzen und allgemeiner Anspannung litt – an Lindemann, um erneut Rat zu bekommen, was bei seiner Krankheit zu tun sei. In „Mein Leben" führt er über die Begegnung mit Lindemann aus:

„Wichtig war mir (in Paris) auch meine Beratung mit einem jungen Arzte *Lindemann*, Kietz' Freund, welcher von der Wassertheorie ab mich für die Gifttheorie einzunehmen suchte. Er war zu einiger Beachtung von seiten der Pariser Notabilitäten dadurch gelangt, daß er in einem Spital vor Zeugen sich verschiedenartige Gifte eingeimpft und deren Wirkung auf den Organismus sehr genau und eingehend an sich selbst nachgewiesen hatte. Von meinem Nervenzustande behauptete er, daß ihm sofort und gründlich beizukommen sein würde, sobald man durch genaue Experimente zur Bekanntschaft mit derjenigen metallischen Substanz gelangte, welche spezifisch der Strömung meiner Nerven zu gebieten hätte. Er empfahl mir bei akutem Leiden mit größter Gewissensruhe den Gebrauch von Laudanum. Im übrigen schien er die ,Valeriana' für das mir zusagendste Medikament zu halten."[670]

Anscheinend wollte Lindemann durch die beiden letzgenannten Substanzen – einer Opiumtinktur („Laudanum") und Baldrian („Valeriana") – Wagners Nerven beruhigen. Wie die Ausleitung der *Gifte* vonstatten gehen sollte, berichtet Wagner nicht; wahrscheinlich aber doch durch Wasseranwendungen.

---

669 Wagner. Sämtliche Briefe. Band 5. S 246. Brief 114. An Ernst B. Kietz, Paris (2.4.1853).
670 Wagner. Mein Leben. S 517f.

Rauschmittel wie Opium lehnten Naturheiler in der Tradition von Rausse strikt ab, weshalb Wagner die Therapie befremdlich erscheinen musste. Lindemann war, wie gesehen, auch ein Anhänger einer ähnlichen „Gifttheorie" wie J. H. Rausse, zählte genannte Substanzen aber nicht zu „Giften".

Wagner hatte die Rausse'sche *Gifttheorie* also auch dann noch gar nicht aufgegeben, obwohl er an vielen einzelnen Punkten des Systems zweifelte, nicht mehr wirklich an dessen Theorie der „absoluten Gesundheit" glaubte und Wasseranwendungen schon jetzt nur noch als „Palliativmittel" anwenden wollte.[671] Als er Schopenhauers Philosophie kennenlernte, verstärkte sich dieser Glaube an Wasseranwendungen als „Palliativmittel", zu dem schließlich auch Amfortas im „Parsifal" greifen wird.

Das heißt, wenn er nicht tatsächlich bereits im Jahr 1852 auf Schopenhauer stieß, wie es *Martin Geck* zumindest für möglich hält.[672] Vielleicht sprach Wagner im September 1852 von Wasseranwendungen als „Palliativmittel"[673], weil er mit Schopenhauer in Berührung gekommen war; möglicherweise hatte auch Schopenhauer bereits 1852 dazu beigetragen, warum er von Rausse und seinem Optimismus langsam abfiel. Ein radikaler Anhänger von Schopenhauers Pessimismus wurde er allerdings erst Ende des Jahres 1854. Gerade zu diesem Zeitpunkt gibt er Rausses *Gesundheitsradikalismus* und insbesondere die Idee, sich durch die Natur eine Heilung zu erwarten, tatsächlich auf, wie wir im Folgenden sehen werden.

In diesem Sinne wird aber auch die Musik in Wagners Selbstverständnis zumindest zeitweilig zu einem „Linderungsmittel" bzw. „Beruhigungsmittel", das uns das Begehren des Schopenhauer'schen Willens zuerst vorführt, um uns zu zeigen, wie man es anschließend sediere. Sie könne uns das Leben erträglich machen, ohne das Leid allerdings beseitigen zu können.

Die Heilung durch Musik wird zu einer Linderung des Lebens-Schmerzes durch Musik. Später wird die Musik aber freilich auch wieder ein Mittel zur Erneuerung; namentlich mit dem *Parsifal* wird er genau eine solche Aufgabe für die Musik erneut ins Auge fassen. Seine Kunst wird Wagner dann, ganz ähnlich wie den Vegetarismus, als Beitrag zur Lösung der sozialen Frage verstehen.

---

671 Wagner. Sämtliche Briefe. Band 5. S 454. Brief 208. An Ernst B. Kietz, Paris (7.9.1852).
672 Vgl. Geck. Wagner. S 238.
673 Wagner. Sämtliche Briefe. Band 5. S 454. Brief 208. An Ernst B. Kietz, Paris (7.9.1852).

Ohne einen medizinischen Grund gibt Wagner an, während der Arbeit an der Komposition zu „Das Rheingold" Ende des Jahres 1853 und zu Beginn des folgenden einen deutlichen gesundheitlichen Aufschwung erfahren zu haben. Er schreibt: „Wirklich entsinne ich mich einer großen und vorteilhaften Veränderung meines Gesundheitszustandes während dieser Arbeit, so daß ich aus jener Zeit nur sehr geringe Eindrücke aus meiner Lebensumgebung übrigbehalten habe."[674]

Lindemann hatte er in dieser Zeit noch nicht abgeschrieben, auch wenn er später in „Mein Leben" über einen weiteren Besuch von Paris Ende Februar 1855 und einer Begegnung mit Lindemann schreibt: „Ich verreiste über Paris und verweilte dort einige Tage, während welcher ich nur Kietz und seinen von ihm als *Wunderdoktor* geachteten Freund Lindemann sah."[675]

Nicht nur Kietz achtete ihn als *Wunderdoktor*, sondern auch Richard Wagner tat dasselbe eine längere Zeit lang, wie wir gesehen haben, und glaubte, bevor er ihn in Paris gesehen hatte, noch an „sein Genie".[676] Er suchte wahrscheinlich erneut Rat, ohne später in „Mein Leben" das Lindemann entgegengebrachte Vertrauen zu erwähnen.

Immerhin hatte er monatelang nach dessen Empfehlungen gelebt. Anscheinend war Wagner die Zeit als fanatischer Anhänger der Wasserheilkunde in den Jahren der Niederschrift von „Mein Leben" (ab 1865) eher peinlich. Die Naturheilkunde und ihre Ideale – die sich zu dieser Zeit bereits von der Wasserheilkunde emanzipiert hatten – wird er allerdings zumindest Ende der 1870er Jahre erneut hochleben lassen, wie wir noch sehen werden.

Nachdem die Kur in St. Moritz zu Ende war, trat Wagner seine bereits voher geplante Italienreise an, die vom 24. August bis 10. September 1853 dauerte. Auch hier konnte er sich nicht wirklich erholen und reiste am 10. September, nachdem sich durch einen Schiffsausflug sein Magen und Darmleiden zusätzlich verschlechtert hatte, zurück nach Zürich.

Gleichzeitig war Minna zu einer Kur nach Baden im Kanton Aargau aufgebrochen, wo Wagner sie fast jeden Tag besuchte. Hier versuchte er – entgegen seiner Gewohnheit – warmes Wasser als Therapeutikum anzuwenden, was ihm allerdings nach eigenen Aussagen schadete.

---

674 Wagner. Mein Leben. S 518.
675 Ebda. S 527.
676 Wagner. Sämtliche Briefe. Band 5. S 246. Brief 114. An Ernst B. Kietz, Paris (2.4.1853).

5.4. Wagners „Paradies" am Genfer See und der Wandel vom Kulturpessimisten zum „absoluten Pessimisten"

Im nächsten Jahr suchte Wagner sein Heil in einem Aufenthalt am Genfer See in der Ortschaft Montreux, einem Nachbarort des berühmten Vevey – dem Ort, wo Rousseaus „Julie" angesiedelt ist. Hier unternahm er gemeinsam mit Karl Ritter, der damals mit seiner Frau vorübergehend in Montreux wohnte, lange Spaziergänge. Gleichzeitig besuchte er auch den nahegelegenen „Seelisberg" – dieser liegt 400 m über dem „Vierwaldstättersee" und gehört zum Kanton Uri – wo Minna eine Molkekur durchführte.[677]

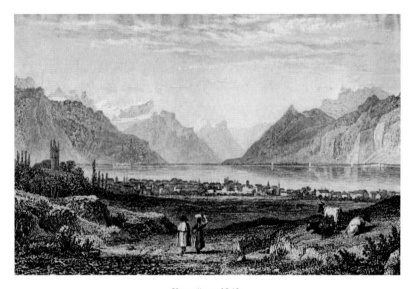

„Vevey" um 1840

Diesen hatte er in früheren Tagen als den Ort bezeichnet, wo er von nun an daran denke zu komponieren. Kurz: Rund um den Genfer See glaubte Wagner sein „Paradies" – das ihn zur Ruhe kommen lassen würde – gefunden zu haben.[678]

In „Mein Leben" schrieb er darüber: „Ich wählte mir sogar in Gedanken die ziemlich wilde Stelle aus, auf welcher ich mir ein einfaches Holzhäuschen

---

677 Vgl. Wagner. Mein Leben. S 519-521.
678 Vgl. Wagner. Sämtliche Briefe. Band 6. S 189. An Minna Wagner, Zürich (28.7.1854).

aufführen zu lassen wünschte, um dort einmal in Ruhe arbeiten zu können."[679] Noch scheint er ganz mit Rousseau und auch Rausse sein Heil durch die positiven Einflüsse der Natur finden zu wollen, sein Glück macht er abhängig von heilsamen physikalischen und moralischen Einflüssen, bei denen die Natur eine große Rolle spielt.

Ganz anders etwa ein Jahr später ein wohl bereits mit Schopenhauer infizierter Wagner – der die Natur als bloßen Schein des in Wirklichkeit allein seienden Willens erkennt. Die Welt ist nur noch eine vom Subjekt erzeugte Täuschung, die sich durch einen Blick hinter diese als absolut schlecht herausstellt. Heilung ist nicht möglich, sondern nur Betäubung, ganz im Sinne Schopenhauers:

„Ich war eine kurze Zeit am Genfer See, und schliesslich auf einem Berg am Vierwaldstätter-See, Brunnen gegenüber. Wundervolle Natur – der ich doch gleichgültig wieder den Rücken wandte! Auch die Natur ist nur zum Theil ausser uns; wenn wir *in* uns nichts davon haben, ist sie fast gar nicht da. Das sind solche Palliativmittel, die bei einem Kranken nicht mehr anschlagen, der seine Krankheit gründlich kennt, und begreift, dass sie nicht zu heilen ist."[680]

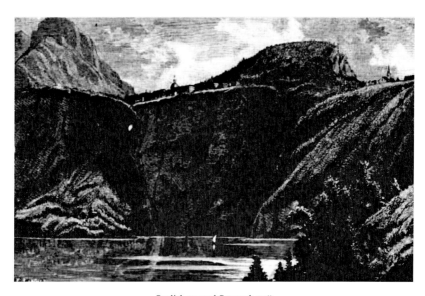

„Seelisberg und Sonnenberg"

679 Wagner. Mein Leben. S 521.
680 Wagner. Sämtliche Briefe. Band 6. S 309. An Carolyne von Sayn-Wittgenstein, Weimar (29.12.1854).

Schopenhauer hatte Wagner Ende September 1854 – also etwa zwei Monate nachdem er am Genfer See noch auf der Suche eines naturgemäßen Ortes im Sinne von Rousseau war und kurz bevor er die zitierten Zeilen geschrieben hatte – kennengelernt.[681] Damit begann wohl die – zwar nur temporäre – für längere Zeit aber eindeutige Abkehr von rousseauistischen Ideen in der Tradition von Rausse. Wagner wird allerdings später Ideen des Vegetarismus mit seiner eigenen Auffassung von Schopenhauer in Verbindung bringen und dadurch auch den Rousseauismus in der Tradition von Rausse erneut hochleben lassen.

Das wird dann – namentlich ab 1879 – sicherlich kein Missgriff sein und auch jener Schritt von 1854, von der Anhängerschaft von Rausse zum Pessimismus von Schopenhauer, ist sicherlich nicht besonders kühn, denn sind sich Rousseaus Ideen – die Rausse in seiner eigenen Interpretation verordnete – und die von Schopenhauer bekanntlich verwandt, wenn auch der letztere vom Kulturpessimisten zum absoluten Pessimisten wird, der Glück und Gesundheit für Täuschungen hält, die dem Menschen niemals wirklich erreichbar sind.

Obwohl Wagner den geistigen Ideen von Rausse anscheinend nicht mehr sehr viel abgewinnen konnte, blieb er bis zum Schluss ein Freund der Hydrotherapie, die ihm auch sein Arzt Rahn-Escher empfahl. Dinge wie Heilung durch die Natur oder „absolute Gesundheit" erwartete er sich zu diesem Zeitpunkt aber nicht mehr. Vielmehr sah er in der Hydrotherapie jetzt ein „Palliativmittel", das den Schmerz des Lebens erträglicher machen könne, ganz ähnlich, wie Amfortas gegen seine Schmerzen badet. Als Freund der Hydrotherapie trat er etwa 1856 erneut eine Kur an, diesmal in Mornex, in der Nähe von Genf gelegen.

---

681 Vgl. Wagner. Mein Leben. S 521.

5.5. Wasserkur bei Dr. Vaillant

Dort blieb er von Mitte Juni bis Mitte August, die Kur sei erfolgreich verlaufen, gibt er später an. Sein neuer Wasserarzt *Dr. Vaillant* kuriert ihn endgültig von seiner Gesichtsrose. Über dieses Kapitel schreibt Wagner in „Mein Leben": Wagner wollte wie bei den vorhergehenden Wasserkuren „tüchtige Bäder" nehmen und vom örtlichen Wasser – nach Wagner einem „stinkenden Mineralwasser" – trinken, worauf ihm Dr. Vaillant erklärte: „‚Dies alles wird Sie nur noch mehr aufregen; Sie bedürfen nichts als der Beruhigung; wollen Sie sich mir anvertrauen, so verspreche ich Ihnen am Ende zweier Monate so weit Genesung, daß Sie die Gesichtsrose nie wieder bekommen sollen.‘ – Er hat Wort gehalten."[682]

Nach Wagners Auskunft in „Mein Leben" war dieser Dr. Vaillant anfangs ein beliebter herkömmlicher Arzt in Paris, der u. a. Persönlichkeiten wie Lablache und Rossini behandelte. Dann wurde er allerdings krank; litt mehrere Jahre an gelähmten Beinen und konnte erst durch Vincenz Prießnitz – zu dem er sich eigens von Frankreich am „Gräfenberg" einfand – geheilt werden. Fortan praktizierte er die Hydrotherapie in ähnlicher Weise. In Paris eröffnete er eine Wasserheilanstalt bei Meudon, die jedoch scheiterte. Von dort ging er nach Genf, wo er neuerlich eine Wasserheilanstalt eröffnete. Wagner lobt ihn daraufhin:

„Er zeichnete sich schon dadurch aus, daß er nur eine sehr geringe Anzahl von Patienten bei sich aufnahm, weil er erklärte, ein Arzt könne nur dann für die richtige Anwendung und den guten Erfolg seines Verfahrens einstehen, wenn er zu jeder Tageszeit auf das genaueste seine Kranken zu beobachten imstande sei. Der Vorzug seiner Methode, der mir so außerordentlich zustatten kam, war das durchweg beruhigende Verfahren durch die ingeniöseste Anwendung namentlich der geringeren Kältegrade des Wassers. Außerdem sorgte Vaillant mit besonderer Vorliebe für die Befriedigung meiner Bedürfnisse, vorzüglich im Betreff meiner Ungestörtheit und Ruhe."[683]

Wagner fühlte sich nach der zweimonatigen Kur endlich geheilt. Im „Braunen Buch" notiert er dazu: „Dr. Vaillant: Wasserkur vom 15. Juni bis 15. August; treffliche Behandlung u. erfolgreich."[684] Damit war die Geschichtsrose für lange Zeit besiegt, was er für Ende 1856 im „Braunen Buch" rückblickend festhält: „Drohende Zerwürfniss mit Familie Ritter wegen Karl: manches Übles. Doch keine Gesichtsrose mehr: predige Vaillant."[685]

---

682 Wagner. Mein Leben. S 548.
683 Ebda.
684 Wagner. Das Braune Buch. S 125f.
685 Ebda. S 126.

Wagner war auch weiterhin immer wieder ernsthaft krank und unterzog sich etwa 1857 einer weiteren Kur[686], trank und badete im „Kisinger Wasser"[687] und wandte nochmals Einpackungen gegen seine Leiden an.[688] „Wasserfreund" blieb er sogar ein Leben lang, wie wir noch sehen werden.

Beenden wir hiermit allerdings die Schilderung der Zeit, als Wagner sich die „Kaltwasserkur" von J. H. Rausse zur Religion machte, sich durch Raussens „Gesundheitsradikalismus" zu einem „radikal gesunden Menschen"[689] wandeln wollte, sich die Gesundheit allerdings nicht einstellte und seine Psyche sich immer angeschlagener zeigte. Kommen wir später allerdings auf ähnliche Inhalte zurück, wobei wir uns namentlich ansehen werden, wie er die Krankheit der Gesellschaft in späteren Jahren durch Ideen der Naturheilkunde heilen wollte.

686 Ebda. S 126.
687 Ebda. S 130.
688 Ebda. S 131.
689 Wagner. Mein Leben. S 485.

6. Der „Ring" und die Naturheilkunde

„R. (Richard) spielt [das Thema der Rheintöchter], und die ganze Schönheit der Natur ersteht vor uns, das begehrliche Tier hatten wir vor uns, und den unschuldigen Menschen![690]

Cosima Wagner, 1880

Zuerst aber ein kurzer Blick auf den Einfluss der Ideen von Rausse auf das künstlerische Schaffen von Richard Wagner. Vor allem beim „Ring" scheinen hierbei tatsächlich relativ große Einflüsse von Rausse auf das Werk konstatierbar. Dieser war wahrscheinlich einer jener Schrifsteller, die Wagner mit den Ideen Rousseaus bekanntmachten. Anders als etwa Wilhelm Heinse, Friedrich Schiller, Proudhon, idealistische Philosophen, die er las oder auch persönliche Bekannte wie Bakunin, August Röckl und Theodor Herwegh vertrat Rausse dabei eine grobe Form der Darstellung des Naturzustandes, die vor allem körperliche Tugenden desselben betont. Und gerade die Darstellung der körperlichen Entartung der Menschen, die auf den Geist die schlimmsten Folgen ausübe, scheint Wagner bei Rausse fasziniert zu haben. Das haben wir bereits gesehen.

Während seiner Kur in Albisbrunn und während er gerade den Plan gefasst hatte, seine Pläne rund um den Siegfried-Stoff zu einer Tetralogie auszubauen, schrieb er im gleichen Brief, in dem er seinen Plan erstmals jemanden mitteilt, jene bereits zitierten Worte, in denen er gleich wie Rausse den „ruinirten Unterleiben" die Schuld an so ziemlich allen Missständen seiner Zeit gab.[691] Er war also zur gleichen Zeit, als er den Plan fasste, aus dem Nibelungen-Stoff eine Tetralogie zu machen, ein überzeugter Anhänger der Lehre von J. H. Rausse. Dieser blieb Wagner zwar nicht lange, doch noch zu seinem Lebensende hin glaubte er – wohl durch Rausse darauf gekommen – dass der Mensch zuerst körperlich erstarken müsse, um schließlich auch eine moralische Wiedergeburt erreichen zu können.[692]

Es kann offenbar gesagt werden, dass gerade auch Rausse ein nicht zu unterschätzender Faktor bei der Ausprägung des Denkens von Wagner in den Zürcher Jahren war und bis zu seinem Lebensende blieb, und dass dieser Einfluss auch und

690 Cosima Wagner. Tagebücher. Band 3. S 483.
691 Wagner. Sämtliche Briefe. Band 5. S 192f. Brief 85.
692 Vgl. Wagner. Das Braune Buch. S 240.

vor allem in den „Ring" einfloss, an dem Wagner zwischen Wasseranwendungen und Wasserkuren arbeitete. So waren die Schriften von Rausse, in denen dieser das Bild eines heilen Naturzustandes entwirft, der durch die Kraft des Wassers – als reinigendes Element – wiederhergestellt werden könne, zur Zeit der Wasserkur in Albisbrunn Wagners Hauptlektüre. Sehen wir uns im Folgenden Motive des *Rings* an, die mit recht großer Wahrscheinlichkeit auf einen Einfluss von Rausse hindeuten. Meist sind es Motive, die den Naturzustand darstellen und in einzelnen Momenten mit der Rausse'schen Interpretation des Naturzustandes zusammenhängen.

6.1. Die „Rheintöchter" und der Naturzustand

Untersuchen wir die Figuren der Rheintöchter und ihr Element, das Wasser: Man kann durchaus die Auffassung vertreten, dass die Rheintöchter für den Naturzustand stehen, genauso wie das Element Wasser, mit dem sie verbunden sind. Die Verbindung zwischen dem Wasser und dem Naturzustand hatte zuerst Rausse hergestellt, der die Hydropathie mit Rousseaus Philosophie verband und dem Wasser die zentrale Fähigkeit, die Tugend des Naturzustandes für uns wiedererreichbar zu machen, zusprach. Rausse glaubte nämlich, wie bereits gesagt, das Wasser könne uns wieder mit dem Naturzustand verbinden, indem es in uns seine Stimme – bei ihm *Instinkt* genannt – wiedererwecke.

In diesem Sinne *thut's Wasser freilich* (dieses Motto trägt das Hauptwerk von Rausse) und reicht aus, um uns mit der guten Natur – die uns letztlich einzig erlösen könne – wiederzuvereinen. Das Wasser allein reicht als erster Schritt dazu; religiöse Praktiken u. ä. sind völlig unnötig. Die Stimme der guten Natur (der Instinkt bzw. auch das Gewissen) wird in uns wieder wirksam und Luthers „Wasser allein tut's freilich nicht" und die damit verbundenen Konsequenzen werden völlig unbedeutend.

Wagner seinerseits leitete das den Rheintöchtern in den Mund gelegte „Weiawaga" vom althochdeutschen „Heilawac" ab, das er bei *Jakob Grimm (1785-1863)* gefunden hatte und meint – so in einer Schilderung im Jahr 1872 – es sei mit dem heutigen „Weihwasser" in Verbindung zu bringen. Aus „Weiawaga" leitete er nach eigener Aussage „wogen" und „wiegen" ab und gewann sich daraus schließlich die Melodie zu „seinen Wassermädchen".[693]

---

693 Vgl. Decker. Wagner und Nietzsche. S 231.

Was wollte das Motto von Rausse „Wasser thut's freilich" richtigstellen? Luthers Ausspruch über das Weihwasser „Wasser allein tut's freilich nicht!" Auch bei Wagner wurde das Wasser zum Element, das reinigen könne, wie Kapp es Rausse zuschrieb: „Er suchte und fand im Wasser eine alle gesellige Verhältnisse reinigende und verklärende Macht."[694]

Wagner glaubte während der Niederschrift des Prosatextes des *Rheingoldes* ebenfalls an die reinigende Kraft des Wassers im Sinne von Rausse, brachte es wie jener mit dem Naturzustand in Verbindung und setzte dem offenbar ein Denkmal im „Rheingold"; vielleicht auch mit seinem „Weiawaga", das man als „Wasser thut's freilich" lesen könnte.

Selbst 1880 – als er die Umkehr der aus seiner Sicht verdorbenen Gesellschaft nun über den Vegetarismus herbeiführen will – verbindet Wagner die Unschuld des Naturzustandes – oder nun besser gesagt, eines vor-gesellschaftlichen Zustandes, eine Auffassung eines Naturzustandes wird er dann nämlich aufgrund des allgegenwärtigen Aufkommens des Darwinismus nicht mehr vertreten – mit dem Element des Wassers. Dafür könnte etwa der Schwan in Parsifal stehen, dem Parsifal als „Tiermörder" bzw. buddhistische Figur des Jägers entgegensteht. Parsifal selbst erkennt die Schönheit der Natur im „Karfreitagszauber" später, genau nachdem er von Kundry und Gurnemanz mit dem Wasser des „heil'gen Quell" „gebadet" wurde.

Matthias Theodor Vogt stellt fest, dass Wagner gerade in der Wasserheilkunde wichtige Elemente für seine Dramen, und speziell auch für den „Ring", fand. So stünde der zu dieser Zeit in Albisbrunn entwickelte Plan, den „Ring" im Rahmen eines Festspieles am Rhein aufzuführen, mit der Idee einer Reinigung von Schuld zusammen. Der Tod von Hagen, am Schluss des Dramas, sei wiederum als ritueller Selbstmord zu verstehen, den man an einem Fluss durchführen musste.[695]

Er fasst seine Gedanken folgendermaßen zusammen, auch wenn er im Folgenden, nicht ganz richtig, von der „prießnitzschen Wasserkur" spricht:

„Der zentrale Gedanken ebenso in der Wasserkur des Vincenz Prießnitz wie der Wagnerschen Revolutionstheoreme ist der der Läuterung. Meine Behauptung ist die, daß Richard Wagner in Albisbrunn klar wurde, daß ein „Bühnenfestspiel" des Ring des Nibelungen ... eine gesellschaft-

---

694 Kapp, Ernst: J. H. Rausse. S 56f.
695 Vogt. Bäderkur. S 361, 363.

lich-ka[t]hartische Wirkung haben könnte ähnlich der Wasserkur; und zwar mit dem Mittel einer in Natur eingelagerten Kunst."[696]

Des Weiteren folgert Vogt über den Einfluss der Wasserheilkunde auf den „Parsifal": „Daß dieser nun mit seinem ‚Heiligen Bad' und seinem von Wagner selbst so apostrophierten ‚Bademarsch' geradezu eine Dramatisierung des Prießnitzschen Gedankenguts ist […]."[697] Außerdem gebe es einen „inneren Zusammenhang" zwischen seiner *Wasserfreundschaft* und deren Idee der „Läuterung" und dem „Ring-Zyklus". Vogt pointiert über Wagners Idee hinter seinen mit dem „Ring" geplanten Festspielen: „Archimedes-Wagner geht nicht in die Wanne von Albisbrunn, um dort dann zufällig sein Prinzip zu entdecken; vielmehr steigt er in die Wanne, weil er dort sein Ring-Prinzip zu entdecken hofft."[698]

Tatsächlich hat er allem Anschein nach grundsätzlich recht, obwohl zwar erst Rausse das Wasser zur „alle gesellige Verhältnisse reinigende und verklärende Macht"[699] erklärte, wie uns Kapp überliefert. Nicht nur im „Ring" scheint das Wasser daher eine „reinigende Macht" zu besitzen, sondern auch im „Parsifal". Es steht für Unschuld und wäscht, wie das Taufwasser, zu dem Rausse jedes Quellwasser erklärte, die Schuld ab. Dabei versöhnt es uns hiermit auch gleichzeitig wieder mit der Natur, der wir, der Lehre von Rausse gemäß, die Tugend zu entnehmen haben.

Für Rausse war das Wasser das zentrale Element der Versöhnung; bei Wagner steht es einerseits selbst für den Naturzustand – wie im „Ring" – oder kann uns andererseits mit diesem wieder in Einklang bringen, wie das „Bad im heilg'en Quell", das Parsifal mit Hilfe von Gurnemanz und Kundry nimmt und ihm die Schönheit der Natur erstmals zugänglich macht. Wagner selbst glaubte, bereits Goethe hätte eine ähnliche Zuteilung in seiner „Walpurgisnacht" (1799) getroffen. Cosmia berichtet uns 1880 über Richard Wagners Einschätzung der Walpurgisnacht:

„[Im Gespräch], erwähnt er der Kraniche, des toten Reihers und wie die plutonische Entstehung eines solchen Berges auch gleich der Beginn von allem Begehren und Zerfleischen sei, während die Aktion des Wassers Goethe als das Sanfte, das Element des Schönen erschien."[700]

Ist das nicht eine in Goethe hineininterpretierte Wiederholung des Kampfes der Elemente im „Ring"? Die Unschuld des Naturzustandes wird dabei in Form des

---

696 Vogt. Bädekur. S 361.
697 Ebda. S 362.
698 Ebda.
699 Kapp. J. H. Rausse. S 56f.
700 Cosima Wagner. Tagebücher. Band 3. S 482.

Wassers und durch die Rheintöchter ausgedrückt. Das Feuer steht für das Verlassen des Naturzustandes bzw. den „Gesellschaftszustand" und seine Folgen: Einerseits ist da die positiv zu konnotierende *Liebe*, andererseits sind da aber auch *Gier* und *List*.

Daher hat das Feuer, genauso wie das mit ihm verbundene Erwachen aus dem Naturzustand, positive, aber auch negative Seiten: Denn Wagner erweiterte seinen Glauben an die ursprüngliche Güte des Naturzustandes in seiner Interpretation dahingehend, dass erst der des Guten einsichtig wird und auch frei handeln kann, der die *Liebe* erfahren hat. Das gelingt Alberich nicht; er steht unter dem Zwang des Goldes. Brünnhild erfährt die *Liebe* in dem Augenblick, da sie Liebe wahrhaftig am Beispiel von Siegmund und Sieglinde erblickt. Damit erlangt sie Freiheit (Willensfreiheit) und damit gleichzeitig das *Gewissen*, das gemeinsam mit der Erfahrung der Liebe aus dem Mitleid erwächst und uns moralisch handeln lassen kann.

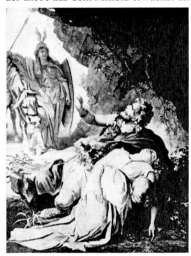

Brünnhild erscheint Siegmund

Liebe und Mitleid sind zentrale Themen Wagners, um die Menschheit zu heilen, nicht erst seit der Bekanntschaft mit Schopenhauer. Daher der Unterschied zwischen der intuitiven Güte des Naturzustandes – wie sie die Rheintöchter, aber auch der junge Siegfried, auf den es noch einzugehen gilt, zeigen – und der aus der Freiheit stammenden Fähigkeit zu einem Gewissen und Mitleid. Wagner selbst legt uns seinen damaligen „Glauben" in einem hier bereits zitierten Brief an Franz Liszt dar. Dort spricht er vom „natürlichen Menschen" und vom „Zustande des natürlichen Unbewußtseins", das vom Wissen „der einzig schönen Nothwendigkeit der Liebe" abgelöst werden müsse. Um weiter daraus zu folgern: „…Dieß Wissen sich thätig zu erringen, ist die Aufgabe der Weltgeschichte."[701] Tritt dieser Zustand nicht am Ende des „Rings" ein?

---

701 Wagner. Sämtliche Briefe. Band 5. S 257f. Brief 125. An Franz Liszt, Weimar (13.4.1853).

Cosima Wagner hielt ebenfalls 1880 über eine pianistische Aufführung des Themas der Rheintöchter fest: „R. (Richard) spielt es, und die ganze Schönheit der Natur ersteht vor uns, das begehrliche Tier hatten wir vor uns, und den unschuldigen Menschen!"[702] Dieses Zitat scheint wie eine Bestätigung des bereits Gesagten, die Figuren der Rheintöchter, sowie auch ihr dazugehöriges musikalisches Motiv, scheinen wie der Ausdruck des Naturzustandes, der letztlich mit dem Raub des Rheingoldes zu Ende geht.

6.2. „Notwendigkeit", „Freiheit" und der „Naturzustand"

Die *Notwendigkeit der Natur*, die ursprünglich auch gut ist, aber durch falsche Wege der Gesellschaft verdarb, muss durch Freiheit und Mitleid (beides entscheidende Themen bei Wagner) zu einer Entscheidung der Individuen durch das *Gewissen* werden. Alberich und auch Wotan sind durch Zwänge getrieben, die Macht und Lust wollen. Wotan führt zwar Verträge ein, aber auch in der durch jene geregelten Welt herrschen Gier und Egoismus. Auch Wotan strebt nach dem „Ring" und handelt, nicht nur durch die Verträge symbolisiert, *unfrei*. Er unterliegt dem Zwang von Gier und Egoismus und auch er will durch den Ring noch mehr Macht, als ihm die Verträge erlauben.

Erst der *Naturmensch* Siegfried, der dann auch noch durch die *Liebe* zu Brünnhild *einsichtig* wird, nachdem er *sich* im Feuer „gebadet" hat[703], könnte dem Gold widerstehen und tut es eigentlich auch, als er den Ring Brünnhild schenkt.[704] Das Streben nach Macht, den der Besitz des *Rings* erlauben würde, liegt ihm fern. Siegfried unterliegt keinem von Gier und Egoismus auferlegten Zwang, Wotan bzw. die Gesellschaft haben ihn nicht selbst geprägt. Er wirkt wie ein *Naturmensch* – intuitiv gut und stark, gesund und kühn. Rousseaus *Naturmensch* scheint hier unverkennbar. Darauf weist auch etwa Siegfrieds Ansprache an Brünnhild zu Beginn der Götterdämmerung hin, wo dieser sagt: „Was der Taten je ich schuf, dess' Tugend schließt er ein."[705]

---

702 Cosima Wagner. Tagebücher. Band 3. S 483.
703 Nach *Robert Donington* symbolisiert das Feuer sowohl die „Lebensenergie", aber auch die „Libido" (Donington. Symbole. S 28-30).
704 Zur Deutung solcher und ähnlicher Zusammenhänge im „Ring" vgl. Bermbach. Politik und Gesellschaft. S 166-168. Dahlhaus. Musikdramen. S 94-95.
705 Wagner. Der Ring des Nibelungen. S 334.

Das scheint typisch für einen aus dem Naturzustand Kommenden, der zwar über seine Taten keine Reflexion (die ihm erst das „Bad im Feuer" ermöglicht) anstellt, dennoch zu keiner schlechten Tat fähig ist. Parsifal – Wagners Hauptcharakter seiner letzten Oper mit gleichnamigen Titel, 1882 uraufgeführt – scheint hingegen das Gegenstück zum *Naturmenschen*, den degenerierten Menschen der Gegenwart, darzustellen. Er ist ein „Tiermörder" und kennt weder Schuld noch Mitleid. Der „Tiermord" stellt nach Wagners 1880 erschienener Schrift „Religion und Kunst" die Urkatastrophe der Menschheit dar, die den Einzelnen schließlich schlecht werden ließ. Erst als Parsifal den „Willen" erkennt und des Mitleids einsichtig wird, kann er Tugend erreichen, die ihn schließlich zum Erlöser der Gralsgemeinschaft machen wird.[706] Letztlich scheinen aber sowohl der „Ring" als auch „Parsifal" die gleiche Grundtendenz zu verfolgen: die Versöhnung mit der Natur.

Durch welchen Schriftsteller die Idee des *Naturmenschen* Siegfried erstmals auf ihn gekommen ist, wissen wir nicht, vielleicht war auch Rausse hier ein Vorbild.

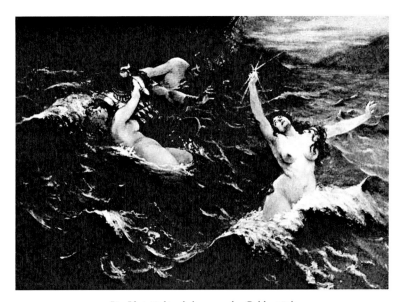

Die Rheintöchter bekommen das Gold zurück

---

706 Vgl. Hartwich. Wagner. S 321f.

Doch Siegfried bleibt nicht allein *Naturmensch*, später wird er auch noch der Liebe einsichtig – und daher frei und des Mitleids fähig. Er besitzt jetzt die Fähigkeit, den Ring zurückzugeben. Am Ende des „Rings" siegt die Unschuld des Naturzustandes in Form des Wassers – aber auch das Feuer und die mit ihm verbundene *Liebe* spielen eine zentrale Rolle. Die Unschuld des Naturzustandes tritt wieder ein, der Zwang der Gesellschaft in Form der Gesetze hat sein Ende. Feuer und Wasser haben sich vereinigt. Die *Freiheit* aus der Einsicht in die *Liebe* ist erreicht. *Chris Walton* über die Funktion des Wassers am Ende des „Rings": „It is water – the Rhine – that by breaking its banks at the close is able to wash the world clean again."[707] Vielleicht ist das auch in Wagners Ausspruch über Hafis (seinen Feuerpropheten) und Rausse (seinen Wasserpropheten) – in einem Brief an Uhlig zu lesen – ausgedrückt. Wagner schreibt dort: „Den *Hafis* und den *Rausse* mußt Du zusammenbinden lassen: den *feuer*- und den *wasser*propheten: das wird gut zischen!"[708] Ist damit nicht auch das Ende – und so manche Szene – des *Rings* gemeint?

---

707 Walton. Wagner's Zurich. S 102.
708 Wagner. Sämtliche Briefe. Band 5. S 47. Brief 1. An Theodor Uhlig, Dresden (19.9.1852).

III.   Wagners jahrelange Ablehnung naturheilkundlicher Erlösungs-
konzepte und Nietzsches hydrotherapeutische Kuren

„Definition des Vegetariers: ein Wesen, das eine corroborirende Diät nöthig hat.
… Den Erschöpften lockt das Schädliche: den Vegetarier das Gemüse."[709]

„Die Jünglinge beten Wagner an… Bayreuth reimt sich auf Kaltwasserheilanstalt.
– Typisches Telegramm aus Bayreuth: bereits bereut."[710]

Nietzsche in „Der Fall Wagner" (1888)

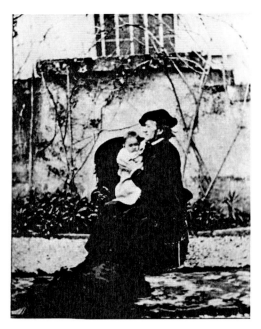

Wagner mit seiner Tochter Eva und seinem Hund
Russ in Tribschen (1867)

---

709 Nietzsche. KSA 6. S 22.
710 Ebda. S 44.

1. Wagner, Nietzsche und die Frage des Vegetarismus. *Die Debatte von 1869*

> „Das wichtigste für mich ist, daß hier wieder ein Stück jenes Optimismus mit Händen zu greifen ist, der unter den wunderlichsten Formen, bald als Sozialismus, bald als Totenverbrennung – nicht Begrabung, bald als Pflanzenkostlehre und unter unzähligen Formen immer wieder auftaucht: als ob nämlich mit Beseitigung einer sündhaft-unnatürlichen Erscheinung das Glück und die Harmonie hergestellt sei."[711]

Nietzsche an Gersdorff über den Vegetarismus

1.1. Nietzsche über Wagners Ablehnung des Vegetarismus

Einen Hinweis darauf, dass Wagner möglichlicherweise vorübergehend Vegetarier gewesen war, erhalten wir in einem Brief von *Friedrich Nietzsche* an *Carl von Gersdorff (1844-1904)*. Dem Brief voraus ging ein Besuch Nietzsches bei Richard Wagner am 19. September 1869. Damals kam es zwischen Friedrich Nietzsche und Richard Wagner zum Streit, nachdem Nietzsche Wagner mitgeteilt hatte, er sei aus Gründen von Schopenhauers Philosophie zum Vegetarier geworden.[712]

Wagner warnt Nietzsche im Folgenden vor dem Vegetarismus, den er selber praktiziert habe. Dabei ist zu vermuten, dass er die zum Vegetarismus erweiterte Naturheilkunde von Theodor Hahn, dem Nachfolger von J. H. Rausse, meint – eher, als dass er vorübergehend Vegetarier war. Es ist sehr gut denkbar, dass er wusste, dass Hahn als Naturheiler seit Mitte der 1850er Jahre den Vegetarismus predigte und von der vegetarischen Lebensweise bald mehr hielt als von Wasseranwendungen. Wenn Wagner im Folgenden von einer jahrelang geübten Nährweise spricht, die ihm selbst sehr geschadet habe und einem Freund den Tod brachte, meint er wohl seine Diät auf der Grundlage der Schriften von Rausse. Der an dieser Diät zugrunde gegangene Freund scheint Theodor Uhlig, der trotz oder aufgrund seiner „Wasserdiät" seinem Tuberkulose-Leiden erlag.

Theodor Hahn war nach eigenen Angaben ab Mitte der 1850er Jahre zum strengen Vegetarier geworden und brachte seinen Entschluss mit der Lektüre von Rousseaus *Emile* in Verbindung.[713] Er wollte nun die gleichen Ziele wie zuvor

711 Nietzsche. Werke. Band 3. S 1014f. Brief an Carl von Gersdorff. Basel, 28. 9. 1869.
712 Cosima. Die Tagebücher. Band 1. S 152. 20. September 1851.
713 Vgl. Heyll. Naturheilkunde. S 89f.

Rausse mit seiner Hydrotherapie durch den Vegetarismus erreichen. Die vegetarische Lebensweise habe am Anfang einer möglichen Rückkehr des Menschen zum Guten zu stehen.

Zu diesem Zeitpunkt hält Wagner von dieser Idee – die ganz ähnliche Ziele mit dem Vegetarismus verfolgte wie Rausse zuvor mit Wasseranwendungen – kaum etwas. Er hatte die Lehre von Rausse enttäuscht aufgegeben und konnte mit der gleichen Idee – nun von Hahn mit der fleischlosen Ernährung in Verbindung gebracht – nichts mehr anfangen. Daher wird Nietzsche im Folgenden auch vor deren Optimismus warnen, über den ihn wohl Wagner aufgeklärt hatte. Der jetzige Wagner verstand hydrotherapeutische Verfahren lediglich als ein „Palliativmittel" und wird sie als solches auch Nietzsche empfehlen, wie wir sehen werden.

Vielleicht hatte Wagner irgendwann vor dem Gespräch mit Nietzsche tatsächlich vorübergehend vegetarisch gelebt, wahrscheinlicher ist allerdings, dass er die Diät, die er während seiner Zeit als Rausse-Anhänger praktizierte, mit Diäten der Vegetarier in Verbindung brachte.Verfechtern der vegetarischen Lebensweise – wie *Percy B. Shelley* und *Lord Byron* – auf die er, wie wir gesehen haben, wohl durch die Rausse-Lektüre aufmerksam wurde, brachte er zwar in der Tat Symphatie entgegen, allerdings schätzte er sie mehr als Schriftsteller, denn als Diätetiker.

Nietzsche war durch *Carl von Gersdorff* vorübergehend Vegetarier geworden, nicht ohne allerdings anfangs vor Gersdorff stark gegen den Vegetarismus zu opponieren. Bereits damals kannte er Shelleys Abneigung gegen den Fleischgenuss, den dieser aus der Lehre von Rousseau übernommen hatte, der den Vegetarismus zwar mehr oder weniger ausdrücklich empfahl[714], ihn aber selbst nicht lebte. Nietzsche war anscheinend – wie er uns in einem Brief an Gersdorff, der im Folgenden eine entscheidende Rolle spielen wird, zu erkennen gibt – selbst ein Vegetarismus-Skeptiker.

Mit viel Ironie schildert Nietzsche zu Anfang eines Briefs an Carl von Gersdorff, der für uns hier auch für Wagners damalige Einschätzung des Vegetarismus wichtig ist, wie er durch diesen schließlich – trotz so mancher Einwände und anfänglicher Schwierigkeiten – zum Vegetarismus gekommen sei. Er beginnt seine Schilderung folgendermaßen:

„Es kam mir ins Gedächtnis, wie ich in Leipzig selbst einmal einen schüchternen Versuch machte, nach der Lektüre Shelleys, Dir die Paradoxie der Pflanzenkost samt ihren Konsequenzen vor-

---

714 Vgl. Rousseau. Emile. S 261 f.; vgl. auch *I. 4.2.*

zuführen: leider an unpassender Stelle, bei ‚Mahn‘, während vor uns die bewußten Kotelletts mit Allerlei standen. Verzeih das gemeine Detail der Erinnerung, über die ich selbst ganz erstaunt bin: aber der Kontrast Deiner Natur und der Pflanzenkost-Weltanschauung erschien mir damals so kräftig, daß selbst jene Einzelheiten sich mir einprägten.“[715]

Anschließend begründet er, warum er jetzt, trotz der *kurzweiligen* Überzeugungskraft von Gersdorff, mit der vegetarischen Ernährung wieder aufgehört habe. Nietzsche geht auf eine Begegnung mit Richard Wagner ein, bei der dieser ihm „alle die inneren Verkehrtheiten jener Theorie und Praxis vorgeführt“[716] habe. Diese wird für unser hier verfolgtes Projekt wichtig sein. Sehen wir uns die Stelle zuerst an, bevor wir Schlüsse für das Generalthema dieser Arbeit daraus ziehen. Er bezeichnet den Vegetarismus als eine „bedenkliche Marotte“, wovon ihn Richard Wagner überzeugt habe, der ihm „alle die inneren Verkehrtheiten jener Theorie und Praxis vorgeführt“ habe. Wagner sei zu glauben, weil er jahrelang „dieselbe Abstinenz“ ausgeübt habe.[717] Er schließt weiter:

> „Das wichtigste für mich ist, daß hier wieder ein Stück jenes Optimismus mit Händen zu greifen ist, der unter den wunderlichsten Formen, bald als Sozialismus, bald als Totenverbrennung – nicht Begrabung, bald als Pflanzenkostlehre und unter unzähligen Formen immer wieder auftaucht: als ob nämlich mit Beseitigung einer sündhaft-unnatürlichen Erscheinung das Glück und die Harmonie hergestellt sei.“[718]

Richard Wagner war es, der Nietzsche wieder von der vegetarischen Lebensweise abgebracht hatte. Er – angeblich aus eigener Erfahrung, in Wirklichkeit zwar längere Zeit Anhänger einer Verzichts-Ethik von Rausse, aber kein Vegetarier[719] – hatte Nietzsche überzeugen können, dass der Vegetarismus nichts taugt. Nämlich – wie sich später noch zeigen wird – aufgrund der mit dem Vegetarismus in Verbindung stehenden optimistischen Weltanschauung, die dem pessimistischen Denken Nietzsches fremd erscheinen musste. Wagner hatte genau diesen Optimismus selbst enttäuscht fahrenlassen, als er nach verfehlten Kuren Rausses optimistische Lehre zugunsten Schopenhauers Pessimismus aufgegeben hatte.

---

715 Nietzsche. Werke. Band 3. S 1014f. Brief an Carl von Gersdorff. Basel, 28. 9. 1869.
716 Ebda.
717 Vgl. ebda.
718 Ebda.
719 *Daphne Wagner* und ihre Co-Autoren sprechen davon, dass Wagner den Vegetarismus „ein paar Tage ausprobiert“ hätte (Wagner: Zu Gast bei Wagner. S 173.), von einem längeren Versuch Wagners, sich vegetarisch zu ernähren, scheint aber nichts bekannt.

Wie im obigen Zitat von Nietzsche gut erkannt, war es der Lehre von Rausse sowie den Vegetariern entsprechend, dass sie behaupteten, ihre Maßnahmen seien letztlich fähig, die Voraussetzungen zu einem „neuen Menschen" zu schaffen – von dem so viele damals träumten, aber nicht wussten, wie er zustande kommen könnte. Über die körperliche Gesundheit sei der Weg zum Heil der Gesellschaft erreichbar. Nietzsche ließ sich hier von Wagner vom Gegenteil überzeugen; Wagner selbst wird ein Jahrzehnt später genau diese „Regeneration" auf der Grundlage des Vegetarismus verkünden.

Wagner scheint Nietzsche von seiner Erfahrung mit der Naturheilkunde berichtet zu haben, deren Gesundheitsoptimismus und Lebensbejahung ihn zu Wasserkuren und einem Leben nach Rausse'scher Diätetik veranlassten. Seitdem er Schopenhauer kannte, hatte er – wie wir gesehen haben – von einer solch optimistischen Einstellung nicht mehr viel gehalten. Die Naturheiler gaben dem Kulturverfall und, seit die Naturheilkunde den Vegetarismus miteinschloss, speziell auch dem Fleischgenuss – als Urkatastrophe – alle Schuld am Kranksein, im körperlichen wie im moralischen Sinne.

Daran glaubt der Wagner des Jahres 1869 – im Gegensatz zum Wagner der frühen 1850er Jahre – nicht, auch wenn er ein Jahrzehnt später wieder zum naturheilkundlichen Optimismus zurückkehrt und dann namentlich den Vegetarismus predigen wird, ohne sich davon allerdings noch uneingeschränktes Glück und speziell „absolute Gesundheit" zu erwarten. Stattdessen wird dieser späte Wagner seinen alten naturheilkundlichen Optimismus mit Schopenhauers Pessimismus zu verbinden versuchen, wobei die Erlösung vom Leid in einigen Fragen über einen gelebten Vegetarismus funktionieren soll.[720]

Der Wagner von 1869 hielt den Vegetarismus damals noch nicht für fähig, Probleme der schopenhauerischen Philosophie lösen zu können. Wagner konnte schließlich auch Nietzsche zu einer Rückkehr zu fleischlicher Kost bekehren. Wagner glaubte nämlich 1869, Fleisch zu essen sei unbedingt nötig, um eine gewisse Gesundheit zu erhalten, die schließlich eine Voraussetzung für große Taten sei, die er und Nietzsche sich von „großen Männern"[721] erwarteten.

Nietzsche sah die karnivore Kost jetzt als wichtige Voraussetzung für einen gut funktionierenden Geist, den der brauche, der etwas *Großes* leisten will. Zwar war

720 Vgl. *IV. 1.*
721 Nietzsche. Werke. Band 3. S 1015. Brief an Carl von Gersdorff. Basel, 28. 9. 1869.

ihm zu diesem Zeitpunkt die körperliche Gesundheit nichts Entscheidendes, doch soweit es die geistigen Fähigkeiten erforderten, wollte auch er körperlich gesund bleiben. Und da „geistige Naturen" eine karnivore Kost brauchen, konnte er den Vegetarismus – obwohl er grundsätzlich mit Schopenhauers Philosophie vereinbar war – nicht leben. Das kommt im nächsten Abschnitt des Nietzsche-Briefs an Gersdorff zur Geltung.

„Während doch unsre erhabne Philosophie lehrt, daß wo wir hingreifen, wir überall in das volle Verderben, in den reinen Willen zum Leben fassen und hier alle Palliativkuren unsinnig sind. Gewiß ist die Achtung vor dem Tiere ein den edlen Menschen zierendes Bewußtsein: aber die so grausame und unsittliche Göttin Natur hat eben mit *ungeheurem Instinkt* uns Völkern dieser Zonen das Entsetzliche, die Fleischkost angezwungen [...].“[722]

Der Vegetarismus sei zwar aus der Sicht von Schopenhauers pessimistischer Weltsicht durchaus löblich, aber zumindest für geistig aktive gleichzeitig aber körperlich träge Menschen nicht durchführbar. Ihre Aktivitäten erfordern eine *fleischliche* Ernährung, zumindest im mitteleuropäischen Raum. Nietzsche setzt fort:

„Auch bei uns ist, bei besonders kräftigen und stark *körperlich* tätigen Menschen, eine reine Pflanzenkost möglich, indes nur mit gewaltigem Auflehnen *gegen* die Natur: die sich auch in ihrer Art rächt, wie es Wagner persönlich auf das allerstärkste empfunden hat. Einer seiner Freunde ist sogar das Opfer des Experiments geworden, und er selbst glaubt längst nicht mehr zu leben, wenn er in jener Ernährungsart fortgefahren wäre.“[723]

Soweit Nietzsche, der also daran glaubt, der Fleischverzicht sei aus physiologischen Gründen für einen geistig aktiven aber körperlich trägen Menschen unmöglich durchzuführen, ohne dass dieser Schaden erleide: „Der Kanon, den die Erfahrung auf diesem Gebiete gibt, ist der: geistig produktive und gemütlich intensive Naturen *müssen* Fleisch haben"[724], setzt Nietzsche fort. Nietzsche – damals aufgrund der Lektüre von Shelley und der Überzeugungskraft von Gersdorff vorübergehend Vegetarier geworden – ließ sich schließlich von Wagner überzeugen, dass der Vegetarismus nicht zur Lösung der „sozialen Frage" oder der „Erlösung der Menschheit" beitragen könne.[725]

---

722 Ebda.

723 Ebda.

724 Ebda.

725 Die Bemerkung des Nietzsche Biographen Janz zu dieser Stelle des Briefs: „Der Sprung von der Pflanzenkost zum Sozialismus scheint völlig überraschend und ist in dem Zusammenhang auch gänzlich unmotiviert." (Janz, Nietzsche, S 342/zit. nach: Lemke. Ethik des Essens. S 426) erweist sich hiermit als falsch. Denn genau das war tatsächlich eine Forderung

1.2. Schopenhauers Philosophie und der Vegetarismus

Nietzsche hatte damals aus Gründen der Philosophie Arthur Schopenhauers mit der vegetarischen Ernährung begonnen, kannte allerdings zu diesem Zeitpunkt die Argumentation der damaligen Vegetarismus-Bewegung noch nicht, die ihm erst Wagner näher brachte. Nachdem ihn Wagner über die Motive der Vegetarier aufgeklärt hatte, denen Nietzsche aus der Sicht eines Anhängers der Philosophie Arthur Schopenhauers genauso wenig zustimmen konnte wie Wagner, bezeichnete Nietzsche den Vegetarismus gegenüber Gersdorff als „ehrlich-dummen Fanatismus"[726] und

selbst aus der Sicht der Philosophie von Arthur Schopenhauer – der beide sich damals verpflichtet fühlten – für unsinnig, denn „geistig produktive und gemütlich intensive Naturen *müssen* Fleisch haben. Die andre Lebensweise bleibe den Bäckern und Bauern, die nichts als Verdauungsmaschinen sind."[727]

Man dürfe, wird er Gersdorff im Nachtrag des Briefes berichten, aus der „Pflanzenkost" keine „Religion machen". Obwohl „eine zeitweilige Enthaltsam-

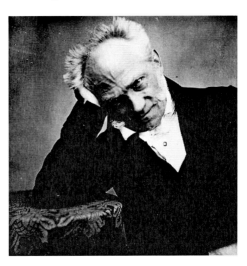

Arthur Schopenhauer (1788-1860) im Jahr 1852

keit von Fleisch, aus diätetischen Gründen, äußerst nützlich" sei. Es gelte, einen mäßigen Umgang mit karnivorer Kost auszuüben, man dürfe „die Mäßigkeit" allerdings nicht „gleich bis zum Extrem ausdehnen". Man müsse die „goldene Mitte" finden. Wer Vegetarier werde, sei bald auch anfällig für andere Erlösungsideale. Nietzsche: „Wer erst für Pflanzenkost reif ist, ist es meist auch für sozialistisches

---

von Theodor Hahn, wie wir gesehen haben. (Vgl. *I. 4.1.*) Und auch Wagner wird später 1880 in „Religion und Kunst" genau eine solche Vereinigung von Ideen des Vegetarismus und des Sozialismus fordern, der zur „Regeneration der Menschheit" beitragen könne. (Vgl. *IV. 1.6.*)
726 Nietzsche. Werke. Band 3. S 1015. Brief an Carl von Gersdorff. Basel, 28. 9. 1869.
727 Ebda.

‚Allerlei'."[728] Nietzsche selbst konnte naturheilkundlichen Verordnungen später erst etwas abgewinnen, als er mit Schopenhauer aber auch Wagner gebrochen und seine asketische Lebensweise und den „germanischen Lebensernst"[729], den er den beiden zu verdanken habe[730], aufgegeben hatte. Was war damals zwischen Nietzsche und Wagner geschehen?

Sehen wir uns den Streit zwischen den beiden noch einmal genauer an: Die Frage des Vegetarismus kam zwischen Wagner und Nietzsche bei einem Gespräch in *Tribschen* – wo Nietzsche ab Ende 1869 häufig zu Besuch war – auf. Cosima datiert den Streit, der über die Sinnhaftigkeit eines Vegetarismus aus der Sicht von Schopenhauers Philosophie stattfand, für einen Sonntag, den 19. September 1869. Zwar wurde wohl kein Fleisch serviert, das Nietzsche vor Wagner ablehnte, sondern bloß bei Kaffee (Cosima notierte: „Kaffee mit Pr. Nietzsche"[731]) über den Vegetarismus debattiert, allerdings reichte auch die theoretische Ablehnung Nietzsches aus, um Wagner aufgrund dieses Themas in Rage zu bringen.

Laut Cosimas Notiz in ihren Tagebüchern, sei die Antwort Wagners auf Nietzsches Behauptung „es sei doch von ethischer Wichtigkeit, keine Tiere zu essen" gewesen: „unsere ganze Existenz ist ein Kompromiß, den man nur dadurch sühnen kann, daß man etwas Gutes zustande bringe."[732] Damit wird der Fleischgenuss etwa für die oben von Nietzsche erwähnte „Askese großer Männer", unter die er Wagner zählte, und die letztlich zur „großen Reform" beitragen könne – wie er sie später Wagners Kunst etwa in seiner „Vierten Unzeitgemäßen Betrachtung" zutraute[733] – wichtig. Denn, wie gesagt, brauchen solch große Individuen gemäß der Ansicht Wagners, die später auch Nietzsche übernehmen wird, Fleisch, um ihre Aufgaben bewältigen zu können.

---

728 Ebda.

729 Vgl. Nietzsche. Werke. Band 3. An Richard Wagner. Basel, 22. Mai 1869.

730 Vgl. ebda.

731 Wagner, Cosima: Die Tagebücher. Band 1. S 152. 20. September 1869.

732 Ebda.

733 Dort schreibt Nietzsche – ähnlich naiv wie Anhänger der Naturheilkunde und des Vegetarismus an ihre Lehre glaubten, über Wagners Kunst: „Man erwartet von [Wagner] eine Reformation des Theaters: gesetzt, dieselbe gelänge ihm, was wäre denn damit für jene höhere und fernere Aufgabe getan? Nun, damit wäre der moderne Mensch verändert und reformiert: so notwendig hängt in unserer neueren Welt eins an dem anderen, daß, wer nur einen Nagel herauszieht, das Gebäude wanken und fallen macht." (Nietzsche. KSA 1. S 448.)

Damals verehrte er den um rund 30 Jahre älteren Wagner ähnlich naiv, wie die Vegetarier die fleischlose Ernährung. Erst in späteren Jahren – wie das nächste Kapitel zeigen wird – warf Nietzsche Wagners Kunst mit dem Vegetarismus in einen Topf: Beide – die fleischlose Ernährung und Wagners Musik – verdürben Magen und Gemüt. Wagners Rat damals – durch Cosima übermittelt: „Das bloße Milchtrinken tut es nicht, dann werdet Asketen.“[734] Nietzsche hatte damals nach eigenen Aussagen „nach der Einladung von Gersdorff, von nichts als Brot Milch Weintrauben Früchten und einer Suppe gelebt.“[735]

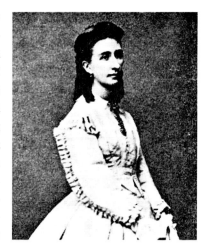

Cosima Wagner (1837-1930)

Wagner empfahl ihm wieder eine kräftigere Kost, die für das deutsche Klima unerlässlich sei, gleichzeitig aber eine geistige Askese. Das Ziel sei, sich soweit gut zu ernähren, solange dies dazu diene, durch geistige Anstrengung zur Erlösung der Menschheit beitragen zu können, was ohne Fleisch nicht möglich sei. Aus dem Schopenhauer'schen Kalkül heraus – das uns nur solange unsere eigenen Interessen zurückzustellen erlaubt, solange wir uns damit nicht selbst als Individuum vernichten – sei ein Vegetarismus unsinnig.[736]

1.3. Der Gegensatz zwischen der optimistischen Weltanschauung der Vegetarier und Schopenhauers pessimistischer Weltsicht

Wie der damalige strenge Pessimist Wagner wusste, hatten die Vegetarier in der Tradition von Rausse aber auch gerade kein pessimistisches Kalkül im Sinn; ihr Denken war sehr lebensbejahend und schien daher mit Schopenhauers Philosophie, der er sich nun verpflichtet fühlte, nicht vereinbar. Wagner selbst hatte ja persön-

---

734 Wagner, Cosima: Die Tagebücher. Band 1. S 152. 20. September 1869.
735 Zit. nach: Decker: Nietzsche und Wagner. S 125.
736 Wagner, Cosima: Die Tagebücher. Band 1. 1869-1872. S 152. 20. September 1869.

lich gerade damals den Optimismus von Rausse aufgegeben, als er ein Anhänger von Schopenhauer wurde. Die damaligen Vegetarier hielten in diesem Sinne – wie auch der späte Wagner – den Vegetarismus nicht nur für eine moralische Pflicht, sondern vor allem auch für gesund.

Die Anhänger dieses Vegetarismus wollten durch einen „starken Körper" einen „starken Geist" erzeugen, Nietzsche allerdings damals – worin er sich anscheinend durch Wagner bekräftigt fühlte – den Geist durch ausreichende Kost bloß am Leben erhalten. Die Ernährung Nietzsches war damals letztlich auf das asketische Ideal von Schopenhauer ausgerichtet, nicht aber auf die Wiedererlangung von Glück und Gesundheit. Nietzsche hatte anscheinend den Vegetarismus der Vegetarier-Bewegung falsch verstanden; Wagner klärte ihn wohl über dessen optimistische Motive auf, was damit endete, dass Nietzsche den Vegetarismus aus Gründen einer pessimistischen Weltsicht wieder aufgab, Wagner um 1880 aufgrund einer Rückkehr zu einer optimistischeren Weltsicht allerdings wieder zum Vegetarismus zurückkehrte.

Dabei aß Nietzsche zwar bereits Ende 1869 wieder Fleisch, blieb aber nach eigenen Aussagen einer schlechten Nährweise treu, die er erst durch die Aufgabe von Schopenhauers Pessimismus weglassen konnte. Wagner hatte ihn zur Ablehnung des Vegetarismus „bekehrt", ihn aber nicht von seiner asketischen Lebensweise abgebracht, sondern ihn darin sogar noch bestärkt.[737] „Denken wir an den Kampf und die Askese wahrhaft großer Männer, an Schopenhauer, Schiller, Wagner!"[738], schreibt Nietzsche an Gersdorff, von Wagner „bekehrt", und glaubt die Voraussetzung für das Gelingen *des Kampfes* und *der Askese* sei auch der Fleischgenuss, den solche „geistig produktive und gemütlich intensive Naturen"[739] brauchen. Nietzsche schließt den Brief an Gersdorff folgendermaßen:

„Wenigstens halte ich jene vielverbreiteten literarischen Produktionen für berüchtigte Lügenfabrikate, allerdings vom ehrlich-dummen Fanatismus diktiert. Kämpfen wir, und wenn es geht, nicht für Windmühlen. Denken wir an den Kampf und die Askese wahrhaft großer Männer, an Schopenhauer, Schiller, Wagner!"[740]

Wagner selbst kehrt in seinen letzten Lebensjahren zu jener von Nietzsche wegen ihm verworfenen Ansicht, die „Regeneration der Gesellschaft" müsse mit einer ve-

737 Vgl. Nietzsche. KSA 6, S 279ff.
738 Nietzsche. Werke. Band 3. S 1015. Brief an Carl von Gersdorff. Basel, 28. 9. 1869.
739 Ebda.
740 Ebda. S 1015.

getarischen Lebensweise beginnen, zurück und wird ein Verfechter der vegetarischen Lebensweise, die auch mit dem Tierschutz und dem mäßigen Umgang mit Alkohol bzw. dessen Verzicht einhergehen müsse.[741] Dabei scheint Wagner dem Vegetarismus allerdings noch viel mehr zuzutrauen, als Nietzsche das jemals tat. Nietzsche wollte durch seinen Vegetarismus Schopenhauers Philosophie unterstützen, Wagner mit dem Vegetarismus die Probleme der Philosophie von Schopenhauer lösen.

In „Religion und Kunst" vom Juli 1880 lesen wir diesbezüglich, nur ein Zusammenschluss von Vereinigungen des Sozialismus und von Vereinigungen „der Vegetarianer, der Tierschützer und der Mäßigkeitspfleger"[742] berechtige zur „Hoffnung des Wiedergewinnes einer wahrhaften Religion"[743]. Unter der Voraussetzung des Vegetarismus könne schließlich sogar Schopenhauers „absoluter Pessimismus"[744] aufgegeben werden. Wagner kehrt zu einem Kulturpessimismus Rousseau'scher Provenienz zurück, den er so in „ehrlich-fanatischer" Weise bei J. H. Rausse kennengelernt hatte, dessen radikaler Anhänger er genau in jener Zeit war, bevor er, gesundheitlich unerlöst und politisch enttäuscht, mit Schopenhauers Pessimismus in Berührung kam, wie er selbst in „Mein Leben" festhielt.[745]

Hat man Nietzsches Worte an Gersdorff, nach dem Gespräch mit Wagner an ihn gerichtet, im Kopf, wo Nietzsche davor warnt, aus der Pflanzenkost „Religion" zu „machen"[746], musste Nietzsche diese Wende von Wagner stark befremden, was sie auch tat und er nicht unkommentiert ließ.

Um Wagners Wende zum Vegetarismus – den Nietzsche in seinen letzten Schriften immer wieder verspottete – geht es im übernächsten Kapitel, davor sehen wir uns Nietzsches weitere Beziehung zu Naturheilkunde und Vegetarismus an. Nietzsche selbst wurde nie dauerhaft Vegetarier, machte allerdings naturheilkundliche Kuren – namentlich aufgrund Wagners Intervention – und zehrte von so mancher damals gemachter Einsicht bis zu seinen letzten Tagen bei Verstand. Sehen wir uns daher im nächsten Kapitel an, was Nietzsche in späteren Jahren mit der Naturheilkunde verband und wie er durch Wagner zu dieser gekommen war, aller-

741 Vgl. *I. 4.1.*
742 Wagner: Religion und Kunst. S 388.
743 Ebda.
744 Ebda.
745 Wagner: Mein Leben. S 485.
746 Nietzsche. Werke. Band 3. S 1015. Brief an Carl von Gersdorff. Basel, 28. 9. 1869.

dings den Vegetarismus – von dem ihn Wagner abgebracht hatte – weiterhin verachtete.

2. *Friedrich Nietzsche und die Naturheilkunde*

„Wenn selbst meine leibliche Gesundheit zum Vorschein kommt, wem verdanke ich denn das? Ich war in allen Punkten mein eigener Arzt; und als einer, der nichts Getrenntes hat, habe ich Seele, Geist und Leib auf einmal und mit denselben Mitteln behandeln müssen."[747]

Nietzsche über sein Vorhaben, sein „eigner Arzt" zu werden

2.1. *Erste Kontakte mit der Naturheilkunde*

Friedrich Nietzsche machte ab 1869 naturheilkundliche (bzw. hydrotherapeutische) Kuren, durch die er sich zumindest Besserung seiner Leiden versprach, die aus heutiger Sicht wahrscheinlich mit der Ansteckung mit Syphilis in Verbindung zu bringen sind. Bis zu seinem geistigen Wegdämmern hielt er schließlich eine Diät, die Empfehlungen der Naturheilkunde von J. H. Rausse sehr nahe kam. Wie dieser glaubte er von da an – seine „geistige Diät" und den „germanischen Lebensernst" aufgebend – die „kleinen Dinge des Lebens", sich manifestierend an den „Eingeweiden" bzw. „Verdauungsorganen", seien von entscheidender Bedeutung für die Gesundheit; aber auch die „Wohlgeratenheit" des Geistes beruhe auf gesunden „Eingeweiden".

Nietzsche, der mit dem Beginn des Jahres 1868 über Magen- und Verdauungsprobleme klagte, machte im Sommer 1869 eine Molkekur in *Interlaken*, in deren Folge er sich mit naturheilkundlichen Diätvorschriften befasste. Gersdorff empfahl ihm die Diät von *Eduard Baltzer* und Nietzsche begann sich vegetarisch zu ernähren. Nietzsche glaubte, die Diät bekomme ihm gut. Erst Wagner überzeugte ihn, wie gezeigt, dass sie für „geistig produktive und gemütlich intensive Naturen"[748]

---

747 Nietzsche, Friedrich: Werke. Band 3. S 1184. An Erwin Rohde. Tautenburg bei Dornburg, Thüringen. 15. Juli 1882.
748 Ebda. S 1015. Brief an Carl von Gersdorff. Basel, 28. 9. 1869.

ungeeignet sei, wodurch er infolge dieser Ereignisse bald wieder karnivore Kost zu sich nahm. [749]

Bereits 1866 soll Nietzsche zwei Ansteckungen mit der Cholera – wobei nicht sicher ist, dass er sich tatsächlich infizierte – mit hydrotherapeutischen Methoden behandelt haben. [750] Es war wohl auch zu einem großen Teil Wagner, der ihm zwar den Vegetarismus, nicht aber hydrotherapeutische Praktiken ausreden wollte, zu verdanken, dass Nietzsche später – als seine schlimme Leidenszeit Mitte der 1870er Jahre begann – naturheilkundliche Kuren antrat.Von diesen erwartete er sich zunächst Besserungen, blieb ihnen trotz anhaltender gesundheitlicher Probleme treu und ließ sie schließlich sogar in die Therapieverordnungen eingehen, die er sich später, als er keine Kuren mehr machen wollte, als „sein eigener Arzt" auftrug, wie im Folgenden gezeigt werden soll.

Wagner selbst hielt noch in den 1870er Jahren an hydrotherapeutischen Praktiken fest, um seinen „Unterleib" zu heilen. Bäder nahm er sogar noch in seinen letzten Lebensmonaten, als er schon sehr herzkrank war. [751] Genau diese empfahl er auch Nietzsche bereits am 6. April 1874, als Nietzsche tatsächlich schon mehrere Symptome seiner späteren Krankheit zeigte. In einem Brief, in dem er Nietzsche auch dringend rät zu heiraten, liest man: „Ich bade jetzt täglich, weil ich es nicht mit dem Unterleibe aushalten konnte. Baden sie auch! Essen sie Fleisch!" [752]

Zwei Ratschläge, die Nietzsche bis zuletzt befolgte, wie wir seiner Schilderung über seine Diät im „Ecce homo" entnehmen werden. Nur das Heiraten ließ Nietzsche aus; gerade aber darin glaubte Wagner den wirklichen Grund des Leidens von Nietzsche zu erkennen. Möglicherweise war es auch dieses Thema – und speziell die Praktiken, die Wagner dem Junggesellen Nietzsche in einsamen Stunden unterstellte – die zum Bruch zwischen Nietzsche und Wagner führten.

Cosima notierte für den 4. April 1874 in ihren Tagebüchern Wagners Ausspruch: „Er muss heiraten oder eine Oper schreiben, freilich wird letztere auch derart sein, daß sie nie zur Aufführung kommt, und das führt ihn auch nicht in das Leben." [753] Für den gleichen Tag notiert sie auch, dass Wagner wieder hydrotherapeu-

749 Volz. Nietzsche. S 119.
750 Ebda. S 189.
751 Vgl. Kerner/Schadewaldt. Musiker. S 82f.
752 Zit. nach: Decker. Nietzsche und Wagner. S 270.
753 Cosima. Die Tagebücher. Band 2. S 809.

tische Verfahren anwende. Dafür ging Wagner sogar in sein noch gar nicht fertiges Domizil „Wahnfried", das erst am 28. April bezogen wurde.[754] Was der genaue Grund dafür war, vielleicht die dort vorhandene große Wanne, vielleicht der richtige Kältegrad durch die noch fehlende Beheizung, wir wissen es nicht. Jedenfalls berichtet Cosima, dass diese ihm sehr gut täten. Sie notiert sich darüber: „R. nimmt das erste Bad im Hause und befindet sich darin so wohl, merkt so gute Folgen davon, daß er [als] ein ganz andrer heimkommt. Heiters Mittagessen in Folge dessen, glückliches Genießen dessen, was wir uns sind und haben!"[755]

Sein zweites Bad im neuen noch unfertigen Haus nimmt Wagner am nächsten Tag; es scheint ihm wohl zu tun. Einen Tag, nachdem er am 6. April Nietzsche zu Bädern geraten hatte, bleibt er als einziger der Familie gesund. Cosima notiert für den 7. April: „Alles krank, selbst ich mit Kopfschmerzen und Heiserkeit geplagt. R. himmlisch gut, übernimmt alle Aufträge für das Haus und bleibt heiterer guter Laune."[756]

Nach seinem nächsten Bad, einen Tag später, fühlt er sich allerdings „nicht sehr wohl".[757] Immerhin wird er – im Gegensatz zu Cosima und den Kindern – nicht sofort krank, fühlt sich aber in den nächsten Tagen auch weiterhin „nicht wohl".[758]

2.2. Wagners Diagnose von 1877, der Brief an Dr. Eiser und der Rat zu einer hydrotherapeutischen Kur

Es war auch ein gewisser *Dr. Otto Eiser (1834-1898)*, Wagnerianer und ein Freund von Nietzsches Ideen, der Nietzsche hydrotherapeutische Kuren verordnete, damit nach Wagner „etwas Energisches geschähe".[759] Bewegt wurde Eiser hierzu nicht zuletzt durch den berühmt gewordenen und verhängnisvollen Briefwechsel zwischen *Hans von Wolzogen* im Namen Wagners, Wagner selbst und Dr. Eiser, in dem er Nietzsches angeblicher Onanie die Schuld an seinem üblen Gesundheitszustand gab. Wagner reflektierte mit seinen Vermutungen damals gängige Theorien,

754 Ebda. S 813.
755 Ebda. S 809.
756 Ebda. S 810.
757 Ebda.
758 Ebda. S 810f.
759 Wagner. Briefe. S 598. An Otto Eiser, Bayreuth, 23. Oktober 1877.

die die Nerven als Sitz der „Lebenskraft" im Gehirn, dem Rückenmark, aber andererseits auch in den Genitalien vermuteten.[760]

Wagner schrieb damals u. a. an Eiser über das, was er Nietzsche gegen sein Leiden anzuwenden rate: „Allein, die Nerven, das Rückenmark zu stärken, zu regenerieren, dünkt mich wichtig, als daß ich Ihnen meinen ernstlichen Wunsch verschweigen dürfte, daß hierfür etwas energisches geschähe."[761] Anschließend erzählt Wagner Eiser von seiner Kur bei *Dr. Vaillant*, die ihn von seiner „Gesichtsrose" befreit hätte und berichtet von der Heilung des „Minister von Schleinitz" [*Alexander von Schleinitz (1807-1885)*] von seiner „Nervenzerrüttung" durch eine sechs wöchige Kur am Gräfenberg. Dort solle auch Nietzsche – bei dem er eine ähnliche Krankheit vermutete, was etwa die Empfehlung der Stärkung des Rückenmarks zeigt, wo gerade die jetzt in Mode gekommene „Neurasthenie" typischerweise lokalisiert wurde[762] – eine Kur antreten. Wagner in diesem Sinne weiter an Eiser: „Ich bin der festen Überzeugung, daß der sehr verständige Hydropath der Gräfenberger Anstalt unserem Freunde gründlich helfen wird."[763]

Damals wusste Nietzsche wohl nichts von Wagners Vermutung, er sei aufgrund der Ausübung von Onanie in seinen Krankheitszustand verfallen.[764] Letztlich war

---

760 Vgl. Kottow. Der kranke Mann. S 42.

761 Ebda.

762 Vgl. Loewenfeld. Nervenschwäche. S 76.

763 Ebda.

764 Die These, wonach der Bruch zwischen Wagner und Nietzsche auf den geheimen Briefwechsel zwischen Wagner, Hans von Wolzogen und Dr. Eiser zurückgehe, brachte *Curt Paul Janz* mit seiner Schrift „Die Tödliche Beleidigung: ein Beitrag zur Wagner-Entfremdung Nietzsches" im Jahr 1975 auf; viele andere (wie etwa *Henning Ottmann*, vgl. Ottmann. Philosophie und Politik bei Nietzsche. S 182) glauben auch heute noch an den intellektuellen bzw. weltanschaulichen Bruch, der dem persönlichen vorausgegangen sei. Weitere Theorien geben sogar Cosima Wagner, die Nietzsche begehrt haben soll – Nietzsches sogenannter „Cosimavision" (Belart) – die Schuld. (Vgl. etwa Belart. Nietzsches Freundschafts-Tragödie. S 176.). *Dieter Borchmeyer* bezeichnet diese in neueren Publikationen wieder aufgegriffene These, derzufolge der Brief an Eiser zum Bruch geführt hätte, als „krude" und „nicht beweisbar" und will u. a. herausstellen, dass Nietzsche auch kurz nach Wagners Tod von diesem Briefwechsel noch nicht mehr mitbekommen hätte als ein Gerücht (vgl. Borchmeyer. Wagner. S 320.). *Kerstin Decker*, die sich auf die gleichen Quellen bezieht, vermutet, Nietzsche habe absichtlich nicht zugegeben, dass er von Wagners Diagnose Genaueres wusste und sei von dieser tatsächlich „tödlich beleidigt" worden (vgl. Decker. Nietzsche und Wagner. S 353-355.). Bereits *Martin Gregor-Dellin* räumte in seiner 1982 veröffentlichten Wagner-Biographie dieser „tödlichen Beleidingung" durch Wagners Diagnose an Eiser einen großen

es offenbar Wagner, der Nietzsche dazu bewegte, hydrotherapeutische Kuren anzutreten, obwohl auch *Peter Gast (1854-1918)* und *Franz Overbeck (1837-1905)* ihm dazu geraten haben sollen.[765] Overbeck selbst verbrachte im Mai 1875 eine Kur in Karlsbad, wo auch Nietzsche später eine Kur machte.[766]

Dr. Eiser, der Nietzsche zwischen 3. und 7. Oktober 1877 gemeinsam mit einem Augenarzt namens *Dr. Krüger* in Frankfurt untersuchte und davon später ohne Nietzsches Wissen Wagner berichtete[767], lernte Nietzsche während seiner Kur in *Rosenlauibad* (Oberhasle/Bern) kennen. Er konnte keine eindeutige Diagnose stellen. Allerdings verbot er ihm Lesen und Schreiben, verordnete Ruhe und prognostizierte angeblich auch eine „nervöse und seelische Depression".[768]

Eugen Kreutzer – der Dr. Eiser in späteren Jahren interviewte – stellte die Behauptung auf, Dr. Eiser habe ihm erzählt, Nietzsche habe aufgrund des Briefwechsels zwischen ihm, Hans von Wolzogen und Wagner mit Wagner gebrochen. *Otto Eiser* soll Eugen Kreutzer in diesem Interview, auf die Frage „Warum Nietzsche von Wagner abfiel?", geantwortet haben:

„Ich weiß es allein, denn in meinem Hause, in meiner Stube hat sich der Abfall vollzogen, als ich Nietzsche jenen Brief in wohlgemeinter Absicht mitteilte. Ein Ausbruch von Raserei war die Folge, Nietzsche war außer sich: – die Worte sind nicht wiederzugeben, die er für Wagner fand – seitdem war der Bruch besiegelt."[769]

Doch bereits Kreutzer ergänzte: „Eisers Annahme mag irrig sein, die Gründe der Lösung dieser Sternenfreundschaft lagen tiefer und umfassten ganz andere Weiten, wie sich später herausstellte."[770]

Wagner war mit seinem Brief sicherlich zu weit gegangen, obwohl er wohl tatsächlich um Nietzsche besorgt war, ihm helfen wollte und in seinem Brief an Eiser

---

Anteil für das Ende der Freundschaft ein. Nicht von der Hand zu weisen ist in diesem Zusammenhang sein Verweis auf eine Stelle im „Zarathustra", wo Nietzsche anscheinend genau darauf anspielt (vgl. Gregor-Dellin. Wagner. S 748-759, insbesondere S 752.). Ob es wirklich dieser Briefwechsel zwischen Wagner und Eiser war, der jene „tödliche Beleidigung" darstellte, die Nietzsche für seine Abkehr von Wagner verantwortlich machte, lässt sich aus heutiger Sicht kaum entscheiden.

765 Vgl. Averbeck. Hydrotherapie. S 539-541.
766 Vgl. Nietzsche. KSA 15. S 62.
767 Vgl. Gregor-Dellin. Wagner. S 748-754.
768 Gilman. Eiser and Nietzsche. S 406.
769 Ebda. S 409.
770 Ebda.

Nietzsche das gleiche riet, wie bereits 1874: Eine Heirat und eine hydrotherapeutische Kur. Cosima notierte Wagners Ausspruch über den Sinn des Briefs: „Er wird (N.) auf den befreundeten Arzt eher hören als auf einen arztenden Freund."[771]

Wie er zu Dr. Eiser gekommen war und was er von ihm hielt, beschreibt Nietzsche 1877 seinem Freund Overbeck folgendermaßen:

„Ich habe den viertägigen Besuch eines trefflichen Arztes und Menschen gehabt, des Dr. *Eiser* aus Frankfurt (mit Frau), dessen Behandlung ich mich jetzt ganz anvertraut habe. Er fand, daß Prof. Schrön mich beinahe homöopathisch behandelt habe."[772]

Bei Dr. Schrön war Nietzsche seit Anfang 1877 in Behandlung gewesen.[773] In einem früheren Brief berichtet er über den betreffenden Arzt:

„Dr. Eiser machte mir die Freude, vier Tage mit seiner Frau mich hier zu besuchen; wir sind uns *sehr* nahe gekommen und überdies: ich habe den besorgtesten *Arzt* für mich gewonnen, den ich mir nur wünschen kann. Ich stehe jetzt also unter *seinem* Regime: ziemlich gute Hoffnung! Er ist erfahren, Sohn eines Arztes, selber in den vierziger Jahren, ich gebe viel auf die *geborenen* Ärzte."[774]

Dr. Eiser selbst dürfte als Arzt zumindest in die Nähe der Naturheilkunde zu bringen sein. Das zeigt einerseits seine Abneigung gegen die Homöopathie aber auch die Tatsache, dass Wagner ihn Nietzsche empfohlen hatte und auch Wagner selbst sich von Eiser behandeln ließ. Wagner war damals – wie wir sehen werden und uns seine Schrift „Über die Vivisektion" (1879) zeigen wird – noch immer ein Freund von Ärzten, die ähnlich dem Ideal der Naturheilkunde praktizierten.[775]

Eiser verordnete Nietzsche neben dem Verbot von Lesen und Schreiben und einer Kaltwasserkur auch typisch naturheilkundliche Diätmaßnahmen, die wir von Rausse kennen, wie etwa ein Verbot von scharfen Gewürzen, von alkoholischen Getränken und anderen sogenannten Reizmitteln, zu denen etwa Kaffee zählt.[776]

771 Cosima. Die Tagebücher. Band 2. S 1078.
772 Nietzsche. Werke. Band 3. S 1141. An Franz Overbeck. Rosenlauibad, August 1877.
773 Nietzsche. KSA 15, S 72.
774 Nietzsche. Werke. Band 3. S 1140. An Malwida von Meysenburg. Rosenlauibad, Sonnabend, 4. August 1877.
775 Vgl. *IV. 1.4.*
776 Volz. Nietzsche. S 65ff.

2.3. Nietzsches naturheilkundliche Kuren ab 1875

Nach einem seiner ersten großen Anfälle im April 1875, dem bald weitere folgen, macht Nietzsche seine erste Kur Mitte Juli 1875 in *Steinabad* (Bonndorf im Schwarzwald), die vom 16. Juli bis zum 11. August dauert.[777] Er glaubt, am „Unterleib" krank zu sein; der dort behandelnde Arzt *Josef Wiel (1828-1881)* über die Krankheit von Nietzsche: „chronischer Magenkatarrh mit bedeutender Magenerweiterung".[778] Dieser führe zu einer Blutstauung, die in weiterer Folge zu einer mangelhaften Versorgung seines Gehirns geführt habe und letztlich auch seine Kopfschmerzen ausgelöst hätte (Wiel bezeichnete Nietzsches Migräne als „gastrischen Kopfschmerz").[779]

Dr. Eiser wird ihm später eine andere Diagnose stellen; Nietzsche später als „sein eigener Arzt" nochmals ganz andere, obwohl auch dann die „Eingeweide" eine entscheidende Rolle spielen werden. Nietzsche dachte damals, entsprechend der Lehre vieler Naturheiler in der Tradition von Rausse, seine Krankheit nehme ihren Ausgang im „Unterleib". Viele seiner späteren diätetischen Praktiken gehen auf den Glauben zurück, er sei „unterleibskrank". Heilen wollte er seinen kranken Verdauungsapparat vor allem auch durch hydrotherapeutische Kuren und Verfahren, die auch Wagner für seinen „Unterleib" anwandte.

Nietzsche hatte infolge seiner Infektion mit einer „Ruhr und Rachendiphteritis", die er sich im „Deutsch-Französischen Krieg" im September 1870 zugezogen hatte, tatsächlich erhebliche Magenprobleme, die er mit Diäten mehr oder weniger erfolgreich behandelte. Verstärkt durch psychische Belastungen, kam es Anfang 1875 gleichzeitig mit der ersten Phase der schlimmsten Kopfschmerzen zu immer schlimmeren Magenbeschwerden.

Nach weiteren erfolglosen Diäten trat Nietzsche schließlich Mitte Juli 1875 eine Kur in Steinabad im badischen Schwarzwald an. Nietzsche sollte nach der *Wiels* Diagnose eine strenge Diät, die hauptsächlich aus Fleisch bestand, einhalten. Diese könne seine angebliche „Magenerweiterung" rückgängig machen. Daneben bekam er *Kaltwasser-Klysterien* und am Morgen „Karlsbader Sprudelsalz", das die von Dr. Wiel meistens eingesetzte Trinkkur mit „Karsbader Schlossbrunnen" ersetz-

---

777 Vgl. KSA 15. S 64.
778 Ebda.
779 Vgl. Volz. Nietzsche. 119-126, speziell S 126.

te.[780] *Dr. Wiel* nannte sich – wie viele Naturheiler, unter die er am ehesten zu zählen ist – einen Praktiker, der „sein Heil" darin suche, „dass er das gerade vorwaltende Symptom auf diätetischem Wege beschwichtigt."[781]

Nietzsche am 17. Juli an Schwester und Mutter über seine Diät: „Jeden Morgen ein selbst gegebenes Clystier (Verzeihung, daß ich damit beginne, aber mit dieser Freude beginne ich nun einmal den Tag! Inhalt: kaltes Wasser)."[782] Neben einer dürftigen Kost nahm er auch Bäder, auf die lange Spaziergänge folgten. Wahrscheinlich nicht einmal nach ausdrücklicher Verordnung von Dr. Wiel benutze Nietzsche aus hydropathischen Gründen das dort vorhandene Schwimmbad. Bäder hatte ihm ja bereits Wagner empfohlen. An Carl von Gersdorff schreibt Nietzsche über seine eigenen Verordnungen während der Kur nach Dr. Wiel und den Erfolg, den er daraus gewinne:

> „Ein schönes Schwimmbad ist seit gestern meine Freude; es ist unmittelbar am Garten des Hotels, ich benutze es allein, den andern Sterblichen ist's zu kalt. Frühmorgens um sechs bin ich bereits darin, und kurz darauf laufe ich zwei Stunden spazieren, alles vor dem Frühstück. Gestern schweifte ich in den unglaublich schönen Forsten und verborgenen Tälern herum, gegen Abend, drei Stunden lang, und spann im Gehen an allem Hoffnungsvollen der Zukunft herum, es war ein Blick des Glücks, den ich lange nicht erhascht hatte."[783]

Dr. Wiel verordnet Nietzsche, seine Diät auf längere Sicht einzuhalten. Sie allein könne seine Gesundheit wiederbringen, indem sie dazu führe, dass sein Magen wieder kleiner werde. Nietzsche hielt diese Diät aus Fleisch, Zwieback, rohen Eiern, Kaffe und Rotwein[784] zumindest eine gewisse Zeit lang ein. Ersetzte allerdings bald Wein und Kaffee durch Milch und Wasser – Getränke, die viele strenge Naturheiler sogenannten „Reizmitteln" wie alkoholischen Getränken und Kaffee vorzogen. Dem Vegetarier Gersdorff schreibt er, offensichtlich mit der Diät nicht ganz zufrieden: „ich habe das viele Fleischessen satt".[785]

Seine jeweilige Ernährung änderte sich je nach Kur. Erst als er später sein „eigener Arzt" wurde – das heißt, von Untersuchungen und Kuraufenthalten größtenteils Abstand hielt, um sich selbst zu behandeln – beschloss er selbst, was für ihn die beste Diät sei. Über diese werden wir später sprechen. Bereits am 26. Septem-

---

780 Vgl. ebda.
781 Zit. nach: Volz. Nietzsche. S 124.
782 Zit. nach: Decker. Nietzsche. S 279.
783 Nietzsche. Werke. Band 3. S 1109. An Carl von Gersdorff. Steinabad, 21. Juli 1875.
784 Vgl. ebda.
785 Ebda.

ber trank er keinen Wein und auch keinen Kaffe mehr. An Gerdorff über die Diät, die er jetzt einhält: „Ich esse alle 4 Stunden: um 8 Uhr ein Ei, Cacao und Zwieback, um 12 ein Beefsteak oder etwas anderes von Fleisch, um 4 Uhr Suppe Fleisch und ein wenig Gemüse, um 8 Uhr kalten Braten und Thee. Jedermann zu empfehlen!"[786]

2.4. Nietzsches erste „Kaltwasserkur" 1877

Die Diät bringt keine wirkliche Besserung, Nietzsche versucht jetzt echte „Kaltwasserkuren", wie wir sie von Wagner her kennen. Bereits Ende 1875 setzt Nietzsche kalte Übergießungen des Kopfes ein, um seine Kopfschmerzen zu lindern.[787] Am 8. Mai 1877 machte Nietzsche eine hydrotherapeutische Kur in *Ragaz* (im Kanton St. Gallen), von Juni bis August 1877 eine weitere Kaltwasserkur in *Rosenlauibad*. Bei beiden Kuren pflegte Nietzsche eine für naturheilkundliche Kuren typische Lebensweise; starke Fußmärsche bzw. Wanderungen wurden mit Wassertrinken und anderen Wasseranwendungen kombiniert; die Luft galt als Therapeutikum, genauso wie eine der Kur vermeintlich förderliche Ernährung.[788]

Hier glaubt Nietzsche durch eine veränderte Lebensweise und das Fehlen von schlechten Einflüssen – wie einem „Lehr- und Denkzwang" – an eine mögliche Genesung, die bald eintreten könnte. Über die Kur in Rosenlauibad an Peter Gast: „Der Aufenthalt hier oben war gewiß das Vernünftigste meiner ganzen Gesundheitsjagd."[789] An Erwin Rhode – ähnlich positiv und für die Einschätzung der Kur interessant – aus Rosenlauibad:

„Soll ich Dir von mir erzählen? Wie ich immer, schon zwei Stunden bevor die Sonne in die Berge kommt, unterwegs bin, und dann namentlich in den langen Schatten des Nachmittags und Abends? Wie ich mir vielerlei ausgedacht habe und mir so reich vorkomme, nachdem dies Jahr mir endlich einmal erlaubt hat, die alte Moosschicht täglichen Lehr- und Denk*zwanges* einmal abzuheben? So wie ich hier lebe, ertrage ich es selbst mit allen Schmerzen, die mir freilich auch auf die Höhe gefolgt sind – aber dazwischen gibt es so viele glückliche Erhebungen des Gedankens und der Empfindung."[790]

---

786 Zit. nach: Decker. Nietzsche. S 286.
787 Volz. Nietzsche. S 57.
788 Vgl. Nietzsches briefliche Schilderungen während der Kur; etwa: Nietzsche: Werke, Band 3, S 1135. An Malwida von Meysenburg. Rosenlauibad, Sonntag, 1. Juli 1877.
789 Ebda. S 1141. An Franz Overbeck. Rosenlauibad, August 1877.
790 Ebda. S 1142f. An Erwin Rohde. Rosenlauibad, 28. August 1877.

Anfang September 1877 an Malwida von Meysenburg: „In den Alpen bin ich unbesiegbar, namentlich wenn ich allein bin und ich keinen anderen Feind als mich selber habe."[791] Ganz ähnlich wird Nietzsche ab diesem Zeitpunkt leben, solange wie es Psyche und Physis erlauben und eine ähnliche Lebensweise auch in seinen Werken für die eindeutig beste erklären; selbst sein Übermensch wird eine ähnliche Lebensweise praktizieren.[792]

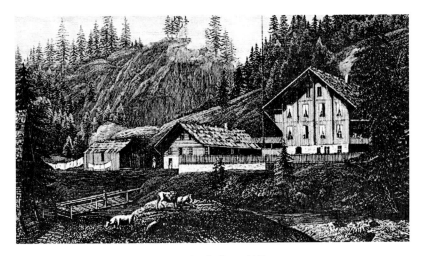

„Rosenlauibad" um 1830

Wie eindeutig erinnert sich Nietzsche später doch daran zurück, dass er, als er zu dieser Zeit, zu einer neuen Lebensweise gekommen, endlich von seinem fehlgeleiteten – *lebensverneinenden* – Denken weggekommen sei. Darauf wird noch einzugehen sein, kurz vorweg bereits ein Rat Nietzsches aus seiner erst posthum veröffentlichten Autobiographie „Ecce homo", in der er auch die Lebensweise seiner letzten Jahre festhält. Diese fasst sehr deutlich zusammen, was Nietzsche erst zur Zeit seiner ersten Kuren erkannt haben will und aus seiner Sicht schließlich auch seine Philosophie gesunden ließ. Dabei erinnert auch sein dortiges Resümee an Aussagen, die wir aus den obigen Briefen kennen:

---

791 Nietzsche. Werke. Band 3. S 1146. An Malwida von Meysenburg. Basel, Montag 3. September 1877.

792 Vgl. *III. 3.2.*

„So wenig als möglich sitzen; keinem Gedanken Glauben schenken, der nicht im Freien geboren ist und bei freier Bewegung, – in dem nicht auch die Muskeln ein Fest feiern. Alle Vorurtheile kommen aus den Eingeweiden. – Das Sitzfleisch – ich sagte es schon einmal – die eigentliche Sünde wider den heiligen Geist."[793]

Nietzsches Gesundheitszustand ist zu diesem Zeitpunkt sehr schlecht und wird eigentlich bis zu seinem Tod schlecht bleiben. Allerdings glaubt er, durch die Kuren und die jetzt an diese Kuren angepasste Lebensweise, an eine Besserung seiner Leiden bzw. auch an Heilung.

Anfang März 1878 verbringt Nietzsche eine Kur in *Baden-Baden* (Schwarzwald). Von dort schreibt er an seine Schwester mit einer Paraphrase von Raussens Motto: „Wasser tut's freilich", die er später – 1888 im „Ecce homo" – allerdings revidieren wird: „allein sein ist die Kur, kalt Wasser thut's freilich nicht."[794] Zurück von dort, am 31. Mai 1878, glaubt Nietzsche entgegen der vorherigen Aussage, seine neue Lebensweise hätte bereits Erfolg; an Peter Gast schreibt er:

„Meine Gesundheit bessert sich, ich bin unermüdlich im Spazierengehen und einsamen Für-mich-hin-denken. Ich freue mich des Frühlings und bin ruhig, wie einer, der nicht mehr so leicht aus dem Geleise zu bringen ist. – Könnte ich doch bis ans Ende so weiterleben!"[795]

Mitte August ist Nietzsche in *Interlaken* bei Bern, von wo aus er an seine Mutter und seine Schwester am 25. August schreibt: „Ganz erschöpft von Krankheit verließ ich den Berg und gieng nach Interlaken. Hier versuche ich, nach Art meiner Badener Lebensweise, mit Bädern und Spazierengehn gesund zu werden: bis jetzt gieng es nicht vorwärts."[796]

Nietzsche bleibt dieser Lebensweise treu. Am 9. März 1879 berichtet Nietzsche: „Jetzt Kaltwasserkur, daher eine Erleichterung des Zustandes."[797]

Im März 1879 – wenige Monate bevor er aufgrund seines schlechten Gesundheitszustandes mit 35 Jahren am 14. Juni 1879 aus seinem Basler Universitätsdienst entlassen wurde – berichtet Nietzsche Mutter und Schwester: „Luft und Wasser und Bäder thun mir sehr wohl. Ach das schändliche schändliche Basel, wo ich meine Gesundheit verloren habe und mein Leben verlieren werde."[798]

---

793 Nietzsche. KSA 6, S 281.

794 Zit. nach: Volz. Nietzsche. S 67.

795 Nietzsche. Werke. Band 3. S 1148. An Peter Gast. Basel, 31. Mai 1878.

796 Nietzsche. KSA 15, S 91.

797 Ebda. S 98.

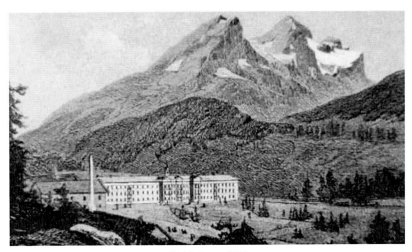

St. Moritz um 1870

Zu dieser Zeit unternimmt Nietzsche eine privat durchgeführte „Duschkur".[799] Im Juni 1879 geht Nietzsche auf „Kaltwasserkur" nach *St. Moritz* im Oberengadin, von dort schreibt er an Mutter und Schwester: „Mir ist es als wäre ich im Lande der Verheißung. ... Zum ersten Male Gefühl der Erleichterung."[800]

Dann wiederum beginnen Anklänge daran ersichtlich zu werden, dass Nietzsche die Lehre seiner naturheilkundlichen Kuren verinnerlicht hatte und selbst Schlagwörter, wie deren „naturgemäße Lebensweise", als Ziel seiner Bestrebungen und möglichen Ausgangspunkt einer wiedergewonnenen Gesundheit ansah. Nietzsche darüber an *Marie Baumgartner*: „Du weißt, daß ich zu einer einfachen und natürlichen Lebensweise hinneige, ich bestärke mich immer mehr darin, es gibt auch für meine Gesundheit kein anderes Heil."[801]

Hier spricht er auch von der Wirkung des dortigen Wassers, das seinem „Unterleib" wohltue; vielleicht eine Übernahme naturheilkundlicher Theorien. Auf das wird noch speziell einzugehen sein.[802] Jedenfalls schrieb Nietzsche, wohl aufgrund dieser Lehre, die später möglicherweise in seine Doktrin von den „Eingeweiden"

798 Ebda. S 104.
799 Ebda.
800 Ebda. S 107.
801 Nietzsche. Werke. Band 3. S 1155. An Marie Baumgartner. Genf, 6. April 1879.
802 Vgl. *III. 3.1.*

als eigentlichem Sitz des persönlichen Wohls und auch „Wohlgeratenseins" ein-
fließt, von *St. Moritz* aus: „Karlsbad zu trinken ist irgendwann dringend nötig,
des *Unterleibs* wegen."[803] Nietzsche dachte anscheinend noch immer, sein Leiden
nehme seinen Ausgang aus den Verdauungsorganen, deren Gesundheit er nun
durch Wasseranwendungen und eine spezielle Diät wiederherstellen müsse. Peter
Gast berichtet er, ebenfalls noch von St. Moritz aus, von der ihm wohltuenden „St.
Moritzer Trinkkur".[804]

2.5. *Nietzsches gesundheitlicher Tiefpunkt im Jahr 1879*

Gerade zu dieser Zeit ist Nietzsche aus späterer Sicht am Tiefpunkt seiner Gesundheit. Nietzsche darüber im „Ecce homo", seiner bis 1908 unveröffentlichten Autobiographie, die er 1888 in seinen letzten Tagen bei Verstand geschrieben hatte:

„Im sechsunddreissigsten Lebensjahre kam ich auf den niedrigsten Punkt meiner Vitalität, – ich
lebte noch, doch ohne drei Schritt weit vor mich zu sehn. Damals – es war 1879 – legte ich meine
Basler Professur nieder, lebte den Sommer über wie ein Schatten in St. Moritz und den nächsten
Winter, den sonnenärmsten meines Lebens, als Schatten in Naumburg. Dies war mein Minimum:
‚Der Wanderer und sein Schatten‘ entstand währenddem. Unzweifelhaft, ich verstand mich da-
mals auf Schatten ..."[805]

Nietzsche war damals wirklich völlig am Ende. Peter Gast teilt er Anfang September 1879 seinen vollkommen zerstörten Gesundheitszustand mit. Er schreibt etwa:
„Nun bin ich in der Mitte des Lebens so ‚vom Tod umgeben‘, daß ich mich stündlich
fassen kann; bei der Art meines Leidens muß ich an einen *plötzlichen* Tod, durch
Krämpfe, denken."[806]

   Ähnlich düster und beinahe hoffnungslos schreibt er Malwida von Meysenburg:
„...Die furchtbare und fast unablässige Marter meines Lebens läßt mich nach dem
Ende dürsten, und nach einigen Anzeichen ist mir der erlösende Hirnschlag nahe
genug, um hoffen zu dürfen."[807] Nietzsche schreibt an Dr. Eiser – der ihn zu dieser
Zeit noch immer behandelt –über seinen schlimmen Gesundheitszustand, und wie
er ihn zu dieser Zeit selbst behandelt. Nietzsche führt aus:

---

803 Ebda. S 1156. An Marie Baumgartner. Basel, 7. Mai 1879.
804 Ebda. S 1157f. Brief an Peter Gast. St.Moritz-Dorf, 11.9.1879 .
805 Nietzsche. KSA 6, S 264f.
806 Nietzsche. Werke. Band 3. S 1158. Brief an Peter Gast. St. Moritz-Dorf, 11.9.1879; vgl. auch
den Brief an Peter Gast vom 5. Oktober 1879.
807 Ebda. S 1160. An Malwida von Meysenburg. Naumburg, 14. Januar 1880.

„Meine Existenz ist *eine fürchterliche Last:* ich hätte sie längst von mir abgeworfen, wenn ich nicht die lehrreichsten Proben und Experimente auf geistig-sittlichem Gebiete gerade in diesem Zustande des Leidens und der fast absoluten Entsagung machte – diese erkenntnis-durstige Freudigkeit bringt mich auf Höhen, wo ich über alle Marter und alle Hoffnungslosigkeit siege. Im ganzen bin ich glücklicher als je in meinem Leben: und doch! Beständiger Schmerz, mehrere Stunden des Tags ein der Seekrankheit engverwandtes Gefühl, eine Halb-Lähmung, wo mir das Reden schwer wird, zur Abwechslung wütende Anfalle (der letzte nötigte mich drei Tage und Nächte lang zu erbrechen, ich dürstete nach dem Tode). Nicht lesen können! Sehr selten schreiben! Nicht verkehren mit Menschen! Keine Musik hören können! Allein sein und spazieren gehen. Bergluft, Milch- und Eier-Diät. Alle inneren Mittel zur Milderung haben sich nutzlos erwiesen, ich brauche nichts mehr. Die Kälte ist mir sehr schädlich. Ich will in den nächsten Wochen südwärts, um die Spazierengehn-Existenz zu beginnen. Mein *Trost* sind meine Gedanken und Perspektiven."[808]

Zu dieser Zeit glaubt Nietzsche, wie wir gesehen haben, bald zu sterben. Die Schilderung aus „Ecce homo" entspricht dabei wohl der Wahrheit. Am 29. Dezember berichtet er seiner Schwester von 118 „schweren Anfallstagen" im Jahre 1879.[809] Noch immer war seine Diät nahe an den Verordnungen der Naturheilkunde. Auch die Kuren bringen keine entscheidende Besserung; seine letzte Kur tritt Nietzsche Anfang 1880 in *Marienbad* an. Von dort berichtet er Peter Gast, es sei gut, „jetzt wieder Eremit zu sein und zehn Stunden des Tages als solcher spazieren zu gehen, fatale Wässerchen zu trinken und ihre Wirkung abzuwarten."[810]

Im nächsten Jahr will er zwar nochmals nach *St. Moritz* zur Kur[811], geht aber tatsächlich zum ersten Mal nach *Sils-Maria* im Oberengadin und beschließt jetzt, sich „als sein eigener Arzt" zu therapieren. An seine Mutter schreibt er im Juli 1881: „Aber ich will durchaus mein eigner Arzt nunmehr sein, und die Menschen sollen mir noch nachsagen, daß ich ein *guter* Arzt gewesen sei – und nicht nur für mich allein."[812]

---

808 Nietzsche. Werke. Band 3. S 1162. An Otto Eiser. Naumburg, Januar 1880.
809 Nietzsche. KSA 15. S 112.
810 Nietzsche. Werke. Band 3. S 1163. An Peter Gast. Marienbad, 18. Juli 1880.
811 Ebda. S 1165f. An Peter Gast. Marienbad. 20. August 1880.
812 Ebda. S 1170-1171. An Franziska Nietzsche. Sils-Maria, Mitte Juli 1881.

2.6. Nietzsche als sein „eigener Arzt" ab 1881

Zu diesem Zeitpunkt glaubt er bereits ein „Gehirnleiden" zu haben (am ehesten dachte er selbst vermutlich, an der damals in Mode gekommenen „Neurasthenie" erkrankt zu sein); an der Unterleibstheorie beginnt er zu zweifeln. Nietzsche an seine Schwester: „Mein Gehirnleiden ist sehr schwer zu beurteilen, in betreff des wissenschaftlichen Materials, welches hierzu nötig ist, bin ich jedem Arzte überlegen. Ja, es beleidigt meinen wissenschaftlichen Stolz, wenn Ihr mir Euererseits neue Kuren vorschlagt und gar meint, ich ‚ließe meine Krankheit laufen'."[813]

Nietzsche ist jetzt auf der Suche nach Möglichkeiten, seine Gesundheit zu verbessern. Ernährung, Ort, Klima, Milieu usw. lassen ihn die Orte seiner Aufenthalte immer wieder wechseln. In diesem Sinne im Sommer 1886 an Franz Overbeck über das Milieu: „In einem falschen Milieu leben und seiner Lebensaufgabe ausweichen, wie ich es tat, solange ich Philologe und Universitätslehrer war, richtet mich physisch unfehlbar zugrunde; und jeder Fortschritt auf *meinem* Wege hat mich bisher auch der Gesundheit im leiblichsten Sinne näher gebracht."[814] Bereits ein Jahr früher schrieb er an Mutter und Schwester:

„Man wird tüchtig für seine Unwissenheit bestraft: hätte ich mich *zur rechten Zeit* mit medizinischen, klimatischen und dergleichen Problemen beschäftigt, statt mit Theognis und Laertius Diogenes: ich wäre kein halb-zugrunde-gerichteter Mensch. – – Und so verliert man seine Jugend, und ist nun schon über 40 hinaus, und immer noch in den ersten Experimenten über das, was man nötig *hat,* und spätestens seit 20 Jahren haben *sollte.*"[815]

Kaum etwas hilft wirklich; Nietzsche betreibt anscheinend verschiedene Studien zum Zweck, seine Gesundheit wiederzugewinnen. Wenige Monate, bevor er den „Ecce homo" beginnen wird, in dem er Rückblick hält, was er für Gesundheitsfragen tue, schreibt er an Franz Overbeck:

„Es fehlt nicht nur an der Gesundheit, sondern an der Voraussetzung zum Gesundwerden. – Die Lebens-Kraft ist nicht mehr intakt. Die Einbuße von zehn Jahren zum mindesten ist nicht mehr gutzumachen: währenddem habe ich immer vom ‚Kapital' gelebt und nichts, gar nichts zuerworben. Aber das macht arm ... Man holt nicht nach *in physiologicis,* jeder schlechte Tag *zählt:* das habe ich von dem Engländer Galton gelernt. Ich kann, unter begünstigenden Verhältnissen, mit

---

813 Ebda.

814 Ebda. S 1240. An Franz Overbeck. Sils-Maria, Sommer 1886.

815 Ebda. S 1231. An Franziska Nietzsche und Elisabeth Nietzsche. Nizza, 21. März 1885, Sonnabend.

äußerster Vorsicht und Klugheit ein labiles Gleichgewicht erreichen; *fehlen* diese begünstigenden Verhältnisse, so hilft mir alle Vorsicht und Klugheit nichts."[816]

Anscheinend war Nietzsche ein Anhänger der Lebenskraft-Theorie (Vitalismus), die in Deutschland *Christoph Wilhelm Hufeland (1762-1836)* in die Medizin einbrachte und auch in der Krankheitslehre vieler Naturheiler eine entscheidende Rolle spielte. Rausse, einer der wichtigsten Theoretiker der Naturheilkunde, arbeitete ganz zentral mit dem Begriff der „Lebenskraft", von deren Verlust Nietzsche hier

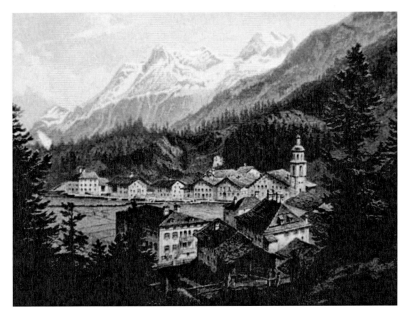

Sils Maria um 1870

spricht. Ihre Erhaltung sei von der Tätigkeit der „Verdauungsorgane" und hier der ihnen zufallenden „Arbeit des Aneignens und Ausscheidens" abhängig. Ihr Erlöschen, und damit der Tod der Lebewesen, sei letztlich „durch den Kampf mit der Aneignungsgewalt der Außenwelt"[817] zu erklären. Krankheit – eine Schwächung der „Lebenskraft", die Rausse mit dem Terminus „Siechtum" umschrieb – sei eine Folge einer Störung des „Aneignens und Ausscheidens", das in erster Linie über

---

816 Ebda. S 1301. An Franz Overbeck. Sils, Engadin, am 4. Juli 1888.
817 Rausse. Miscellen. S 35.

die Verdauungsorgane bewerkstelligt werde. Erste Folge sogenannter „kranker Verdauungsorgane" sei das „Siechtum", die letzte Konsequenz der Tod.[818]

Ähnliche Theorien verfolgte auch Nietzsche, wie die Analyse des „Ecce homo" zeigen wird. Dort spricht er von seiner „geistigen Diät" als „ein vollkommen sinnloser Missbrauch ausserordentlicher Kräfte, ohne eine irgendwie den Verbrauch deckende Zufuhr von Kräften, ohne ein Nachdenken selbst über Verbrauch und Ersatz."[819]

Erst ein Leben ähnlich dem Ideal der Naturheilkunde – die Beschreibung werden wir im Folgenden sehen – hätte ihn wieder geheilt, wird er dort schreiben. Ähnlich wie bei Rausse werden die „Verdauungsorgane" oder „Eingeweide" – durch die richtige Diät ernährt – die Lebenskraft am Laufen halten, wobei er sich gerade in Fragen der Ernährung für die Diät der Naturheiler aussprechen wird. Auch als „sein eigener Arzt" hielt Nietzsche tatsächlich an einer ähnlichen Diät wie während der naturheilkundlichen Kuren fest. Das zeigen etwa seine Schilderungen über seinen Lebensstil im „Ecce homo" (1888), auf die im nächsten Abschnitt eingegangen wird, aber auch seine philosophischen Werke, die ab dieser Zeit entstanden. In diesem Sinne sind auch manche Stellen von „Also sprach Zarathustra" zu lesen, wo er ebenfalls seine eigene Lebensweise – die nahe an Verordnungen der Kuren der Naturheiler herankam – für die des „Übermenschen" erklärte.[820] Daneben seien vor allem auch Ort, Klima und Milieu entscheidend.

In seinen letzten Monaten bei Verstand sah er speziell eine Diät als möglicherweise heilsam, die sogenannte *Weis-Mitchell-Kur* (eigentlich „Weir-Mitchell-Kur")[821], welche er unter vitalistischen Gesichtspunkten betrachtete; sie hätte nach Nietzsches Aussage seine „Lebenskraft" als einziges Mittel wiederherstellen können. Seit wann er Ratschläge dieser Kurmethode ernst nahm, ist nicht ganz klar, doch schon recht früh versuchte er, so manche ihrer Methoden wie einen *Milieuwechsel* umzusetzen. An Overbeck im gleichen Brief über die Möglichkeit, wie er seine „Lebenskraft" retten hätte können: „Das einzige *régime,* welches damals am

---

818 Vgl. *I. 2.2.*

819 Nietzsche. KSA 6, S 283.

820 Vgl. *III. 3.2.*

821 Die „Weir-Mitchell-Kur" oder deutsch auch „Mastkur" genannt, bestand in ihrer eigentlichen Form darin, dass der Patient vollständig ruhig liegen musste und dabei mit sehr viel Nahrung versorgt wurde. Sie wurde nach Diagnosen wie „Hysterie" eingesetzt. (Vgl. Brockhaus' Kleines Konversations-Lexikon. 5. Auflage. Band 2. Leipzig 1911. S. 195.)

Platz gewesen wäre, wäre die amerikanische Weis-Mitchellsche Kur gewesen: eine extreme Zufuhr von dem wertvollsten Nahrungsmaterial (mit absoluter Veränderung von Ort, Gesellschaft, Interessen).“[822]

Bereits in der Vorrede zur zweiten Auflage von „Menschliches, Allzumenschliches" Teil II, empfiehlt er den am „romantischen Pessimismus" Kranken eine ähnliche Diät, die er sich selbst verordnet habe, als er an diesem krankte. Und stellt anscheinend das, was er als „Weis-Mitchell-Kur" bezeichnete, aber auch was er teilweise wirklich gemacht hatte, vor:

> „Gleich wie ein Arzt seinen Kranken in eine völlig fremde Umgebung stellt, damit er seinem ganzen ,Bisher', seinen Sorgen, Freunden, Briefen, Pflichten, Dummheiten und Gedächtnismartern entrückt wird und Hände und Sinne nach neuer Nahrung, neuer Sonne, neuer Zukunft ausstrecken lernt, so zwang ich mich als Arzt und Kranker in Einer Person, zu einem umgekehrten unerprobten *Klima der Seele*, und namentlich zu einer abziehenden Wanderung in die Fremde, in das Fremde, zu einer Neugierde nach aller Art von Fremden … .“[823]

Nietzsches Diät beruhte dabei, wie gesagt, wohl auf einem vitalistischen Konzept. Die „Lebenskraft" müsse durch geeignete Maßnahmen wie die Zufuhr der richtigen Nahrung, ausreichende Bewegung, die Wahl des richtigen Klimas, die Suche nach einem passenden Milieu, dem Vermeiden von Giften usw. im Wissen um „Verbrauch und Ersatz"[824] gefördert werden. Zum Problem sei Nietzsche seine „geistige Diät" geworden, die „Verbrauch und Ersatz" im richtigen Maß verhinderte und seine „Lebenskraft" schwächte. Nietzsche in diesem Sinne an Overbeck:

> „Es stand in der *schlimmsten* Zeit in Basel und nach Basel genau nicht anders: nur daß ich damals im höchsten Grade *unwissend* war und den Ärzten ein Herumtasten nach lokalen Übeln gestattet habe, das ein Verhängnis mehr war. Ich bin durchaus *nicht* kopfleidend, *nicht* magenleidend: aber unter dem Druck einer nervösen Erschöpfung (die zum Teil *hereditär,* – von meinem Vater, der auch nur an *Folge*erscheinungen des Gesamtmangels an Lebenskraft gestorben ist –, zum Teil erworben ist) erscheinen die Konsequenzen in allen Formen.“[825]

Vieles deutet daraufhin, dass Nietzsche glaubte, an Neurasthenie erkrankt zu sein.[826] Äußere Umstände hätten ihm die „Lebenskraft" geraubt, die er, gemäß eini-

---

822 Nietzsche. Werke. Band 3. S 1301. An Franz Overbeck. Sils, Engadin, am 4. Juli 1888.
823 Nietzsche. KSA 2. S 375.
824 Nietzsche. KSA 6. S 283.
825 Nietzsche. Werke. Band 3. S 1301. An Franz Overbeck. Sils, Engadin, am 4. Juli 1888.
826 Zur Rolle der Neurasthenie und ihren Zusammenhang zum Genie vgl. Dahlkvist. Nietzsche als Pathograph. Einen Zusammenhang zwischen Genie und einer besonderen Empfindlichkeit für die Neurasthenie stellte er wohl auch bei sich her, wie *Dahlkvist* herausfindet (vgl. ebda. S 179.). Aber auch bei Richard Wagner sah er ähnliche Zusammenhänge, wie sich zei-

ger anerkannter Theorien zur Neurasthenie[827], durch die Zufuhr von Energie wieder herstellen könne. Wie das Reden von den „Eingeweiden" als Sitz der Gesundheit zu dieser Zeit zeigt, glaubte Nietzsche anscheinend – wie Rausse – auch speziell den „Eingeweiden" oder „Verdauungsorganen" fiele die Aufgabe zu, die Lebenskraft zu erhalten. Bereits Rausse war jemand, der einer „geistigen Diät" in vielem die Schuld an „kranken Verdauungsorganen" gab. Zumindest in Fragen der Ernährung, aber auch in anderen Fragen der Lebensführung, blieb Nietzsche bis zuletzt ein Freund der naturheilkundlichen Verordnungen, wie wir im Folgenden anhand der Analyse des „Ecce homo" und anderer Schriften sehen werden. Im Sinne von Rausse hielt Nietzsche im „Ecce homo" die „Eingeweide" für einen entscheidenden Faktor der Gesundheit.

2.7. Nietzsches letzte Diäten

Das Thema der Diät beschäftigte Nietzsche auch besonders, als er sein „eigener Arzt" geworden war. Neben der Beschäftigung mit der „Weir-Mitchell-Kur" – die er bereits 1883 erwähnt und über die er sich in Leopold Loewenfelds (1847-1924) Anti-Neurasthenie-Schrift von 1887[828] genau informierte – las er ebenfalls 1883 Luigi Cornaros (1467-1565) „Discorsi della vita sobria" (1558), dessen Diätempfehlungen des „Maßhaltens" ihn in der Wahl seiner eigenen Diät beeinflussten.[829]

Leopold Loewenfelds Werk wiederum fasste mehrere Möglichkeiten zur Bekämpfung der „Nervenschwäche (Neurasthenie)" zusammen, worunter auch einige naturheilkundliche Methoden vorgestellt wurden. Im ersten Kapitel, das sich mit

---

gen wird (Vgl. *III. 3.3.*). M. E. brachte Nietzsche die Neurasthenie aber auch allgemein mit der *décadence* in Verbindung, für deren Symptome gerade das Genie empfindlich sei, wobei die Neurasthenie nicht an sich zum Wesen des Genies gehört. In diesem Sinne scheint das Genie nicht an sich ein „Degenerationssymptom", sondern nur dann, wenn es mit der *décadence* gepaart auftritt. In einem nachgelassenen Fragment vom Frühjahr 1888 lesen wir, das „Genie" sei „jeder Art von décadence ausgesetzt: sie sind extrem und daher beinahe schon décadents [...]. Das Genie ist die sublimste Maschine, die es giebt, – folglich die zerbrechlichste" (KSA 13. NF. 14 (133) S 317.). Ersteres war aber eine gängige Auffassung in der Medizin des 19. Jahrhunderts (vgl. Dahlkvist. Nietzsche als Pathograph. S 174.).

827 Vgl. Hofer. Neurasthenie. S 239.

828 Mit vollem Titel: „Die moderne Behandlung der Nervenschwäche (Neurasthenie) der Hysterie und verwandter Leiden. Mit besonderer Berücksichtigung der Luftkuren, Bäder, Anstaltsbehandlungen und der Mitchell Payfair'schen Mastkur".

829 Volz. Nietzsche. S 141.

der therapeutischen Bekämpfung der Neurasthenie beschäftigt, geht Loewenfeld auf die verschiedenen Möglichkeiten der diätetischen Behandlungen gegen die Symptome der Neurasthenie ein. Einen Vegetarismus zur Bekämpfung der Neurasthenie kann Loewenfeld nicht empfehlen. Am geeignetsten sei allgemein eine gemischte Kost, am besten auf mehrere kleine Mahlzeiten am Tag verteilt. Weder Tee und Kaffee, noch Tabak und Alkohol seien allgemein nachteilig, man müsse allerdings je nach Fall entscheiden, was zuträglich sei.[830]

Eine besonders zu empfehlende Methode zur Behandlung der Neurasthenie sei die Hydrotherapie. „Zum Segen der an nervösen Schwächezuständen Leidenden" sei die Hydrotherapie nun zu einem „rationellen Zweig der Therapie" umgestaltet worden, nachdem sie in den 1830er und 1840er Jahren „von nicht ärztlichen und ärztlichen Fanatikern" zur „Allheilmethode" erklärt worden war, was sie nicht sein konnte.[831] Denn sei die „Anwendung der Hydrotherapie" zumindest bei Neurasthenie „möglichst zu fördern".[832] Dabei reichen Loewenfelds Empfehlungen von der „kalten Abreibung", der „feuchten Einpackung" und dem „Halbbad" bis zum „Sitzbad"; und von „Douchen" bis hin zu „kalten Seebädern".[833]

Nietzsche blieb ein Freund naturheilkundlicher Verordnungen. 1886 überlegte er, eine Kur beim Naturarzt Ernst Schweninger (1856-1924) anzutreten, der 1884 Otto von Bismarck heilen konnte.[834] Schweninger gilt in der Geschichte der Naturheilkunde als der Begründer des ersten naturheilkundlichen Krankenhauses, das er 1900 eröffnen konnte. Schweninger entwickelte ein Verfahren, das eine Diät mit körperlichem Training kombinierte und vor allem zur Gewichtsreduktion eingesetzt wurde. Mit diesem Verfahren konnte er zuerst Bismarcks Sohn und später den Ministerpräsidenten selbst heilen.

Bismarck verschaffte Schweninger eine Professur an der königlichen Friedrich-Wilhelms-Universität in Berlin. Dabei war er kein Freund von Operationen und Arzneimitteln, sondern setzte auf naturheilkundliche Behandlungsmethoden wie Bewegung an frischer Luft, Sonnenbäder, Massagen, Kräftigungsübungen und verschiedenste hydrotherapeutische Maßnahmen.[835] Nietzsche, der Schweninger be-

---

830 Vgl. Loewenfeld. Nervenschwäche. S 15-29.
831 Ebda. S 60.
832 Ebda.
833 Vgl. ebda. S 60-69.
834 Volz. Nietzsche. S 142.
835 Vgl. Heyll. Naturheilkunde. S 178-181.

reits aus den frühen 1870er Jahren aus Basel kannte, schätze dessen Urteil über seinen Krankheitszustand. Nachdem sie sich Mitte 1885 getroffen hatten, teilte Nietzsche seiner Mutter über die Begegnung mit: „Sein Scharfblick war, nach 1 ½ tägigem Zusammensein mit mir, für mich überraschend: seine Vorschläge der Kur (mit Beiseitelassen aller Medizin) haben sich aber nicht bewährt."[836]

Das „Beiseitelassen aller Medizin" wollte Nietzsche keinesfalls akzeptieren. Nietzsche, über den bekannt ist, dass er zumindest bereits seit seiner Basler Zeit verschiedene Medikamente gebrauchte, konnte sich nicht entschließen, eine Therapie ohne Medikamente zu beginnen. Wegen Nietzsches Medikamentenkonsum – u. a. nahm er Tabletten gegen immer wieder auftretende Schlaflosigkeit – hatten sich seine Mutter und seine Schwester sowie sein Freund Overbeck bereits seit Jahren Sorgen gemacht.[837]

Dabei entsprach die Gabe von Medikamenten sicherlich nicht den typischen Verordnungen von Naturheilern, womit Schweningers Vorschläge auf Medikamentenverzicht nur konsequent erscheinen mussten. Wie wir bereits gesehen haben, galten den Naturheilern Arzneimittel der Schulmedizin als *Gifte*, die für die meisten Krankheiten unter den Menschen verantwortlich seien. In diesem Sinne stellte der Naturheiler Philo vom Walde später die Diagnose, Nietzsche sei durch seinen Medikamentenmissbrauch in seine geistige Umnachtung gefallen.[838]

Der „Schuldmediziner" Loewenfeld hingegen listete einige Medikamente auf, die bei Nervenschwäche zumindest eine sogenannte „palliative Wirkung" zeigen könnten, ohne allerdings das Leiden wirklich beseitigen zu können.[839]

In einem Brief an Peter Gast von 4. Mai 1887 bezeichnet Nietzsche „Kaltwasserkuren" als „gefährlich", weil sie „bloße stimulantia" seien, dagegen setzt er zu diesem Zeitpunkt auf „Massage" und vor allem auf starke Gebirgsmärsche, wie wir sie von Wagner her kannten.[840] Vielleicht gab Nietzsche Kaltwasseranwendungen jetzt auf, dass er Quellwasser allerdings weiterhin zu seinem bevorzugten Getränk erklärte, wird uns die spätere Untersuchung des „Ecce homo" zeigen. Daneben machte Nietzsche gleichfalls Turnübungen nach dem Programm des Naturarztes

---

836 Volz. Nietzsche. S 142.
837 Ebda. S 134.
838 Vgl. *III. 4. 1.*
839 Loewenfeld. Nervenschwäche. S 39f.
840 Vgl. Volz. Nietzsche. S 73.

Moritz Schreber (1808-1861), hierzu las er dessen Schrift „Ärztliche Zimmergymnastik" (Leipzig, 1877).[841] Gymnastik und Massagen empfahl ferner auch Loewenfeld in seinem Ratgeber, dessen Ratschläge Nietzsche teilweise ernst nahm.[842]

Sicherlich schon unter Anzeichen geistiger Beeinträchtigung, fühlt sich Nietzsche zu Ende des Jahres 1888, als er gerade mit der Niederschrift des „Ecce homo" beschäftigt ist, endlich gesund, was seine Hochstimmung darin rechtfertigen mag. Am 30. Oktober berichtet er *Peter Gast* von „der allerheitersten Verfassung an Seele und Eingeweide".[843] An *Carl Fuchs* schreibt Nietzsche Mitte Dezember 1888 in Hochstimmung:

„Ich habe nie annähernd eine solche Zeit erlebt, wie von Anfang September bis heute. Die unerhörtesten Aufgaben leicht wie ein Spiel; die Gesundheit, dem Wetter gleich, täglich mit unbändiger Helle und Festigkeit heraufkommend. Ich mag nicht erzählen, was alles fertig wurde: alles ist fertig."[844]

Am 21. Dezember teilt er seiner Mutter über seine Gesundheit mit: „Meine Gesundheit ist wirklich ausgezeichnet; die schwersten Aufgaben, zu denen noch nie ein Mensch stark genug war, fallen mir leicht."[845] Nur wenige Tage später, am 3. Jänner, wird Nietzsche im 44. Lebensjahr einen Zusammenbruch erleiden und nie mehr zu Verstand kommen.

---

841 Vgl. ebda. Anmerkung 107, S 88.
842 Vgl. Loewenfeld. Nervenschwäche. S 106-110.
843 Nietzsche. Werke. Band 3. S 1326. An Peter Gast. Turin, Dienstag, den 30. Oktober 1888.
844 Ebda. S 1342. An Carl Fuchs. Torino, Via Carlo Alberta 6, III. 18. Dezember 1888.
845 Ebda. S 1344. An Franziska Nietzsche. Torino, Via Carlo Alberto 6, III., den 21. Dezember 1888.

3. Nietzsches Diätempfehlungen

„Ich bin, in Fragen der *décadence,* die höchste Instanz, die es jetzt auf Erden gibt: diese jetzigen Menschen mit ihrer jammervollen Instinkt-Entartung, sollten sich glücklich schätzen, jemanden zu haben, der ihnen in *dunkleren* Fällen reinen Wein einschenkt."[846]

Nietzsche aus Turin an Malwida von Meysenburg

Blicken wir zuerst auf Nietzsches erst posthum veröffentlichte Autobiographie „Ecce homo – Wie man wird was man ist" (1888 geschrieben/1908 veröffentlicht). Gerade hier hält er nochmals Rückblick auf die Entstehung seiner Krankheit aus seiner Sicht und die Therapie, die er sich dagegen verordnet habe und die in gewissen Teilen nahe an naturheilkundliche Verordnungen heranreicht. Diese sollen hier in erster Linie untersucht werden.

Im Kapitel „Warum ich so klug bin" wird speziell die körperliche Lebensweise thematisiert, aber auch immer mit der moralischen in Beziehung gesetzt, mit einem Seitenhieb auf naturheilkundliche Strömungen, wie den Vegetarismus (der dem Menschen wie etwa bei Theodor Hahn „das Heil" bringen sollte und den Nietzsche, wie noch gezeigt wird, bereits im „Fall Wagner" verspottet). Nietzsche über die Ernährung: „Ganz anders interessirt mich eine Frage, an der mehr das ‚Heil der Menschheit' hängt, als an irgend einer Theologen-Curiosität: die Frage der Ernährung."[847]

Dabei werden Ernährung und Moral in direkte Beziehung gesetzt und sowohl die falsche Ernährung für die falsche Moral verantwortlich gemacht, als aber auch die Moral für die falsche Ernährung. Nietzsche über die Folgen, die er selbst am eigenen Leib zu spüren bekam:

„In der That, ich habe bis zu meinen reifsten Jahren immer nur schlecht gegessen, – moralisch ausgedrückt „unpersönlich", „selbstlos", „altruistisch", zum Heil der Köche und andrer Mitchristen. Ich verneinte zum Beispiel durch Leipziger Küche, gleichzeitig mit meinem ersten Studium Schopenhauer's (1865), sehr ernsthaft meinen ‚Willen zum Leben.'"[848]

---

846 Ebda. An Malwida von Meysenburg. Turin, den 18. Oktober 1888.
847 Nietzsche. KSA 6. S 279.
848 Ebda.

Seine Schlussfolgerung, die an die Lehre von J. H. Rausse erinnert, der gesunde Verdauungsorgane als Sitz der Gesundheit betrachtete, lautet: „Rechnet man gar noch die geradezu viehischen Nachguss-Bedürfnisse der alten, durchaus nicht bloss alten Deutschen dazu, so versteht man auch die Herkunft des deutschen Geistes – aus betrübten Eingeweiden … .“[849]

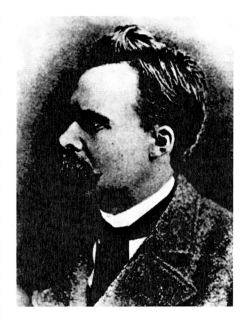

Friedrich Nietzsche (1844-1900)

Der *deutsche Geist* sei aus den „betrübten Eingeweiden" zu erklären. Ganz ähnlich wie bei Rausse haben *den Deutschen* eine falsche Nähr- und Lebensweise ruiniert. Falsche Speisen, zu wenig Bewegung, aber vor allem auch Rausch- und Genussmittel hätten schließlich nicht nur den Körper schwach gemacht, sondern auch ein krankes Temperament erzeugt. Allem Anschein nach seien hier gerade die „Eingeweide" die zentrale Schaltstelle für Körper und Geist.

Kennt man die Lehre von Rausse und seinen Nachfolgern, wird man durchaus vermuten können, dass Nietzsche sich hier an deren Ideen orientierte. Zu so manchem seiner in diese Richtung gehenden Kozepte scheint Nietzsche tatsächlich während der Zeit seiner Kuren und durch die Doktrinen seiner Kurärzte gekommen zu sein. Wir werden noch genauer darüber zu sprechen haben.

Des Weiteren verwirft er den Vegetarismus und zeigt sich dabei als profunder Kenner des damaligen vegetarischen Diskurses, als scheinbare „Rückkehr zur Natur" und die Berufung der Vegetarier auf die Autorität Rousseau und jene Stelle im *Emile*, wo dieser zuerst den Vegetarismus empfiehlt und anschließend die Engländer aufgrund ihres Fleischkonsums als grausam bezeichnet.[850] Nietzsche im

---

849 Ebda. S 280.

850 Rousseau darüber im *Emile*: „Denn man mag erklären, wie man will, Tatsache ist es, dass die starken Fleischesser im Allgemeinen grausam und wilder sind, als Andere; diese Beobach-

„Ecce homo" darüber: „Aber auch die englische Diät, die, im Vergleich mit der deutschen, selbst der französischen, eine Art ‚Rückkehr zur Natur', nämlich zum Canibalismus ist, geht meinem eignen Instinkt tief zuwider; es scheint mir, dass sie dem Geist schwere Füsse giebt – Engländerinnen-Füsse … ."[851]

Erinnern wir uns, was Nietzsche an Gersdorff über zu viel Fleisch sagte: „ich habe das viele Fleischessen satt".[852] Vegetarier war er ohnehin seit dem Streit mit Wagner nicht mehr. Dafür allerdings zeigt sich Nietzsche als Anhänger einer naturheilkundlichen Diät ohne Vegetarismus, etwa in einer Form, in der sie die Hydrotherapie von J. H. Rausse empfahl.

Dann bezeichnet Nietzsche die Küche „Piemont's" als „die beste"[853], was *Michel Onfray* dazu veranlasste zu bemerken, auch die „Küche Piemonts" glänze „nicht eben durch Leichtigkeit: Abgesehen von den weißen Trüffeln, seiner Spezialität, erzeugt das Piemont vor allem Ragouts und Teigwaren, also nichts besonders Luftiges."[854] Warum Onfray die Auffassung vertritt, Nietzsche hätte die deutsche Küche wegen ihrer schweren Speisen abgelehnt, ist nicht ganz klar. Viel mehr ging es Nietzsche in seiner Kritik an der *englischen* und anderer Diäten um den Wert der Speise im Sinne von „Verbrauch und Ersatz" und in Bezug auf die Fähigkeit, die „Lebenskraft" zu erhalten und ein geistiges Arbeiten zu ermöglichen. Anscheinend glaubte er, die Küche Piemonts sei am besten dazu geeignet.

Die „Eingeweide-Trägheit", von der er im Folgenden sprechen wird[855], scheint dabei zwar von den falschen Essgewohnheiten und einer falschen Lebensweise, wie zu wenig Bewegung abhängig, nicht aber durch kräftige Speisen ausgelöst. Diese hielt Nietzsche für das mitteleuropäische Klima zumindest seit der Debatte über den Vegetarismus, die er mit Wagner führte, für unerlässlich.[856] Das nächste längere Zitat zeigt gleich zwei Punkte, die er von der Lehre der Naturheilkunde in der Tradition von Rausse übernimmt. Zuerst deren Ablehnung von Genuss und

---

tung wurde überall und zu allen Zeiten gemacht: die englische Barbarei ist bekannt, die Gauren (Arier, Eingeborene Indiens) hingegen sind die sanftesten Menschen. Alle Wilden sind grausam, und diese Grausamkeit rührt von ihrer Ernährungsweise her." (Rousseau. Emile. S 262f.) *Vgl. auch I. 4.1.*

851 Nietzsche. KSA 6. S 280.
852 Nietzsche. Werke. Band 3. S 1109. An Carl von Gersdorff. Steinabad, 21. Juli 1875.
853 Nietzsche. KSA 6. S 280.
854 Onfray. Der Bauch. S 119.
855 Nietzsche. KSA 6. S 282.
856 Vgl. *III. 1.*

Rauschmittel (hier wie bereits bei Rausse auch Alkohol, Tabak, Kaffee und Tee), dann die Empfehlung von Quellwasser als einzig wahrem Getränk. Schließlich spricht er sich gleichzeitig nochmals gegen den Vegetarismus aus, den er anscheinend aus seiner an die naturheilkundliche Lehre angelehnten Diätempfehlung ausgrenzen will, wozu ihn Wagner „bekehrt" habe. Nietzsche schreibt:

„Alkoholika sind mir nachtheilig; ein Glas Wein oder Bier des Tages reicht vollkommen aus, mir aus dem Leben ein ‚Jammerthal' zu machen. [...] Als Knabe glaubte ich, Weintrinken sei wie Tabakrauchen anfangs nur eine Vanitas junger Männer, später eine schlechte Gewöhnung. [...] Später, gegen die Mitte des Lebens hin, entschied ich mich freilich immer strenger gegen jedwedes ‚geistige' Getränk: ich, ein Gegner des Vegetarierthums aus Erfahrung, ganz wie Richard Wagner, der mich bekehrt hat, weiss nicht ernsthaft genug die unbedingte Enthaltung von Alcoholicis allen geistigeren Naturen anzurathen. Wasser thut's... Ich ziehe Orte vor, wo man überall Gelegenheit hat, aus fliessenden Brunnen zu schöpfen (Nizza, Turin, Sils); ein kleines Glas läuft mir nach wie ein Hund."[857]

„Wasser thut's..." wohl ganz klar eine Anspielung auf J. H. Rausses Hauptwerk „Wasser thut's freihlich. Miscellen zur Gräfenberger Wasserkur" (1838) bzw. dessen Motto „Wasser thut's freihlich". Anscheind ging Nietzsche, wie der letzte Teil des Zitats zeigt, so weit, dass er auch nachdem er „sein eigener Arzt" geworden war, die Orte seiner Aufenthalte nach der Qualität des dort vorhandenen Wassers für Trink- und andere Wasserkuren wählte. Nietzsche weiter: „bei mir schwebt der Geist über dem Wasser ... ."[858] Nietzsche ließ hier also seine eigenen Therapien auch in seine Empfehlungen einfließen.

Dabei glaubte er aber nicht nur daran, dass Wasser alkoholischen Getränken vorzuziehen sei, sondern ließ auch ganz andere Praktiken einer naturheilkundlichen Lebensweise in seine Diätempfehlungen einfließen. In dieser Weise sei auf viel Bewegung zu achten, eine vernünftige Ernährung einzuhalten, aber auch das Milieu sorgfältig auszuwählen. Am Ende sei die Art der Lebensführung fast wichtiger als das geistige oder moralische Leben. Letztlich nach Nietzsche sogar das *Allerwichtigste*. Erst eine vernünftige Lebensweise könne einen gesunden Intellekt ermöglichen. Ein kranker Intellekt sei die Folge einer schlechten Lebensweise, ein gesunder Intellekt das Ergebnis einer vernünftigen. Die Gesundheit des Körpers wird zur Voraussetzung der geistigen Gesundheit.

---

857 Nietzsche. KSA 6. S 280f.
858 Ebda.

Für Nietzsche zählt in diesem Sinne vor allem die körperliche Gesundheit, eine Frage der „kleinen Dinge", die die Voraussetzung zur Erfüllung einer „großen Aufgabe" sei. Erst die „kleinen Dinge" als Teil einer vernünftigen Lebensweise können die Voraussetzungen eines großen Charakters schaffen, der Großes leisten könne. Die *Temperamente* werden von Nietzsche in diese Richtung gehend von den „Eingeweiden" abhängig gemacht, wie der nächste Abschnitt zeigen wird. Nietzsche am Schluss des Kapitels „Warum ich so klug bin" im „Ecce homo" :

„Diese kleinen Dinge – Ernährung, Ort, Clima, Erholung, die ganze Casuistik der Selbstsucht – sind über alle Begriffe hinaus wichtiger als Alles, was man bisher wichtig nahm. Hier gerade muss man anfangen, *umzulernen*. Das, was die Menschheit bisher ernsthaft erwogen hat, sind nicht einmal Realitäten, blosse Einbildungen, strenger geredet, *Lügen* aus den schlechten Instinkten kranker, im tiefsten Sinne schädlicher Naturen heraus – alle die Begriffe „Gott", „Seele", „Tugend", „Sünde", „Jenseits", „Wahrheit", „ewiges Leben." […] Aber man hat die Grösse der menschlichen Natur, ihre „Göttlichkeit" in ihnen gesucht […] Alle Fragen der Politik, der Gesellschafts-Ordnung, der Erziehung sind dadurch bis in Grund und Boden gefälscht, dass man die schädlichsten Menschen für grosse Menschen nahm, – dass man die „kleinen" Dinge, will sagen die Grundangelegenheiten des Lebens selber verachten lehrte … ."[859]

Gerade diese Ansicht des späten Nietzsche kontrastiert mit seiner eigenen Ansicht aus frühen Jahren. Erinnern wir uns daran, was Nietzsche 1869 gegenüber Gersdorff gesagt hatte, nachdem er gerade Wagner kennengelernt hatte und von diesem vom Vegetarismus abgebracht worden war. Die Lehre der Vegetarier, mit der Betonung des entscheidenden Faktors der Ernährung, nannte Nietzsche damals einen „ehrlich-dummen Fanatismus" von „unbedeutenden Flachköpfen", tat sie als „berüchtigte Lügenfabrikate" ab und wollte deren Ideale durch „den Kampf und die Askese wahrhaft großer Männer" wie Schopenhauer, Schiller und Wagner ersetzen.[860]

Nun, fast zwanzig Jahre später, scheint er jene Lehre – allerdings ganz klar ohne Vegetarismus – tief in seine Überzeugung eingesponnen zu haben. Gerade die „kleinen Dinge" – wie die Nähr- und körperliche Lebensweise – oder in anderen Worten, auch die Gesundheit der „Eingeweide", werden zum entscheidenden Faktor des Lebens. Kommen wir jetzt auf jene zu sprechen, wobei die Frage gestellt wird, ob nicht die Doktrin Nietzsches, die „Eingeweide" seien letztlich einer der wichtigsten Faktoren für die sogenannte „Wohlgeratenheit" des Geistes, von der

859 Ebda. S 295f.
860 Nietzsche. Werke. Band 3. S 1015. An Carl von Gersdorff. Basel, 28. 9. 1869.

Lehre der „Verdauungsorgane" als entscheidender Faktor der Gesundheit von J. H. Rausse abhängig ist.

3.1. Nietzsches „Eingeweide", Wagners „ruinirte Unterleibe" und J. H. Rausses „Verdauungsorgane"

Nietzsche kommt in seinen späten Schriften immer wieder auf die „Eingeweide" zu sprechen und setzt gerade sie als Voraussetzung für eine sogenannte „Wohlgeratenheit". Nietzsche exemplarisch darüber im „Ecce homo": „Alle Vorurtheile kommen aus den Eingeweiden. – Das Sitzfleisch – ich sagte es schon einmal – die eigentliche Sünde wider den heiligen Geist."[861]

Das erinnert sehr an die Worte von Richard Wagner über die „ruinirten Unterleibe", wie er sie u. a. Ende 1851 an Franz Liszt richtet: „Wahrlich, all unsre Politik, Diplomatie, Ehrsucht, Ohnmacht und Wissenschaft, und – leider auch – unsere ganze *moderne Kunst*, […] wahrlich diese ganzen Schmarotzergewüchse unsres heutigen Lebens haben keinen andren Grund und Boden, aus dem sie wachsen, als – unsre ruinirten Unterleibe!"[862]

Wagner hatte diese Lehre von J. H. Rausse – seinem „Wasserpropheten" in den 1850er Jahren – übernommen; dieser sah die Verdauungsorgane als Sitz der Gesundheit an.[863] Exemplarisch dafür schrieb er in seinen „Miscellen zur Gräfenberger Wasserkur", dessen Motto: „Wasser thut's freilich" auch Nietzsche im „Ecce homo" zitiert, über die Kraft der Verdauungsorgane:

„Seht zwei verschiedene Menschen, was sie, getroffen von gleichen Schlägen des äußeren Unglücks, Verschiedenes beginnen. Der Bankrott treibt den Einen zum Selbstmord, den Anderen zu vermehrten Fleiß, zur Genügsamkeit und wahrem Glück. Der Treubruch eines Liebchens bricht dem einen das Herz und jagt eine Kugel dahinein, – der Andere nimmt eine Andere und wird ein glücklicher Familienvater. Woher diese verschiedenen Wirkungen derselben Ursache? Aus den verschiedenen Temperamenten der Menschen, d. h. aus dem verschiedenen Gesundheitsstand ihrer Verdauungsorgane."[864]

Die Gesundheit der „Verdauungsorgane" wird bei Rausse letztlich beinahe einziger Faktor über Glück und Unglück. Wagner hatte genau das gleiche behauptet und machte „Politik", „Diplomatie", „Ehrsucht", „Ohnmacht", „Wissenschaft" und

---

861 Nietzsche. KSA 6. S 281.
862 Wagner. Sämtliche Briefe. Band IV. S 192f. Brief 85. An Franz Liszt, Weimar (20.11.1851).
863 Vgl. *I. 2.2.*
864 Rausse. Miscellen. S 109.

„moderne Kunst" von den „Verdauungsorganen" abhängig. Wie ähnlich wird auch Nietzsche Jahre später etwa im „Ecce homo", argumentieren. Hat Nietzsche hier also J. H. Rausses Lehre übernommen? Tatsächlich bedeuten „Verdauungsorgane" und „Eingeweide" im vulgären Sprachgebrauch ja das gleiche. Dass es so wäre, könnte auch folgendes Nietzsche Zitat – wiederum aus dem „Ecce homo" – unterstreichen:

„Eine zur schlechten Gewohnheit gewordene noch so kleine Eingeweide-Trägheit genügt vollständig, um aus einem Genie etwas mittelmäßiges, etwas ‚Deutsches' zu machen […]. Das Tempo des Stoffwechsels steht in einem genauen Verhältnis zur Beweglichkeit oder Lahmheit der Füße des Geistes; der Geist selbst ist ja nur eine Art Stoffwechsel."[865]

Beide setzen zumindest *Temperament* mit „Verdauungsorganen" (Rausse sogar wörtlich) bzw. „Eingeweiden" gleich, der Deutsche hat bei Nietzsche *träge Eingeweide*, der *sieche* Selbstmörder bei Rausse „kranke Verdauungsorgane".[866] Anscheinend glaubte Nietzsche wie Rausse, die „Lebenskraft" hinge von der Funktionstüchtigkeit der „Eingeweide" oder „Verdauungsorgane" ab und kranke „Verdauungsorgane" schlagen sich schließlich auf das Temperament.[867]

An anderer Stelle spricht er im gleichen Sinne von der „Herkunft des deutschen Geistes" aus „betrübten Eingeweiden".[868] Nietzsche verband mit dem Deutschen Geist vor allem eine pessimistische Weltsicht, wie er sie selbst bei Schopenhauer fand. Es scheint durchaus denkbar, dass er in diesem Zusammenhang, ähnlich wie Rausse es bereits über den romantischen Pessimismus schloss, wie wir im ersten Teil gesehen haben[869], der körperlich schlechten Verfassung der Deutschen die Schuld an ihrer negativen Einstellung gab. Rausse schrieb über solche „Pessimisten", sie seien „so tief krank an der Seele, weil sie es am Körper sind."[870]

---

865 Nietzsche. KSA 6, S 282.
866 Vgl. Rausse. Miscellen. S 109.
867 Auch ein Fragment aus diesen Jahren über den Geschmack erinnert an diese Auffassung: „Beim Geschmack ergab sich nebenbei, ob ein Mittel tödtete, ob es sättigte usw. – nicht wie es auf die Dauer genommen wirkte (auf Generationen hin). Auch wußte man nicht, wie ungleichmäßig der Körper unterhalten wurde und wie diese starken Schwankungen wirkten. Die Depression in Folge mangelhafter Ernährung oder Verdauung bestimmt das Ideal." (Nietzsche. KSA 9, 11 [113], S 482.) Anscheinend wird der Geschmack zu einem Zeichen des Mangels und damit nicht zum Ideal der Gesundheit, sondern ist häufig Zeichen von Krankheit. (Vgl. auch *III. 3.3.*)
868 Nietzsche. KSA 6. S 280.
869 Vgl. *I. 2.2.*
870 Rausse. Miscellen. S 279f.

Offenbar in diese Richtung weisend, schrieb Nietzsche in „Also sprach Zarathustra", auf den im Folgenden genauer eingegangen wird, über „Sieche" und was aus ihrem „Siechtum" für ihr Denken und Handeln resultiere: „Wer aber leicht werden will und ein Vogel, der muss sich selber lieben: – also lehre ich. Nicht freilich mit der Liebe der Siechen und Süchtigen: denn bei denen stinkt auch die Eigenliebe!"[871] Um mit einer ähnlichen Schlussfolgerung fortzufahren, die wir bereits aus dem „Ecce homo" kennen. Wieder scheint die Ernährung ein entscheidender Faktor und letztlich über ihre Auswirkungen auf die „Verdauungsorgane" entscheidend für den Geist. Nietzsche schreibt: „Das Leben ist ein Born der Lust: aber aus wem der verdorbene Magen redet, der Vater der Trübsal, dem sind alle Quellen vergiftet."[872]

Schon im ersten Buch des Zarathustra ließ Nietzsche Zarathustra folgenden Rat geben: „Hört mir lieber, meine Brüder, auf die Stimme des gesunden Leibes: eine redlichere und reinere Stimme ist diess. Redlicher redet und reiner der gesunde Leib, der vollkommne und rechtwinklige: und redet vom Sinn der Erde."[873] Wir werden später auch auf das von Nietzsche verfolgte Konzept der „Lebenskraft" noch genauer zu sprechen kommen und auch auf Zusammenhänge zwischen der Funktionstüchtigkeit der „Verdauungsorgane" bzw. „Eingeweide" und den Erhalt der „Lebenskraft" zurückkommen.

3.2. Der Übermensch und die Naturheilkunde

Bereits in Nietzsches Hauptwerk „Also sprach Zarathustra" (1883-1885), auf das wir im letzten Abschnitt bereits kurz zu sprechen gekommen sind, scheint eine körperliche Lebensweise nahe am Ideal der Naturheilkunde die Lebensweise, die ein Gesunder pflegen sollte. Kranken bzw. „Siechen" sei diese nicht zuträglich, diese brauchen eine andere Diät, denn die Diät eines Gesunden würden sie nicht ertragen. Allerdings kann diese sie nicht heilen, sondern ihre Diät dient letztlich nur dazu, ihr Leid – von dem sie gar nicht wegwollen – erträglich zu machen. Nietzsche schließt über solche, aus seiner Sicht „Welt-Müden": „An Unheilbaren soll man nicht Arzt sein wollen: also lehrt es Zarathustra: – so sollt ihr dahinfahren!"[874]

---

871 Nietzsche. KSA 4, S 242.
872 Ebda. S 258.
873 Ebda. S 38.
874 Nietzsche. KSA 4, S 259.

In diesem Sinne stellt Nietzsche den Rauschmitteln, als Quietiv für Kranke, klares Wasser als Getränk der Gesunden entgegen. Er lässt seine kranke und bei Zarathustra Heil suchende Figur des Wahrsagers zu dem gesunden Zarathustra sagen: „Nicht Jeder ist gleich Zarathustra ein geborner Wassertrinker. Wasser taugt auch nicht für Müde und Verwelkte: uns gebührt Wein, – der erst giebt plötzliches Genesen und stegreife Gesundheit!"[875]

Hier stellvertretend der Wein und allgemein Rauschmittel sind für Nietzsche Beruhigungsmittel für Kranke, aber nicht das Mittel der Wahl für Gesunde, die sich nicht wie jene betäuben müssen. Was für Gesunde taugt, kann allerdings nicht das Mittel der Kranken sein. Die Diät der Gesunden ist nur dem Gesunden zuträglich, dem Kranken aber bereitet sie eine Qual.[876] So hat jeder nach seinem eigenen Gesundheitszustand seine Diät zu wählen. Der Figur des Bettlers rät Zarathustra, nicht seiner – Zarathustras Diät – sondern seiner eigenen zu folgen, die nur aus Körnern und Wasser besteht. Die Diät des „Übermenschen" ist dagegen eine ganz andere als diese magere Kost der Mäßigkeitspfleger und Asketen – hier Nietzsche anscheinend spottend über den späten Wagner. Das Wasser ist allerdings auch sein Getränk.

Auch hier bleibt Nietzsche ein Freund der hydropathischen Ideen eines Rausse, scheint sich dabei allerdings durch seine Figur des Bettlers über gewisse andere Strömungen der Naturheilkunde lustig zu machen. Namentlich über die von Theodor Hahn eingebrachte „Vollkornkost", die bei anderen Naturheilern bis zur Rohkost erweitert wurde. Diese Doktrinen bedeuteten den jeweiligen Naturheilern ähnlich viel wie der Vegetarismus, den sie ergänzten.[877] Nietzsche macht sich daher gemeinsam mit dem Vegetarismus auch über die anderen Ernährungsideale der Vegetarier lustig, bleibt aber ein Freund des Wassers, das er dem Alkohol vorzieht. Die körperliche Diät des „Übermenschen" ist eine kräftige „männliche" Kost, wie sie bereits Wagner und schon Rausse für gut hielten, aber auch ein durch körperli-

---

875 Ebda. S 353.
876 *Harald Lemke* meint in diesem Zusammenhang, Nietzsches Empfehlungen des Alkoholverzichts im „Ecce homo" stünden in einem Widerspruch zu jenen im „Zarathustra", wo dieser einen zumindest „theoretischen Weindurst" hätte (vgl. Lemke. Ethik des Essens. S 413.). M. E. scheint dies eine falsche Einschätzung, viel eher rät Zarathustra nur dem Kranken „Betäubungsmittel" wie den Wein, der ihn zwar nicht gesund, aber das Leid dafür erträglich machen könne. Gesunden sei dagegen das Wassertrinken zuträglicher.
877 Vgl. Heyll. Naturheilkunde. S 70-74.

che Ertüchtigung starker Körper. Allerdings sei diese Diät, wie gesagt, nicht jedem zuträglich; wer sie allerdings aushält, scheint auf der Seite der Sieger. Zarathustra lässt er in diesem Sinne sagen:

„Ich bin ein Gesetz nur für die Meinen, ich bin kein Gesetz für Alle. Wer aber zu mir gehört, der muss von starken Knochen sein, auch von leichten Füßen, – lustig zu Kriegen und Festen, kein Düsterling, kein Traum-Hans, bereit zum Schwersten wie zu seinem Feste, gesund und heil. Das Beste gehört den Meinen und mir; und giebt man's uns nicht, so nehmen wir's: – die beste Nahrung, den reinsten Himmel, die stärksten Gedanken, die schönsten Fraun!"[878]

Die Diät, die sich der Kranke bzw. „Sieche" zu verordnen habe, ist dagegen eine ganz andere; Kranke neigen nach Nietzsche zum Vegetarismus und zur Musik von Richard Wagner, ohne sich davon allerdings Gesundheit erwarten zu dürfen.

3.3. Der abgeirrte Instinkt des Vegetariers. Nietzsches Ansicht zum Vegetarismus

Wagner und Wagnerianer, ab spätestens 1880 auch Anhänger des „Vegetarismus", der nach Wagner zur „Regeneration der Gesellschaft" beitragen könne, werden für Nietzsche nach seinem Bruch mit Wagner und Bayreuth genau das, was er 1869 nur über die Vegetarier sagte: Ausdruck eines „ehrlich-dummen Fanatismus" und Ausdruck von „abgeirrtem Instinkt" bzw. von Krankheit.

Deutlich macht Nietzsche sich im „Fall Wagner" über Wagners Umkehr zum Vegetarismus, dessen Freund er um 1880 wurde, und seine Zeit als fast fanatischer Anhänger von J. H. Rausse in den frühen 1850er Jahren lustig und gibt gleichzeitig zu erkennen, dass er über die Methoden und Verordnungen von Naturheilern aber auch ihr Erlösungskonzept relativ gut Bescheid wusste. Woher? – Zum Teil ganz sicher durch Erzählungen von Wagner, wohl auch durch seine eigenen Therapien, aber offenbar auch durch vertiefendes Studium von Gesundheitsschriften als „sein eigener Arzt". Die ganz genauen Umstände kennen wir nicht.

Wahrscheinlich als direkte Anspielung auf die Diagnose, die Wagner, wie wir gesehen haben, bereits in den 1850er Jahren von Naturheilern gestellt bekommen hatte, ist folgende Passage und vor allem die letzten drei Worte aus dem „Fall Wagner" zu verstehen, wo er Wagners eigene Krankheit auf dessen Kunst überträgt:

---

878 Ebda. S 354f.

„Wagner's Kunst ist krank. Die Probleme, die er auf die Bühne bringt – lauter Hysteriker-Probleme-, das Convulsivische seines Affekts, seine überreizte Sensibilität, sein Geschmack, der nach immer schärfern Würzen verlangte, seine Instabilität, die er zu Principien verkleidete [...]. Alles zusammen stellt ein Krankheitsbild dar, das keinen Zweifel lässt. Wagner est une névrose."[879]

Nietzsche spielt hier mit einem Zitat des französischen Nervenarztes *Moreau*, der den Ausspruch tätigte: „Le génie est une névrose".[880] Wagner selbst bekam, wie wir gesehen haben, bereits in den 1850er Jahre die Diagnose unter „Nervosität" zu leiden, von seinen auch in 1870er Jahren noch immer vorhandenen Symptomen hatte auch Nietzsche erfahren. Noch Ende 1873 spricht Wagner in einem Brief an Nietzsche von „elenden Zuständen", für die sein Arzt keine Ursache finden könne, da Wagner ein „unverwüstlich gesunder Mensch" sei. Stattdessen seien seine Zustände „ganz gewöhnliche Leiden des ‚Genies'".[881]

Nietzsche, dem vom Wagner 1877 im Brief an Otto Eiser ein ähnliches Leiden, das aus der Praxis der Onanie entstanden sei, unterstellt wurde[882], drehte den Spieß nun um. Mag zwar eine ernsthafte Kritik hinter der Aussage stecken, so machte sie doch gleichzeitig auch den „nervösen" Wagner lächerlich. Dessen Kunst sei eine „Nervenkrankheit": Er, der *décadent*, musste letztlich auch an Nervosität leiden und diese mit seiner Kunst zur Wirkung bringen.

In einem nachgelassenen Fragment vom Früjahr 1888 bringt Nietzsche seine Ansichten mit anderen Worten auf denselben Punkt. Er meint es gebe zwei Formeln zur Beschreibung des „Phänomens" Wagner. Erstere Formel sei folgende: „die Principien und Praktiken Wagner's sind allesamt zurückführbar auf physiologische Nothstände: sie sind deren Ausdruck (‚Hysterismus' als Musik)."[883] Die

879 Nietzsche. KSA 6, S 22.
880 Vgl. Sommer. Nietzsche-Kommentar. S 83. Zu Nietzsches Einschätzung des Zusammenhangs zwischen „Genie" und der „Neurasthenie", wie die „Nervosität" später meist bezeichnet wurde, vgl. Dahlkvist. Nietzsche als Pathograph. Nach der Interpretation von *Dahlkvist* sei Nietzsche der zeitgemäßen Auffassung gewesen, das Genie sei als eine Form der „höheren Entartung", d. h. als ein „Degenerationssymptom" zu verstehen. Weiterhin sei das Genie auch in der Medizin mit der typisch weiblichen *Hysterie* in Verbindung gebracht worden (Ebda. S 174.). Genau das macht auch Nietzsche, der Wagner hier vielleicht doppeldeutig auch als „Hysterikerin" hinstellt.
881 Wagner. Briefe. S 584. An Friedrich Nietzsche, Bayreuth, 21. September 1873. Vgl. *Einleitung*.
882 Vgl. *III. 2.2.*
883 Nietzsche NF. 16 (75). KSA 13. S 510.

zweite Formel, um Wagner auf den Grund zu gehen, sei die offensichtliche „organische Gebrechlichkeit" seiner Kunst, die zu physiologischen Schäden führe: „Das Vollkommene macht gesund; das Kranke macht krank."[884] Dann stellt Nietzsche für sich eine Frage: „Wie kann man seinen Geschmack an diesen décadent verlieren?"[885] Seine Antwort, Wagner sei ein Verführer, ein „Schauspieler".[886]

Hier vielleicht auch ein paar Anmerkungen zu Nietzsches Verständnis von Begriffen wie „Geschmack" und „Instinkt", bevor wir auf Nietzsches Einschätzung des Vegetarismus und der Musik Wagners zurückkommen. Nietzsche weist darauf hin, dass „Vernunft", „Weisheit" und „Geschmack" im Griechischen dasselbe bedeuten, nämlich *sophia*.[887] In diesem Sinne fallen bei ihm Begriffe wie „Geschmack", „Vernunft", „Weisheit", „Gewissen" und „Instinkt", aber auch der Begriff der „Wahrheit" zusammen und bedeuten im besten Fall ein „Ja zum Leben" sowie eine Unterstützung seiner zentralen These des „Willens zur Macht". Im Falle der Vegetarier, der Interpretation Nietzsches zufolge, das Gegenteil.

Hinter all diesen Begriffen und der Frage, ob sie beim Individuum entartet seien oder nicht, steht bei Nietzsche wohl tatsächlich immer der von ihm „gefundene" letzte Grund allen Daseins, der „Wille zur Macht", dem sie dienen müssen. In diesem Sinne bedeutet bei ihm „Gesundheit" nicht gleich „Wohlbefinden". Vielmehr scheint derjenige gesund, dessen Triebe den „Willen zur Macht" unterstützen. Möglicherweise hielt der späte Nietzsche sich in diesem Sinne gesund – trotz andauernder Schmerzen und anderer fürchterlicher Symptome. Bereits 1881 notierte sich Nietzsche: „Seien wir nicht Sklaven von Lust und Schmerz, auch in der Wissenschaft! Schmerzlosigkeit, ja Lust beweist nicht Gesundheit – und Schmerz ist kein Beweis gegen Gesundheit (sondern nur ein starker Reiz)."[888]

Gleich wie „Gesundheit", sah er auch den Begriff der „Freiheit" in einem ganz eigenen Licht. „Freiheit" sei ebenfalls letztlich nur als Ausdruck des „Willens zur Macht" zu verstehen, nicht aber etwa mit Begriffen wie „Glück" oder „Wohlbefinden" zu definieren. Nietzsche darüber in „Götzendämmerung" (1888):

---

884 Nietzsche NF. 16 (75). KSA 13. S 511.
885 Nietzsche NF. 16 (77). KSA 13. S 512.
886 Ebda.
887 Vgl. Lemke. Ethik des Essens. S 115.
888 Nietzsche. KSA 9, 11 [116] S 482f.

„Freiheit bedeutet, dass die männlichen, die kriegs- siegsfrohen Instinkte die Herrschaft haben über andre Instinkte, zum Beispiel über die des ‚Glücks‘. Der freigewordne Mensch, um wie viel mehr der freigewordne Geist, tritt mit Füssen auf die verächtliche Art von Wohlbefinden, von dem Krämer, Christen, Kühe, Weiber, Engländer und andere Demokraten träumten. Der freie Mann ist Krieger. […].[889]

In diesem Sinne ist es auch entscheidend, Nietzsches Reden von Geschmack, Instinkt usw. in einer solchen Weise zu verstehen. Sie zeigen dem Individuum im besten Fall an, was für es ganz persönlich das Beste ist und sind daher ein rein egoistischer Trieb, der dem „Willen zur Macht" zugute kommen sollte. Bei Nietzsche bedeuten gerade auch „Geschmack" und „Instinkt", die etwa Rousseau oder auch die Naturheiler in der Tradition von Rausse strikt voneinander trennen, das gleiche. Die Naturheiler in der Tradition von Rausse und Rousseau deuteten diesbezüglich nur den Geschmack als rein subjektiv, den Instinkt allerdings als objektive Fähigkeit und verbanden den Instinkt in vielen Fällen mit dem Guten, das er anzuzeigen fähig sei.[890]

Nietzsche dagegen hatte eine ganz andere Auffassung dieser Begriffe. Hatte bei Rousseau der Instinkt gemeinsam mit dem Gewissen (das er als „Liebe zur Ordnung" bezeichnete) die Aufgabe, der „Ordnung" zu dienen – die Naturheiler sprachen von „naturgemäßen Handlungen" – waren bei Nietzsche all diese Begriffe wie „Gewissen", „Instinkt", „Geschmack" rein egoistisch zu deuten und nur dazu da, dem „Willen zur Macht" zu dienen. Im „Zarathustra" schreibt Nietzsche etwa über den „Geschmack", der auch hier, wie bereits erwähnt, mit vielen anderen Begriffen – darunter auch „Instinkt" und „Gewissen" – in eins fällt:

„Und ihr sagt mir, Freunde, dass nicht zu streiten sei über den Geschmack und Schmecken? Aber alles Leben ist Streit um Geschmack und Schmecken! Geschmack: das ist Gewicht zugleich und Wagschale und Wägender; und wehe allem Lebendigen, das ohne Streit um Gewicht und Wagschale und Wägende leben wollte!"[891]

Der „Geschmack" wird zur „Streitfrage". Jeder hat seinen eigenen und muss im Überlebenskampf dafür sorgen, dass sein eigener Geschmack den Sieg davon trägt. So etwas wie einen urtümlichen Geschmack bzw. den *Instinkt*, der vom Geschmack

---

889 Nietzsche. KSA 6, S 139f.

890 Rousseau unterscheidet zwischen Instinkt und Geschmack, wobei der Instinkt dem Geschmack zugrunde liege und als dessen Richter fungieren müsse. Die Naturheiler sahen die Sache ganz ähnlich. Vgl. Rousseau. Emile. S 664.; Hahn. Das Paradies. S 158f.; vgl.auch *I. 4.2.,4.3.*

891 Nietzsche. KSA 4, S 150f.

unterschieden wird, gibt es bei Nietzsche nicht. Geschmack bzw. Instinkt sind individuell, aber grundsätzlich auch egoistisch und darüberhinaus sehr wandelbar. Allerdings sei der „Geschmack" fähig, zu entarten. Ein Beispiel dieses verdorbenen Geschmacks ist ihm der Vegetarismus, aber auch die Musik von Wagner. Bereits 1881 notiert sich Nietzsche Gedanken über den Geschmack, die folgendermaßen lauten:

„... Die Geschichte des Geschmacks ist eine Geschichte für sich, und ebenso sehr die Entartung des Ganzen als Fortschritte die Folge dieses Geschmacks. [...]. Wir gehen unserem Geschmack nach und benennen es mit den erhabensten Worten, als Pflicht und Tugend und Opfer. Das Nützliche erkennen wir nicht, ja wir verachten es, wie wir das Innere des Leibes verachten, alles ist uns nur erträglich wenn es sich in eine glatte Haut steckt."[892]

In diesem Sinne sei die Freude an wagnerscher Musik eine Folge eines entarteten Geschmacks und führe zu Unglück und Krankheit, die sich hinter einem vermeintlich „guten Geschmack" verbergen. Gesundheit können wir Menschen – so Nietzsches weitere Schlussfolgerungen im „Fall Wagner" – nur wieder erreichen, wenn wir uns von Wagners Musik fernhalten:

„Wenn es Anzeichen dafür giebt, dass, trotz dem Gesammt-Charakter der euröpäischen décadence, noch ein Grad Gesundheit, noch eine Instinkt-Witterung für Schädliches und Gefahrendrohendes im deutschen Wesen wohnt, so möchte ich unter ihnen am wenigsten diesen dumpfen Widerstand gegen Wagner unterschätzt wissen."[893]

Wagners Musik wird als gesundheitsschädlich bezeichnet; die Musik Wagners sei für die Menschen ein ähnliches *Gift*, wie es bei den Naturheilern etwa der Alkohol darstellte. Nietzsche, der in späten Schriften auch das Christentum und den Alkohol als ähnlich schlimme *Gifte* bezeichen wird, sah in Wagners Schöpfungen eine große Gefahr. Wagner predige eine Heilslehre, die er nicht halten könne, ganz ähnlich wie er es 1869 über den Vegetarismus feststellte.

Dazu ist zu sagen, dass Nietzsche Wagners Musik, wie gezeigt, tatsächlich auch als physiologisches „Gift" verstand. Ähnlich wie es später *Hermann Bahr (1863-1934)* über die Musik konstatierte[894], wollte auch Nietzsche offenbar einen direkten Einfluss der Musik auf die Physis feststellen. Nietzsche hielt die physiologische

---

892 Nietzsche. KSA 9, 11 [112] S 481.

893 Nietzsche. KSA 6, S 41.

894 Vgl. hierzu Bahrs Essay „Zur Überwindung des Naturalismus" (1891), wo er den Einfluss der Musik auf die „Nerven" als Ausdruck der „Lebenskraft" herausstellen wollte. (Vgl. auch: Kottow. Der kranke Mann. S 39f.)

Wirkung der Wagner-Musik, allerdings anders als Bahr, für äußerst schädlich. In einem Fragment vom Frühjahr schreibt er 1888 darüber: „Die physiologischen Nothstände, in die Wagner seine Hörer versetzt (unregelmäßiges Athmen, Störung des Blutumlaufs, extreme Irritabilität mit pötzlichem Coma) enthalten eine Widerlegung seiner Kunst."[895]

Möglicherweise hatte Wagner selbst bereits vor, durch seine Kunst eine physiologische Wirkung zu erzielen, wobei er durch sie nicht nur den Geist, sondern auch die Leiber gesund machen wollte. Vielleicht wollte er auch in diesem Sinne eine Wasserkur nachahmen. Auf jeden Fall wollte Wagner nicht nur über den Intellekt wirken, seine Dramen sollten mehrere Sinne ansprechen und letztlich vielleicht sogar auf die Nerven wirken.

Die Kraft seiner Musik und anderer Mittel seiner Dramen sollten gemeinsam ein Untertauchen in das „Reinmenschliche" und das „Ewig-Natürliche" ermöglichen, ganz ähnlich dem Versprechen von J. H. Rausse, der sich von der Hydrotherapie die leibliche und seelische Wiedergeburt der Menschheit erwartete. In diesem Sinne sollte auch die Wagner'sche Kunst eine therapeutische Wirkung haben, an deren Ende eine Versöhnung mit der Natur stünde. Die Wagner-Kur sollte, ganz ähnlich wie die Hydrotherapie in den Augen von Rausse, einen Beitrag zu individueller und kollektiver Gesundheit leisten.

Bereits Nietzsche erkannte Zusammenhänge zwischen Wagners Kunst und der Idee der Hydrotherapie bzw. später des Vegetarismus. In diesem Sinne gibt er uns schließlich einen direkten Hinweis, dass er Wagners Kunstauffassung mit dem Erlösungskonzept der Naturheiler vergleicht und beiden abspricht, erlösen zu können; Wagner – das wusste offenbar auch Nietzsche – wollte sich ja selbst eine zeitlang durch Wasseranwendungen und Diät erlösen. Nietzsche schreibt im „Fall Wagner": „Die Jünglinge beten Wagner an... Bayreuth reimt sich auf Kaltwasserheilanstalt. – Typisches Telegramm aus Bayreuth: bereits bereut."[896]

Nietzsche vergleicht die *Bayreuther Festspiele* also mit einer „Kaltwasserheilanstalt", aber auch die Anbetung Wagners mit dem Glauben an eine Theorie wie jene der Hydrotherapie von J. H. Rausse oder des Vegetarismus. Beide Erlösungskonzepte – jenes von Wagner, aber auch das der Naturheilkunde – seien leere Versprechen. Einen Glauben an solche Heilslehren habe man bald zu bereuen:

---

895 Nietzsche NF. 16 (75). KSA 13. S 511.
896 Nietzsche. KSA 6, S 44.

Wagner bereute seinen Glauben an die Hydrotherapie von Rausse, Nietzsche habe seinen Glauben an die Kraft der Kunst von Wagner zu bereuen.

Die Musik Wagners und der Vegetarismus werden beim späten Nietzsche außerdem zum Ausdruck von Krankheit und Siechtum; der Kranke und Sieche brauche Wagners Musik und den Vegetarismus, um sich zu betäuben. Beide sind Ausdruck des modernen Verfallsprozesses, nicht aber das versprochene Mittel zur Erneuerung. Nietzsche darüber, im „Fall Wagner":

„Definition des Vegetariers: ein Wesen, das eine corroborirende Diät nöthig hat. Das Schädliche als schädlich empfinden, sich etwas Schädliches verbieten können ist ein Zeichen von Jugend, von Lebenskraft. Den Erschöpften lockt das Schädliche: den Vegetarier das Gemüse."[897]

Derjenige der sich zu einer vegetarischen Lebensweise hingezogen fühle, sei von einem Verfallsprozess betroffen, der sich auch in einem Schwinden der „Lebenskraft" äußere. Die vegetarische Ernährung sei also nur etwas für bereits Kranke, nicht aber ein Mittel zur Gesunderhaltung und zur tatsächlichen Stärkung; das gleiche sagte er über die Musik Wagners. Im Frühjahr 1888 notiert sich Nietzsche, er betrachte „Wagner als eine Krankheit, als eine öffentliche Gefahr".[898]

Eine Lebensweise wie die der Naturheiler vom Schlage Rausse, der selbst noch kein Proponent des Vegetarismus war, lobt Nietzsche allerdings, mit der Ausnahme des obigen Zitats, wo er die Erlösungsversprechen der Hydrotherapie und Wagners Kunst vergleicht. Das Zitat ist wohl in erster Linie als eine polemische Anspielung auf Wagners Zeit als „radikaler Wasserfreund" zu verstehen, wobei Nietzsche zu erkennen scheint, dass Wagner das Erlösungsversprechen der Hydrotherapie später für seine Kunst übernommen hatte.

Allgemein hielt Nietzsche Rausses Verordnungen allerdings für ein *Tonicum* für Gesunde. Er hielt viel von deren Idealen, zu denen der Glaube, die körperliche Gesundheit sei Voraussetzung der geistigen, der Verzicht auf „Rauschmittel", das Vermeiden einer rein „geistigen" Lebensweise, das Fernhalten von moralisch schlechten Einflüssen und Ähnliches zählten.

---

897 Ebda. S 22.
898 Nietzsche. NF. 16 (80) KSA 13. S 513.

3.4. *Nietzsches Einschätzung verschiedener Diäten in Bezug auf die „Lebenskraft"*

Gerade die von Nietzsche beschriebene „Lebenskraft" wollte Rausse aus dem von ihm vertretenen vitalistischen Konzept heraus durch seine Diätverordnungen wiederherstellen.[899] Auch Nietzsche wollte seine Leiden, von denen er zwar bis zuletzt nicht wusste, woher sie kamen, die er aber einerseits in seinem „Unterleib" vermutete, andererseits durch die bei ihm ausgebrochene „Neurasthenie" erklären wollte, durch eine „Diät" bekämpfen: Klar scheint, dass er, egal welches Leiden ursächlich sei, durch eine richtige „Diät" dafür zu sorgen habe, dass seine „Lebenskraft", die auch er unter vitalistischen Gesichtspunkten betrachtete, wieder gestärkt werde. Dabei sei allerdings zumindest der Vegetarismus ein unbrauchbares Mittel, um die „Lebenskraft" zu stärken; das hatte ihm Wagner 1869 nähergebracht, ohne dieser Ansicht jedoch treu zu bleiben. Im letzten Zitat wird das nochmals deutlich.

Dabei zeigt sich Nietzsche im „Fall Wagner" als großer Spötter Wagners, der hier auch etwa dessen Zeit als Anhänger der Naturheilkunde bzw. Hydrotherapie in den 1850er Jahren verspottet. Im „Ecce homo" hingegen schlägt er Wagner gegenüber versöhnliche Töne an, verachtet zwar weiterhin den Vegetarismus – zu dessen Ablehnung ihn Wagner „bekehrt"[900] habe – lobt aber Ideen der Naturheilkunde ohne Vegetarismus („Wasser thut's…").

Nietzsche war dabei selbst in gewisser Weise ein Anhänger der Naturheilkunde bzw. ihrer Diätverordnungen ohne Vegetarismus, der durch Theodor Hahn eingebracht wurde. Die Naturheilkunde, von Theodor Hahn vertreten, setzte vor allem im Unterschied zu naturheilkundlichen Diäten in der Tradition von *Vincenz Prießnitz (1799-1851)* oder J. H. Rausse, der sich Nietzsche verpflichtet fühlte, neben der fleischlosen Ernährung auch auf Vollkornkost[901], die Nietzsche gemeinsam mit der fleischlosen Ernährung verspottete.

Das zeigt etwa der „Zarathustra"; hier seine Figur des „Bettlers"[902], der einen „ehrlich-dummen Fanatiker" vom Schlage eines Vegetariers darstellt. Nietzsches Ernährung während seiner letzten Jahre entsprach in vielem den Verordnungen von Diäten naturheilkundlicher bzw. hydrotherapeutischer Kuren der Zeit seit Rausse.

---

899 Vgl. Rausse. Miscellen. S 35.
900 Nietzsche. KSA 6. S 280.
901 Vgl. Heyll. Naturheilkunde. S 70-74.
902 Nietzsche. KSA 4. S 354.

Er trank neben Wasser ebenfalls Milch, aß Eier, Fleisch, Brot, Mehlspeisen usw. 1880 spricht er in einem Brief an seinen behandelnden Arzt und auch Wagners zeitweiligen Leibarzt, Otto Eiser, von „Bergluft, Milch- und Eier-Diät", die er jetzt als Heilmittel verwende.[903]

3.5. Nietzsche und der Rousseauismus

Vielleicht ist gerade Nietzsches Berührung mit der Naturheilkunde, die zu einer positiven Übernahme einiger Ideen führte, einer der Stränge, die Nietzsches Philosophie in die Nähe von rousseauistischen Ideen bringen. Diese Nähe wurde oft betont und ist in vielen Dingen wohl auch tatsächlich vorhanden. In der Geschichte der „Lebensreform" etwa ermöglichte sie einen nahezu nahtlosen Übergang von Rousseau zu Nietzsche als einem der neuen Idole.

Anfangs wusste Nietzsche kaum, was ihm tatsächlich fehlte. Lange Zeit glaubte er nach seiner Kur in *Rosenlauibad* bei Dr. Wiel, er sei „unterleibskrank", später hielt er wohl die „Neurasthenie" für sein eigentliches Leiden. Dabei scheint viel von der Kritik Nietzsches an der Moderne mit dieser Krankheit, an der er selbst zu Leiden glaubte, in Verbindung zu stehen. Die Mittel, durch die er sich von ihr befreien wollte, waren in vielem in der Lehre von Naturheilern zugrundegelegt. Auch sie glaubten, die moderne Lebensweise, die sich durch geistige Verausgabung und körperliche Verkümmerung äußere, sei Hauptgrund für die meisten bestehenden menschlichen Leiden.

Die Diät, die er gegen die „Neurasthenie" anwandte, blieb daher eigentlich die gleiche, die er vorher verwendete, um seinen „Unterleib" zu heilen, und die ihm – wie wir gesehen haben – auf seinen Kuren eine ganz neue Welt eröffnete. Vielleicht glaubte er bis zuletzt, dass seine „Nervenschwäche" ihren Ausgangspunkt in der Magengegend nehme, wie es so manche gängige Theorie der Zeit und speziell auch Rausse vermuteten.[904] Gerade damals konnte er aus späterer Sicht seine „pessimistische Weltsicht" aufgeben und fand, seine „geistige Diät" aufgebend, in vielen Verordnungen der Naturheiler ein Mittel gegen die Folgen einer dekadenten Lebensweise, die auch sein Leiden ausgelöst hätte. In diesem Sinne blieb er bis zuletzt der Meinung, dass die „Eingeweide" ein entscheidender Faktor für die „Wohl-

---

903 Vgl. Nietzsche. Werke. S 1162. An Otto Eiser. Naumburg, Januar 1880.
904 Vgl. Radkau. Nervosität. S 34.

geratenheit" des Geistes seien. Damit scheint auch die naturheilkundliche Kritik an der Moderne in Nietzsches Denken in nicht zu unterschätzender Weise eingeflossen zu sein.

Wie Nietzsche oft auf naturheilkundliche Verordnungen setzte, um sich vom Schaden, den er durch seine falsche Lebensweise erlitten zu haben glaubte, zu heilen, setzten viele der späteren Jünger Nietzsches auf dessen Verordnungen, um gegen die Übel der Moderne vorzugehen. Nietzsche stieg damit u. a. zu einem Idol der Lebensreform auf.[905] Andere wichtige Figuren wurden m. E. auch Richard Wagner und Arthur Schopenhauer. Schopenhauer durch die Rezeption von Wagner, der Schopenhauers Philosophie mit Ideen der Lebensreform vereinbar machte, die aber eigentlich immer rousseauistisch waren. Denn die Lebensreform zeichnete sich grundsätzlich durch einen Kulturpessimismus aus, der nicht zu einem strengen Pessimismus, wie ihn etwa Schopenhauer vertrat, ausgedehnt wurde. Die Lebensreformer hatten grundsätzlich ein optimistisches Weltverständnis und erwarteten sich ein zukünftiges „Paradies auf Erden", sollte der Mensch sich wieder an seiner ursprünglich guten Natur orientieren. In diesem Sinne glaubte auch der späte Wagner wieder an eine „Regeneration", die aus Schopenhauers *Jammertal* führen könne, wie wir im nächsten Kapitel sehen werden.

Bereits J. H. Rausse stellte seine „Naturheilkunde" in den Dienst von Rousseaus Philosophie, seine Wasseranwendungen sollten die intuitiv erfahrbaren Werte des von Rousseau beschriebenen Naturzustandes (den „Instinkt" in Fragen des eigenen Wohls und das „Gewissen" in moralischen Fragen) wiedererwecken, damit durch sie, als Führer des Verirrten in einer siechen Gesellschaft, der Weg zum Heil eröffnet werde. Dieser „neue Mensch" sei zu einem „Paradies auf Erden" fähig, ohne Krankheiten, ohne das Böse. Dabei bleibt die Aufgabe der Naturheilkunde, das Fundament zu legen, der Rest ist die Aufgabe von Genialen unter Gesunden.[906]

Nietzsche wollte vor allem seine letzte Krankheit durch naturheilkundliche Methoden kurieren, ein fanatischer Anhänger der Lehre wurde er wohl nie. Obwohl er

---

905 Vgl. hierzu u. a. Schneider. Nietzsche und die Jugendbewegung. Meyer. Faustisches Streben. Fellmann. Die Lebensreformbewegung im Spiegel der deutschen Lebensphilosophie. Meyer. Nietzsche.

906 Vgl. *I. 4.3.* In den „Miscellen" schreibt Rausse in diesem Sinne: „Wenn der Instinkt in Bezug auf Diät die unversehrt und heilig gehaltene Basis aller Kulturbestrebungen sein soll, so ist damit nicht gesagt, dass er das Gebäude sein müsse; vielmehr soll er nur der Boden sein, worin der Baum der Kultur festen Wurzelgrund findet ... ." (Rausse. Miscellen. S 325f.)

gerade seine „Lebenskraft" – die im Sinne eines vitalistischen Konzepts, das so von Rausse vertreten wurde, von den „Eingeweiden" abhängig sei – bis zuletzt u. a. auch durch naturheilkundliche Praktiken wiederherstellen wollte. Sowohl das Faktum der „Lebenskraft" und die Abhängigkeit dieser „Lebenskraft" von den „Eingeweiden" oder „Verdauungsorganen" waren spezielle Doktrinen von Naturheilern. Beide benutzt Nietzsche häufig und glaubte anscheinend, wie bereits Rausse, die „Lebenskraft" sei von der Funktion der „Eingeweide" abhängig.

Jedenfalls lernte er gerade während seiner naturheilkundlichen Kuren in den späten 1870er und frühen 1880er Jahren die „kleinen Dinge des Lebens" schätzen und hielt gerade sie für entscheidend für „das Große" (bei ihm seine „große Aufgabe"), welches erst auf ihrer Grundlage erwachsen könnte.[907] Dabei erfährt Nietzsche während naturheilkundlicher Kuren essenzielle Ideen Rousseaus am eigenen Leib und glaubt, viele der naturheilkundlichen Verordnungen – die die Naturheiler aus Rousseaus Denken ableiteten oder zumindest in den Dienst von Rousseaus Philosophie stellten – seien für eine zukünftige Gesundheit, als Folge einer „antidekadenten" Lebensweise, von entscheidender Bedeutung.

Diese Gesundheit schließt gesunde Ideen und eine gesunde Philosophie mit ein; alles aber auf der Grundlage „der kleinen Dinge des Lebens", für die eine Lebensweise nahe am Ideal der Naturheilkunde zu sorgen habe. Sie sind nach Nietzsche „über alle Begriffe hinaus wichtiger als Alles, was man bisher wichtig nahm."[908] Nietzsche weiter: „Hier gerade muss man anfangen, *umzulernen*."[909]

Die „kleinen Dinge des Lebens" also als erster Schritt, „als Anfang der wahren diätischen Reform"[910], von der die Naturheiler träumten oder die früher von Nietzsche Wagner zugetraute „Reform"[911], gegen die *Lügen* aus den schlechten Instinkten kranker, im tiefsten Sinne schädlicher Naturen", die „Alle Fragen der Politik, der Gesellschafts-Ordnung, der Erziehung bis in Grund und Boden gefälscht" und ihre Ursache in den „kleinen Dingen" haben?[912] Gibt Nietzsche Rausse – einem „ehrlich-dummen Fanatiker", wie er 1869 Lebensreformer bezeichnete bzw. der Lehre von dessen *Naturheilkunde* – schließlich doch recht? Es scheint so.

907 Nietzsche. KSA 6. S 295f.
908 Ebda.
909 Ebda.
910 Hahn. Der Vegetarismus als Heilprinzip. S 17.
911 Nietzsche. KSA 1. S 448.
912 Nietzsche. KSA 6. S 295f.

4. Ausblick: Nietzsches Krankheit aus der Sicht der Naturheilkunde

„Frau Pastor Nietzsche sowohl als auch ihre Tochter sind stets überzeugte Anhängerinnen der hygienisch-diätetischen Heilweise (Naturheilkunde) gewesen und haben es mit tiefem Schmerz empfunden, daß der liebe Fritz gegen seine Schlaflosigkeit und die neuralgischen Schmerzen allerlei Medikamente gebrauchte, die seine Gehirnnerven immer mehr ruinierten, bis er zuletzt am Chloralgebrauch zu Grunde ging."[913]

Philo vom Walde über den Grund von Nietzsches Krankheit

Wie gesagt, wird Nietzsches philosophisches System bald nach seinem Wegdämmern der neue Überbau vieler „Lebensreformer" und verdrängt in dieser Funktion Jean Jacques Rousseau, der diese seit dem frühen 19. Jahrhundert innerhalb der deutschen Lebensreform bzw. in der dieser zugrundeliegenden vorhergehenden Naturheilbewegung[914] innehatte.[915]

Dabei ist zu sagen, dass hierfür auch gerade der Siegeszug des Darwinismus verantwortlich gemacht werden muss. Denn dieser verdrängte innerhalb der Naturheilkunde das Paradigma des Naturzustandes und ermöglichte eine Abkehr von Rousseaus auf den Naturzustand abgestimmter Philosophie zugunsten eines darwinistischen Denkens, zu dem Nietzsches Philosophie in idealer Weise passte.

Aber auch die Philosophie von Arthur Schopenhauer, die im Wesentlichen Nietzsches Lebensmensch Richard Wagner in die Kreise der Lebensreformer einbrachte und in Form der „Wagner-Vereine" und des dazugehörigen „Wagnerismus" zu einer großen Verbreitung verhalf, begannen eine gewisse Rolle zu spielen. Darauf wird noch einzugehen sein.[916]

Für die Etablierung Nietzsches als neues Idol war die Vermittlung des um 1900 sehr wichtigen Naturheilers *Philo vom Walde* (eigentl. Johannes Reinelt; *1858-1906*) von großer Bedeutung. Einer der ersten, der zwischen Nietzsche und der Le-

913 Niemeyer. Nietzsches andere Vernunft. S 72.

914 Vgl. Hlade. Philosophie der Naturheilkunde. Hier versuchte der Autor dieses Aufsatzes zu zeigen, dass die Lebensreform ihren Ausgangspunkt in der Naturheilbewegung nimmt und nahezu nahtlos in die Lebensreform übergeht. Wobei die Naturheilbewegung im Ganzen noch politischer war, als das auf die Lebensreform zutrifft. (Vgl. auch *I. 1.*)

915 Zur Rezeptionsgeschichte von Nietzsche während der Lebensreform vgl. u. a. Schneider. Nietzsche und die Jugendbewegung. Meyer. Faustisches Streben. Fellmann. Die Lebensreformbewegung im Spiegel der deutschen Lebensphilosophie. Meyer. Nietzsche.

916 Vgl. *I. 4.*

bensreform bzw. Naturheilkunde vermitteln wollte, war außerdem *Lothar Volkmar (1852-1902)*, der bereits 1888 – Nietzsche war noch bei geistiger Gesundheit, aber relativ unpopulär – ein Werk über Nietzsche verfassen wollte. Zu dieser Zeit war er seit Längerem ein Proponent der Naturheilkunde bzw. auch Lebensreform und hatte einige einschlägige Schriften verfasst.[917]

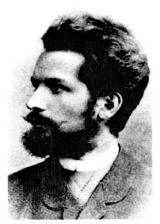

Nietzsche war allerdings auch selbst, wie wir gesehen haben, von der Naturheilkunde und ihren Verordnungen, die er während mehrerer Kuren zwischen 1877 und 1881 kennenlernte, beeinflusst. Er ist in diesem Sinne selbst als Idol so mancher Lebensreformer in den Kontext dieser Beziehung zu stellen, die einen nahtlosen Übergang von Rousseau zu Nietzsche als Überbau ermöglichte.

Genau das erkannte wohl auch *Elisabeth Förster-Nietzsche (1846-1935)*, die Nietzsches erste Bekanntschaft mit der Naturheilkunde im Rückblick in seine Kindheit verlegte. Sie behauptete, Nietzsche sei bereits nach Prinzipien der Naturheilkunde großgezogen worden, was einerseits bei Krankheiten eine Behandlung mit naturheilkundlichen Verordnungen bedeutet hätte, andererseits allerdings auch in den Alltag eingegangen sei, etwa indem Nietzsche in seiner Kindheit weder Wein noch Bier bekommen hätte.[918]

Philo vom Walde (1858-1908)

Das geschah wohl auch, um Nietzsches Nähe zur gerade aufblühenden Strömungen der „Lebensreform" zu unterstreichen, was für eine Rezeption aus dieser Ecke sicher nicht schlecht sein konnte. In ihrer 1898 erschienen Nietzsche-Biographie „Der junge Nietzsche" lesen wir über ihre und Friedrich Nietzsches Erziehung durch ihre Mutter:

„Sie huldigte im allgemeinen der Naturheilkunde und Homöopathie. Wir bekamen niemals Medizin, und alle Erkrankungen, mochten sie sein, welche sie wollten, wurden mit Einpackungen, kal-

---

917 Feldhoff. Paul Deuss. S 139.
918 Vgl. Elisabeth Förster-Nietzsche: Der junge Nietzsche. S 69.; Niemeyer. Nietzsches Vernunft. S 72.

ten Übergießungen und Spazierengehen kuriert. Auch die Kost war sehr vernünftig eingerichtet: viel Gemüse, viel Obst und Mehlspeisen, wenig Fleisch und gar keinen Wein oder Bier, was der damals allgemein bei Kindern angewandten Kräftigungsmethode ganz widersprach."[919]

Es war wohl tatsächlich nicht ganz die Wahrheit, was sie behauptete. Dass Nietzsche als Kind keine Medikamente bekam, ist auf jeden Fall unwahr; *Pia Volz* zählt einige Medikamente auf, die Nietzsche bereits als Kind gegen banale Infekte einnahm.[920] Wir wissen allerdings, dass Nietzsche 1862 zu einer „Wasser und Spaziergehecur" nach Naumburg geschickt wurde, wo er sogenanntes „Bitterwasser" sowie ein „Kühlungspulver" zu trinken bekam, um seine bereits damals vorhandenen Kopfschmerzen zu behandeln.[921]

Auch waren seine Eltern tatsächlich Anhänger von Homöopathie und Hydrotherapie. Sein Vater setzte ab 1843 auf die Behandlung mit homöopathischen Mitteln, wobei die Mutter anfangs bei der Hydrotherapie blieb und die Homöopathie nur langsam ebenfalls für gut hieß. Beide lehnten herkömmliche Medikamente offenbar tatsächlich grundsätzlich ab.[922]

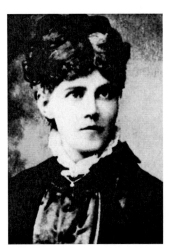

Elisabeth Förster-Nietzsche
(1846-1935)

In der Tat lernte Nietzsche – wie oben dargestellt – die „Naturheilkunde" allerdings erst genauer durch seinen Freund Carl von Gersdorff in Form des Vegetarismus und noch genauer durch Richard Wagner kennen. Das zeigt uns etwa Nietzsches Unwissen über viele Fragen in Bezug auf die Naturheilkunde bzw. den aus ihr entstandenen Vegetarismus im Jahr 1869; als er auf Wagner traf und uns auch gegenüber Gersdorff offenbart.

Nietzsche war wohl erst durch Gersdorff und die Lektüre Shelleys sowie später durch Wagner auf den Kern der Gedankengebäude gestoßen. Friedrich Nietzsches Schwester hatte auch hier, wie so oft über ihn, in ihrer Schilde-

919 Elisabeth Förster-Nietzsche: Der junge Nietzsche. S 69.
920 Volz. Nietzsche. S 151.
921 Vgl. ebda. S 54.
922 Vgl. ebda. S 174.

rung zumindest absichtlich übertrieben. Damals, als sie das schrieb, hatte Nietzsche bereits einen hohen Bekanntheitsgrad; vielleicht wollte sie den Keim für ein ähnliches Gedankengut und vorbildliches Leben Nietzsches deshalb bereits in seine Kindheit und Erziehung legen, was ihn auch wiederum als Idol von Lebensreformern besser rechtfertigen konnte. Nietzsche kam allerdings tatsächlich wohl erst durch Gersdorff und Richard Wagner in engere Berührung mit der Theorie der Naturheilkunde.[923]

4.1. Philo vom Walde und der Besuch beim kranken Nietzsche

Derjenige, welcher Nietzsche möglicherweise als einer der ersten zum Idol der Lebensreform machte, war bereits genannter Philo vom Walde. Wie man heute weiß, war er ein großer Anhänger von Nietzsche, besuchte den kranken Nietzsche als einer der ersten und wollte dessen Ideen zum „Wohle der Menschheit" verbreiten.[924]

Er selbst war als Naturheiler tätig und stellte in dieser Funktion eine Diagnose über Nietzsches Krankheit, an deren Ausgang ihm ganz allein die Schuld zu geben sei:

„Frau Pastor Nietzsche sowohl als auch ihre Tochter sind stets überzeugte Anhängerinnen der hygienisch-diätetischen Heilweise (Naturheilkunde) gewesen und haben es mit tiefem Schmerz empfunden, daß der liebe Fritz gegen seine Schlaflosigkeit und die neuralgischen Schmerzen allerlei Medikamente gebrauchte, die seine Gehirnnerven immer mehr ruinierten, bis er zuletzt am Chloralgebrauch zu Grunde ging."[925]

Ganz im Sinne der Lehre von Rausse – demnach eingelagerte „Gifte", meist von Medizinern verordnete Medikamente, die Ursache fast jeder Krankheit seien[926] – scheint Nietzsche ein Opfer von „Medizinvergiftung". Wie kam Walde zu dieser Diagnose? Anscheinend großteils durch Erzählungen von Franziska Nietzsche und deren Mutter: Philo vom Walde hatte – vielleicht in seiner Tätigkeit als Naturarzt – den kranken Nietzsche besucht und stand außerdem auch in brieflichem Kontakt mit Franziska Nietzsche.[927]

Die Diagnose, Nietzsche sei aufgrund von Medikamentenmissbrauch in seine geistige Umnachtung gefallen, vertrat zur etwa gleichen Zeit (1904) auch Elisabeth

---

923 Vgl. *III. 1.*
924 Vgl. Biskup. Heimatdichter. S 265-279.
925 Niemeyer. Nietzsches andere Vernunft. S 72.
926 Vgl. *I. 2.2.*
927 Vgl. Biskup. Heimatdichter. S 269, 279.

Förster-Nietzsche selbst im letzen Band von „Das Leben Friedrich Nietzsches"[928] und bereits in einem Brief von 1889 an ihre Mutter.[929] Viel häufiger ging man bald allerdings von einer „progressiven Paralyse" infolge der Syphilis aus und hält bis heute diese Diagnose für am wahrscheinlichsten.[930] Allerdings gibt es auch in der moderneren Forschung die vertretene These, Nietzsche sei durch Medikamenten-missbrauch „geisteskrank" geworden. Hierfür tritt etwa der Hölderlin-Forscher *Pierre Bertaux* ein.[931]

Walde selbst war ein fast fanatischer Anhänger von Nietzsche. Er verfasste mehrere Werke über Nietzsches Denken, etwa den mehrteiligen Aufsatz mit dem Titel „Friedrich Nietzsche und seine Philosophie" (1897) oder das Gedicht „Also sprach Friedrich Nietzsche" (1903).[932] Während seines Aufenthalts beim kranken Nietzsche in Naumburg[933] hatte er möglicherweise Zugang zu Nietzsches Nachlass, dessen Kenntnis vielleicht in seinen biographischen Aufsatz „Friedrich Nietzsche und seine Philosophie" einfloss.[934] Über seinen Aufenthalt beim kranken Nietzsche berichtet Philo vom Walde in dieser Schrift:

„Es würde mich zu weit führen, alle die Eindrücke zu schildern, die ich im Nietzsche-Hause empfing. Ein Moment von herzbrechender Tragik war es, als ich den Hilflosen vor mir liegen sah, was seit vier Jahren keinem Fremden mehr widerfährt, und als dann die schwergeprüfte Frau weinend zu mir sagte: ‚Ich flehe täglich meinen Gott inbrünstig an, daß er mir meinen geliebten Sohn nur noch recht lange so erhalten möge.'"[935]

Dort traf er auch auf Mutter und Schwester von Nietzsche und vielleicht hatte gerade dieser Besuch von Philo vom Walde dazu beigetragen, dass Nietzsches Schwester Elisabeth später auf eine Verbindung Nietzsches zur Naturheilkunde in besonderer Weise hinwies. Möglicherweise gab Walde ferner auch als Naturheiler Ratschläge, wie Nietzsche zu behandeln sei.

---

928 Volz. Nietzsche. S 4.
929 Ebda. S 30f.
930 Ebda. S 298-305.
931 Ebda. S 8.
932 Biskup. Philo vom Walde. S 267.
933 Vermutlich fand der Besuch tatsächlich in Naumburg statt, wo Nietzsche bis zum Tod der Mutter lebte und nicht in Weimar in der Villa „*Villa Silberblick,* wie Rafael Biskup schreibt. (Vgl. ebda. S 269.)
934 Ebda. S 269.
935 Ebda. S 269f.

Tatsächlich wurde der kranke und hilflose Nietzsche mit naturheilkundlichen Mitteln behandelt; seine Mutter erhoffte sich u. a. auch dadurch eine möglicherweise eintretende Heilung. In diesem Sinne nahm Nietzsche mit Hilfe seiner Mutter hydrotherapeutische Bäder und ging täglich mehrere Stunden mit ihr spazieren. Im Jahr 1893 brachte man Nietzsche zu einer Behandlung zum Naturheiler, Vegetarier und Theodor Hahn Nachfolger *Louis Kuhne (1835-1901)*, der in Leipzig in einer Wasserheilanstalt praktizierte. Als die Kur keinen Erfolg zeigte und seine „Erregungszustände" sogar zunahmen, wurde die Kur abgebrochen. Infolge dieses Misserfolgs entwickelte Nietzsches Mutter eine gewisse Skepsis gegenüber der Idee, weitere Naturheilverfahren gegen Nietzsches Zustand einzusetzen, die zur Behandlung von Nietzsche von vielen Seiten empfohlen wurden. An den Bädern hielt sie allerdings weiterhin fest.[936]

4.2. Walde und die „neue" Naturheilkunde

Philo vom Walde war wohl auch ein früher Vertreter der „neuen Naturheilkunde" mit der Philosophie von Friedrich Nietzsche als Überbau, anstatt der von Rousseau. Der „Naturmensch" der alten Naturheiler, angelehnt an Rousseaus Schilderungen über den Naturzustand, wird durch den „Übermenschen" als neues Ideal, der auch mit dem nicht mehr wegzudenkenden Darwinismus vereinbar schien, ersetzt.

Dabei wird Nietzsche keineswegs auf radikale Weise gelesen und ausgelegt; Philo vom Walde nimmt Nietzsche sogar an Schärfe und versucht, eine Synthese aus den Auffassungen der alten Naturheilkunde und einem neuen Überbau, bestehend aus Nietzsches Philosophie, möglich zu machen. Philo wollte etwa beweisen, „daß Nietzsche mit seinem Übermenschen nicht im Entferntesten einen Cesare Borgia oder irgend einen anderen Unmenschen, wie ihm dies täglich von verständnislosen Auslegern zum Vorwurf gemacht wird, habe zeichnen und erstreben wollen."[937]

Stattdessen seien Menschen wie „Michelangelo" dem Ideal von Nietzsche nahe, und dessen Moses am Grabmal von Papst Julius II. „der verkörperte ‚Zarathustra'".[938] Selbst Nietzsches Begriffe von „Herren und Sklavenmoral" werden in na-

---

936 Vgl. Volz. Nietzsche. S 292f., vgl. speziell auch Anmerkung 26, S 296f.
937 Biskup. Heimatdichter. 271.
938 Vgl. ebda.

turheilkundlicher Sicht umgedeutet und in erster Linie auf das Individuum und dessen Gesundheit bzw. Tugend, die durch den „Tyrannen in uns selbst" behindert seien, projiziert. Körperliche Schwäche – „zu wenig Selbstzucht" – gilt Philo als Ursache einer „Sklavenmoral". In diesem Sinne urteilt er über Nietzsches Denken:

„Nietzsche bekämpft die laxe Lebensführung. Er verlangt – Strenge gegen sich selbst, Selbstzucht, und Strenge gegen Andere. ,Trachte ich denn nach Glück? Ich trachte nach meinem Werke!' soll der große Mensch zu sich sagen ,Wer sich selbst viel geschont hat, der kränkelt zuletzt an seiner vielen Schonung.'"[939]

Das scheint tatsächlich eine sehr naturheilkundliche Sicht und erinnert mehr an Rausse denn an Nietzsche. Wenn auch tatsächlich – das scheint Philo erkannt zu haben – einiges an Rausse in Nietzsche steckt. Vor allem in Fragen der körperlichen Gesundheit war für Nietzsches „Übermensch" wohl auch der „Naturmensch" von Rausse ein Vorbild, worauf etwa die im letzten Kapitel vorgenommene Analyse des „Zarathustra" hinweisen könnte.[940]

Dabei ist gerade Philo ein „Nietzsche-Verehrer", der den von Rausse aufgebrachten Überbau der Naturheilkunde, die Philosophie Jean-Jacques Rousseaus, eindeutig ablehnt. Er war es später offenbar, der die Geschichte der Naturheilkunde als einer der ersten ohne Rousseaus Überbau, der lange ein sehr zentrales Element bedeutete, darstellte.[941] Zumindest war er einer der ersten, der Rousseau sogar ablehnte. Eigentlich alle wichtigen Naturheiler davor bekundeten bis ins späte 19. Jahrhundert ihre Zustimmung zu den Auffassungen Rousseaus.[942]

Die „Rousseau'sche Lehre von der Gleichheit", verachtete Philo gleich wie Nietzsche und lobt Nietzsche für dessen Verurteilung; er will stattdessen wie dieser „das ,profanum vulgus' jeder Art" von edlen Naturen fernhalten.[943] Der „Wille zur Macht" wird zum leitenden Prinzip, die „Herrschsucht"[944] ersetzt Rousseaus „Liebe zur Ordnung". Dabei ist Philo – im Gegensatz zu früheren Naturheilern – ein Anti-Demokrat, der wie Nietzsche einer „Aristokratie des Geistes" zur Herrschaft verhelfen will. In diesem Sinne schreibt Philo absolut anti-rousseauistisch:

939 Ebda. S. 71.
940 Vgl. III 3.2.
941 Vgl. etwa seine Prießnitz-Biographie: Vincenz Prießnitz. Sein Leben und sein Wirken. Zur Gedenkfeier seines hundertsten Geburtstages dargestellt. Berlin 1892.
942 Vgl. Hlade. Philosophie der Naturheilkunde.
943 Biup. Heimatdichter. 272.
944 Ebda. S 271.

„Denn die Menge braucht Führer, sie will regiert sein, sie weiß mit sich selbst nichts anzufangen, sie ist kopflos. Die Herde hat ihren Leithammel, die Herde hat ihren Häuptling, nach der Proclamation der ‚Freiheit, Gleichheit, Brüderlichkeit' kam – Napoleon I. zur Regierung! Wer für solche Facta Sinn und Gesicht hat, der wird die richtigen Schlüsse ziehen.“[945]

Ganz im Sinne von Nietzsche setzt Philo die „Mitfreude" über das „Mitleid" und verachtet letzteres als Übel. Die Naturheiler hatten gerade in ihm die Stimme der Natur – auf die es uneingeschränkt zu hören gilt – gesehen und hielten die Rettung des menschlichen Elends schließlich nur durch die Herrschaft desselben für möglich.[946] Ganz anders Philo, der in diesem Zusammenhang ausführt: „Die Mitfreude steht ihm höher als das Mitleiden. Bloßes Mitleid verringert nicht, sondern vervielfältigt das Elend. Mitleid drückt nieder, schwächt, lähmt, macht krank; Mitfreude hebt, erhöht, macht stark, gesund.“[947]

Allerdings glaubt offenbar auch Philo an das Mitleid als eine urmenschliche Anlage; das lässt sich aufgrund folgender Worte vermuten: „Der Zarathustra-Mensch … ist zwar in seiner Milde und Hoheit zum Mitleiden am fähigsten, aber er *darf* sich ihm nicht hingeben.“[948] Das Mitleid muss also überwunden werden, wie die menschliche Natur als ganze, nicht mehr „Zurück" zum Naturzustand als zumindest theoretischer Ort, wo die Tugend wohnt, sollen wir schreiten, sondern vorwärts hinweg über den Menschen und seine Tugenden, wie das „Mitleid". In diesem Sinne fährt Philo fort:

„Am gewöhnlichen Menschen erscheint [Zarathustra] Mitleid als Tugend, am großen Menschen bedeutet das Sichverlieren, das Sichverschwenden an das Kleine, Einzelne eine Untugend, ein Laster; insofern nämlich, als es seine Kraft zersplittert und vom großen Ziele, das der gesamten Menschheit zu Gute kommt, abhält.“[949]

Philo nimmt Abschied von der Lehre der alten Naturheilkunde und ersetzt, wie wir gesehen haben, das Ideal des *Naturmenschen* durch das Ideal des *Übermenschen*. Eine Strophe aus Philos 1903 erschienenen Gedicht „Also sprach Friedrich Nietzsche" gibt uns über das neue Verständnis der Naturheilkunde in seinem Sinne recht klaren Aufschluss und rechnet wohl auch mit den Lehren der alten Naturheilkunde ab; sie lautet:

---

945 Ebda. S 273.
946 Vgl. *I. 4.2.*
947 Ebda. S 276.
948 Ebda.
949 Ebda.

„Ist wohl der Mensch ein Niedergang?/ Nein, Brüder, lernt zur Höhe steigen!// Zwei Wege sieht da euer Glück, / Sobald es erst gelernt das Sehen:/ Der eine führt zum Tier zurück–/ Ihr sollt den andern vorwärts gehen!// Der Nächste nicht, der Fernste sei/ Idol euch, dem ihr möget dienen!/ Am Mittag war's – Eins ward zu Zwei:/ Als Zarathustra mir erschienen.// Er sprach: ‚Geh zu den Menschen hin/ Und predige ein neues Werde'."[950]

Philo geht von einem „neuen Werden" aus, das als Ideal des Menschen zu gelten habe. „Zurück" zum Tier dürfe dabei keinesfalls gegangen werden. Dabei wurden auch Werte, die man im Umfeld der Naturheilkunde stets hochhielt, verworfen und für eine Schwäche, die überwunden werden müsse, gehalten. Ein neues Zeitalter begann in der Geschichte der Naturheilkunde bzw. Lebensreform anzubrechen. Die Rückorientierung am Naturzustand und dessen Werten wurde durch das Prinzip eines „neuen Werdens", und damit der Schaffung neuer Werte, ersetzt. Das alte und das neue Ideal waren gänzlich verschieden.

---

950 Ebda. S 274.

IV. Wagner und die späte Rückkehr zur Philosophie der Naturheilkunde und dem Vegetarismus

„Die sogenannte pessimistische Weltansicht müßte uns ... nur unter der Voraussetzung als berechtigt erscheinen, daß sie sich auf die Beurteilung des geschichtlichen Menschen begründe; sie würde jedoch bedeutend modifiziert werden müssen, wenn der vorgeschichtliche Mensch uns soweit bekannt würde, daß wir aus seiner richtig wahrgenommenen Naturanlage auf eine später eingetretene Entartung schließen könnten, welche nicht unbedingt in jener Naturanlage begründet lag."[951]

Wagner in „Religion und Kunst" über den Ursprung der menschlichen Leiden

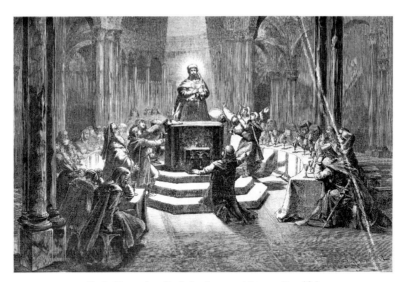

Enthüllung des Grals im letzten Akt von Parsifal

---

951 Wagner. Religion. S 384.

1. Schopenhauers Pessimismus und dessen Lösung durch den Vegetarismus

„Die Weltgeschichte beginnt von da an, wo der Mensch Raubtier wird
und das erste Tier umbringt."[952]

Ein Ausspruch Wagners, von Cosima notiert

Anders als Nietzsche, der, wie wir gesehen haben, bis zuletzt auf Wagners Rat hörte (Wagner „habe ihn bekehrt", lesen wir im „Ecce homo") und nie mehr Vegetarier wurde, kam Wagner in seinen letzten Jahren zu der Auffassung, das Leben nach Prinzipien des Vegetarismus sei eine der wichtigsten Voraussetzungen einer möglichen „Regeneration". Damit vertritt er in seinem 1880 erschienenen Aufsatz „Religion und Kunst" einen Standpunkt, den er gegenüber Nietzsche ein Jahrzehnt früher noch abgelehnt hatte.

Außerdem vertritt er in „Religion und Kunst" mit seiner Rückkehr zu Idealen der Naturheilkunde wieder eher einen Kulturpessimismus, den er bereits zur Zeit der Lektüre von J. H. Rausse vertreten hatte, nicht (mehr) allerdings eine streng oder „absolut" pessimistische Weltsicht[953] seines eigentlichen neuen Idols Schopenhauer: Die Lösung des Knotens, bestehend aus Leid, kann durch eine „Regeneration der Gesellschaft" gelingen, die durch das Beschreiten falscher Kulturwege in die Verderbnis mündete: Das Heil der Gesellschaft wird wieder durch ähnliche Mittel gewährleistet, wie sie Rausse gepredigt hatte, wobei selbst Wagners nun häufig verwendeter Begriff der „Degeneration" mit ähnlichen Mitteln zu behandeln sei wie das „Siechtum" von Rausse.

Jene Übertragung der Krankheitslehre von Rausse auf größere Zusammenhänge findet nur mit der Lehre des Vegetarismus statt, wobei der Unterschied besteht, dass Wagner sich diesmal nicht in erster Linie selbst heilen, sondern die Menschheit einer „Regeneration" zuführen wollte. In diesem Sinne verordnet er der gesamten Menschheit den Vegetarismus, damit diese körperlich und moralisch gesunde. Denn sah Wagner, wie sich zeigen wird, den Vegetarismus sowohl als ethisches Gebot an, hielt ihn ferner aber ebenfalls für eine Voraussetzung für Gesundheit. Gerade letztere wird ihm, auch aus moralischer Sicht, wieder viel bedeuten.

---

952 Cosmia Wagner. Tagebücher. Band 3. S 472.
953 Vgl. Wagner. Religion. S 389.

So wird Wagner auch insofern zu den Lehren von Rausse zurückfinden, als er erneut davon überzeugt sein wird, dass eine „physische Wiedergeburt" der „moralischen" vorausgehen müsse. In diesem Zusammenhang wird auch der Fleischgenuss für die „Degeneration" verantwortlich gemacht und hat auch aus diesem Grund – nicht nur aufgrund des fehlenden Mitleids, das klassische Schopenhauer-Interpreten für eine vegetarische Lebensweise ins Treffen führen – zum moralischen Niedergang beigetragen.

Anders als Wagner 1869 gegenüber Nietzsche behauptete, hielt er den Vegetarismus nun für gesund, was vielleicht tatsächlich den Ausschlag dafür gegeben haben mag, warum Wagner, anders als damals, den Vegetarismus befürworten konnte. Selbst aus rein physischen Gründen sei der Fleischverzicht als Voraussetzung für Gesundheit, die für Wagner eine Voraussetzung dafür wird, das Gute zu erkennen, Voraussetzung der Moral. Zwar sei die Gesundheit vordergründig nicht das wichtigste Ziel der fleischlosen Ernährung, bleibe aber trotzdem eine wichtige Voraussetzung für bedeutende Einsichten des Geistes, denn letztlich hängen für Wagner Gesundheit und Moral eng zusammen.

Wagner ist zu diesem Zeitpunkt davon überzeugt, dass die Menschen körperlich erstarken müssen, um letztlich durch einen gesunden Körper auch einen gesunden Geist, der dem Mitleid zugänglich sein wird, herzustellen. Es ist wohl auch dieser Umstand der Grund, warum Wagner den eigentlich medizinischen Begriff der „Regeneration" verwendet, den er dem Begriff der „Degeneration" entgegenstellt. Diesen verstand er zu diesem Zeitpunkt, wie Rausse seinen Begriff des „Siechtums", als einen Zustand, in dem der Mensch durch eine Art Vergiftung unfähig sei, auf das Gute zu hören. In diesem Sinne scheint die Fähigkeit, das Gute zu erkennen und zu tun, auch von Gesundheit abhängig, womit die Folgen des Fleischkonsums auf die Moral auch über den Aspekt der (physischen) Gesundheit betrachtet werden müssten. Der Fleischgenuss ist aus Wagners jetziger Sicht sowohl ungesund, aber vor allem auch für die Moral äußerst bedenklich. Dabei scheinen – wie gesagt – allein die moralischen Folgen des Fleischkonsums auszureichen, um eine karnivore Kost als ein übles Gift zu verteufeln, was aber nicht bedeutet, dass nicht auch die gesundheitlichen Folgen auf den Geist rückwirken und der Fleischkonsum aus diesem Grund zu einem in mehrere Richtungen wirkenden Giftstoff wird.[954]

---

954 Vgl. hierzu Wilhelm Zimmermanns bereits 1843 gemachte Bemerkungen zum Zusammenhang von körperlicher Krankheit, er nennt es in der Tradition von Rausse „Siechtum", und

1.1. Wagners Rückkehr zum Lösungsansatz der Naturheilkunde

Den Vegetarismus – den er ja lange abgelehnt hatte – und damit zurück zu den

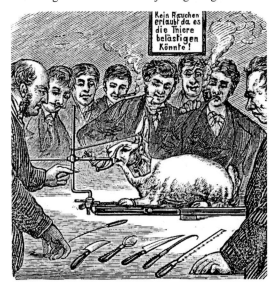

„Experimente über Speichelabsonderung ohne künstliche Betäubung" (aus Ernst von Webers *„Die Folterkammern der Wissenschaft")*

Ideen der Naturheilkunde hatte Wagner im Vorfeld seiner Arbeit über die Vivisektion „Offenes Schreiben an Herrn Ernst von Weber" (1879) gefunden. Die Vivisektionskritik stammte dabei aus dem Dunstkreis des Vegetarismus und der Naturheilkunde. *Miriam Zerbel* über die Hintergründe von Ernst von Webers „Die Folterkammern der Wissenschaft": „Daß hinter der gesamten Debatte die Auseinandersetzung zwischen Naturheilkunde und Schul-

medizin stand, war den Zeitgenossen klar."[955] Die Antivivisektionisten waren „oft zugleich Vegetarier und Impfgegner"[956], weiß Zerbel weiter.

Wagner argumentiert also auch beim Thema Vivisektion im Geiste der damaligen Naturheiler bzw. Vegetarier, zu deren Lehre er schließlich über das Thema der

dem moralischen Verfall. Im ersten pro-vegetarischen Werks Deutschlands („Der Weg zum Paradies") lesen wir hierüber: „Wo sich ein Geschlecht auf naturwidrigen Culturwegen verirrte, da trat bald auch Corruption der Gesundheit ein und mit dem Verfall des Körpers schritt stets die Degeneration des Gemüts Hand in Hand vorwärts. Fast überall sehen wir Siechtum und Demoralisation vereinigt auftreten, eins das andere erzeugen und eins durch das andere unterstützt und gehoben werden. Wo viel physisches Elend die Geschlechter plagt, da lässt sich dem nach viel Lasterhaftigkeit voraussetzen, und so umgekehrt. Man ist in der Regel geneigt, den moralischen Verfall mehr als Ursache, und den physischen mehr als Wirkung zu betrachten. Im großen Ganzen jedoch würde sich auch das Gegenteil verfolgen lassen." (Zimmermann. Paradies. S 7.)

955 Zerbel. Schutz des Tieres. S 141.
956 Ebda.

Vivisektion zurückgekehrt war. Von da an war Wagner wohl auch Befürworter des Vegetarismus, dessen Ideen er ab der genannten Anti-Vivisektionsschrift verbreitete. In einem Brief vom 31. März 1880 erzählt er Ludwig II. von Bayern, wodurch er zu seiner Theorie, die „Degeneration der Menschheit" habe mit dem sogenannten „Tiermord" bzw. dem Fleischgenuss begonnen, gekommen sei: „...Ein Aufsatz gegen die ‚Tierfolter' hat mich hierzu auf die rechte Spur geleitet."[957]

Bereits in Wagners Antwort auf Webers Anti-Vivisektionsschrift („Offenes Schreiben an Herrn Ernst von Weber. Verfasser der Schrift: ‚Die Folterkammern der Wissenschaft') lesen wir eine Art Exposition zur später in „Religion und Kunst" vertretenen Ansicht über den Vegetarismus. Schon hier finden wir die Schilderung der sogenannten „Degeneration" des Menschen, die nach Wagner durch den Fleischgenuss begann. Er spricht etwa von „...Krankheit und Elend aller Art, denen wir von bloß vegetabilischer Frucht sich nährende Menschen nicht ausgesetzt sahen."[958] Ferner hält er auch bereits hier die Aufgabe des Fleischkonsums für einen notwendigen Bestandteil der Voraussetzungen einer möglichen „Regeneration".[959]

1.2. Vorbilder in Fragen Vegetarismus

Wagner geht in seinen Folgerungen in ähnlicher Weise vor, wie es in Deutschland erstmals Naturheiler gemacht hatten, zu nennen ist etwa *Wilhelm Zimmermann (1819-1882)* als einer der ersten. Dieser veröffentlichte bereits 1843 ein pro-vegetarisches Werk mit dem Titel: „Der Weg zum Paradies. Eine Beleuchtung der Hauptursachen des physisch-moralischen Verfalls der Culturvölker, so wie naturgemäße Vorschläge, diesen Verfall zu sühnen. Ein zeitgemäßer Aufruf an Alle, denen eigenes Glück und Menschenwohl am Herzen liegt".[960]

Am deutlichsten auf den moralischen Gehalt des Vegetarismus hingewiesen hatte Theodor Hahn, Zimmermann kennend, ab 1859 durch das von ihm herausgegebene, zu einem großen Teil aus einer Übersetzung eines Werks des amerikanischen Lebensreformers *William A. Alcott (1798-1859)* bestehende Werk „Die naturgemäße Diät, die Diät der Zukunft". Zurück gehen die Ideen deutlich weiter –

---

957 Wagner. Briefe. S 615. An König Ludwig von Bayern. Neapel, 31. März 1880.
958 Wagner. Vivisektion. S 187.
959 Vgl. ebda.
960 Vgl. Hlade. Philosophie der Naturheilkunde. S 123-130.

wichtig war etwa bereits der von Wagner kurz nach Rausse intensiv gelesene *Percy B. Shelley (1792-1822)*, der wie jener durch und durch Rousseauist war.[961]

Theodor Hahn hatte auch bereits einen Zusammenhang zwischen dem religiösen Gefühl, dem Vegetarismus und dem Sozialismus hergestellt. Seine Äußerungen lesen sich wie eine Vorwegnahme von Wagners in „Religion und Kunst" vertretenen Ansichten zur Vereinigung von vegetarischen und sozialistischen Idealen, die beide auf die Wurzel eines „religiösen Bewusstseins" zurückzuführen seien. Gerade diese These Wagners, für die er von den Vegetariern wohl zumindest inspiriert wurde, wird uns noch in einem eigenen Kapitel beschäftigen.[962]

Nachdem Hahn in „Vegetarismus als Heilprinzip der sozialen Frage" (1869) zuerst die wichtige Rolle der Bekämpfung der aus der „Selbstsucht" entsprungenen Leidenschaften hervorhebt, erörtert er die Rolle der „Religion" bei deren Verneinung. Er kommt dort zu dem Schluss, dass gerade für den Menschen entscheidende Dinge wie die „Liebe", das „Mitleid" aber auch das Gefühl einer großen Tat, sowie jede Art von „innerer Befriedigung", Ausdruck von „religiösen Gefühlen" oder eines „religiösen Dranges in uns" seien.[963]

Ganz ähnlich, wie später auch Wagner folgern wird, meint Hahn, dass gerade das „religiöse Gefühl" oder der „religiöse Drang" entscheidend für das Hören auf die Stimme des Mitleids bzw. des Gewissens und die Verneinung der „Selbstsucht" seien. Dabei lenkt die Hinwendung zu dieser religiösen Haltung von der „Ichsucht" ab und führt zum Allgemeinen. Hahn weiter:

> „Fassen wir also diese verschiedenen Betätigungen religiöser Stimmung zusammen, so ist Religion das (unbewusste oder bewusste) Sicheinsfühlen mit der ganzen übrigen lebendigen und toten Schöpfung, das Sichihruntertan, aber auch das Siesichuntertan wissen."[964]

Auch auf Schopenhauer verweist Hahn bereits kurz, ohne allerdings auf dessen Pessimismus einzugehen. Auf Schopenhauers Ausspruch „die reine Liebe ist ihrer Natur nach Mitleid und jede Liebe, die nicht Mitleid ist, ist Selbstsucht" meint Hahn, dass gerade der sogenannte „Tiermord" dem Mitleid entgegenstünde und daher zu verteufeln sei.[965]

---

961 Vgl. ebda. Kapitel f). S 180ff. Shelley spricht im Englischen von „depravity of the physical and moral nature of man" (Zit. nach: Alcott. Vegetable diet.).

962 Vgl. *IV. 1.6.*

963 Vgl. Hahn. Heilprinzip. S 10.

964 Ebda.

965 Ebda. S 16.

Vermutlich hatte Hahn Schopenhauer nicht genau studiert; auf jeden Fall scheint klar, dass Hahn mit seinen Ausführungen nicht auf eine „Willensverneinung" im streng Schopenhauer'schen Sinne hinauswollte. Aber auch Wagner vertrat in „Religion und Kunst", wie gezeigt wird, keine strenge Schopenhauer'sche „Willensverneinung", sondern versuchte stattdessen, die Probleme der Philosophie von Schopenhauer durch den Vegetarismus zu lösen, ohne dass die von Schopenhauer ins Auge gefassten Konsequenzen eintreten müssten.[966]

Wagner selbst verweist bei seinen Ausführungen über die negativen Folgen des Fleischgenusses, auf die noch genauer einzugehen sein wird, auf den Französischen Dichter *Jean Antoine Gleizés (1773-1843)*[967], der ebenfalls ein wichtiger Denker für die deutsche Naturheilkunde wurde.[968]

Dabei stellt Wagner eine „Degeneration der Menschheit" fest, deren Ursprung er als eine Art Urkatastrophe im Töten von Tieren sieht, wie sie bereits etwa Percy B. Shelley im beginnenden Fleischgenuss der Menschen sah und von vielen Naturheilern und Lebensreformern – in Amerika etwa durch *Russell T. Trall (1812-1877)* und in Deutschland durch Theodor Hahn Ende der 1850er Jahre – vertreten wurde.[969]

Der Begriff und die Bedeutung von „Degeneration" werden hierbei von Wagner direkt von den Vegetariern übernommen, die wie bereits Shelley, Gleizés usw. ähnliche Begriffe verwendeten. Die deutschen Naturheiler bzw. Vegetarier verwendeten sogar den gleichen Ausdruck, und Wagner übernimmt ihre Terminologie, aus der wohl auch der Begriff der „Degeneration" übernommen ist.[970]

---

966 Vgl. *IV. 1.5.*

967 Vgl. Wagner. Religion. S 386.

968 Vgl. Hlade. Die Philosophie der Naturheilkunde. Kapitel e).

969 Vgl. Ebda. Kapitel f). S 180ff.

970 Vgl. zur Verwendung des Begriffs der „Degeneration" und den Zusammenhang der Gesundheit während der „Lebensreform": Krabbe. Lebensreform. S 14. *Dieter Borchmeyer* meint, Wagners „Regenerationsidee" richte sich vor allem gegen Arthur Gobineaus Rassentheorie und seine Auffassung der *Degeneration* (Vgl. Borchmeyer. Wagner. S 326f.). Allerdings hatte sich Wagner zum Zeitpunkt von „Religion und Kunst" noch kaum mit dieser auseinander gesetzt. Hier stand vor allem die Rezeption des Vegetarismus im Vordergrund. Die Beschäftigung mit Gobineaus Rassentheorie begann erst später und fand seinen Niederschlag erst in „Heldentum und Christentum". Seinen ersten Impuls für die „Regenerationsschriften" erhielt er daher viel eher durch die Rezeption des Vegetarismus als von Gobineaus Rassentheorie. Um deren Rezeption durch Wagner wird es im Anschluss an dieses Kapitel gehen (*IV. 2.*).

Bereits der erste wichtige Vegetarismus-Verfechter Deutschlands, Wilhelm Zimmermann, sprach – ohne Rassenideologie im Hintergrund – schon 1843 von einer „Degeneration des Geistes" aufgrund der falschen Lebensweise des Menschen.[971] Zimmermann hatte seinerseits diesen Begriff von Rausse übernommen, der in den „Miscellen" ebenfalls von einer „Degeneration des Geistes" spricht.[972] Dieser „Rassenverfall" hatte hier keine rassistischen Gründe, sondern wurde als gesundheitlicher Verfall gedacht, wobei sich gerade der Begriff der „Degeneration" wahrscheinlich sowohl bei den Vegetariern als auch bei Wagner allein auf den Intellekt und dessen Verfall bezog.[973]

Auch Wagner verwendete den Begriff „Degeneration" zuerst, um Wirkungen, die auf einen gesundheitlichen Verfall folgten, zu beschreiben. Wagner scheint also in dieser Tradition der Vegetarier von „Degeneration" zu sprechen. Er bleibt hier in der Terminologie der Vegetarier, die immer wieder, wie bereits sein Idol der frühen 1850er Jahre, Rausse, von einem physischen Niedergang und einer darauf folgenden „Degeneration" als Urgrund des gesellschaftlichen Verfalls sprachen.[974] Wagner selbst prägt allerdings den Gegenbegriff der „Regeneration", der in engem Zusammenhang mit jenem steht.

---

971 Zimmermann schreibt 1843 in seinem Werk „Der Weg zum Paradies", um den Verfall der körperlichen Gesundheit nachvollziehen zu können, müsse man die Geschichte befragen, „und sie zeugt gewaltig für die Rasseverschlechterung der Nationen und die damit verbundene Degeneration des Geistes". (Zimmermann. Paradies. S 6.) Hierbei beruht diese Aussage auf einem 1839 in einer englischen Zeitung abgedruckten Artikel über die Gründe des Verfalls der Engländer, der sich bereits von Rausse in den „Miscellen" verwendet wurde (Vgl. Miscellen. S 319f.). Vgl. hierzu auch: Hlade. S 124.

972 Dort lesen wir eine ganz ähnliche Schilderung des Niedergangs der Konstitution der Engländer wie bei Zimmermann. Rausse zitiert einen englischen Artikel, der behauptet, dass es außer Zweifel stehe, „dass eine wirkliche und nachweisbare Verschlechterung der Rasse unter uns stattfindet, und es wäre schon beklagenswert genug, wenn auch nicht, wie ich fürchte, eine geistige Degeneration damit verbunden ist." (Rausse. Miscellen. S 319f.)

973 Den Begriff der „Degeneration" verwendeten die damaligen Naturheiler bzw. Vegetarier in erster Linie, um einen Niedergang der geistigen Fähigkeiten zu beschreiben. Ähnlich wie über den gesundheitlichen Verfall von ganzen „Rassen", sprach Rausse auch über den einzelnen Menschen: „Der Schutt der Laster, Staub und Moder der Gelehrsamkeit, am meisten aber die Vergiftung durch Medizin und Rauschgetränke, haben den Menschen zu einer Karikatur gemacht, die einem kranken Affen mehr gleicht, als einem Menschen." (Zit. nach: Zimmermann. Paradies. S 2.) Auch Wagner verwendete den Begriff „Degeneration" vermutlich hauptsächlich, um einen moralischen Niedergang zu bezeichnen, obwohl diesem ein „physischer Verderb" vorausgegangen sei.

974 Rausse. Miscellen. S 319f.

Das Töten von Tieren, und später der Mord an Menschen, waren der Beginn des Untergangs des ursprünglich guten Menschen, vergleichbar mit dem Sündenfall von Adam und Eva. Dazu lesen wir in „Religion und Kunst" in Wagners Worten etwa:

„Von je ist es, mitten unter dem Rasen der Raub- und Blutgier, weisen Männern zum Bewußtsein gekommen, daß das menschliche Geschlecht an einer Krankheit leide, welche es notwendig in stets zunehmender Degeneration erhalte. Manche des natürlichen Menschen gewonnene Anzeige, sowie sagenhafte aufdämmernde Erinnerungen, ließen sie die natürliche Art dieses Menschen, und seinen jetzigen Zustand demnach als eine Entartung erkennen."[975]

Das Zitat erinnert sehr an Rousseau und Anhänger wie Shelley, der ein früher Vertreter eines von Rousseaus Naturzustandslehre abgeleiteten Vegetarismus war, aber auch an Rausse und nicht zuletzt an Theodor Hahn und die damalige Naturheilkunde allgemein. Hinweise darauf, dass Wagner zur Zeit der Abfassung von „Religion und Kunst" auch immer noch an Rausse und von ihm aufgebrachte Ideen für die Gesundheit des Individuums, aber auch zur Heilung der Menschheit dachte, geben uns Notizen aus dem „Braunen Buch", um 1880 niedergeschrieben. Da lesen wir etwa:

„Bei uns ist jede Wissenschaft mit dem Makel und daher dem Verdachte der Unredlichkeit und Unwahrhaftigkeit der Maassen behaftet, dass als Reaktion hiergegen der phantastische Dilettantismus hervorgerufen wird. (Medizin!)"[976]

Wagner wusste, dass Rausse eigentlich ein medizinischer Laie war. Sein Freund, der Arzt Theodor Herwegh, hatte ihn ferner davon überzeugt, dass die „Gifttheorie" von Rausse nicht mit dem damaligen Stand der Medizin vereinbar sei. Wagner ließ den Glauben an die „Gifttheorie" und die radikale Medizinkritik anschießend fallen.

Das Zitat ist außerdem vermutlich eine Absage an die Doktrin von Rausse, naturheilkundliche Methoden könnten das menschliche Leid auf rein somaischen Wege, über die Beseitigung der Krankheit durch die Anwendung von Naturheilverfahren, heilen. Allerdings keine Abrechnung mit Rausses Philosophie hinter dem Anwendungssystem der Naturheilverfahren, die Wagner zu dieser Zeit viel weniger bedeuten als das moralische Potenzial, das in der Lehre von J. H. Rausse steckt.

---

975 Wagner. Religion. S 378f.
976 Wagner. Das Braune Buch. S 240f.

Immer schon schreibt Wagner, wie wir gesehen haben z. B. in „Mein Leben",
dass ihn Rausses „Gesundheitsradikalismus" vor allem als philosophisches System
interessiert hätte, nicht aber einzelne Verordnungen ihn bewogen, ein Anhänger
von Rausse zu werden. In diesem Sinne schrieb er in einem Brief, den er verfasste,
als er Rausses Krankheitslehre gerade aufgab: „In R. (Rausse) sprach mich vor Allem der frische Zug auf die Natur hin an."[977]

Was uns jetzt 1880 bei Wagner wieder entgegentritt, ist eine Art Rückbesinnung auf die Lehren von J. H. Rausse, die er bald durch die Lektüre des von Rausse
hochgeschätzten Percy B. Shelley fortgesetzt hatte. Wie ganz und gar erinnert eine
späte Notiz – 1880 im Braunen Buch niedergeschrieben – an Rausse und seine Anhänger, die die körperliche Wiedergeburt vor die moralische stellten. Wagner
schreibt noch 1880 genau in diesem Sinne: „Die Kraft der moralischen Anstrengung zur Regeneration würde derjenigen der physischen Revolution zu gleichen
haben, welche die Degeneration des menschlichen Geschlechtes veranlasste."[978]

Ernst Kapp schrieb 1845, tief mit der Lehre von J. H. Rausse verwurzelt:
„Letztendlich scheint die Zeit angebrochen zu sein, welche erkennt, daß aller geistigen Wiedergeburt der Menschheit oder der Erschaffung neuer sittlicher Kräfte die
physische Wiedergeburt vorausgehen müsse."[979]

Auch hier tritt uns bei dem Zitat von Wagner das Begriffspaar „Regeneration"
und „Degeneration" entgegen, ferner spricht Wagner von einer „physischen Revolution", die der „Regeneration" voraus gehen müsse. Man sieht, dass Wagner zur
Zeit seiner „Regenerationsschriften" sowohl eine moralische als auch eine physische Revolution im Sinne hatte. Das die zweite der ersten vorausgehen müsse,
scheint dabei eine Reminiszenz an naturheilkundlicher Ideale, die ihm erneut einiges bedeuteten.

977 Wagner. SB. 4. S 234.
978 Ebda. S 240.
979 Kapp. Erdkunde. S 442f.

1.3. Rückkehr zum Kulturpessimismus

Wagner geht in „Religion und Kunst" in weiterer Folge in der Tat soweit, dass er Schopenhauers „Pessimistische Weltsicht"[980] zu einem Kulturpessimismus umformt, der tatsächlich wieder stärker an Rousseau erinnert. Dabei scheint das Heil der Menschen nicht letztgültig ausgeschlossen und vielleicht auch das von den Naturheilern geträumte „Paradies auf Erden" möglich, wandelt sich der Mensch schließlich nochmals, diesmal zum Guten. Sehen wir uns an, was Wagner in der genannten Schrift hierzu ausführt. Einen Lichtblick im *schopenhauerischen Jammertal* scheint es auf jeden Fall zu geben. Wagner macht uns in diesem Sinne einleuchtend:

„Die Annahme einer Entartung des menschlichen Geschlechtes dürfte, so sehr sie derjenigen eines steten Fortschrittes zuwider erscheint, ernstlich erwogen, dennoch die einzige sein, welche uns einer begründeten Hoffnung zuführen könnte. Die sogenannte pessimistische Weltansicht müßte uns hierbei nur unter der Voraussetzung als berechtigt erscheinen, daß sie sich auf die Beurteilung des geschichtlichen Menschen begründe; sie würde jedoch bedeutend modifiziert werden müssen, wenn der vorgeschichtliche Mensch uns soweit bekannt würde, daß wir aus seiner richtig wahrgenommenen Naturanlage auf eine später eingetretene Entartung schließen könnten, welche nicht unbedingt in jener Naturanlage begründet lag."[981]

Der Mensch ist also nicht von Natur aus böse, sondern „übermächtige äußere Einflüsse"[982], wie Wagner sie im Folgenden nennt und hier namentlich das Töten (zuerst von Tieren) und der Fleischgenuss – wie Wagner es von rousseauistischen Denkern wie Shelley und Gleizés übernimmt – haben ihn, als eine Art Urkatastrophe, böse werden lassen. Wie bereits Plutarch vermutet hatte, war es laut Wagner wahrscheinlich eine fürchterliche Not, die den Menschen zwang, Fleisch zu essen.

Das erinnert uns alles sehr an die Ausführungen der Naturheiler, wie ich sie etwa in meiner Monographie „Philosophie der Naturheilkunde – Von Rousseau zur Naturheilbewegung" – vor allem im zweiten Teil – dargestellt habe.

Was allerdings für Wagner neu und in diesem Zusammenhang interessant scheint, ist, dass er im Folgenden behauptet, der Fleischgenuss sei dem Menschen auch physiologisch nicht zuträglich. Das ist zwar genau die von den Naturheilern bzw. Vegetariern dieser Zeit vertretene Meinung, aber nicht die Einstellung, die Wagner noch 1869 Nietzsche gegenüber vertrat: Damals war er – wie wir gesehen

---

980 Vgl. Wagner. Religion. S 384.
981 Ebda.
982 Ebda.

haben – ein Gegner des Vegetarismus sowohl in Fragen der leiblichen als auch der geistigen Gesundheit. Nun ist er von den absolut schlechten Folgen der fleischlichen Nahrung für den Geist und vor allem die Sitte des Menschen überzeugt, aber auch von der rein physiologischen Schädlichkeit des Fleischgenusses. Wagner schreibt:

„Wie nun aber auch das Raubtier nicht gedeiht, sehen wir auch den herrschenden Raubmenschen verkommen. In der Folge naturwidriger Nahrung siecht er in Krankheiten, welche nur an ihm sich zeigen, dahin und erreicht nie mehr weder sein natürliches Lebensalter noch einen sanften Tod, sondern wird von, nur ihm bekannten Leiden und Nöten, leiblicher und seelischer Art, durch ein nichtiges Leben zu einem stets erschreckenden Abbruch desselben gequält.“[983]

Am Ende dieser Ausführungen verweist er auf *Jean Antoine Gleizés*, von dem er so manches davon übernommen hat und der hier sicherlich eine wichtige Quelle für Wagner war. Aber wie ähnlich ist dem bereits die bei Rousseau angelegte Beschreibung der Ursache von menschlichen Krankheiten und wie ähnlich auch die Ausführungen über das sogenannte „Siechtum“ von Rausse, der hier selbst auf Rousseau aufbaut.[984]

Dann spricht er von der „Wiederauffindung des ‚verlorenen Paradieses‘“, möglicherweise eine Übernahme von dem ihm bekannten Theodor Hahn, der nach Wagner bereits in den 1850er Jahren in Tiefenau an einem „Paradies“[985] gearbeitet und 1879 sein Werk „Das Paradies der Gesundheit, das verlorene und das wiedergewonnene“ veröffentlicht hatte. Auch dieses Werk behandelt in vielen Details auf mehr als 400 Seiten jene in „Religion und Kunst“ vertretene Auffassung, die Erneuerung der Gesellschaft müsse über den Vegetarismus gehen.

Neben dem Vegetarismus, der in der von Hahn vertretenen Form diese einschließt[986], ist der Tierschutz – laut Wagner bereits ausgeführt in Form der „Vereine zum Schutze der Tiere“[987] und die Pflege der Mäßigung im Umgang mit Alkohol, gepflegt durch „Mäßigkeitsvereine“ – unbedingt umzusetzen. Nur dann könne

---

983 Ebda. S 386.

984 Hlade. Naturheilkunde. S 118-122.

985 Wagner. Sämtliche Briefe. Band V. S 141. Brief 48. An Julie und Otto Kummer, zeitweilig Verneux (?) (28.12.1852).

986 Hahn spricht bereits 1849 von einem „schwächlichen, flauen und faulen, siechen, kranken, bier- wein- und branntweinbegnadeten, mit Kaffe Tee und Tabakjauche getränktem, kneipendem Spießbürgertum.“ (Vgl. Hahn. Cholera. S 6.) Vgl. *auch I. 4.1.*

987 Wagner. Religion. S 386.

das Mitleid wieder zur vollen Wirkung kommen: der Schlechte wird durch jenes wieder geheilt und das Gute tun.

Allerdings stehen der Stimme des voll ausgebildeten Mitleids chemische und moralische „Gifte", wie der Fleischkonsum, Alkohol oder aber völlig verwerfliche Praktiken wie die Vivisektion entgegen. Erst ein Verzicht von jenen – Wagner wird im Folgenden Häftlinge, die auf eine Pflanzendiät umgestellt und dadurch zurück zur Moral fanden, als Beispiel hernehmen – kann dem Guten in den Köpfen und Herzen der Menschen wieder Gehör verschaffen. Darüber schreibt Wagner:

> „Nehmen wir hinwider an, daß, in seinem angelegentlichen Vernehmen mit dem Vegetarianer, dem Tierschutzvereinler die wahre Bedeutung des ihn bestimmenden Mitleides notwendig aufgehen müsse, und beide dann den im Branntwein verkommenen Paria unsrer Zivilisation mit der Verkündigung einer Neubelebung durch Enthaltung von jenem gegen die Verzweiflung eingenommenen Gifte, sich zuwendeten, so dürften aus dieser hiermit gedachten Vereinigung Erfolge zu gewinnen sein, wie sie vorbildlich die in gewissen amerikanischen Gefängnissen angestellten Versuche aufgezeigt haben, durch welche die boshaftesten Verbrecher vermöge einer weislich geleiteten Pflanzendiät zu den sanftesten und rechtschaffensten Menschen umgewandelt wurden."[988]

Die „boshaftesten Verbrecher" werden laut Wagner durch eine „weislich geleitete Pflanzendiät" „zu den sanftesten und rechtschaffensten Menschen". Diese „Pflanzendiät" müsse neben dem Verzicht auf Fleisch auch den Verzicht anderer „Gifte", wie den aus „Verzweiflung" erwachsenden übermäßigen Alkoholkonsum, miteinschließen. Werden diese „Gifte" vermieden, werde den nun Geheilten die „Bedeutung" des Mitleids aufgehen.

Wiederum fühlt man sich sehr an die Instinkt-Lehre der Naturheiler, die mit Theodor Hahns Erweiterung zum Vegetarismus ab Mitte der 1850er Jahre diesen unter die Äußerungen des „Instinkts" zählte, erinnert.[989] Und tatsächlich scheint Wagner hier das Heil des Menschen nicht mehr im „absoluten Pessimismus"[990] zu erblicken, den er in den späteren 1850er Jahren durch die Bekanntschaft mit Schopenhauer verinnerlichte, sondern in einer durch das Mitleid zum Guten animierten Gemeinschaft, die sich ein Paradies auf Erden einzurichten vermag. Wieder in der Nähe vom „neuen Menschen" der Naturheiler und eher abseits von Schopenhauers Weltentsagung. Anscheinend allein durch die richtige Ernährung bestimmt und

---

988 Ebda. S 389.
989 Vgl. *I. 2.3., 4.3.*
990 Wagner. Religion. S 389.

durch ein vorbildliches Handeln bestärkt, fällt es den von Wagner beschriebenen „Verbrechern" leicht, auf die Stimme von Mitleid und Gewissen zu hören.

1.4. Wagner und die Medizin um 1880

Bereits in „Offenes Schreiben an Herrn Ernst von Weber" von 1879 fordert Wagner den Stopp von Tierquälerei aufgrund „des reinen Mitleids".[991] Dabei wendet er sich gegen ein „Nützlichkeits-Dogma", nämlich gegen die Ansicht, die Vivisektion sei für den Fortschritt der Medizin unumgänglich. Selbst wenn die Vivisektion für den Menschen – und hier seine Gesundheit – nützlich wäre, dürfe sie nach Wagner aufgrund des Mitleids mit den Tieren niemals angewandt werden.

Allerdings hält er sie überhaupt nicht für nützlich. Im Sinne naturheilkundlicher Theorien glaubt er vor allem an die Fähigkeit des Arztes als Individuum im direkten Kontakt zum Patienten und lehnt das herkömmliche Ärztetum (damalige „Schulmedizin") hingegen als rein spekulativ, aber darüberhinaus sogar schädlich ab. Er spricht von einem wohl nicht „verborgenen", sondern „offenliegenden Gift", das in der (Schul-)Medizin „enthalten sein möge".[992]

Die Medizin sei ferner auch keine ernstzunehmende Wissenschaft, da sie hauptsächlich auf Spekulation beruhe. Das zeigen Wagner Ärzte vom Typus, dem er sich meist bei Krankheit zugewandt hatte; die meisten waren mehr oder weniger Naturheiler. Wagner führt aus:

„Es sind praktische Ärzte selbst, welche uns hierüber Aufschluss geben. Diese können von den dozierenden Operatoren der spekulativen Physiologie für eitel ausgegeben werden, indem sie etwa sich einbildeten, es käme bei Ausübung der Heilkunde mehr auf, nur den praktischen Ärzten offenstehende, Erfahrung an, sowie etwa auf den richtigen Blick des besonders begabten ärztlichen Individuums, und schließlich auf dessen tief angelegenen Eifer, dem ihm vertrauenden Kranken nach aller Möglichkeit zu helfen."[993]

Der Arzt, den Wagner sich vorstellt, ist durch das Mitleid mit dem Patienten für seine tatsächliche Heilung motiviert, wendet aber kein starres, für Wagner pseudowissenschaftliches System wie das gewöhnliche Ärztetum an. Pseudowissenschaftlich sei ihr System, weil ihre Theorien auf Spekulationen aber nicht auf Erfahrung beruhen sollten. Dabei scheint Wagners Argumentation, warum die

---

991 Wagner. Vivisektion. S 182.
992 Ebda. S 185.
993 Ebda.

Medizin im Gegensatz zur Heilkunde keine Wissenschaft sei, durchaus originell: Die Heilkunde gebraucht das, was in der ärztlichen Praxis wirklich geholfen hat und erzielt damit eine auf Erfahrung beruhende Wirkung. Die Medizin bleibt eine theoretische Wissenschaft, der der Bezug zur Erfahrung (hier vor allem auch auf den Menschen bezogen) zu fehlen scheint. Wagner führt selbst pointiert aus, was er meint:

„Allerdings ist es erstaunlich, daß diese als aller nützlichst erachtete ‚Wissenschaft', je mehr sie sich der praktischen Erfahrung zu entziehen sucht, um sich durch immer positivere Erkenntnisse auf dem Wege der spekulativen Operation zur Unfehlbarkeit auszubilden, mit wachsender Genauigkeit erkennen läßt, daß sie eigentlich gar keine Wissenschaft sei."[994]

Deshalb scheint auch die Vivisektion als spekulative (Pseudo-)Wissenschaft, die nicht zeigt, was dem Menschen bei Krankheit helfen kann, eigentlich nutzlos und sogar schädlich, da sie dazu dient, die falschen Theorien der Mediziner zu stützen, die nach Wagner ja ein „offenliegendes Gift" enthalten. Ferner zeigt ein Arzt, der auf die Vivisektion setze, dass er nicht fähig sei, Mitleid zu empfinden, und daher als Arzt ohnehin völlig ungeeignet sei, da nämlich die Fähigkeit des Mitleidens für Wagner eine Grundvoraussetzung für einen guten Arzt sei.

Wagners Kritik an der Medizin klingt in manchem wieder sehr nach Naturheilkunde. Zwar lehnt er hier jede nicht empirische Spekulation über Krankheiten ab, wie sie sicherlich auch J. H. Rausse angestellt hatte, allerdings entspricht der Typus von Arzt, den er fordert, genau dem Typus Arzt, den die Naturheilkunde dieser Zeit hochhielt. Und genau solchen Ärzten, die diesem Typus nacheiferten, vertraute sich Wagner auch persönlich an.

Wagner scheint sich in „Offenes Schreiben an Herrn Ernst von Weber" als Freund von naturheilkundlichen Ärzten zu deklarieren und lehnt auf jeden Fall zumindest theoretisch das herkömmliche Ärztetum ab. Inwieweit seine behandelnden Ärzte aus heutiger Sicht „Schulmediziner" waren, ist schwer zu sagen; jedenfalls nahm der späte Wagner zumindest wieder herkömmliche Medikamente, um seine Leiden zu behandeln. Andererseits blieb er – wie wir gesehen haben – weiterhin ein Freund der Hydrotherapie und auch sein Leibarzt und späterer Arzt von Nietzsche, Otto Eiser, war sicherlich zumindest naturheilkundlich angehaucht, wenn gleich aus heutiger Sicht kein strenger Naturheiler.

---

994 Ebda.

1.5. Rückkehr zum Rousseauismus

Wagner grenzt sich von herkömmlichen Religionen ab und möchte sie und ihre spekulativen Lehren – Wagner wendet sich gleich wie bei seinen Ausführungen über die Medizin gegen Spekulationen – durch die Kraft des Mitleids ersetzen.[995] Ganz wie Rousseaus Gewissen oder der Instinkt der Naturheiler wird es die gesunde Intuition sein, die dem sozusagen „erneuerten" Menschen das „Paradies auf Erden" ermöglicht. Dazu will Wagner selbst durch die Kunst beitragen, die eine intuitive Erkenntnis von Schopenhauers Willen ermöglichen kann.

Dabei scheint es auszureichen, die negativen Folgen des Willens zu sedieren und der Nächstenliebe dadurch zu ihrem Recht zu verhelfen, um auf Erden ein Paradies zu errichten. Wagner spricht von „Willensnot"[996], man könnte diese aber auch als die von den Naturheilern als schlecht gegeißelte *Selbstsucht* bezeichnen. Schopenhauers Wille ist ja Rousseaus *amour propre* sehr verwandt.

Das Leben an sich muss nicht jammervoll bleiben, die menschliche Gemeinschaft nicht Ausdruck des Schlechten – namentlich eines unsattsamen Willens – sein. Dabei scheint die Einsicht in das Spiel des Willens bei Wagner keine intellektuelle Tat, die Schopenhauer für eine endgültige Verneinung des Willens für notwendig hielt, sondern ein intuitives Erkennen, etwa durch das Vorbild der Kunst.[997]

Ferner wird die Verneinung des Willens (oder bei ihm vielleicht richtiger die Verneinung der *Selbstsucht*) nicht mit eigenem Leid enden, sondern schließlich zumindest mit einem Zustand der Zufriedenheit. Alles in allem scheint Wagner in „Religion und Kunst" zwar Kulturpessimist, aber für die menschliche Natur an sich vertritt er eine doch recht optimistische Auffassung, die sehr stark an Rousseau bzw. auch naturheilkundliche bzw. vegetarische Interpretation erinnert.

---

995 *Wolf Daniel Hartwich* hält in diesem Zusammenhang über Wagners Auffassung der hinter „Religion und Kunst" stehenden Idee fest: „Wagner propagiert hier also weder eine Kunstreligion noch eine religiöse Kunst, sondern vertritt die Autonomie der Kunst [...]" (Hartwich. Wagner. S 299). In diesem Sinne könne die Kunst nach Wagner die „tiefen Wahrheiten" der Religion, von denen er bereits im berühmten Eingangssatz von „Religion und Kunst" spricht „erkennen lassen", ohne das *Künstliche* der Religion beibehalten zu müssen. (Wagner. Religion. S 362.) Wie *Hartwich* herausstellt, geht es Wagner gerade darum, durch die bewusst „fiktionale" Kunst das im religiösen Diskurs bloß unbewusst vorhandene mit gewisser Distanz zu betrachten, um es bewusst zu machen. (Vgl. Hartwich. Wagner. S 299.)
996 Wagner. Religion. S 395.
997 Vgl. Hartwich. Wagner. S 301.

„Leben heißt Leiden" für den Menschen der heutigen Gesellschaft, wie es etwa auch der Kulturpessimist Rousseau in dieser Weise sah. Aber an sich und ursprünglich ist der Mensch, wie Rousseaus Naturmensch, weder zu Krankheiten, noch zu Unglück, noch zum Bösen bestimmt. Für einen angeblichen Schopenhauer-Jünger war diese Interpretation sicherlich ungewöhnlich. Wagner vertritt damit offenkundig eher einen „Rousseauismus" in der Tradition von Lebensreformern und Naturheilern, wie J. H. Rausse oder Theodor Hahn, denn einen strengen Pessimismus im Sinne Schopenhauers. Der Mensch ist nicht von Natur aus böse oder schlecht wie bei Schopenhauer, sondern in der Tradition Rousseaus durch das Beschreiten falscher Kulturwege schlecht geworden. In „Religion und Kunst" gibt Wagner hierfür Fleischgenuss und „Tiermord" die Schuld, worauf die andren Laster langsam folgten.

Das dort vertretene Konzept, um die Menschheit einer „Regeneration" entgegenzuführen, enthält in vielem das Programm von Theodor Hahn und anderen Naturheilern und scheint damit deutlich weniger Schopenhauer in sich zu schließen, als man annehmen könnte: Naturheiler wie Hahn waren weit davon entfernt, Anhänger von Schopenhauer zu sein, sie waren Rousseauisten, die an das Gute im Menschen glaubten, und hielten eine zukünftige, glückliche und tugendhafte Menschengemeinschaft für möglich. Sie hatten die aus ihrer Sicht durchaus berechtigte Hoffnung einer bald eintretenden *Erlösung des Menschengeschlechts* auf Erden und waren weit entfernt von Schopenhauers „absolutem Pessimismus".

Wagner scheint also zumindest zu Ende seines Lebens erneut zurück zu den Lehren der Naturheilkunde gefunden zu haben und vielleicht war ihre Lehre sogar wieder mehr seine wahre Religion als die Philosophie Arthur Schopenhauers: Zumindest versuchte er, Schopenhauers Denken mit den Ideen des damaligen Vegetarismus – der seine geistigen Wurzeln in Deutschland bei Wagners „Wasserpropheten" J. H. Rausse und dessen Schüler Theodor Hahn hat – zu vereinigen, was schließlich auch tatsächlich durch die Aufgabe des „absoluten Pessimismus" nicht recht schwer fällt.

Das unterstreicht auch eine Notiz von Cosima Wagner, die genau in diese Richtung geht. Am 8. Jänner 1880 notierte sich Cosima Wagner: „R. (Richard) liest in der ihm zugeschickten Schrift des Vegetarianers (‚Thalysia‘), eines Franzosen

(Gleizés), sie gefällt ihm sehr. ... ‚Die Weltgeschichte beginnt von da an, wo der Mensch Raubtier wird und das erste Tier umbringt.'"[998]

Hier sieht man, dass Wagner den Beginn der Nöte des Menschengeschlechts historisch verortet, dabei allerdings das Böse bzw. Schlechte nicht zu einem Prinzip der Welt an sich erklärt. Ferner, dass Wagner die Schrift von Gleizés einiges bedeutete. Gleichzeitig ließ Wagner allerdings bereits vor der Lektüre von Gleizés (wie sich ergibt, ab Anfang 1880) den Vegetarismus hochleben – etwa bereits in der 1879 erschienenen Schrift „Über die Vivisektion". Offenbar war er durch die Lektüre eines deutschen Vegetariers schließlich auch auf Gleizés gestoßen. Einen Tag später für den 9. Jänner 1880 notiert Cosima: „R. (Richard) liest in der Schrift über Vegetarianismus weiter und freut sich der ‚lieblich-elegischen Erscheinung' des Gleizés', er bestellt sich das Werk und sagt, es passe vortrefflich zu seinem jetzigen Vorhaben."[999]

Sein Vorhaben war wahrscheinlich *Parsifal*. Wohl hatte er auch bereits jetzt Ideen entworfen, wie eine zukünftige „Regeneration" auszusehen habe. Den Text des *Parsifal* hatte er zwar bereit am 19. April 1877 abgeschlossen, aber die Theorie zur neuen Art des Kunstverständnisses legt Wagner erst drei Jahre später in „Religion und Kunst" von 1880 dar. Ab diesem Zeitpunkt kann *Parsifal* auch mit dem Vegetarismus in Verbindung gebracht werden, auf den er durch die Beschäftigung mit Ernst von Webers Anti-Vivisektionsschrift 1879 gekommen war.[1000]

Ob Wagner tatsächlich durch den Buddhismus zur leidenschaftlichen Beschäftigung mit dieser Thematik angeregt wurde, wie *Volker Mertens* vermutet[1001], oder aus einem anderen Grund, lässt sich hier nicht beantworten. Dass buddhistische Gedanken und auch Erzählungen aus dem indischen Kulturkreis eine wichtige Rolle für die Konzeption des Textes – der bis in das Jahr 1865 zurückgeht – gespielt haben, scheint kaum zu bestreiten.[1002]

Spätestens ab „Religion und Kunst" ist die Botschaft von *Parsifal* aber auch mit der deutschen *Vegetarismus Bewegung* in Verbindung zu bringen, die buddhistisches Gedankengut nur am Rande in ihr auf Rousseau ausgerichtetes Denken auf-

998 Cosmia Wagner. Tagebücher Band 3. S 472.
999 Ebda. S 473.
1000 Wagner. Briefe. S 615. An König Ludwig von Bayern. Neapel, 31. März 1880.
1001 Vgl. Mertens. Indomanie 81.
1002 Vgl. hierzu: Ebda., sowie orchmeyer. Wagner. S 325-347.

nahm. Gerade seinen späten Optimismus und überhaupt den Glauben an eine *Regeneration* können wir auch auf die Rezeption von vegetarischen Schriften zurückführen. Am 12. Jänner schreibt Cosima über Richard Wagner:

„Er rühmt das 18. Jahrhundert, Rousseau's und Voltaire's Teilnahme für die Tiere und meint, daß unser jetziger Zustand mit Vivisektion doch recht barbarisch dagegen zu nennen sei. ‚Nur vom Christentum haben sie nichts gewußt, haben nur die Kirche vor sich gesehen und gar nicht historisch verstanden, wie das so gekommen. Schopenhauer ist der einzige gewesen; vor ihm Kant, aber dumm.'"[1003]

Am 22. Jänner fasst er seinen neuen Glauben, wie uns Cosima überliefert, zusammen: „Heute sagt er auch, daß man nicht absolut anzunehmen brauche, daß die Menschheit boßhaft geboren sei, sondern seit der Geschichte, seit dem Erlegen des ersten Tieres sei sie so geworden."[1004]

Das zum ersten Zitat angemerkte scheint hiermit eine vollkommene Bestätigung zu bekommen. Es scheint eine Rückkehr zum „Kulturpessimismus", und insofern zu einer optimistischen Weltsicht stattzufinden, dass Wagner die Lösung dieser „Ur-Katastrophe" für lösbar hält, ohne dass die Menschheit in den Fängen der Verderbtheit bleiben müsse.

Gelingen müsse dies über den Fleischverzicht, gefolgt von anderen Maßnahmen, welche die Folgen des sogenannten „Tiermordes" und der „naturwidrigen Nahrung"[1005] rückgängig machen sollen. Dabei hält er den Vegetarismus (als Fortsetzung der Naturheilkunde) – entgegen früherer Ansichten, wie wir gesehen haben – sowohl aus ethischen, aber auch aus ernährungstechnischen Gründen für einen notwendigen Bestandteil einer möglichen „Regeneration". Darin folgt er tatsächlich Naturheilern bzw. Vegetarismus-Verfechtern wie Theodor Hahn, die gerade das Ende des „Tiermordens" – wie sie es nannten – an die erste Stelle einer möglichen Erneuerung der Gesellschaft stellten.

1003 Cosima. Die Tagebücher. Band 3. S 474.
1004 Ebda. S 482.
1005 Wagner. Religion. S 386.

1.6. Die Wiederkehr eines „religiösen Bewusstseins"

Wagner bezeichnet in „Religion und Kunst" „selbst den heutigen Sozialismus als sehr beachtenswert ... wenn er mit den ...Verbindungen der Vegetarianer, der Tierschützer und der Mäßigkeitspfleger in eine wahrhaftige und innige Verbindung träte."[1006] Diese Verbindung berechtige laut Wagner zur „Hoffnung des Wiedergewinnes einer wahrhaften Religion".[1007] Gerade diese sei eine Grundvoraussetzung einer möglichen „Regeneration", denn erst der Zusammenschluss dieser verschiedenen Vereinigungen, „mit vollkommenem Verständnis der Tendenz jeder der genannten, in ihrem Unzusammenhange machtlosen Verbindungen", berechtige als Ganzes zur „Hoffnung des Wiedergewinnes einer wahrhaften Religion".[1008]

Dabei fußen genannte Vereinigungen der Vegetarier, Tierschützer und Mäßigkeitspfleger, aber auch der Sozialismus nach Wagner „auf einer Wurzel, welche wir ohne Scheu die eines religiösen Bewußtseins nennen wollen".[1009] Dieses „religiöse Bewusstsein" könne zur Grundlage der Einsicht werden, dass unsere momentane Kultur vom Schlechten geprägt sei und eine Umkehr zu Werten, die viele Religionen auszeichnen, stattfinden müsse. Dem altruistischen Verhalten der einfachen Menschen liege „eine Erkenntnis der tiefen Unsittlichkeit unsrer Zivilisation zum Grunde" (Wagner spricht in diesem Zusammenhang vom „Grollen des Arbeiters").[1010]

Dabei kann dieses „religiöse Bewusstsein" allerdings keinesfalls als Teil einer Rückkehr zu einer herkömmlichen Religion verstanden werden. Vielmehr handle es sich hierbei um eine sowohl der Lehre der Vegetarier, der Sozialisten, aber auch der Religionen zugrundeliegende „tiefe Wahrheit", die es freizulegen gelte. Diese scheint tief in unserem Sein verwurzelt; allerdings aber durch das Schlechte in der Welt verdeckt. Es geht Wagner hier offenbar auch wiederum sehr zentral um Schopenhauers „Willen", der durch das im Menschen von Grund auf gefühlte, aber erst

---

1006 Ebda. S 388.
1007 Ebda.
1008 Ebda.
1009 Ebda.
1010 Ebda., vgl. auch Wagner. Vivisektion" S 187f. Schon hier vertritt er die Meinung, nur durch die Einsicht in das Spiel des Willens, bei gleichzeitiger oder vorausgehender Aufgabe des Fleischgenusses und einer folgenden Rückbesinnung auf das Mitleid, könnten die Probleme der Schopenhauerischen Philosophie bekämpft werden.

durch ein „religiöses Bewusstsein" klar gewordene Mitleid sediert werden könne.[1011]

Gewinne die Menschheit wieder ein „religiöses Bewußtsein", auf dessen Kern von Wagner genannte Vereinigungen der Vegetarier, Tierschützer und Mäßigkeitspfleger, aber auch der Sozialismus bereits jeweils zum Teil gekommen seien, könne die „Regeneration" stattfinden. Zwar gelangten genannte Vereinigungen nach Wagner häufig unbewusst und bloß „aus Berechnung der Klugheit"[1012] zu ihren Einsichten, ohne dass ihnen die zugrundeliegende wertvolle Wahrheit ganz bewusst gewesen sei, was aber nicht bedeutet, dass ihre jeweiligen Tendenzen falsch seien. Besinne man sich auf den wahren Kern, der aus dem „religiösen Bewusstsein" entstamme, könne sie einen wertvollen Beitrag zur „Regeneration" leisten. Wagner schließt in diesem Sinne:

„Während wir hier auf alle jene denkbaren Einsprüche [gegen die Vorteile des Vegetarismus] verweisen, haben wir uns selbst sehr gründlich nur noch in der einen Voraussetzung zu bestärken, daß nämlich aller echte Antrieb, und alle vollständig ermöglichende Kraft zur Ausführung der großen Regeneration nur aus dem tiefen Boden einer wahrhaften Religion erwachsen könne."[1013]

Die aus einem „religiösen Bewusstsein" entsprießenden Einsichten ermöglichen, das durch den Willen erzeugte Leid zu erkennen und dessen sinnloses Streben zu sedieren. Ist man von den „gemeinen Leiden eines Sündhaften Lebens"[1014] befreit, kennt man laut Wagner, wie viele „große Geister" in der Geschichte, keine „Willensnot"[1015] mehr, welche uns unser Leben so schmerzlich macht. Sich von der Willensnot zu befreien, sei die Aufgabe für eine zukünftige Gesellschaft. In Wagners Worten: „Hiergegen erkannten wir das uns notwendige Leben der Zukunft von jenen Leiden und Sorgen einzig durch einen bewußten Trieb befreit, dem das furchtbare Welträtsel stets gegenwärtig ist."[1016]

1011 Man vergleiche hierzu auch die bereits dargestellte Auffassung Theodor Hahns zu dieser Problematik, die in eine ganz ähnliche Richtung geht (Vgl. *IV. 1.2.*).

1012 Wagner. Religion. S 388.

1013 Ebda. S 390f.

1014 Ebda. S 395.

1015 Ebda. Sehr Ähnliches hatten – wie gesagt – auch die Naturheiler zu ihrem Programm erklärt. Sie wollten die Selbstsucht (Rousseaus *amour propre*) zum Schweigen bringen. Erreichbar sei das über den Weg des Mitleids und das Hören auf die Stimme des Gewissens als intuitive Fähigkeit. (Vgl. *I. 4.2.*)

1016 Wagner. Religion. S 395.

Und uns dieses zu vergewärtigen, kann u. a. die Aufgabe von Wagners Kunst sein. Sie führt uns das „furchtbare Welträtsel" vor Augen.[1017] Dabei stellt uns Wagners letzte Oper *Parsifal* (1882 uraufgeführt) einige in „Religion und Kunst" vorgestellte Ideen nochmals vor.[1018] So ist Parsifal – zumindest seit den „Regenerationsschriften" – als degenerierter und verdorbener Mensch zu sehen, was sich u. a. darin zeigt, dass er ein „Tiermörder" ist, zu dem er wird, als er in seiner ersten Szene den Schwan erlegt.[1019]

Wie wir gesehen haben, stellt der „Tiermord" in Wagners Denken zu dieser Zeit die Urkatastrophe der Menschheit zum Schlechten hin dar und die Gemeinschaft der Guten hat sich des „Fleischgenusses" zu enthalten. In diesem Sinne lebt auch die Gralsgemeinschaft vegetarisch.

Damit scheint Parsifal nicht der „Naturbursch"[1020], als den ihn Nietzsche gesehen hatte – den viel eher der intuitiv tugendhafte Siegfried aus dem Ring verkörpert – sondern ein Abkömmling einer bereits „degenerierten" Umgebung (oder „Zivilisation"). In diesem Sinne kann man ihn, wie *Dieter Borchmeyer* unterstreicht, mit der buddhistischen Figur des *Jägers*, als schlimmst mögliche Form der Wiedergeburt und daher einem verdorbenen Menschen in Verbindung bringen.[1021]

Erst als er den „Willen" als Ursache des Leides und sich selbst als dessen Ausdruck erkennt und des Mitleids einsichtig wird, kann er die Gralsgemeinschaft erlösen.[1022] Viel mehr als auf die Interpretation der einzelnen Figur kommt es aber darauf an, die ganze Oper als Abbild einer Läuterung zu verstehen. So wie *Christian Thielemann* Parsifal versteht: „[Der Zuschauer von Parsifal] macht in seinem Theatersessel durch, was die Charaktere auf der Bühne erleben – eine Reise der Er-

---

1017 Ebda.

1018 Zur reformatorischen Idee, die Wagner mit Parsifal erwirklichen wollte vgl. Nowak. Die Idee der Kunstreligion.

1019 Freilich merkte Wagner selbst zu jener Szene, die wie Borchmeyer herausstellt offenbar auf buddhistische Einflüsse zurückgeht (vgl. Borchmeyer. Wagner. S 341f.), solche und ähnliche Mutmaßungen vermutend, an: „Ich bin dazu bestimmt gewesen, immer in Prosa (im Leben) auszuführen, was ich dichtete; die Scene mit dem Schwan man wird glauben, sie sei aus meiner Ansicht über die Vivisektion entstanden." (Zit. nach: Beck. Wagner. S 12.)

1020 Nietzsche. KSA 6, S 430. Er spricht hier von der ‚Einfalt vom Lande' und dem „Naturburschen", der „schließlich katholisch gemacht wird".

1021 Vgl. Borchmeyer. Wagner. S 341.

1022 Vgl. Hartwich. Religion. S 320-323.

kenntnis. ... *Parsifal* ist eine Art Katharsis, eine innere Reinigung durch Musik".[1023]

So wie die Figur *Parsifal* die einzelnen Symptome des Verfalls durchleben muss – Tiermord, Abfall vom Mitleid, das Begehren von Lüsten und Süchten – um schließlich zur Läuterung zu kommen, soll das Eintauchen in das Drama zu einer ähnlichen Wiedergeburt beitragen, wie Parsifal sie schließlich erlebt, nachdem er die Gralsburg widerfindet und seine letzte Läuterung durch das von Gurnemanz verabreichte „Bad" erfährt.

In diesem Sinne sieht *Jost Hermand* im „Karfreitagszauber", der auch Parsifal erfasst, ein Indiz dafür, dass erst der geläuterte Parsifal die Natur zu schätzen weiß, die er zu Anfang rücksichtslos behandelt. Etwa, wenn er – wie gesagt – den Schwan erlegt und vom Gralsritter Gurnemanz dazu aufgefordert wird, der friedlichen Natur Respekt entgegenzubringen. Den Zauber der Natur kennt erst der von der Irrfahrt heimgekehrte Parsifal, der erneut auf Gurnemanz trifft und, nachdem er mit dem Wasser des heiligen Quells „gebadet" wurde, zu verstehen beginnt, was man der Natur abgewinnen kann. Jost Hermand schreibt darüber: „Die Natur hat plötzlich nichts Dämonisch-Lockendes mehr für ihn, sondern

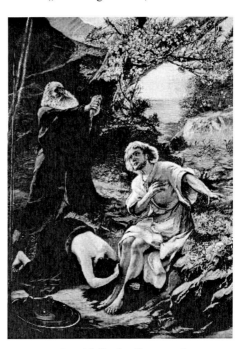

„*Parsifal, Kundry, Gurnemanz*"

liegt ... im Glanze eines ‚Karfreitagszaubers' vor ihm, der Flur und Aue ‚mit heil'gem Tau beträufet'".[1024]

1023 Zit. nach: Brüggemann. Genie und Wahn. S 213.
1024 Hermand. Oper. S 139.

In *Parsifal* werden für Wagner wichtige Überzeugungen, die er auch in „Religion und Kunst" präsentierte, aber in vielem schon sehr lange vertreten hatte, aufgezeigt: Die ursprüngliche Unschuld der Natur, die Verdorbenheit der modernen Kultur und die Notwendigkeit der Freiheit des menschlichen Intellekts, der über die ursprüngliche Unschuld der Natur hinausweisen kann und uns zumindest von der verderbten momentanen Kultur befreien bzw. auch erlösen kann. Voraussetzungen für diese Freiheit werden beim späten Wagner u. a. eine vegetarische Ernährung und vor allem eine Einsicht in das Spiel des Willens, wie sie Schopenhauer letztlich dem Intellekt zuordnete, Wagner aber über Emotionen – die er durch das Beispiel der Kunst erwecken wollte – erreichen zu können hoffte.

Wagner über das Zusammenspielen der Kunst mit anderen Maßnahmen einer möglichen Regeneration an Ludwig II. von Bayern Ende 1881: „Ich betrachte alle diese und ähnliche Fragen (wie eine „Regeneration" möglich sein könnte) als mit dem Schicksale und der Bestimmung der vor. mir ins Auge gefassten wahren Kunst durchaus nicht ohne Zusammenhang."[1025]

Möglicherweise stand in *Parsifal* gerade die Botschaft des Vegetarismus im Mittelpunkt, wobei die vegetarische Ernährung zukünftig die Kommunion ersetzen soll. Die vegetarische Ernährung vereint die Gemeinschaft und stellt eine profane Alternative zum Messgang dar.

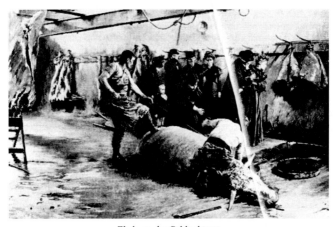

Ekel vor der Schlachtung

1025 Wagner. Wagner und Ludwig II. Bd. 3. Brief vom 16.3. 1881. S 203.

1.7. Das vegetarische Mahl der neuen Gemeinschaft

In einer solchen Weise verstand etwa Eduard Baltzer den Vegetarismus. Er, der ehemalige freireligiöse Prediger, wollte nach seinem Übergang zum Vegetarismus-Propheten die Rolle der Religion durch den Vegetarismus, der ebenfalls zu einem religiösen Bewusstsein beitragen könne, ersetzen. In der Gemeinschaft freier Individuen könne die vegetarische Lebensweise einen ähnlichen Zusammenhalt schaffen wie ein religiöses Ritual. Über die Anerkennung eines „ethischen Prinzips" könne „der Einzelne an die Gesellschaft gebunden werden".[1026] Dieses erfahre seine Geltung durch tägliche Ausübung in der gemeinsamen vegetarischen Ernährung.[1027] Ganz ähnlich wie die Enthüllung des Grals in *Parsifal*, die die Gralsritter „Tag für Tag" stärkt.

In „Ideen zur sozialen Reform" (1873) schreibt Baltzer etwa: „Die soziale Frage ist in höchster Potenz die religiöse Frage."[1028] Dass Theodor Hahn ganz Ähnliches im Sinn hatte, wurde gezeigt. *Eberhard Straub* schreibt über *Parsifal*, allerdings ohne auf die Rolle der Vegetarismus-Bewegung für Wagners Auffassung zu verweisen:

> „Ohne Scheu vor der unverhohlenen Blasphemie deutet Wagner das christliche Mysterium der Transsubstantiation um in das Sakrament der vegetarisch-natürlichen Nahrung. Sie führt im Spiel mit den Worten des Abendmahls ‚Leibes Kraft und Stärke' zum ‚lebensfreudigen Blut', zur Erlösung selbst des Erlösers, der nun ‚selig in Liebe' zur Lebenstotalität mit und in der gesamten Menschheit gelangt."[1029]

War Wagner tatsächlich dieser Auffassung, die jener der Vegetarier sehr nahe kam, dann könnte man beinahe die These vertreten, Wagner wollte mit *Parsifal* sein Publikum in erster Linie zum Vegetarismus bekehren. Stimmt das tatsächlich, wäre die Rolle des Vegetarismus höher einzuschätzen als jene seiner Kunst und seine Kunst bloß Mittel zur vegetarischen Lebensweise.[1030] Diese Interpretation scheint

---

1026 Barlösius. Naturgemässe Lebensweise. S 46.

1027 Ebda. S 46f.

1028 Baltzer. Reform. S 6.

1029 Straub. Wagner. S 263.

1030 In diesem Zusammenhang argumentierten Vegetarier wie Theodor Hahn, aber auch Wagner selbst, den wir hier wohl nicht ganz so ernst nehmen dürfen wie die Ausführungen der Vegetarier, dass allein eine vegetarische Ernährung als erster Schritt ausreichend sein könne, um die Folgen des Verfalls aufhalten zu können. Sind die oben von Wagner gebrachten Ausführungen aus „Religion und Kunst", wie jene in denen Wagner davon spricht, Verbrecher seien allein durch vegetarische Kost zu „rechtschaffenden Menschen" (Wagner. Religion. S 389.).

allerdings zu kurz zu greifen, denn stellte Wagner doch in der Tat durch die Kunst auch die Entschleierung des „Willens" selbst in Aussicht, d. h. des Prinzips das uns immer nur unglücklich und gleichzeitig auch böse macht.

Zur *Umkehr* gehört aber freilich mit Sicherheit auch eine vegetarische Lebensweise, die die „Degeneration" aufhalten müsse, aber auch zu einem täglichen willensverneinenden Ritual werden müsse. Die Vegetarier wie Theodor Hahn sahen tatsächlich in der vegetarischen Lebensweise jenes Moment, das die Umkehr einleiten solle. Wagner sprach die Möglichkeit, den ersten Schritt zu tun, seiner Kunst zu, argumentierte, wie wir gesehen haben, aber auch ganz ähnlich über den Vegetarismus.

Die Kunst übernimmt eine ähnliche Aufgabe wie der Vegetarismus in den Augen der Vegetarier, die allein dem Vegetarismus die Fähigkeit zuschreiben, den entscheidenden Impuls für eine Wiedererlangung der Tugend geben zu können. Auch hier könnte Wagner wiederum von der Rezeption der Schriften von Vegetariern zur Idee seines eigenen Beitrags zur *Erneuerung* gekommen sein. Allerdings scheint die Kunst in seinen Augen noch wichtiger als der Vegetarismus, von dem er sich aber die *Mission* seines „Bühnenweihfestspiels" direkt geborgt haben könnte. (Das gleiche hatte er ja möglicherweise bereits mit dem „Ring" gemacht, der sich seine *Mission* von der Wasserheilkunde von Rausse abgeschaut haben könnte.[1031])

Wagner ging damit in gewisser Weise unter die „Lebensreformer", die seine Musik später nicht gerade zufällig mit ihren eigenen Ideen und Auffassungen verbanden. Ein aus dem Wissen um die Gemeinsamkeiten entstandenes Projekt waren die seit 1909 in der *Gartenstadt Hellerau* stattfindenden „Festwochen", wo Wagner gespielt wurde und wichtige Wagnerianer sich trafen.[1032]

Speziell mit *Parsifal* wollte Wagner aber nicht nur den Vegetarismus unterstützen, sondern der Kunst neben dem Vegetarismus eine ganz eigene Aufgabe im Dienste der „Regeneration" zuweisen. Denn die *Verneinung des Willens* könne

---

geworden, tatsächlich ernstzunehmen, dann könnte man die Aufgabe von „Parsifal" tatsächlich vor allem darin sehen, zum Vegetarismus hinzuführen. Vielleicht hielt Wagner als weitere Möglichkeit die Kunst und den Vegetarismus aber sogar für ähnlich mächtig sowie gleich wichtig. Beide seien möglicherweise fähig, den ersten Schritt zur *Umkehr* einzuleiten. Ähnliches legt einem zumindest seine Äußerung gegenüber Theodor Hahn von 1852 nahe (vgl. *II. 4.6.*).

1031 Vgl. *II.3.*
1032 Vgl. u. a. Straub. Wagner. S 291f.

nicht ausschließlich in einer vegetarischen Lebensweise bestehen, wobei diese allerdings letztlich auch zur Voraussetzung wird. Der Besucher von *Parsifal* sollte offenbar sowohl zum Vegetarier werden, aber auch andere Gründe der „tiefen Unsittlichkeit unserer Zivilisation" erkennen und schließlich allem entsagen, was als Ursache in Frage käme.

In Wagners Auffassung kann gerade die Kunst dazu beitragen, aber ähnlich bedeutend ist die Rolle des Vegetarismus, der nicht nur Voraussetzung ist, sondern auch Teil des Ritus der zum Guten bekehrten Gemeinschaft werden solle, ähnlich wie die Gralszeremonie in *Parsifal*. Dabei hielt Wagner den Vegetarismus für einen Ausdruck „religiösen Bewusstseins", die Kunst aber für das Mittel, das uns dieses erkennbar macht, um es anschließend aus freier Entscheidung zu verinnerlichen.

Die vegetarische Lebensweise müsse, ähnlich wie bei Baltzer, zu einem ethischen Prinzip werden, welches die Gemeinschaft in einem sich täglich wiederholenden Ritual verbrüdert. Gerade dieser Akt scheint eine wichtige Bedeutung auch für eine zukünftige, bereits zum Guten bekehrte Gemeinschaft zu besitzen, indem er das „furchtbare Welträtsel"[1033] stets neu vergegenwärtigt.

Das tägliche vegetarische Mahl sei als „errungene Siegesgewissheit des Willens über sich selbst", gewonnen „durch Erkenntnis des Verfalls des menschlichen Geschlechtes", zu verstehen. Dieses sollten die siegreichen Menschen der Zukunft mit ihrem „täglichen Speisemahle" feiern. „Das Untertauchen in das Element" einer „symphonischen Offenbarung", die Wagner auch mit *Parsifal* erreichen wollte, könne schließlich sogar als „ein weihevoll reinigender religiöser Akt selbst gelten."[1034] Die Kunst steht anscheinend über der Ernährung, letztere ist aber trotzdem von großer Wichtigkeit.

Die vegetarische Lehre und die anderer, aus einem „religiösen Bewusstsein" entsprungener Bewegungen, können gemeinsam zur Grundlage einer „Regeneration" werden. Der Vegetarismus und die optimistische Weltsicht der Proponenten der Vegetarier-Bewegung, aufgrund derer er den Vegetarismus lange abgelehnt hatte, spielen jetzt eine entscheidende Rolle. Allem Anschein nach hat der späte Wagner zu den Lehren von J. H. Rausse zurückgefunden. Wagner vermittelt zwischen einem Rousseauismus des Vegetarismus jener Zeit – der in seiner philosophischen Ausrichtung auf Rausse zurückgeht – und Schopenhauers Philosophie. Rousseaus

---

1033 Wagner. Religion. S 395.
1034 Ebda. S 397.

Intuitionismus wird mit der Verneinung des Willens bei Schopenhauer vermengt, wobei die Lösung des von Schopenhauer aufgestellten Problems des unstillbaren Willens zu einem großen Teil durch die Mittel der Vegetarismus-Bewegung jener Jahre gelöst werden soll; einen anderen wichtigen Beitrag soll die Kunst leisten.

Wagners Rousseauismus, den er in „Religion und Kunst" vertritt und verteidigt, ist die Ausformung des Vegetarismus, den Vegetarier wie Theodor Hahn in Deutschland populär gemacht hatten und den Wagner bei Theodor Hahns Lehrer J. H. Rausse fast 30 Jahre früher kennengelernt hatte. Auf J. H. Rausse geht auch das geistige Wesen des deutschen Vegetarismus um 1880 – also den von Wagner vertretenen – zurück. Rausse war der letzte große Prophet Wagners, bevor er Schopenhauers Lehre verinnerlichte. Erst als er durch die Wasseranwendungen keine Besserung seiner Leiden erkennen konnte, war er damals von Rausse abgefallen und kurz darauf, durch Krankheit gezeichnet, zum schopenhauerischen Pessimisten geworden.

Jetzt – 30 Jahre später, 1880 – wird die Pflanzenkost für Wagner eine notwendige Voraussetzung, um die Stimme des Mitleids wiederzuerwecken. In den frühen 1850er Jahren glaubte er, Wasseranwendungen besäßen – wie er es bei J. H. Rausse gelesen hatte – die Fähigkeit, Individuen, aber auch die ganze Menschheit zu retten. Schon damals sollte die Kunst Ähnliches bewirken, wie in seinem Denken in den frühen 1850er Jahren die Hydropathie erreichen könne. 1880 tritt der Vegetarismus – mit dem ganz gleichen geistigen Hintergrund – an die Stelle der Wasserheilkunde. Der Vegetarismus wird Grundvoraussetzung des mitleidsfähigen Menschen. Die Kunst kann ihn in das trügerische Spiel des Willens einweihen. Wagners Musik soll intuitiv zur Erkenntnis treiben. „Durch Mitleid wissend", wie es im *Parsifal* heißt, wird der Mensch zum Guten getrieben. Beide zusammen werden Voraussetzung einer „Regeneration".

2. Wagners spätere Auffassung des Grundes der „Degeneration"

„Wir können uns der Anerkennung der Richtigkeit dessen nicht verschließen, daß das menschliche Geschlecht aus unausgleichbar ungleichen Rassen besteht, und daß die edelste derselben die unedleren wohl beherrschen, durch Vermischung sie aber sich nicht gleich, sondern sich selbst nur unedler machen konnten."[1035]

Wagner über seine neue Auffassung der „Degeneration"

2.1. „Heldentum und Christentum" (1881) und die neue Ursache der „Degeneration"

Hier scheint es – das letzte Kapitel abschließend, das neue eröffnend – nötig, auf Wagners Begriff der „Degeneration" zurückzukommen, den er in seinen „Regenerationsschriften" verwendet, um zu beschreiben, in welcher Lage sich der damalige Mensch befinde. Was versteht Wagner unter „Degeneration"?

Wir werden sehen, dass sich das Verständnis der Ursache in „Heldentum und Christentum" wandeln wird, was noch später ein weiteres Mal geschieht, worauf ebenfalls noch eingegangen wird. Nun werden wir diese Frage anhand Wagners letzer großer Schrift „Heldentum und Christentum" (1881) untersuchen, die sich mit der Thematik „Regeneration" beschäftigt, die die vorhandene „Degeneration" aufhalten könne. Wir werden schließlich feststellen, dass er eine neue Ursache der „Degeneration" ausmachen wird.

Eingangs allerdings fasst er seine bereits vorgestellte Ansicht – die sich im Laufe von „Heldentum und Christentum" als nur teilweise berechtigt erweisen wird – erneut zusammen, macht dabei jedoch bereits zu diesem Zeitpunkt einige Zusatzannahmen, die wir aus „Religion und Kunst" noch nicht kennen.

Tatsächlich sah Wagner dort den Niedergang von Gesundheit und Moral in der falschen Nährweise zugrundegelegt. Nun versucht er aber Gobineaus Theorie mit seiner alten Auffassung zu harmonisieren und verwendet in dieser Weise in der Interpretation von Gobineau etwa den Begriff der „Degeneration", umgekehrt im Zusammenhang mit dem Vegetarismus den Begriff des „Blutes". Wagner in diesem Sinne über den „Verfall" der Menschen durch den Beginn einer animalischen Ernährung:

1035 Wagner. Heldentum. S 400.

„Suchten wir den Verfall uns aus einem physischen Verderb zu erklären, und hatten wir hierfür die edelsten Weisen aller Zeiten zu Stützen, welche gegen die ursprüngliche Pflanzennahrung eingetauschte animalische Nahrung als Grund der Ausartung erkennen zu müssen glaubten, so waren wir notwendig auf die Annahme einer veränderten Grundsubstanz unseres Leibes geraten, und hatten aus einem verderbten Blute auf die Verderbnis der Temperamente und der von ihnen ausgehenden moralischen Eigenschaften geschlossen."[1036]

Wagner behauptet, die „animalische Nahrung" sei der „Grund der Ausartung", welche zur „Degeneration" führte, die auf die „notwendige Annahme" einer „veränderten Grundsubstanz unseres Leibes" zurückzuführen sei. Sie führte zu einem „verderbten Blute", welches wiederum die „Verderbnis der Temperamente" zur Folge hatte, wobei aus dieser Verderbnis schließlich „die moralischen Eigenschaften" des Menschen verdarben. Mit anderen Worten, der Fleischgenuss führte letztlich zu den verdorbenen Sitten unserer Tage.

In diesem Sinne ist die „veränderte Grundsubstanz unseres Leibes" die Ursache des moralischen Verfalls. Die „Degeneration" ist bei Wagner eine Folge der animalischen Ernährung, keine andere tatsächliche Ursache gibt uns Wagner auch hier in „Heldentum und Christentum" anfangs zu erkennen. Das kannten wir genauso aus seinen vorherigen „Regenerationsschriften", obwohl hier der Ausdruck des „verderbten Blutes" erstmalige prominente Erwähnung findet und bereits auf eine Bekanntschaft mit der Theorie von Arthur Gobineau hinzuweisen scheint.

Doch dann, für den in Wagners frühere „Regenerationsschriften" Eingeweihten unerwartet, kommen ihm ganz neue Ideen zur Frage, was die „Degeneration des menschlichen Geschlechts" ausgelöst habe. Namentlich wird Wagner nun behaupten, die „Vermischung der Rassen" könne der einzige Grund für die von ihm ausgemachte „Degeneration" sein. Woher der Wandel oder das neue Element?

Wagner hatte gerade *Arthur Gobineaus (1816-1882)* „Essai sur l'inégalité des races humaines" aus den 1850er Jahren gelesen und fand in dessen Beschreibung des „Rassenverfalls" Ideen, die er nun mit seiner bereits vorhandenen Auffassung der „Degeneration des Menschengeschlechts" in Verbindung brachte. Wagners zentraler Begriff der „Degeneration", den er von den Vegetariern geborgt hatte und zuerst wie diese medizinisch bzw. ernährungstechnisch verstand, wird mit einer Verderbnis des Blutes durch „Rassenvermischung" in Verbindung gebracht.

1036 Ebda.

Die Vegetarier sprachen zwar ebenfalls von einer „Rasseverschlechterung"[1037], führten diese allerdings auf ernährungstechnische und medizinische Ursachen zurück. Ideen wie eine „Rassenvermischung" als Ursache eines „Rassenniedergangs" schienen ihnen fernzuliegen. Zimmermann, der hier auch den zentralen Begriff von Rausse, das „Siechtum", übernimmt, schreibt in seinem 1843 erschienen pro-vegetarischen Werk in diesem Zusammenhang: „Wo sich ein Geschlecht auf naturwidrigen Culturwegen verirrte, da trat bald auch Corruption der Gesundheit ein und mit dem Verfall des Körpers schritt stets die Degeneration des Gemüts Hand in Hand vorwärts."[1038] Der „Rassenniedergang" wurde als gesundheitlicher Verfall verstanden, der Begriff „Degeneration" ferner nur auf den Geist bezogen.[1039]

Nun hatte Wagner seine Auffassung allerdings geändert und behauptet, dass es eindeutige Rassenunterschiede gebe, wobei die „edleren" dazu bestimmt seien, die „unedleren" zu beherrschen, und ein „Verfall" damit begonnen habe, dass die „Edlen" sich mit den „Unedlen" vermischten. „Einer der geistvollsten Männer unserer Zeit", Gobineau, wies laut Wagner die „Degeneration der Geschlechter" aus „einem Verderbe des Blutes" nach, ohne dabei die vegetarische Theorie zu beachten.[1040] Wagner hält Gobineaus Theorie durchaus für beachtenswert und setzt in eigener Meinung fort: „Wohl könnte dieses eine Verhältnis bereits genügen, unsren Verfall uns zu erklären."[1041] Wagner dachte nun also, der „Rassenverfall" könnte als Ursache sogar alleine in Frage kommen.

1037 Zimmermann. Paradies. S 6.
1038 Ebda. S 7.
1039 Vgl. auch Rausse. Miscellen. S 319., vgl. hierzu: *IV. 1.2.*
1040 Vgl. Wagner. Heldentum. S 400.
1041 Ebda.

2.2. Wagner und Arthur Gobineaus (1816-1882) Rassentheorie

Ähnlich wie zuvor mit dem Vegetarismus, versucht Wagner durch Gobineaus Theorie eine Erklärung der Nöte der Schopenhauer'schen Philosophie und gleichzeitig eine Lösung derselben zu ermöglichen. Mit Gobineau konstatiert Wagner einen „Rassenverfall", der einzig durch das Ende „falscher Rassenvermischungen" zu besiegen sei.

Wagners Lektüre von Gobineaus zwischen 1853 und 1855 entstandenen Werk „Essai sur l'inégalité des races humaines" fand von November 1880 bis Oktober 1881 statt. Während dieses Zeitraums las er kaum eine andere Schrift.[1042] Es ist wohl diese Zeit, in der er dessen „Rassentheorie" zu glauben anfing. Der einschlägigen Literatur zufolge erschütterte sie ihn und ließ ihn an seinem „Regenerationskonzept" zweifeln: Er gab sogar die Arbeit an „Parsifal" vorübergehend auf.[1043] Gobineau selbst besuchte Wagner im April 1881 und blieb für vier Wochen, in denen Wagner zwar wenig Zeit für Gobineau hatte, es allerdings trotzdem immer wieder zu lauten Streitgesprächen kam.[1044]

Die „Regenerationsidee", die er, wie wir gesehen haben, etwa in „Religion und Kunst" mit größtem Nachdruck vertrat, schien zum Scheitern verurteilt, das Menschengeschlecht der unaufhaltsamen „Degeneration" ausgesetzt. *Maurice Boucher* wirft dabei eine entscheidende Frage auf, die Wagner kaum zu lösen vermochte, allerdings zu lösen versuchte: „Müsste er in einen hoffnungslosen Pessimismus verfallen, ohne Ausweg, oder müsste er sich anderer Mittel bedienen, in denen die Kunst und die ‚Religion' keine Rolle spielten?"[1045]

Eric Eugène stellt dabei über den Einfluss von Gobineau und Probleme, die aus dieser Lektüre für sein „Regenerationskonzept" entstanden, sehr richtig fest: „Sie stellten alles in Frage für ihn, der an die befreiende Kraft der Liebe und die Einheit des Menschengeschlechts glaubte."[1046] Tatsächlich war Wagner sofort nach der Lektüre erschüttert. Von da an glaubte er eine gewisse Zeit lang an die Wahrheit von Arthur Gobineaus Theorie und ihre für die Menschheit erstellte schlimme Prognose. Das wird uns seine Schrift „Heldentum und Christentum" (1881) zeigen.

1042 Eugène. Wagner und Gobineau. S 70.
1043 Ebda. S 78.
1044 Vgl. Hansen. Wagner. S 325.
1045 Zit. nach: Eugène. Wagner und Gobineau. S 78.
1046 Ebda.

Später versuchte er allerdings, die Probleme von Schopenhauers Philosophie, aber auch Gobineaus Probleme – die nun selbst bloß als Folge der eigentlich ursächlichen Probleme gesehen werden – erneut mit den alten Mitteln zu lösen.

Dabei seien sowohl die von Schopenhauer aufgeworfenen, aber auch jene von Gobineau konstatierten Probleme mit denselben Waffen zu bekämpfen. Das werden wir aus der Analyse der letzten, fragmentarisch gebliebenen Texte der „Regenerationsschriften" ersehen. Kommen wir allerdings zuerst auf das zu sprechen, was Wagner nach oder während dieser Lektüre, aufgrund des Einflusses von Gobineau, in „Heldentum und Christentum" vertrat. Hier war Wagner entscheidend in die Richtung von Gobineaus Philosophie gegangen, sehen wir uns deshalb an, was Gobineaus Denken auszeichnete. Wir werden Wagners Ausführungen in „Heldentum und Christentum" dadurch besser verstehen können.

Gobineaus Denken[1047] zielte auf „Elite-Individuen" ab. Diese, mit besonderen Fähigkeiten ausgestattet, stünden weit über dem Rest der Menschheit. Solche hatten bereits in der Vergangenheit existiert; nur sie waren es, die die Menschheit in ihrer Entwicklung vorantrieben. Aufgrund des zu konstatierenden „Rassenverfalls" sei das Versiegen jener und damit ein Niedergang des Fortschritts allerdings unaufhaltsam. In Gobineaus Pessimismus geht die Menschheit schließlich an „Rassenvermischung" zu Grunde. Die einzige Rasse, die solche Individuen hervorbringen konnte, war für Gobineau die „weiße Rasse"[1048], welche durch „Rassenvermischung" bereits am Verschwinden sei, womit auch der Untergang besiegelt sei.

Wagner, grundsätzlich kein Anhänger eines solchen „Heldentums", das auf der Einzigartigkeit von Individuen beruht, war durch Gobineau zu der Idee gekommen, der zukünftige Erlöser müsse „reines Blut" besitzen. War Siegfried zwar bereits von edler Herkunft, zeichnete ihn doch vor allem seine Freiheit aus. Der Held, den sich Wagner nun vorstellt, ist ein physiologisches Erzeugnis, dessen Freiheit aus seiner Biologie hervorgeht. Wie war dies allerdings mit seiner alten Auffassung vereinbar?

Wie wir gesehen haben, war Wagner noch in „Religion und Kunst" (1880) der Auffassung, das Heil des Individuums sei von einer heilen Gesellschaft abhängig und der Weg zu einer heilen Gesellschaft führe, über Praktiken wie eine vegetari-

1047 Zu Gobineaus Rassebegriff vgl. auch: Trey. Rassentheorien im 19. Jahrhundert. S 15-33; S 125-129.
1048 Vgl. Eugène. Wagner und Gobineau. S 78-81.

sche Lebensweise, letztlich zum Ende einer „Willensnot", d. h. dem Leid, das durch den Willen entstanden ist. Diese Rückkehr müsse letztlich der ganzen Gesellschaft gelingen, wobei alle erlöst werden könnten.

Jetzt allerdings sind es nur noch wenige –Auserwählte – die das Spiel des Willens entlarven können. Denn Wagner glaubte durch die Lektüre von Gobineau, die Zugehörigkeit zur richtigen Rasse sei Voraussetzung zu einer „Heldennatur" – einem Menschen, der das Spiel des Willens durchblicken kann. Dabei sei nur die „weiße Rasse" fähig, Intellekte auszubilden, die den Willen schließlich entlarven könnten. Nur ein sehr stark ausgebildeter Intellekt befähige zur Einsicht in das Spiel des Willens. Hier nennt Wagner dies etwa „Wissen der Bedeutung der Welt"[1049].

Nur die „Heldennatur" kann durch einen fähigen Intellekt, angetrieben durch den „Willen", den Willen selbst durchschauen. Diese Einsicht wird für ihn dann „zum moralischen Antriebe".[1050] Die Zugehörigkeit zu einer „edlen Rasse", die sich rein erhält, wird zur physiologischen Voraussetzung einer charakterlichen Anlage, die später Einsichten in das Spiel des Willens ermöglichen kann.

„Unedle" bleiben dagegen immer auf einer Stufe, in der der Wille immer nur fordert, aber nicht erkannt wird. Sie sind dem Zwang eines „blind begehrenden Willens" unterworfen. Der Verfall edler Geschlechter beginnt mit dem „Verderbe ihres Blutes", der Verfall des Menschengeschlechts mit der „Vermischung der Rassen", welche das Blut verdarb und damit auch den Intellekt schwächte.[1051]

Damit scheinen allerdings alle anderen außer den „Heldennaturen" von der Erlösung ausgeschlossen, denn Wagner verstand Erlösung in Raum und Zeit – als Ende der „Willensnot" – nicht wie Schopenhauer als Ende des Willens an sich. Ist damit etwa in „Parsifal" am Ende nur der gleichnamige Held erlöst oder kann es allen gelingen, Erlösung in Raum und Zeit zu erreichen? Tatsächlich trifft trotz Wagners Aufnahme der Theorie von Gobineau letzteres zu. Denn Parsifal könne ganz ähnlich wie Christus – mit dem Wagner Parsifal in Verbindung bringt – schließlich alle Menschen (bzw. sogar alle Wesen) erlösen, egal welcher Herkunft sie sind.[1052]

1049 Wagner. Heldentum. S 402.
1050 Ebda. S 403.
1051 Ebd. S 403.
1052 Vgl. hierzu: Hansen. Wagner. S 324f.

Es sei hier außerdem erwähnt, dass der zu dieser Zeit bereits stark ausgeprägte Antijudaist Wagner in diesem Zusammenhang die semitische Rasse als eine „edle Rasse" ansieht. Sein „Antisemtismus" oder besser „Antijudaismus" hatte – ganz im Gegenteil zum „Antisemitismus" späterer Tage, den auch Wagners Erben maßgeblich mit verantworteten – keine vordergründig rassistischen Gründe.[1053] Allerdings scheint Wagner in „Erkenne dich selbst" (1881) durchaus vor dem Einfluss der jüdischen Rasse auf das *deutsche Wesen* zu warnen.[1054] Er bezeichnet das Judentum in diesem Sinne auch als „plastischen Dämon des Verfalls der Menschheit".[1055] Was aber – trotz dieser erschreckenden und wohl nicht folgenlosen Äußerungen[1056] – nicht heißt, dass nicht auch sie zumindest in seinem Erlösungskonzept Platz gefunden hätten.[1057]

Es geht Wagner hier um den Erlöser selbst und nicht um die Erlösungsbedürftigen, die genauso schlecht sein durften, wie ihre Ursache: Der „Wille" Schopenhauers, der durch den Erlöser überwunden werden muss. Hier denkt Wagner, im Gegensatz zu seiner Auffassung in „Religion und Kunst", wieder weniger an eine Erlösung durch eine zum Guten bekehrte Gemeinschaft, wie es etwa das Ziel der Vegetarier war, sondern an die „Erlösung" durch ein Individuum. Dieses könne, ähnlich wie bereits bei Schopenhauer, durch einen Blick hinter den Schleier des Scheins, durch einen einzigen Akt die Welt erlösen.

Dabei ist der Erlöser zwar ein Bruder der Gemeinschaft, allerdings einer, der das Spiel des Willens durchblickt hat und den anderen den Weg zeigen kann. Ist als

1053 *Dieter Borchmeyer* hält über Wagners Antisemitismus fest: „Wagners Antisemitismus war ästhetischer, philosophischer, ökonomischer und sozialer Natur – nur kein konsequenter Rassen-Antisemitismus." (Borchmeyer/Beidler. Cosima Wagner. S 289) Vgl. hierzu auch: Friedrich. Deutung und Wirkung. S 169. Zur Wirkung der Rezeption von Gobinaues Rassentheorie durch Wagner und seine Nachfolger vgl. Trey. Rassentheorien im 19. Jahrhundert. S 125-129.; Young. Gobineau und der Rassismus. S 224-234.; Schüler. Bayreuther Kreis. S 243ff.

1054 Vgl. Wagner. Wagner- Ein Minenfeld. Abschnitt 12.

1055 Wagner. Erkenne dich selbst. S 272.

1056 Zur Auswirkung von Wagners Antisemitismus vgl. u.a.: Heer (et. al.): Verstummte Stimmen.; Hein. Hitler in Wagner. Schüler. Bayreuther Kreis.; Rose. Wagner und der Antisemitismus.; Viereck. Hitler und Richard Wagner.; Fischer. Von Wagner zu Hitler.; Köhler. Wagners Hitler.; Katz. Wagner als Vorbote des Antisemitismus.; Mork. Antisemitismus.; Metzger (Hrsg.). Wie antisemitisch darf ein Künstler sein?; Friedländer (Hrsg.): Wagner im Dritten Reich.

1057 Vgl. hierzu: Friedrich. Wagner. S 167ff.

solcher Akt Wagners Kunst selbst zu verstehen, die uns den Willen enthüllt und die Menschheit erlöst?

2.3. Die Kunst als Erlöser

Möglicherweise verstand Wagner selbst tatsächlich die Kunst als diesen Erlöser, analog zu Parsifal als Erlöser der Gralsgemeinschaft. Dass die Kunst laut Wagner zur Erlösung von der „Willensnöten" beitragen könne, scheint unbestreitbar. Eine ähnliche Theorie hatte er ja, wie wir gesehen haben, auch in „Religion und Kunst" entworfen. Martin Geck in diesem Sinne über Parsifal:

„Ganz in der Tradition der griechischen Antike erhofft Wagner vom musikalischen Drama kathartische, also reinigende Wirkung: Indem der Künstler die böse Welt in ihren Tiefen durchschaut, um sie dann in seiner Kunst ‚wahrtraumhaft' abzubilden, lässt er sie seine Hörgemeinde vergessen."[1058]

Wenn allerdings die Kunst bereits fähig sei, die Menschen zum Guten zu animieren, und die Menschen gemeinsam mit anderen Maßnahmen, wie einem Leben nach den Prinzipien des Vegetarismus, gut werden könnten, wozu bedürfe es dann allerdings eines Stopps der „Rassenvermischung"?

Diese führe laut Gobineau ins Elend. Allerdings glaubte Gobineau wie dargestellt anders als Wagner, nicht an die „Regeneration" der Menschheit durch die Kunst und andere Maßnahmen, sondern höchstens an einen Fortschritt, den einzelne Individuen herbeiführen könnten. Waren für Wagner nur wenige zum Heil bestimmt oder war er Gobineau aus blinder Faszination zu weit gefolgt, ohne die Konsequenzen zu bedenken?

Vielleicht traf tatsächlich letzteres zu. Bereits in „Heldentum und Christentum" fasst er am Schluss zwar zuerst seine neue, bei Gobineau geborgte Auffassung zusammen, kehrt schließlich dabei allerdings doch zu alten Werten zurück.[1059] Sehen wir uns sein dortiges Resümee an:

„Wer diese blödsichtige Unbeholfenheit unsres öffentlichen Geistes einzig der Verderbnis unsres Blutes, – nicht allein durch den Abfall von der natürlichen menschlichen Nahrung, sondern namentlich auch durch degenerierende Vermischung des heldenhaften Blutes edelster Rassen mit dem, zu handelskundigen Geschäftsführern unserer Gesellschaft erzogener, ehemaliger Men-

---

1058 Geck. Wagner. S 33.
1059 Vgl. hierzu auch: Scholz. Wagners Antisemitismus. S 72ff. Friedrich. Deutung und Wirkung. S 169.; Friedrich spricht davon, Wagner habe Gobineaus Theorie bald wieder „entschieden verworfen". (Ebda.)

schenfresser – zuschreibt, mag gewiß Recht haben, sobald er nur auch die Beachtung dessen nicht übergeht, daß keine mit noch so hohen Orden geschmückte Brust das bleiche Herz verdecken kann, dessen matter Schlag seine Herkunft aus einem, wenn auch vollkommen stammesgemäßen, aber ohne Liebe geschlossenen Ehebunde verklagt."[1060]

Wagner musste wohl selbst bald einsehen, dass seine Faszination durch die Theorie von Gobineau ihn in Widersprüche zu seinem eigenen Denken verstrickte. Bald sah er die „Rassenvermischung" nur noch als eine Folge der aus anderen Gründen entarteten Gesellschaft an, die Ursache fand er am Ende seines Lebens ganz woanders. Dabei kehrte er erneut zu rousseauistischen Ideen zurück, durch welche er sich eine „Regeneration" erhoffte, die nur als Nebenfolge ihres Erfolgs auch das Problem von Gobineaus Rassentheorie lösen könne.

In gewisser Weise tat er das bereits in „Heldentum und Christentum", wie das letzte Zitat ganz zum Schluss klar macht: Bereits hier klingt nach der Ausführung über Gobineaus Theorie nämlich an, was ihm bald als Lösung von Gobineaus Problem der „Rassendegeneration" vorschweben wird, die „Liebesheirat", anstatt der „Konventionsehe", die die vermeintlich widernatürliche Vermischung – Gobineaus beschriebenen „Rassenverfall" – hervorrief. Wagner spricht bereits zu Ende von „Heldentum und Christentum" vom „ohne Liebe geschlossenen Ehebunde"[1061] als zumindest gleich schlimmem Problem, wie eine sogenannte „unedle Herkunft". Drei Probleme sieht er jetzt: Eine „animalische Ernährung", einen „Rassenverfall" und das „Fehlen der Liebe".

Die Ursache des „Rassenverfalls" und der fehlenden Liebe, vielleicht aber auch aller drei fatalen Entwicklungen, sieht er bald in einer, möglicherweise allen dreien zugrundeliegenden Urkatastrophe, nämlich der Entstehung von Besitz und Eigentum. Das wird die Analyse seiner letzten, fragmentarisch gebliebenen Texte zeigen.

Die große Umkehr, und damit auch eine Bekämpfung der bereits entstandenen Schäden, besteht einerseits in einer vegetarischen Ernährung, der Besinnung auf Liebesehen und sehr zentral auch im Praktizieren einer Mitleidsethik; erstere beiden müssen die „Degeneration" aufhalten, letztere kann uns letztlich – als freiwilliger Akt des Individuums – von den „Willensnöten" befreien. Das Ziel jeder Bekämpfung einer „Degeneration" sei – das behauptet er bereits am Schluss von „Heldentum und Christentum" – eine „ästhetische Weltordnung" auf der Grundlage

1060 Wagner. Heldentum. S 408.
1061 Ebda.

„einer Gleichheit aller". Dabei sei diese Gleichheit nur auf einer „allgemeinen moralischen Übereinstimmung" möglich, welche „das wahrhaftige Christentum sie uns auszubilden berufen dünken muss". Nur auf der Grundlage dieser moralisch richtig lebenden Gemeinschaft sei schließlich auch das gute Individuum möglich.[1062]

3. Ausblick: Wagners letzte Auffassung der „Regeneration"

„Der Unterschied zwischen uns und Euch besteht darin, dass Euch für die Erkenntnis der Welt nur ein physiologisches, uns aber ein moralisches Interesse bestimmt. Dem Dichter stel sich die moralische Weltordnung dar, dem Wissenschaftler die mechanische.[1063]

Eine Notiz Wagners zur it der Niederschrift seiner letzten „Regenerationsschriften"

Auch abgesehen von aus heutig r Sicht problematischen Mutmaßungen scheint Wagners biologistische Wende uf jeden Fall befremdlich: Schien eine Erlösung der Gemeinschaft auf der Gru lage einiger reinigender Dinge – wie dem Leben nach Prinzipien des Vegetaris us – in Wagners früheren „Regenerationsschriften" noch möglich, scheint es jetzt ur noch jenen möglich, dem Willen auf die Schliche zu kommen und seine negati en Folgen zu bekämpfen, die zu einer „edlen Rasse" gehören. Gibt Wagner die in „Religion und Kunst" vertretene Auffassung, die Menschheit könne allgemei zu Glück, Tugend und Gesundheit zurückfinden, wieder auf?

Wohl kaum, zumindes nicht lange – denn auch von seinen in „Heldentum und Christentum" vertretenen Ansichten fiel er bald wieder ab oder relativierte sie zumindest bald stark.[1064] V lleicht weil er jene aufgezählten Probleme selbst erkannte. Anscheinend – das rsucht die folgende Untersuchung seiner letzten Texte zu zeigen – kam er zur Id e des *Primates des Geistes* gegenüber dem Körper zurück. Eine Auffassung, die etwa sicherlich 1869 gegenüber Nietzsche vertrat, als er die Kraft des Geistes vie iöher schätzte als seine physiologische Grundlage.

1062 Ebda. S 408f.
1063 Wagner. Das Braune Buch. S 244.
1064 Vgl. Friedrich Deutung und Wirkung. S 169.

Damals war die Ernährung – wie wir gesehen haben – noch dazu da, den Geist zu erhalten, erzeugte allerdings kaum seine Tugenden und Laster, ein *Rassedenken* im Sinne Gobineaus lag ihm überhaupt fern. Darauf weist möglicherweise eine Anfang 1882 geschriebene Notiz im „Braunen Buch" hin: „Der Unterschied zwischen uns und Euch besteht darin, dass Euch für die Erkenntnis der Welt nur ein physiologisches, uns aber ein moralisches Interesse bestimmt. Dem Dichter stellt sich die moralische Weltordnung dar, dem Wissenschaftler die mechanische."[1065]

Gibt er hier das „mechanische Denken" wieder auf, sind die physiologischen Voraussetzungen doch nicht mehr so wichtig, dass sie dem Geist beinahe allein seine Fähigkeiten und Tugenden geben? Vielleicht sieht er jenen Bereich nicht mehr als sein zu behandelndes Gebiet an, auf dem er höchstens dilettieren könne. Habe er als „Dichter" sich dagegen nicht ausschließlich um die „moralische Weltordnung" zu kümmern?

In seiner – nur wenig nach dieser Notiz begonnenen – fragmentarisch gebliebenen Schrift „Über das Männliche und Weibliche in Kultur und Kunst" (1882) lesen wir dann, dass die Zuneigung zwischen Ehepartnern das Allerwichtigste sei. Nur sie – das scheint ein Blick auf die Dinge aus „moralischer" und nicht „physiologischer" Sicht – könne (auch aus physiologischer Sicht) zur „Regeneration" beitragen.

Der sogenannte „Rassenverfall" wird jetzt anders gedeutet. Die Ursache des Verfalls sind Ehen ohne Zuneigung, die Liebe – ein zentrales Thema Wagners seit frühen Tagen – wird wichtiger als die biologische Grundlage. Wagner: „Verfall der Rassen durch unrichtige Vermählung: physischer Verderb mit dem moralischen vereinigt."[1066]

Auch in seiner allerletzten Schrift „Über das Weibliche im Menschlichen" (1883) – über der er schließlich sogar verstarb – wird Wagner den von Gobineau konstatierten „Rassenverfall" auf das Fehlen der „Liebe" zurückführen und gibt damit auch jenem wieder einen tieferliegenden Grund. Damit gibt er die Auffassung, der „Rassenverfall" stünde am Anfang der Abkehr des Menschen vom Guten, wieder auf: Der „Rassenverfall" ist nur ein Symptom der „Degeneration", nicht aber die Ursache.

1065 Wagner. Das Braune Buch. S 244.
1066 Ebda. S 245.

Wieder eher an die Kraft einer „Regeneration" durch die Gemeinschaft glaubend, kann auch der „Rassenverfall" durch eine moralische Heilung aufgehalten werden, erzielt durch eine Gemeinschaft, die sich zum Guten wandelt. Speziell die Schuld am „Rassenverfall" sei dabei der „Konventionsehe", eine Folge unseres verdorbenen Zeitalters, zu geben. Der „Rassenverfall" wird damit wieder ein Symptom unter vielen, entsprungen der Abkehr des Menschen von seiner ursprünglich guten Natur – in seiner letzten Schrift spricht er sogar wieder vom „Naturzustande".[1067]

Dabei ist es wiederum die „Liebe", seit frühen Tagen ein zentrales Element in Wagners Denken, die in Form der Ehe dafür sorgt, dass der Mensch sich sogar über die natürliche Güte des Naturzustandes erheben kann. Sie vereinigt das „Reinmenschliche" mit dem „ewig Natürlichen".[1068] Eine ähnliche Theorie vertrat er bereits in den 1850er Jahren, wie wir gesehen haben.[1069] Es ist aber, wie bereits damals, das Fehlen der Liebe – nun in Form von „auf Eigentum und Besitz berechneten Konventionsehen"[1070] – das eine große Schuld am Verfall trägt. In diesem Sinne schreibt Wagner in „Über das Weibliche im Menschlichen":

„...Und ist es die Ehe, welche den Menschen so weit über die Tierwelt zur höchsten Entwicklung seiner moralischen Fähigkeiten erhebt, so ist eben der Missbrauch der Ehe zu gänzlich außer ihr liegenden Zwecken der Grund unsres Verfalles bis unter die Tierwelt."[1071]

Wagner scheint wieder eine optimistischere Auffassung zu vertreten. Durch die Rückkehr zu den Werten der Natur sei es möglich, die „Degeneration" aufzuhalten. Dabei will er speziell den „Rassenverfall" dadurch stoppen, dass „Liebesehen" an die Stelle der „Konventionsehen" treten.

Welche Rolle der Vegetarismus nun zu spielen habe, gibt er uns nicht eindeutig zu erkennen. Ist der „Tiermord" noch immer als „Urkatastrophe" zu sehen, steht die „Degeneration" weiterhin am Anfang des menschlichen Unglücks? Oder beginnt der moralische Verfall mit einer anderen Urkatastrophe?

Ganz am Ende seines Lebens galt ihm vielleicht tatsächlich die Entstehung von „Besitz" und „Eigentum" als feste Bestandteile des menschlichen Denkens als das Ur-Übel der Menschheit, das den Menschen alle weiteren Sorgen – die Schopen-

---

1067 Wagner. Das Weibliche. S 413.
1068 Ebda. S 411.
1069 Vgl. *II. 4.7.*
1070 Wagner. Das Weibliche. S 411.
1071 Ebda.

hauer dem „Willen" zuschrieb – brachte, wie seine letzten, fragmentarisch gebliebenen Schriften zumindest vermuten lassen. Hier scheinen genannte Konventionsehen aufgrund von „Besitzgier" geschlossen. Die Gier ersetzt als Motiv die Zuneigung und erzeugt somit auch den Rassenverfall.

Damit stand möglicherweise nicht mehr ein „physischer Verfall" am Anfang – ein Mittel, mit dem etwa Naturheiler wie Rausse, Vegetarier wie die von Wagner selbst sehr geschätzten Shelley, Gleizés, Theodor Hahn usw. das Heraustreten des Menschen aus dem Naturzustand beschreiben wollten – sondern ein „moralischer Verfall". Was aber, nebenbei gesagt, allerdings nicht heißt, dass er nicht auch den „physischen Verfall" weiterhin aufhalten wollte.

Was diesen „moralischen Verfall" tatsächlich auslöste, der Beginn des Tötens oder die Gier, die sich aus der Entstehung von Besitz und Eigentum speist, ist dabei nicht ganz klar zu rekonstruieren. Möglicherweise gibt er beiden sogar gleich viel Schuld. Besitz und Eigentum machte tatsächlich auch Rousseau selbst noch eher verantwortlich als die anderen Gründe, die das Heraustreten aus dem Naturzustand erklären sollten und wurden von vielen zum Ur-Übel erklärt. Am bekanntesten ist dabei sicherlich, dass diese Theorie von Sozialisten und Kommunisten vertreten wurde.

Rausse und die Vegetarier gaben, wie gezeigt, dem „Siechtum" die größte Schuld am Verfall, auf den die „Degeneration" bald gefolgt sei. Dabei sprachen sie von „Degeneration" in Bezug auf die Fähigkeiten des Geistes.[1072]

Eberhard Straub sieht in Wagners Ansicht zur „Liebesehe", die schon im „Ring" ein Rolle spiele, eine Umsetzung Proudhon'scher antikapitalistischer Gedanken. Straub über den Beginn des Verfalls im „Ring": „Die Keimzelle der bürgerlichen Gesellschaft ist die lieblose Vernunftehe."[1073]

Schopenhauer, Wagners eigentlicher neuer „Prophet", dachte nicht an eine solche historische Entstehung der Probleme des von ihm zum Ur-Übel erklärten „Willens" – mit dem Wagner trotz aller neuen Ideen zu dessen Eintreten in die Welt, die Schopenhauer nicht kannte, als Begriff noch arbeitete. Er hielt die Probleme des Willens für immer dagewesen und in dieser Welt – in Raum und Zeit – für unlösbar. Aber Wagner war nicht Schopenhauer; er hatte seine ganz eigenen Ideen der

---

1072 Vgl. Miscellen. S 319f.
1073 Straub. Wagner. S 253.

Erlösung, zu denen – wie wir gesehen haben – immer wieder Lösungsvorschläge der Naturheiler zählten.

Zuerst ab Mitte 1851 glaubte er Rausse und seiner Theorie; die Gesundheit der Individuen müsse einer „Regeneration" bzw. auch „Revolution" vorausgehen. Aber die Wasserkuren, die seine eigene Gesundheit aber auch jene der Menschheit wiederherstellen sollten, schlugen nicht an und konnten ihn selbst genauso wenig wie die Menschheit heilen. Daher hielt er längere Zeit kaum etwas von einer möglichen „Regeneration", zu deren Bedingung er im Sinne der Naturheilheiler die Bekämpfung körperlicher Ursachen machte, die der geistigen Kraft, als letzter Voraussetzung einer möglichen Erlösung, entgegenstünden.

Erst 1879 kehrte er zu dieser Ansicht zurück und glaubte jetzt, der Vegetarismus könne durch die Bekämpfung des „physischen Verfalls" aber auch als moralisches Gebot, die Voraussetzung zu einer „Regeneration" schaffen, die letztlich der Geist zu bewerkstelligen habe.

Um 1881 wurden ihm der „Rassenverfall" und seine Bekämpfung genauso wichtig wie eine vegetarische Lebensweise. Dann allerdings stand für Wagner wieder die *moralische Umkehr* am Anfang – bemerkbar bereits zu Ende von „Heldentum und Christentum", noch deutlicher allerdings ein Jahr später. Er hatte wohl eingesehen, dass die Theorie von Gobineau vielen seiner wichtigsten Ansichten sowie seiner eigenen Aufgabe, durch die Kunst einen Beitrag zur „Regeneration" zu leisten, entgegenstand. Was er jetzt genau vom Vegetarismus hielt, lässt sich nicht klar beantworten. Dass er ihn zu leben für gut und weiterhin für einen Bestandteil der Voraussetzung einer möglichen „Regeneration" hielt, scheint unbestreitbar. Denn das Mitleid dürfe auch vor den Tieren nicht halt machen; insofern war der Vegetarismus, ähnlich wie der Tierschutz, auch mit dem Blick auf eine „moralische Weltordnung" von großer Wichtigkeit.

Ob jetzt allerdings der sogenannte „Tiermord" als moralisches Ur-Übel oder die sich aus „Besitz und Eigentum" speisende Gier am Anfang des Verfalls standen, wissen wir nicht. Dass allerdings die sich aus Berechnung auf Besitz und Eigentum speisende Gier vor dem von ihm konstatierten „Rassenverfall" eintrat und die Ursache für jenen sei, zeigen seine letzten, fragmentarisch gebliebenen Werke. Und eines scheint klar: Die „Regeneration" muss stattfinden, um alle Übel aufzuhalten. Die Reihung ihrer Entstehung ist hier von geringer Bedeutung, worauf es ankommt ist, dass die Folgen rückgängig gemacht werden.

Was dabei für einen *Schopenhauer-Jünger* besonders wirkt, ist, dass Wagner überhaupt an „Regeneration" dachte. Begonnen hatte sein Glaube an eine mögliche „Regeneration" mit der Lektüre vegetarischer Schriften, deren Optimismus er bis zuletzt nicht aufgab, obwohl er, wie übrigens auch die Vegetarier, das Leben nach den Prinzipien des Vegetarismus durch andere Maßnahmen ergänzen wollte.

Ihr Lösungsvorschlag blieb für ihn wichtig, auch wenn er deren Verordnungen durch andere Mittel ergänzen wollte. Ihren Optimismus behielt er sich ebenfalls bis zuletzt und wollte aus einem ganz ähnlichen Kalkül heraus die Probleme der Philosophie von Schopenhauer lösen. Das scheint auch das Wichtigste, das aus der Rezeption von Rausse und auch den Vegetariern auf Wagner überging: Eine Erlösung von den Nöten des Willens, ohne dass das Leben selbst aufgegeben werden müsse.

Rausse und Theodor Hahn, sowie deren Vorgänger Shelley und Gleizés – die Wagner wohl aufgrund deren Lektüre las – wollten im Geiste Rousseaus erlösen: Die Selbstsucht (*amour propre*) und ihre vielfältigen Folgen müssten bekämpft werden, wobei speziell bei Rausse und Hahn medizinische Maßnahmen am Anfang stünden. Wagner übersetzte diese Auffassung später mit dem Wort „Willensnot", worunter er um 1880 Probleme des menschlichen Verstandes meinte, die aus dem „Tiermord" und der widernatürlichen Ernährung entstanden seien.

Nun (Rousseau hätte das als das Erwachen der Selbstsucht (*amour propre*) bezeichnet) hätte der Mensch den „Willen" erweckt, das Prinzip, welches ihn zu Dingen antreibt, die er nie erreichen kann und damit Glück, Tugend und selbst Gesundheit fahren gelassen.

Eine Rückkehr zu einem Zustand ohne „Willensnöte" hielt Wagner, wie genannte Personen einen Zustand ohne Selbstsucht (*amour propre*), allerdings für möglich. Diese sahen – aus deren jeweiligem Standpunkt heraus – jeweils klar, was zu einer „Regeneration" führen könne; Wagner dachte bis zuletzt über die Mittel nach. Zu ihnen zählte er anscheinend u. a. die Rückkehr zu einem „religiösen Bewusstsein", den Verzicht auf Fleisch und das Töten von Tieren, sowie das Maßhalten im Umgang mit Alkohol. Sehr zentral zu sehen, sei aber auch die Besinnung auf „Liebesehen". Alle diese Maßnahmen sollten dazu beitragen, das Spiel des Willens durchschaubar zu machen, um seine sinnlosen Forderungen sedieren zu können.

Die Suche nach der Entstehung der Nöte des Willens schien Wagner hier wohl gar nicht mehr so wichtig, ihre Beendigung allerdings umso mehr. In seinen letzten Tagen war es aber am ehesten die sich aus „Besitz und Eigentum" speisende Gier, die zumindest die Urkatastrophe darstellte[1074], aber auch den sogenannten „Tiermord" hatte er offenbar noch im Auge.

Damit wäre er an Rousseau selbst – den Rausse, Hahn, Gleizés, Shelley als ihr Vorbild sahen – noch näher herangerückt als jemals zuvor. Er sah nun einen „moralischen Verfall" am Anfang, auf den erst der körperliche Verfall folgte. Letztlich kam es Wagner aber nun kaum noch darauf an, eine Urkatastrophe ausfindig zu machen. Vielmehr schien es wichtig, erkennen zu können, was eine Umkehr auslösen könne. Wagner dachte wieder an die Möglichkeit eines Neubeginns und kam damit letztlich auch zu seiner Auffassung zur Zeit der Revolution von 1848/1849 und den Jahren, als er ein „glühender Wasserfreund" war, zurück. War er tatsächlich noch ein Anhänger von Schopenhauer oder doch wieder jener Revolutionär von 1848/49? Denn worin unterschieden sich seine Ansichten von damals tatsächlich von seinen letzten? Natürlich, die Revolution wich einer Regeneration, aber was zählte schon die Politik.

1074 Das bedeutet allerdings nicht gleichbedeutend, dass Wagner „Besitz und Eigentum" abschaffen wollte. Seine Kritik richtet sich viel eher – ähnlich wie bei Rousseau – auf die mit der Entstehung der *amour propre* entstandenen Besitzgier, die letzlich für viele weitere Folgen des Niedergangs verantwortlich gemacht werden müsse.

4. Exkurs: Wagner und die „Lebensreform"

„...für mich persönlich war nun der Vortrag hier auch insofern von Interesse, als
ich zum ersten Mal Gelegenheit hatte, in einem richtigen Vortragssaal, vor einem
Publikum, das nicht raucht und trinkt, mit einem anständigen Pult versehen usw.
usw., mich zu versuchen."[1075]

Housten Stewart Chamberlain 1893 über einen Vortrag in der „Villa Hofmann",
dem Zentrum der Grazer Wagnerianer

Werfen wir abschließend einen Blick auf die Wirkung von Wagners Idee der „Regeneration". Sehen wir uns an, wie er in seinen letzten Lebensjahren durch aktive
Beteiligung zur Verbreitung seiner „Regenerationsidee" beitrug und damit schließlich ein wichtiger Proponent der „Lebensreform" wurde.[1076] In gewisser Weise forderte er ja selbst eine „Lebensreform"; auf jeden Fall wird er für diese Strömung
ein wichtiger *Prophet*, der so manchen eher für Praktiken der „Lebensreform" begeistern konnte als praktizierende Lebensreformer – seien es Naturärzte, Reform-
pädagogen o.ä.

Dabei stand nicht nur die von ihm seiner Kunst zugedachte „Mission" im Mittelpunkt des Interesses seiner Jünger, sondern auch von ihm vor allem seit den
„Regenerationsschriften" empfohlene Arten einer „reformierten" Lebensführung,
die sich durch Praktiken wie eine fleischlose Ernährung, das Maßhalten im Alkoholkonsum, den Tabakverzicht oder aber auch den Kampf für moralische Werte
auszeichnete. Hier standen eine dem Christentum nahe Mitleidsethik, der Respekt
vor der Natur und speziell der Tierschutz an prominenter Stelle.

Sehr weit werden wir diese Zusammenhänge nicht belichten, dafür ist hier nicht
der Platz. Da es in dieser Untersuchung nämlich zentral um die Person Wagner
geht, kann die Spur nicht weit bis über seinen Tod hinaus verfolgt werden. Doch
bereits zu seinen Lebzeiten verfolgten viele Jünger seine *Mission*, die auf den letzen Seiten dieser Arbeit skizziert wird. Sehen wir uns den Anfang seines Wirkens
im Geist der *Mission* der letzten Jahre an, um von der Betrachtung seines eigenen
Denkens nun schließlich noch kurz zu seiner Wirkung zu kommen.

Verbreitet wurden diese Themen zu einem großen Teil durch die sogenannten
Wagner-Vereine und die dazugehörigen „Bayreuther-Blätter". Blicken wir auf de-

---

1075 Zit. nach: Dettelbach. Friedrich Hofmann. S 207.
1076 Zur Strömung der „Lebensreform" vgl. *I. 1.*

ren Entstehungsgeschichte, die mit den „Bayreuther Festspielen" eng verbunden ist. Ganz ähnlich, wie bereits bei den Festspielen selbst das Prinzip einer „Kaltwasserkur" und die mit ihr verbundene Idee einer physischen und moralischen Reinigung als Vorbild gewirkt haben könnte – wie *Mathias Theodor Vogt* herausstellt[1077] und bereits Nietzsche möglicherweise zur Aussage ermunterte, „Bayreuth" reime sich auf „Kaltwasserheilanstalt"[1078] – bediente sich Wagner, als es um die konkrete Umsetzung dieses Unternehmens ging, Mittel, die in gleicher Weise in lebensreformatorischen Kreisen weite Verbreitung besaßen. Vielleicht inspirierte Wagner auch diesmal das lebensreformatorische Gedankengut.

4.1. Die „Wagner-Vereine"

Bereits vor der Grundsteinlegung des Bayreuther Festspielhauses am 22. Mai 1872 – Wagners 59. Geburtstag – hatte Wagner damit begonnen, Unterstützer für sein Festspielunternehmen zu werben. Als bekannt wurde, dass Wagner seine Festspiele in Bayreuth veranstalten wollte, versuchten andere Städte, diese zu sich zu holen. Bezeichnenderweise waren darunter Kurorte wie Baden-Baden, Darmstadt und Bad Reichenhall. In Bad Reichenhall hätte man ihm sogar ein 25-köpfiges Kurorchester zur Verfügung gestellt.[1079] War es den Zeitgenossen klar, dass Wagner sich an einer „Kaltwasserkur" orientierte?

Bereits im April 18.. forderte Wagner „die Freunde seiner Kunst" öffentlich auf, seine „Kunstmission" und seine Festspielidee zu unterstützen. Die „außerdeutschen Freunde" seiner Kunst rief er auf, „Unterstützungsvereine" zu gründen.[1080] Tatsächlich folgte diesem Aufruf die Gründung des ersten *Wagner-Vereins* in Mannheim im Juni 1871. Der Gründer des Vereins hieß *Emil Heckel*. Die Statuten wurden am 1. Juni 1871 verabschiedet und waren auch für die im August 1871 gegründeten weiteren *Wagner-Vereine* in München und Leipzig richtungsweisend.[1081]

Später folgten auf diese in Deutschland *Wagner-Vereine* in Hamburg, Köln, und Bayreuth; außerhalb von Deutschland jene in Wien und Graz; aber auch in Pest, Brüssel, London, und sogar in New York entstanden *Wagner-Vereine*. Wagners ur-

1077 Vgl. Vogt. Bäderkur. S 343f.
1078 Nietzsche. KSA 6, S 44.
1079 Vgl. Hansen. Wagner. S 276.
1080 Bonbach. Mythos S 141.
1081 V.Veltzke. Vereinigungen. S 26f.

sprünglicher Plan war es, Unterstützung für seine geplanten Festspiele zu bekommen, die Ziele der einzelnen Vereine gingen oft viel weiter. Nach *Udo Bermbach* kamen die *Gründungsbewegungen* „von unten".[1082]

Das Ziel der Vereine war kein elitärer Kreis von eingeweihten Jüngern; sondern man wollte eine große Zahl von Menschen für die Ideen Wagners begeistern. Unter diesem Ideal veranstaltete man Konzerte und Vorträge, die das Ziel verfolgten, die Ideen Wagners und seine „Kunstmission" zu verbreiten. Eine erste wichtige Veranstaltung fand am 20. Dezember 1871 statt, Wagner dirigierte selbst. Nietzsche und Cosima waren im Publikum, das aus Wagnerianern aus dem ganzen Reichsgebiet und der ganzen Welt bestand und in dem auch der Großherzog Friedrich von Baden mit Gattin und Familie Platz nahm.[1083]

Konzerte und Vorträge, die zuerst vor allem unter dem Deckmantel der ersten Festspiele standen und einen Beitrag zu ihrer Finanzierung leisten sollten, gehörten allerdings auch später noch zu den wichtigsten Tätigkeiten der *Wagner-Vereine*, durch die man allgemein für Wagners Ideen begeistern und im besten Fall auch Mitglieder für die *Wagner-Vereine* und Unterstützer für die Bayreuther Festspiele gewinnen wollte.

Ab 1876 wurde der „Patronatsverein" zur Dachorganisation aller *Wagner-Vereine*. Mit dieser Straffung der Organisation sollten geplante jährliche Festspiele finanziell abgesichert und ein „besseres Verständnis der Wagner'schen Kunst" herbeigeführt werden.[1084] In diesem Jahr ging allerdings auch die Tätigkeit der *Wagnervereine* vorübergehend zu Ende. Die meisten lösten sich gleichzeitig mit dem Zentralverband auf, als der „Ring" über die Bühne gegangen war und die Festspiele ihre Erfüllung gefunden hatten. Eine Ausnahme bildeten der „Wiener Akademische Wagner-Verein", der „Leipziger Wagner-Verein" und der aus Berlin.

Diese drei Vereine – getragen von der Idee, Wagners *Vision* durch regionale Tätigkeiten, über das Bayreuther Kunstprojekt hinaus, zu verbreiten – waren es dann auch, die maßgeblich zur Wiederbelebung der ruhenden Vereine Ende 1877 beitrugen.[1085] Am 16. September wurde der zweite „Bayreuther Patronatsverein" gegrün-

---

1082 Bermbach. Mythos S 141.
1083 Vgl. Veltzke. Vereinigungen. S 28f.
1084 Bermbach. Mythos S 141.
1085 Vgl. ebda.

det. Dies geschah im Vorfeld des „Parsifal", und später getragen von Wagners „Regenerationsschriften". Bald darauf entstanden auch die „Bayreuther Blätter".[1086] Durch eigene Vereine – die seinen Namen trugen – in seiner Kunst und Mission unterstützt, durch eine Zeitschrift gestärkt, außerdem von Intellektuellen und Staatsmännern umjubelt, wurde erstmals einem lebenden Künstler in einer solchen Weise Verehrung zuteil; er wurde zum Idol einer ganzen Bewegung. Was er verbreitete – wie später z. B. den Vegetarismus – ging in die Weltanschauung seiner Jünger ein. *Udo Bermbach* über die Reichweite der *Wagner-Vereine*:

> „In gewisser Weise kann man diese Wagner-Vereine als die erste große Bürgerbewegung in Deutschland verstehen, sie entsprachen strukturell jenen organisatorischen Ideen Wagners, die er am Ende seiner Schrift „Die Kunst und die Revolution" als Vision einer neuen, durch die Kunst bestimmten Gemeinschaft entworfen hatte."[1087]

Bermbach weiter über die Ziele der *Wagner-Vereine*, die damit den Zielen anderer „lebensreformatorischer Vereine" ganz nahe kamen, mit denen sich die Interessen letztlich, zumindest seit Wagners Wende zum Vegetarismus, zu einem großen Teil überschnitten:

> „Neben der finanziellen Unterstützung des zu bauenden Festspielhauses sah Wagner es von Anfang an als die zentrale und eigentlich wichtigere Aufgabe der Vereine an, seine Weltanschauung und Reformideen vollständig zu übernehmen und expansiv zu verbreiten."[1088]

Die Kunst Wagners könne nur der verstehen – so Wagners eigene Auffassung – der seine Weltanschauung kenne und seine lebensreformatorischen Ziele teile.[1089] Zu dieser gehörte ab 1879 auch der Vegetarismus – womit sich seine und die Ideen der sogenannten „Lebensreformer", unter die Wagner selbst in der einschlägigen Literatur nicht gezählt wird, noch breiter zu überschneiden begannen. Eine Verwandtschaft lässt sich bereits viel früher ausmachen und wird von Wagner gegenüber Theodor Hahn – wie gezeigt – bereits in den 1850er Jahren persönlich grundgelegt.[1090]

Ob Wagners *Kunstmission* darüberhinaus tatsächlich sogar in gewissen Punkten von lebensreformatorischen Ideen, die er bei J. H. Rausse kennenlernte, abhängig

---

1086 Schüler. Bayreuther Kreis. S 57f.
1087 Bermbach. Mythos. S 131.
1088 Ebda. S 133.
1089 Vgl. ebda.
1090 Vgl. Wagner. Sämtliche Briefe. S 93. Brief 22. An Theodor Hahn, Tiefenau (8.11.1852).
    Vgl. auch *II. 4.6.*

war, ist eine andere Frage. Einiges spricht dafür, dass Wagner sich nicht nur für die die Idee seiner Festspiele von der Kur in Albisbrunn inspirieren ließ, wie *Matthias Theodor Vogt* herausstellte[1091], sondern sich selbst die Idee seiner „Kunstmission" von J. H. Rausse und seiner als Erlösungslehre verstandenen Hydrotherapie abschaute. Das mag Nietzsche erkannt haben, als er meinte, „Bayreuth" reime sich auf „Kaltwasserheilanstalt".[1092]

Er selbst, der – nach eigenen Aussagen – beinahe dazu übergegangen wäre, sich die Pflanzenkost zur Religion zu machen[1093], dasselbe aber mit Wagners Kunst tat, erkannte wohl erst nach dem Bruch mit Wagner die Verwandtschaft zwischen den Erlösungsidealen lebensreformatorischer bzw. naturheilkundlicher Strömungen und dem Anspruch, den Wagner für seine Kunst erhob. Als Wagner schließlich selbst seine „Kunstmission" mit dem Vegetarismus verband, musste dies schließlich offenkundig werden.

Wagners Ideen wurden aber nicht nur über seine Kunst, seine Schriften und die jetzt gegründeten *Wagner-Vereine* verbreitet, sondern auch über die „Bayreuther Blätter", in denen auch seine Wende zum Vegetarismus erstmals öffentlich wird.[1094] Wagner selbst war von der Tätigkeit der *Wagner-Vereine* nicht restlos überzeugt. Anfang 1882 zeigte er sich in Bezug auf die Vereine und das Patronat missmutig. Aus einem Brief *Hans von Wolzogens* an *Ludwig Scheer* ist uns überliefert, dass Wagner das tiefere Verständnis seiner weltanschaulichen Ideen bei den Mitgliedern der Vereine bezweifelte. Ihm lag nach Wolzogen „nur noch" an einem „möglichst starken Besuch" der zukünftigen Festspiele.[1095]

Wagner war mit den „Patronen" unzufrieden. Die „Wagnerianer" verstanden seine Kunst falsch. In Cosimas Tagebüchern finden wir viele Stellen, die sein Missbehagen mit dem wachsenden „Bayreuther Unternehmen" zeigen, sodass *Martin Gregor-Dellin* schlussfolgerte, dass „das ideologisch heile Bild der späteren Gemeinde als Farce erscheinen"[1096] müsse.

1091 Vgl. Vogt. Bäderkur. S 343f.

1092 Nietzsche. KSA 6, S 44.

1093 Nietzsche. Werke. Band 3. S 1015. Brief an Carl von Gersdorff. Basel, 28. 9. 1869.

1094 In diesem Sinne wurden sowohl „Über Vivisektion" als auch „Religion und Kunst" zuerst in den „Bayreuther Blättern" abgedruckt.

1095 Zit. nach: Schüler. Bayreuther Kreis. S 60. Anmerkung 32.

1096 Gregor-Dellin/Mack: Vorwort zu Cosima, Die Tagebücher. Band 3. S 19.

Wagner dachte sogar an die Auflösung der *Wagner-Vereine*; wie wir sehen werden, waren es aber dennoch gerade die *Wagner-Vereine*, die in der Folgezeit Ideen Wagners wirksam verbreiteten. Wenn später auch ganz andere – nicht von Wagner gewollte – Themen ihre Verbreitung fanden. In gleicher Weise zweifelte Wagner selbst wohl in den letzten Jahren auch am Projekt der „Bayreuther Blätter", um die es im Folgenden gehen wird.

Er war mit seinen Jüngern nicht mehr zufrieden; obwohl seine Popularität mit den zweiten *Bayreuther Festspielen* wuchs, hielt er sich für unverstanden.[1097] In diesem Zusammenhang gerade auch, was den „Parsifal" und die damit verbundene Mission zu bedeuten habe. *Martin Gregor-Dellin* stellt in diesem Zusammenhang fest: „Als Gespenster sehen sich Cosima und Richard durch die ‚Schule' wandern, entsetzt über die Wagnerianer".[1098] Laut Gregor-Dellin hätte Wagner auch die *Bayreuther Blätter* „am liebsten eingehen"[1099] gesehen. Sandra Franz relativiert diese Ansicht in einer neueren Arbeit.[1100]

Veit Veltzke wiederum kam 1987 bezüglich des Bruchs Wagners mit den *Wagner-Vereinen*, im Jahr 1882, zu der Feststellung, dass „nachdem [Wagners] politische und religiöse Ideen" in den *Wagner-Vereinen* „nicht den rechten Boden gefunden" hätten, das Publikum der *Wagner-Vereine* durch die „gläubige Lesergemeinde" der „Bayreuther Blätter" ersetzt worden sei.[1101] Auf jeden Fall war Wagner zu diesem Zeitpunkt mit seinen *Jüngern* unzufrieden. Ob die „Bayreuther Blätter" ihm tatsächlich damals noch mehr bedeuteten als die *Wagner-Vereine*, lässt sich hier nicht eindeutig klären.

Anfang 1883 kam es nach der Krise, die durch Wagners eigenen Zweifel an den Vereinen und seinen Jüngern allgemein ausgelöst wurde, zur Gründung eines neuen Verbandes mit dem Namen „Allgemeiner Richard Wagner-Verein". Dieser zielte noch stärker auf ein möglichst großes Publikum ab; der Kreis aus wenigen „eingeweihten Jüngern" – von dem etwa Hans von Wolzogen im Sinne Wagners träumte – kam nicht zur Umsetzung. Trotz allem – und wenn es möglicherweise nicht im Sinne Wagners war – trug gerade die Tätigkeit der Vereine zur Verbreitung der

---

1097 Vgl. Gregor Dellin/Mack: Vorwort zu Cosima, Die Tagebücher. Band 3. S 19.
1098 Ebda. S 19
1099 Ebda.
1100 Vgl. Franz. Religion. S 93.
1101 Veltzke Vereinigungen. S 402.

Ideen Wagners maßgeblich bei. Für das Jahr 1891 zählte man etwas weniger als 8000 Mitglieder in 50 Zweigvereinen und über 100 Ortsvertretungen.[1102]

4.2. Die „Bayreuther Blätter" und Wagners Ideen zur „Regeneration"

Wagners Pläne, eine Musikzeitschrift zu gründen, gingen bis ins Jahr 1849 – als er gerade an seinen „Zürcher Kunstschriften" und namentlich seinem theoretischen Hauptwerk „Oper und Drama" arbeitete – zurück. Damals versuchte er gerade seine neue Auffassung der Kunst zu verbreiten, wozu ihm auch eine eigene „Zeitschrift", die sich dieser Ideen annimmt, beitragen sollte und über deren Gründung er damals nachdachte. Zu diesem Zeitpunkt besaß er allerdings nicht die Mittel, die ihm viel später schließlich der Bayernkönig Ludwig II. zur Verfügung stellte. Mit seiner Unterstützung konnte er 1865 zumindest eine bereits vorhandene Zeitung auf seine Linie bringen, indem er die wichtigsten Stellen mit ihm nahestehenden Freunden besetzte.

Die Zeitschrift sollte gemeinsam mit einer für München geplanten Musikschule und dem in München zu errichtenden Festspielhaus, das schon in Planung war, im Dienste von Wagners Ideen stehen. Mit der bald darauffolgenden Flucht aus München und der Ankunft in *Tribschen* musste er alle drei Pläne vorübergehend aufgeben. Erst im Frühjahr 1871 – die *Wagner-Vereine* begannen gerade auf der ganzen Welt zu wachsen – fasste Wagner den Plan für eine Musikzeitschrift erneut ins Auge. Friedrich Nietzsche sollte damals der Herausgeber – der bereits nach dem Ort von Wagners neuem künstlerischen und privaten Zuhause benannten „Bayreuther Blätter"– werden; es dauerte allerdings sieben Jahre bis zur ersten Ausgabe, deren Herausgeber nun Hans von Wolzogen wurde.

Die „Bayreuther Blätter" verfolgten nun ganz ähnliche Ziele wie die *Wagner-Vereine*: Sie sollten zum Verständnis von Wagners Kunst und der von Wagner ihr zugetrauten Aufgabe beitragen. Letztlich sei die Aufgabe der Kunst, mit anderen Maßnahmen – die in den „Bayreuther Blättern" ebenfalls behandelt wurden – zu einer „Regeneration der Menschheit" beizutragen. Damals – 1878 – wurden die „Bayreuther Blätter" als „Monatsschrift des Bayreuther Patronatsvereins" gegründet und waren als „internes Verständigungsmedium"[1103] der *Wagner-Vereine* ge-

---

1102 Vgl. Schüler. Bayreuther Kreis. S 60.
1103 Bermbach. Mythos Wagner. S 235.

dacht. Gerade in den „Bayreuther Blättern" wurden viele „lebensreformatorische" Themenkreise angesprochen, wobei einige prominente Wagnerianer wie *Bernhard Förster*, Gatte von Nietzsches Schwester, *Otto Rabe* oder *Alfred Lill von Lilienbach*, der uns im Zusammenhang mit Graz noch beschäftigen wird, die von Wagner in seinen „Regenerationsschriften" angesprochenen Ideen vertieften.[1104]

Später wurden sie mehrmals umbenannt und in einen ganz anderen Dienst – der im Vordergrund stehe – gestellt: Gerade die „Bayreuther Blätter" wurden nach Wagners Tod zu einem Medium „völkisch-nationaler Weltanschauung"[1105]. Die Wagner'sche Idee einer möglichen „Regeneration" mittels von ihm selbst ins Zentrum gerückter Ideen, wie einer Mitleidsethik im Sinne Schopenhauers, Werten der Vegetarismus-Bewegung u. ä., die er selbst in der Ethik des sogenannten *wahren Christentums* fand, wurde durch eine andere Idee der „Regeneration" ersetzt. Immer stärker verfolgte man die Bekämpfung der Folgen einer „Degeneration" eines völkisch-nationalen Kalküls.[1106]

Die Auflagenzahl der „Bayreuther Blätter" betrug anfangs zwischen 705-1707 Stück, ab etwa 1880 nur noch zwischen 400-500 Stück.[1107] Dabei waren die Bezieher der Zeitschrift nur Mitglieder der *Wagner-Vereine*.[1108] Trotz der geringen Auflage – selbst die *Wagner-Vereine* zählten insgesamt um die 8000 Mitglieder[1109] – sollte man laut *Anette Hein* die Wirkung der Blätter nicht unterschätzen, denn die Leser stammten meist aus dem Bildungsbürgertum.[1110]

Im Kaiserreich seien nach *Udo Bermbach* vor allem folgende Problemfelder – die einer „Regeneration" entgegenstünden – im Vordergrund gestanden: „vordergründiger Materialismus; die Industrialisierung mit ihren sozialen Folgen; Entchristlichung der Gesellschaft und ‚Vorherrschaft der Juden' in Presse und Kultur".[1111] Dabei verfiel gerade auch der späte Wagner – vielleicht auch von Cosima aufgestachelt – einer fast paranoiden Angst vor dem angeblichen Einfluss der Ju-

---

1104 Vgl. Hein. Hitler in Wagner. S 171-173.
1105 Bermbach. Mythos. S 205.
1106 Vgl. ebda. S 203-208. Vgl. hierzu auch: Hein. Hitler in Wagner. S. 123-175.; Hinz. Wagner. S 454-475.
1107 Vgl. Hein. Hitler in Wagner. S 53f.
1108 Vgl. Franz. Mythos Gral. S 93.
1109 Vgl. Schüler. Bayreuther Kreis. S 60.
1110 Vgl. Hein. Hitler in Wagner. S 59.
1111 Bermbach. Mythos Wagner. S 206.

den.[1112] Gerade der Antisemitismus und eine völkisch-nationale Weltanschauung wurden nach dem Untergang des Kaiserreichs zu zentral vertretenen Dingen. Aus der Opposition zur Weimarer Republik wurde bald starke Sympathie zur NS-Ideologie, die diese Grundsätze lange vor dem Beginn des Dritten Reichs vertrat. Bayreuths Elite stellte sich in den Dienst Hitlers; durch Hitler sollte sich ihre Vision verwirklichen.[1113] Das gehört allerdings einer anderen Zeit an, bleiben wir in der Zeit, als Wagner noch lebte, und kommen wir zurück zu seiner eigenen *Vision*.

4.3. Wagners Wende zum Vegetarismus und seine Rolle als Lebensreformer

Wagners endgültige Wende zu Ideen der „Lebensreform", die er damit maßgeblich vorantrieb, fand in der Zeit von „Parsifal" statt. Zum Vegetarismus fand Wagner Ende 1879 im Vorfeld seines Aufsatzes über die Vivisektion. Bereits hier wird der Vegetarismus zu einem Teil der angedachten „Regeneration". Später versteht Wagner Parsifal als Vegetarier, und den Vegetarismus zu verbreiten als bestimmendes Element seiner Kunst und Weltanschauung.

Dabei war Wagner in gewisser Weise selbst ein „Lebensreformer": Durch seine „Reformkunst" – die verschiedenste Ideale vereinte – und etwa auch durch seine Schriften und durch die Tätigkeiten der *Wagner-Vereine*, die seine Ideen vor Ort verbreiten sollten, wollte er zur „Regeneration" beitragen. Wobei hier die Frage zu stellen bleibt, inwieweit er glaubte, dass man in den Vereinen seine Ideen verbreiten wollte. Letztlich war ihm seine „Kunstmission" vielleicht tatsächlich bald wichtiger als ein weiterer Einsatz für das Projekt der *Wagner-Vereine* und die aus seiner Sicht zu schwach vorhandene „reformatorische" Tätigkeit seiner *Jünger* in den Vereinen.

Ab Ende 1879 zählte Wagner zur Voraussetzung des Gelingens einer *Erneuerung* u. a. den Vegetarismus, dessen Ziele er, wie gesagt, damals als ähnlich wie jene von J. H. Rausse 40 Jahre früher erkannte. Er war zu seinen Ideen zurückge-

---

1112 Zu Cosima Wagners Antisemitismus und seine Folgen vgl. etwa: Scholz. Antisemitismus. Scholz spricht von Cosimas „maßgeblicher Mitwirkung an Richard Wagners schriftstellerischen antisemitischen Initiativen" (Ebda. S 70.). Vgl. auch Nowakowski. Antisemitismus. S 59-63; Hinz. Wagner. S 454-475.

1113 Zur Rezeption Wagners durch den Nationalsozialismus vgl. etwa Franz. Mythos. S 483-550; Hein. Hitler in Wagner. S 175ff.; Bermbach: Liturgietransfer.; Fest. Das Werk neben dem Werk.; Borchmeyer. Instrumentalisierung des Mythos.

kehrt: Nämlich die Ziele, die die damaligen 1848er, Rausse und Wagner, hatten. Durch eine leibliche Gesundung als erster Schritt sei eine moralische „Regeneration" möglich.

Genau das war zu dieser Zeit auch der Glaube der später so genannten „Lebensreformer", welche die Ideen von Rausse – etwa sein Schüler Theodor Hahn – seit dessen Ableben unermüdlich fortsetzten; Wagner kehrte zu dieser Idee erst mit seinen „Regenerationsschriften" zurück und wird damit, genau ab diesem Zeitpunkt, Proponent der heute sogenannten „Lebensreform".

Rausse brachte die Idee ein, die „gesundheitliche Selbstreform" müsse jedem gesellschaftlichen Wandel vorausgehen. Viele glaubten ihm, darunter auch Wagner – der zwar seine „Gifttheorie" aufgab, dessen Lehre der „Regeneration" durch physische Wiederherstellung er allerdings in seine letzten Jahren wieder vertrat. Dabei wird „Degeneration" ursprünglich im Sinne von Rausse verstanden; keine *Degeneration* genetischer Art, sondern eine *Degeneration* durch falsche Ernährung, fehlende Bewegung, schlechte Lebensumstände usw. – so wie es die Lebensreformer auch um 1880 noch predigten.[1114]

Mit dieser Wende oder Rückkehr reihte er sich allerdings nicht nur in deren Kreise ein – sozusagen als einer unter vielen, sondern trug maßgeblich zur Verbreitung ihrer Ideen bei. Jetzt wurde das, was der „Meister" über den „Vegetarismus", die „Mäßigkeitspflege" und den „Tierschutz" sagte, in den *Wagner-Vereinen* verbreitet.

Damit begannen sich die Anhänger der *Wagner-Vereine* – nach *Udo Bermbach* war die bürgerliche Mittelschicht dominierend[1115] – auch für andere Strömungen der *Lebensreform* zu interessieren und Wagner wird damit selbst als „Meister", aber auch als Initiator der *Wagner-Vereine* und der „Bayreuther Blätter" zu einer wohl nicht unwichtigen Figur der Lebensreform.

1114 Die Rassenideologie von Gobineau nahm Wagner – wie gezeigt – 1881 in sein Konzept auf und ging nun auch von einem „Rassenverfall" aus. Auch diese Annahme spielte später unter seinen *Jüngern* eine Rolle und hatte schreckliche Folgen. Zur Verwendung des Begriffs „Degeneration" während der Lebensreform vgl. Krabbe. Lebensreform. S 14. Zur ideologischen Ausrichtung der „Lebensreform" um die Jahrhundertwende und zum Rassendiskurs, der auch bei „Lebensreformern" um die Jahrhundertwende eine Rolle zu spielen beginnt: vgl. Hermand. Die Lebensreformbewegung um 1900. Vorboten Hitlers?; Merlio. Zwischen Progressismus und Konservatismus.; Vondung. Von der völkischen Religiosität zur politischen Religion.; Puschner. Rassische Wiedergeburt.; Weiß. Zucht und Boden.

1115 Bermbach. Mythos Wagner. S 140.

Udo Bermbach über Wagners „Parsifal" – dessen Wirkung Wagner durch die „Regenerationsschriften" verstärkt hatte: „Das Stück wurde von vielen Anhängern Wagners nicht nur als Ausdruck höchster musikalischer Entwicklung gewürdigt, sondern vor allem auch als Aufforderung zur aktiven Veränderung des individuellen wie kollektiven Lebensstils."[1116]

Veit Veltzke stellt über die „Regenerationsschriften" Wagners fest, sie „lesen sich fast wie eine theoretische Exposition" der späteren „Reformbewegung", zu denen er „völkische Bünde und Verbände" zählt, die sich durch Antisemitismus und Antiliberalismus auszeichneten. Veit Veltzke weiter über Wagner als wichtigen *Propheten* der Lebensreform:

„Seine Verquickung christlich-religiöser, antisemitisch – germanophiler, vegetarisch – tierschützerischer, friedensbewegter und ästhetischer Ideologieelemente bis hin zur Anregung von Siedlungsprojekten umspannt beinah das gesamte Spektrum der reich verzweigten ‚Lebensreform' in wilhelminischer Ära."[1117]

Obwohl gerade Elemente wie die „Germanophilie" in den „Regenerationsschriften", mit Ausnahme von „Erkenne dich selbst" (1881), nicht besonders evident werden, hat die Aussage von Veit Veltzke m. E. grundsätzlich recht. Wagner ist durchaus als wichtiger Proponent unter den Initiatoren der Lebensreform zu sehen, die sich durch viele der genannten Charakteristika auszeichnete.

In diesem Sinne hatten die für Ideale des Vegetarismus eintretenden *Wagner-Vereine* deutlich mehr Mitglieder als die eigentlichen Vereine des Vegetarismus. Die *Wagner-Vereine* kamen zwischen 1883 und 1888 auf 8000 Mitglieder[1118], alle Vegetarier-Vereine des deutschen Kaiserreichs kamen zur gleichen Zeit (1884) lediglich auf 2464 Mitglieder.[1119]

Interessant scheint ferner, dass gerade auch prominente Persönlichkeiten von Wagners diesbezüglichen Ideen angesprochen wurden. So wurde etwa auch *Gustav Mahler (1860-1911)* durch Wagners Regenerationsschriften bereits im Jahr 1880 zum Vegetarier. An *Emil Freund* schrieb er am 1. November 1880 über seine vegetarische Ernährung: „Die moralische Wirkung dieser Lebensweise ist in Folge dieser freiwilligen Knechtung meines Leibes [...] eine immense. Du kannst Dir den-

---

1116 Ebda. S 198.
1117 Veltzke. Vereinigungen. S 284f.
1118 Vgl. Hein. Hitler in Wagner. S 57.
1119 Vgl. Jütte. Alternativmedizin. 161.

ken, wie ich davon durchdrungen bin, wenn ich eine Regeneration des Menschengeschlechts davon erwarte."[1120]

Allerdings sollte man Wagner selbst nicht als einen systematischen „Lebensreformer" betrachten. Obwohl er sich für vieles aus dem Bereich der „Lebensreformer" aussprach, wollte er für keine Richtung eindeutig vereinnahmt werden.

Wagner selbst sah in seinen letzten Lebensjahren die beginnende Vereinnahmung seiner Person von sehr verschiedenen Seiten und aus allen Richtungen. Das, was die Nachgeborenen aus ihm machen sollten noch nicht wissend, äußerte Wagner sich bezüglich der von ihm „ins Auge gefassten wahren Kunst" als Mittel zur „Regeneration", die dabei allerdings „durchaus nicht ohne Zusammenhang" zu betrachten sei und bezüglich der Missverständnisse, denen er sich durch verschiedene Interpreten ausgesetzt sah.[1121]

Folgende an Ludwig II. von Bayern gerichtete Worte stecken voller Ironie und lassen nichts von den späteren schrecklichen Folgen so mancher Wagner-Interpretation erahnen. Leider wurde Wagner nicht nur zum Patron der „Freunde der Ehe-Scheidung", wovon er im Folgenden berichtet. Am 16. März 1881 schrieb Wagner an Ludwig II.:

„Welchen Missverständnissen gerade auch ich bei der Berührung solcher weit dringender Fragen ausgesetzt bin, ist lehrreich aber auch unterhaltend. Es vergeht kein Tag, an welchem ich nicht eine alberne Zuschrift erhalte: Vegetarianer, Judenverfolger, Religions-Sectirer, – Alles glaubt mich für sich zu haben. Neulich aber erhielt ich aus Paris meine Wahl zum ‚membre honoraire de la société des amis du divorce' zugesandt: das war nun sehr hübsch: ‚amis du divorce.'"[1122]

Diese Schilderung erscheint durchaus grotesk, hat man des späten Wagners Ausführungen über die Ehe im Kopf.[1123] Trotzdem können diese Zeilen Wagners Äußerungen, die er über die eine oder andere der genannten Richtungen tätigte, nicht restlos vergessen machen bzw. war Wagner doch tatsächlich u. a. ein offizieller Vegetarismus-Befürworter, aber auch bekanntermaßen Antisemit.

1120 Zit. nach: Farkas. Musiktheater. S 20.
1121 Beide Zitate: Wagner. König Ludwig von Bayern und Richard Wagner. Bd. 3. Brief vom 16. 3. 1881. S 203.
1122 Ebda.
1123 Vgl. *IV.3.*

4.4. Die „Wagner-Vereine" und die Verbreitung der „Regenerationsidee"

Wagners Rückkehr zu naturheilkundlichen Ideen blieb für die Lebensreform – wie gesagt – nicht ohne Folgen. Es waren vielerorts *Wagner-Vereine*, die lebensreformatorische Ideen verbreiteten, andererseits war Wagner als „Meister" derjenige, der viele für die Methoden, aber auch Ziele der „Lebensreform" begeisterte. Da hier nicht mehr der Platz ist, eine genaue Untersuchung anzustellen[1124], soll ein Einzelbeispiel ausreichen, um solche Implikationen nachvollziehbar zu machen. Namentlich soll der gründlich untersuchte „Grazer Richard-Wagner-Verein" die Aufgabe übernehmen, solche Zusammenhänge abschließend zu illustrieren. Hier kam es zur intensiven Rezeption der „Regenerationsideen" Wagners und zum Versuch einer Umsetzung durch allerlei Maßnahmen.

4.5. Der „Grazer Richard-Wagner-Verein"

Angeregt durch die von Wagner ins Leben gerufenen Patronatsvereine zur Unterstützung des Bayreuther Festspielunternehmens, kam es in Graz am 2. Dezember 1872 zur Gründung des „Grazer Musikerbundes". Dieser bemühte sich mit Beginn des Jahres 1873, ein Wagner-Konzert zugunsten des Bayreuther Festspielprojekts zu veranstalten. Man erhoffte sich, Wagner würde persönlich erscheinen und Ausschnitte aus der Walküre dirigieren. Cosima Wagner selbst stellte ein Kommen Wagners zuerst für Ende Februar 1873, später für Mitte oder Ende März in Aussicht.[1125]

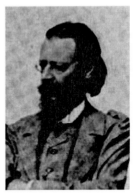

Aus diesem Grund bildete man ein eigenes Empfangskomitee, dessen Protektion der steirische Landeshauptmann (Moritz von Kaiserfeld) übernahm und dessen Obmann der nicht unbekannte Musikkritiker *Friedrich von Hausegger (1837-1899)* wurde. Wagner kam nicht. Aus dem Empfangskomitee entstand aller-

Friedrich von Hausegger
(1837-1899)

1124 Gewisse Vorarbeiten zu einer solchen noch ausstehenden Untersuchung liefert Veitzke (vgl. Veitzke. Wagnervereinigungen; vor allem S 280-323.). Vgl. hierzu auch Hein. Wagners Kunstprogramm. Insbesondere Kapitel j), S 287ff.
1125 Hafner. Wagner und Graz. S 22-25, S 29f.

dings der „Grazer Richard-Wagner-Verein", dessen erste konstituierende Sitzung am 20. April 1873 stattfand.

Das Konzert zugunsten des Festspielunternehmens in Bayreuth fand bereits am 30. März 1873 vor ausverkauftem Haus statt.[1126] Der Verein löste sich nach den ersten Bayreuther Festspielen – wie die meisten *Wagner-Vereine* – 1876 wieder auf. Hausegger veranstaltete gemeinsam mit dem Komponisten *Wilhelm Kienzl (1857-1941)* allerdings auch in den folgenden Jahren sogenannte „Richard-Wagner-Konzerte" und hielt Vorträge über Wagners Kunst und ihre *Mission*.

Zur Gründung des zweiten „Grazer Richard-Wagner-Vereins" kam es 1883, Hausegger wurde erneut Obmann, Schriftführer wurde *Friedrich Hofmann (1849-1931)*. Diese beiden prägten das Wirken des Vereins in den nächsten Jahren. 1886 war der „Grazer Richard-Wagner-Verein", gemessen an der Mitgliederzahl, der viertgrößte innerhalb des deutschen Sprachraums. Nur die Vereine in Wien, Berlin und München waren größer.[1127]

Hausegger und Hofmann hatten über die konkrete Aufgabe des „Grazer Richard-Wagner-Vereins" zum Teil unterschiedliche Vorstellungen. Hausegger sah die Aufgabe des Vereins vor allem darin, das Bayreuther Unternehmen und seine Mission zu unterstützen. Hofmann wollte durch den Verein direkt vor Ort agieren, das Grazer Kulturleben reformieren und damit schließlich auch bis ins Privatleben der Bürger wirken.[1128]

Zentren des Grazer *Wagnerismus* waren der „Krug zum grünen Kranze"[1129], wo sich Größen des Grazer Kulturlebens regelmäßig trafen, und die „Villa Hofmann". Diese hatte der Architekt Hofmann nach dem Vorbild „Wahnfried" erbauen lassen und besaß einen Vortragsaal für Konzerte und Lesungen. Zu den Gästen in der „Villa Hofmann" zählten Persönlichkeiten wie Karl Muck, Hugo Wolf, Heinrich Potpeschnigg, Ferdinand Jäger, Felix Weingartner, Alfred Reisenauer, Martin Plüddemann, Karl Pohlig, Siegmund von Hausegger, Engelbert Humperdinck und schließlich die Bayreuther Größen Chamberlain, Glasenapp, Wolzogen und Wagners Sohn Siegfried.[1130]

1126 Vgl. ebda. S 31-34. Habersack. Wagnerismus. S 114-116.
1127 Habersack. Wagnerismus. S 114-116.
1128 Ebda. S 114-116.
1129 Zur Geschichte des „Krugs zum grünen Kranze" vgl. Stieber. Krug zum grünen Kranze.
1130 Vgl. Dettelbach. Friedrich Hofmann. S 207.

Chamberlain schrieb in einem Brief an Cosima Wagner, nachdem er 1893 einen Vortrag in der „Villa Hofmann" gehalten hatte: „...für mich persönlich war nun der Vortrag hier auch insofern von Interesse, als ich zum ersten Mal Gelegenheit hatte, in einem richtigen Vortragssaal, vor einem Publikum, das nicht raucht und trinkt, mit einem anständigen Pult versehen usw. usw., mich zu versuchen."[1131]

In weiterer Folge lobte er auch „die große Herzensgüte dieser Grazer", die „prächtige Bayreuther Gesinnung", den „stämmigen Charakter" von Friedrich Hofmann und den „erstaunlich feinen Geist und die großen Kenntnisse" von Hausegger und deren beider „seltenen, in einzig richtiger Art" Bayreuth und Cosima Wagner bestehenden Ergebenheit.[1132]

Die Verehrung der Person Wagner durch die Grazer Wagnerianer ging so weit, dass Wilhelm Kienzl und Friedrich Hofmann, nach Wagners Tod am 14. Februar 1883, noch am gleichen Tag nach Venedig reisten, um beim Trauerzug der „Wagnerianer" nach Bayreuth dabei zu sein. Der Leichnam Wagners kam dort unter Begleitung zwei Tage später an.[1133]

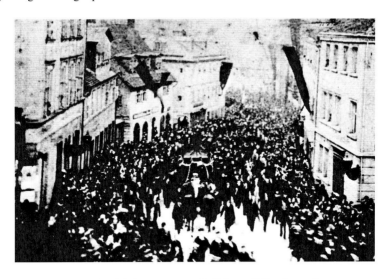

Trauerkondukt für Wagner, am 18. Februar 1883 in Bayreuth

1131 Zit. nach: Ebda. S 207.
1132 Ebda. S 207.
1133 Vgl. ebda. S 205.

4.6. Die „Regenerationsidee" Wagners und deren Wirkung in Graz

Im „Grazer Richard-Wagner-Verein" stand – wie wohl in vielen *Wagner-Vereinen* – die Umsetzung von Wagners „Regenerationsgedanke" im Mittelpunkt. Unter dem Einfluss von Wagners „Regenerationsschriften" – die, wie wir gesehen haben, eine Rückkehr Wagners zu Ideen der Naturheilkunde bedeuteten – kam es 1882 zur Gründung des „Verein für naturgemäße Lebensweise".

Ihre Gründer hießen Friedrich von Hausegger, Friedrich Hofmann und Alfred Lill von Lilienbach. Dieser bestand bis 1891, als er vom „Verein für volksverständliche Gesundheitspflege" – auch bekannt als „Grazer-Naturheilverein" – abgelöst wurde. Auch in diesem hatten Hofmann und Hausegger die wichtigsten Funktionen inne.[1134]

Beide waren Vegetarier, Hofmann auch Mitbegründer des Speisehauses „Wohlfahrt", des ersten vegetarischen Speisehauses von Graz. Beide verstanden den Vegetarismus im Sinne Wagners als Gebot für Gesundheit, aber auch Sittlichkeit. Hausegger publizierte etwa in der Schrift des Lebensreformers und Naturheilers Friedrich Eduard Bilz, „Das neue Heilverfahren", einen pro-vegetarischen Text.

Andere den Vegetarismus lobende Texte schreibt Hausegger für Peter Roseggers „Heimgarten". Bereits 1880 – also nur ein Jahr nach Wagners Wende zum Vegetarismus in „Über die Vivisektion" – erscheint dort ein Text mit dem Titel „Die Grundsätze der Vegetarianer".[1135]

Wie bei Wagner selbst stand allerdings nicht allein die vegetarische Ernährung im Vordergrund, sondern etwa auch Wasseranwendungen, deren Anhänger Wagner bis zuletzt blieb, obwohl er den Gesundheitsradikalismus von J. H. Rausse aufgegeben hatte. Ebenfalls zum Themenbereich zählten die Mäßigkeit im Umgang mit Alkohol und der Tierschutz, für die sich Hofmann und Hausegger ebenfalls einsetzten. Allgemein waren es auch Gesundheitsfragen, die im Fokus standen und durch die Bekämpfung der „Degeneration" ihren Teil zur „Regeneration" beitragen sollten.

So war es der aus dem „Wagner-Verein" hervorgegangene „Grazer-Naturheilverein", der Naturärzte wie Arthur Laab (1896) und auch Sebastian Kneipp (1892) für Auftritte im Rahmen der vielen organisierten Vorträge in Graz

---

1134 Vgl. Habersack. Wagnerismus. S 122-127.
1135 Farkas. Rosegger. S 90.

gewinnen konnte. Letztlich wurde auch die von Wagner ab „Heldentum und Christentum" (1881) vertretene Auffassung der „Regeneration durch eine Reinheit der Rassen" durch den „Richard-Wagner-Verein" verbreitet.[1136]

Eine weitere Frage – auf die hier nicht genau eingegangen werden kann – ist, inwiefern der Grazer Wagnerismus mit dem Deutschnationalismus in Verbindung stand und Themen wie die genannte „Reinheit der Rassen" aus diesem Grund ins Zentrum rückte. Tatsächlich wurde Wagner auch in Österreich von den Deutsch-Nationalen vereinnahmt und musste wie in Deutschland als eines ihrer Idole herhalten.

Peter Rosegger (1843-1918) hielt über die Wagner-Begeisterung in Graz, die aus seiner Sicht in Verbindung zum Deutsch-Nationalismus stand, fest: „Ich mag mich ja irren, aber mir kam es sehr oft so vor, als ob Richard Wagner von manchen nur darum so hochgehalten werde, weil er deutschnationale Stoffe und Musik hat, und daß er von Juden und anderen darum prinzipiell verlästert werde, weil er als Liebling der Deutschnationalen gilt."[1137]

Rosegger stand dem Wagnerismus aber tatsächlich auch selbst nahe. Hausegger behauptete von ihm bereits zu jener Zeit, als er noch über Wagners Musik spottete, er „stünde Wagner viel näher, als [er] selber wisse oder zugestehen wolle."[1138] Nach eigenen Aussagen wurde er letztlich durch eine gute Aufführung der „Meistersinger" auch in musikalischem Sinne Wagnerianer, was Hausegger dazu veranlasste zu behaupten, selbst Roseggers „frühere Abneigung gegen Wagnermusik sei reiner Wagnerianismus gewesen."[1139] Rosegger seinerseits schildert uns die damalige Verbreitung des Wagnerismus im Kreis der Intellektuellen anhand des „Krugs zum grünen Kranze" und selbst auf den Straßen von Graz folgendermaßen:

„In den ersteren Jahren [der Diskussionen im „Krug zum grünen Kranze"] haftete das Gespräch der Majorität vorwiegend an Musik, dadurch entstand eine kleine Oppositionspartei, die allmählich anhub, zynisch ihre antimusikalischen Gefühle auszulassen. Zu dieser gehörte auch ich, mich besonders über die Wagnersche Musik ereifernd, die, schlecht zu Gehör gebracht, einen auf Gassen und Straßen, in Haus und Konzertsaal verfolge, ohne daß man sich vor ihr schützen könne."[1140]

1136 Vgl. Habersack. Wagnerismus. S 122-127.
1137 Bunte. Rosegger und das Judentum. S 85.
1138 Rosegger. Hausbuch. S 295.
1139 Ebda.
1140 Ebda. S 294.

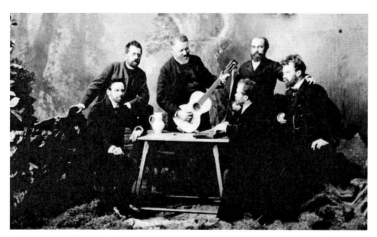

Tischgesellschaft des „Krugs zum grünen Kranze" (Rosegger, vorne links)

Rosegger war ein Bekannter und Freund der zentralen Protagonisten des Grazer Wagnerismus, Friedrich von Hausegger und Friedrich von Hofmann, mit denen er sich im „Krug zum grünen Kranze" regelmäßig traf.[1141]

Auch der ebenfalls bereits genannte Wagnerianer Wilhelm Kienzl war ein Gast dieser Weinstube und ein Freund Roseggers und dürfte ihn mit Themen des Wagnerismus bekannt gemacht haben. Hofmann und Hausegger schreiben für Roseggers „Heimgarten". Zu den Themen zählen der Vegetarismus, die Kleidungsreform, die Ernährungsreform, der Tierschutz und andere lebensreformatorische Themenfelder. Hausegger verfasst etwa den Artikel „Grundsätze der Vegetarianer", Hofmann „Die Kleidung der Zukunft".

Auch Roseggers Arzt, Naturheilmediziner und Homöopath *Julius Bogensberger*, war Wagnerianer, seit 1897 Ausschussmitglied der „Grazer Richard-Wagner-Vereins". Rosegger selbst war zu dieser Zeit ebenfalls Mitglied des „Grazer Richard-Wagner-Vereins", nachweisen lässt sich seine Mitgliedschaft von 1885 bis 1891 und 1902 bis 1903.[1142]

Rosegger war ferner wohl auch selbst ein Anhänger von Wagners *Regenerationsidee*; Vegetarismus, Mäßigkeitspflege, Tierschutz hatten auch bei Rosegger eine wichtige Bedeutung. Hausegger nannte Rosegger den Ersten, „welcher für die sozi-

---

1141 Vgl. hierzu: Stieber. Krug.
1142 Vgl. Farkas. Rosegger. S 30f.

alen und humanitären Bestrebungen Wagners Verständnis zeigt, ehe sich [ihm] seine Bedeutung als Künstler offenbart hat".[1143]

Das Beispiel Rosegger, der, wie gesehen, nach einiger Zeit einen gewissen Zugang zur Musik Wagners fand, zeigt, wie weit die Persönlichkeit Wagner dazu beitrug, lebensreformatorische Ideen zu verbreiten. Rosegger stieß allerdings gerade die glorifizierende Verehrung Wagners und noch viel mehr die Vereinnahmung seiner Person durch gewisse Gruppierungen und Parteien auf. In einem Brief an Friedrich von Hausegger vom 27. Mai 1894 lesen wir etwa: „Gelänge es nur, Wagner von dem Odium eines Parteigottes zu befreien!"[1144]

Woraufhin Hausegger antwortete: „Wie kommst Du doch dazu, Wagner einen Parteigott zu nennen? Von welcher Partei? Vielleicht von der deutschnationalen? In deutschnationalen Blättern herrscht die größte Verwirrung über Wagner. Jeder pflanzt dahin den Kohl seiner ‚persönlichen Überzeugung.'"[1145]

Damit hatten wohl tatsächlich beide mit ihren Aussagen recht. Wagner wurde von den Deutsch-Nationalen vereinnahmt (aber auch von linken Gruppierungen für ihre Sache hergenommen)[1146], ohne dass diese allerdings tatsächlich wussten, was sie alles durch seine Autorität rechtfertigen sollten. Man legte in Wagner sehr oft hinein was man wollte. Auf dieses Feld der Wagner-Rezeption kann hier allerdings nicht weiter eingegangen werden. Hierzu gibt es eigene Untersuchungen, auf die letztlich nur verwiesen werden kann.[1147]

1143 Ebda. S 32.

1144 Rosegger-Hausegger. S 175.

1145 Ebda. S 178.

1146 Vgl. hierzu etwa die Untersuchungen von McGrath über die Umsetzung der Regenerationsidee Wagners in Österreich, in dessen Zentrum bei ihm der „linke" Wiener Kreis „Adlerhorst" steht. Zu diesem gehörten u.a. Victor Adler, Engelbert Pernerstorfer, Salomon Neumann, Max von Frey, Julius Adler, Serafin Bondi, Heinrich Friedjung, Adolf Zeemann, Max Gruber, Heinrich und Adolf Braun und auch Künstlerpersönlichkeiten wie Hugo Wolf, Gustav Mahler und Hermann Bahr. (Vgl. McGrath. Wagnerismus in Austria; ders. Dionysian art; vgl. auch Maderthaner. Victor Adler. S 765ff. Ders. Victor Adler's Wagner.) Zur linken Interpretation Wagners vgl. auch: Hanisch. Die Wirkung Wagners. S 636ff. und: Klein. Der linke und der rechte Wagner.

1147 Vgl. hierzu etwa: Hein. Hitler in Wagner. Schüler. Bayreuther Kreis. Rose. Wagner und der Antisemitismus. Viereck. Hitler und Richard Wagner. Fischer. Von Wagner zu Hitler. Köhler. Wagners Hitler. Für Graz speziell: Bunte. Rosegger und das Judentum. Habersack. Wagnerismus.

Nur eines kann hier wohl abschließend gesagt werden: Diese Diskussionen hatten sich sehr weit von Wagners ursprünglichem Regenerationskonzept entfernt und waren kaum mit Wagners eigener Auffassung vereinbar. Wie etwa *Rüdiger Jacobs* annimmt, war Wagner wohl tatsächlich an sich eher „unpolitisch" und wollte die Gesellschaft durch „unpolitische Mittel" revolutionieren.[1148] *Udo Bermbach* wiederum meint, Wagner propagierte sogar die „Abschaffung der Politik zugunsten eines Universalkonzeptes von Kunst".[1149]

Als Mittel zur *moralischen Erneuerung* sah Wagner einerseits sicherlich tatsächlich seine Kunst, andererseits müsse die „Degeneration" allerdings auch durch andere Maßnahmen, wie sie auch in Graz durch die Wagnerianer propagiert wurden, aufgehalten werden. Anfangs standen dabei medizinische Maßnahmen und eine *Selbstreform*, die sich etwa durch den Verzicht auf Fleisch, die Mäßigkeit im Trinken, sportliche Betätigungen, aber auch durch moralisch richtige Taten und Handlungen im Sinne einer an die Philosophie von Arthur Schopenhauer angelehnten Mitleidsethik auszeichnete, im Vordergrund.

Später ging die Wagner-Interpretation immer mehr in Richtung rassentheoretischer Ideologien, für deren Vertreter sich Wagner sicherlich durch seine positive Rezension von Arthur Gobineaus Rassentheorie interessant machte, ohne allerdings auch nur ansatzweise so weit zu gehen wie diese.[1150] Die traurigen Folgen sind bekannt.

1148 Jacobs. Unpolitischer Revolutionär. S 312. Eine ähnliche Meinung vertreten neben Udo Bermbach (vgl. etwa Bermbach: In den Trümmern. S 15.), auch Grawert-May (vgl. ders. Zur Moralisierung des Politischen. S 235.) sowie Joachim Fest (ders.: Über Richard Wagner. S 23ff.). *Michael Walter* spricht von einer „ästhetisch-politischen Aktivität" durch welche er auf die „Durchsetzung seiner Opern zielte". Schon während seiner Beteiligung bei der Dresdner Revolution habe nach Walter „der Drang zum wirtschaftlichen Erfolg" mitgeschwungen. (Walter. Wagner und die Politik. S 82.) Walter hat insofern recht, als Wagner an sich keine politischen Ziele verfolgte. Wobei letztere Aussage allerdings eine Unterstellung ist, die auf keine gültigen Beweise zurückgreifen kann und die „Durchsetzung seiner Opern", von der Walter in der ersten spricht, darf freilich auch nicht nur finanziell verstanden werden. Wagner wollte über sein „Kunstideal" auf die Gesellschaft wirken und nicht durch die Politik, hatte durch sein „Kunstideal" aber immer mit finanziellen Einbußen zu kämpfen und sein *Kunstunternehmen* verfolgte deshalb keine monäteren Ziele.
1149 Bermbach. Liturgietransfer. S 61.
1150 Vgl. hierzu die Ausführung in Kapitel *IV. 2. 3.*

Anhang:

A. Allgemeine Bemerkungen:

Orthographisch wurden die Zitate von Richard Wagner und Friedrich Nietzsche unverändert gelassen. Die anderen Zitate wurden, aufgrund der besseren Lesbarkeit, an die neue Rechtschreibung angepasst.

B. Siglen:

KSA: Nietzsche, Friedrich: Kritische Studienausgabe in 15 Bänden. Herausgegeben von Giorgio Colli und Mazzino Montinari. München – Berlin/New York 1988.

SB: Wagner, Richard: Sämtiche Briefe. Herausgegeben im Auftrage der Richard Wagner-Stiftung Bayreuth von Hans Joachim Bauer und Johannes Forner/Gertrud Strobel und Werner Wolf. Band III. Briefe der Jahre 1849-1851. Leipzig 1975; Band IV. Briefe der Jahre 1851-1852. Leipzig 1979; Band V. September 1852-Januar 1854. Leipzig 1993; Band VI. Januar 1854 – Februar 1855. Leipzig 1986.

C. Literatur:

1. Schriften und Quellen von und über Wagner:

Wagner, Cosima: Die Tagebücher. Band 1. 1869-1872. Ediert und kommentiert von Martin Gregor-Dellin und Dietrich Mack. 2. Auflage. München 1982.

Wagner, Cosima: Die Tagebücher. Band 2. 1873-1877. Ediert und kommentiert von Martin Gregor-Dellin und Dietrich Mack. 2. Auflage. München 1982.

Wagner, Cosima: Die Tagebücher. Band 3. 1878-1880. Ediert und kommentiert von Martin Gregor-Dellin und Dietrich Mack. 2. Auflage. München 1982.

Wagner, Cosima: Die Tagebücher. Band 4. 1881-1883. Ediert und kommentiert von Martin Gregor-Dellin und Dietrich Mack. 2. Auflage. München 1982.

Wagner, Richard/Otto, Strobel (Hrsg.): König Ludwig II. von Bayern und Richard Wagner. Briefwechsel. Hrsg. vom wittelbacher Ausgleichfond und Winifred Wagner. Band 3. Karlsruhe 1936.

Wagner, Richard: Briefe. Ausgewählt, eingeleitet und kommentiert von Hanjo Kesting. München 1983.

Wagner, Richard: Das Braune Buch. Tagebuchaufzeichnungen 1865 bis 1882. Herausgegeben von Joachim Bergfeld. München 1988.

Wagner, Richard: Das Judentum in der Musik (1850). In: Wagner, Richard: Mein Denken. Herausgegeben von Martin Gregor-Dellin. München 1982. S 173-191.

Wagner, Richard: Das Künstlertum der Zukunft (1849f.). In: Wagner, Richard: Mein Denken. Herausgegeben von Martin Gregor-Dellin. München 1982. S 163-173.

Wagner, Richard: Der Mensch und die bestehende Gesellschaft (1849). In: Wagner, Richard: Mein Denken. Herausgegeben von Martin Gregor-Dellin. München 1982. S 90-94.

Wagner, Richard: Der Ring des Nibelungen. Ein Bühnenfestspiel für drei Tage und einen Vorabend. Textbuch mit Varianten der Partitur. Herausgegeben und kommentiert von Egon Voss. Stuttgart 2009.

Wagner, Richard: Die Kunst und die Revolution (1849). In: Wagner, Richard: Mein Denken. Herausgegeben von Martin Gregor-Dellin. München 1982. S 94-124.

Wagner, Richard: Erkenne dich selbst (1881). In: Gesammelte Schriften und Dichtungen von Richard Wagner. 3. Auflage. Leipzig 1897. Band 10. S. 263-274.

Wagner, Richard: Heldentum und Christentum (1881). In: Wagner, Richard: Mein Denken. Herausgegeben von Martin Gregor-Dellin. München 1982. S 400-410.

Wagner, Richard: Mein Leben. Herausgegeben von Martin Gregor-Dellin. München 1983.

Wagner, Richard: Offenes Schreiben an Herrn Ernst von Weber, Verfasser der Schrift: ‚Die Folterkammern der Wissenschaft' (Über Vivisektion) (1879). In: Wagner, Richard: Schriften. Ein Schlüssel zu Leben, Werk und Zeit. Ausgewählt und kommentiert von Egon Voss. Frankfurt am Main 1976. S 181-197.

Wagner, Richard: Oper und Drama (1851). In: Wagner, Richard: Mein Denken. Herausgegeben von Martin Gregor-Dellin. München 1982. S 191-292.

Wagner, Richard: Religion und Kunst (1880). In: Wagner, Richard: Mein Denken. Herausgegeben von Martin Gregor-Dellin. München 1982. S 362-400.

Wagner, Richard: Sämtliche Briefe. Herausgegeben im Auftrage der Richard Wagner-Stiftung Bayreuth von Gertrud Strobel und Werner Wolf. Band III. Briefe der Jahre 1849-1851. Leipzig 1975.

Wagner, Richard: Sämtliche Briefe. Herausgegeben im Auftrage der Richard Wagner-Stiftung Bayreuth von Gertrud Strobel und Werner Wolf. Band IV. Briefe der Jahre 1851-1852. Leipzig 1979.

Wagner, Richard: Sämtliche Briefe. Herausgegeben im Auftrage der Richard Wagner-Stiftung Bayreuth von Gertrud Strobel und Werner Wolf. Band V. September 1852 – Januar 1854. Leipzig 1993.

Wagner, Richard: Sämtliche Briefe. Herausgegeben im Auftrage der Richard Wagner-Stiftung Bayreuth von Hans Joachim Bauer und Johannes Forner. Band VI. Januar 1854 – Februar 1855. Leipzig 1986.

Wagner, Richard: Über das Männliche und Weibliche in Kultur und Kunst (1882). In: Wagner, Richard: Mein Denken. Herausgegeben von Martin Gregor-Dellin. München 1982. S 410-411.

Wagner, Richard: Über das Weibliche im Menschlichen (1883). In: Wagner, Richard: Mein Denken. Herausgegeben von Martin Gregor-Dellin. München 1982. S 411-413.

Wagner, Richard: Was ist deutsch? (1865). In: Wagner, Richard: Mein Denken. Herausgegeben von Martin Gregor-Dellin. München 1982. S 316-330.

Wagner, Richard: Wollen wir hoffen? (1879). In: Wagner, Richard: Schriften. Ein Schlüssel zu Leben, Werk und Zeit. Ausgewählt und kommentiert von Egon Voss. Frankfurt am Main 1978. S 181-197.

2. Schriften und Quellen von Friedrich Nietzsche:

Borchmeyer, Dieter, Jörg Salaquarda (Hrsg.): Nietzsche und Wagner. Stationen einer epochalen Begegnung. Band 1. Frankfurt am Main/Leipzig 1994.

Borchmeyer, Dieter, Jörg Salaquarda (Hrsg.): Nietzsche und Wagner. Stationen einer epochalen Begegnung. Band 2. Frankfurt am Main/Leipzig 1994.

Nietzsche, Friedrich: Kritische Studienausgabe in 15 Bänden. Herausgegeben von Giorgio Colli und Mazzino Montinari. München – Berlin/New York 1988.

Nietzsche, Friedrich: Menschliches Allzumenschliches: Ein Buch für freie Geister. 9. Auflage, mit einem Nachwort von Walter Gebhard. Stuttgart 1993.

Nietzsche, Friedrich: Weisheit für Übermorgen. Unterstreichungen aus dem Nachlaß (1869-1889) von Heinz Friedrich. München 1999.

Nietzsche, Friedrich: Werke in drei Bänden. Band 3. Herausgegeben von Karl Schlechta. München 1954.

3. Schriften und Quellen Rousseaus:

Rousseau, Jean-Jacques: Bekenntnisse eines savoyischen Vikars. In: Emile oder Über die Erziehung, hg. und bearbeitet von Martin Rang, übers. von Eleonore Sckommodau. Stuttgart 2004. S 545-639.

Rousseau, Jean-Jacques: Bekenntnisse. Aus dem Französischen von Ernst Hardt mit einer Einführung von Werner Krauss. Frankfurt am Main, Leipzig 1985.

Rousseau, Jean-Jacques: Brief an Christoph de Beaumont (1763). In: Rousseau, Jean-Jaques: Schriften. Herausgegeben von Henning Ritter. Band 1. Frankfurt/am Main, Wien 1981. S 497-591.

Rousseau, Jean-Jacques: Brief an d'Alembert über das Schauspiel (1758). In: Rousseau, Jean-Jaques: Schriften. Herausgegeben von Henning Ritter. Band 1. Frankfurt/am Main, Wien 1981. S 333-475.

Rousseau, Jean-Jacques: Der Gesellschaftsvertrag oder Prinzipien des Staatsrechts. Ulrich Bossier (Übers.). Wiesbaden 2008.

Rousseau, Jean-Jacques: Emile oder Über die Erziehung. Hermann Denhardt (Übers.). Köln 2010.

Rousseau, Jean-Jacques: Träumereien eines einsamen Spaziergängers. Ulrich Bossier (Übers.). Stuttgart 2003.

Rousseau, Jean-Jacques: Über den Ursprung und die Grundlagen der Ungleichheit unter den Menschen (1755). In: Ders.: Schriften zur Kulturkritik. Französisch-Deutsch. Eingeleitet, übersetzt und herausgegeben von Kurt Weigand. Hamburg 1995.

Rousseau, Jean-Jaques: Über Kunst und Wissenschaft (1750). In: Ders.: Schriften zur Kulturkritik. Französisch-Deutsch. Eingeleitet, übersetzt und herausgegeben von Kurt Weigand. Hamburg 1995.

4. Schriften und Quellen zur zeitgenössischen Naturheilkunde und andere zeitgenössische medizinische Schriften:

Alcott, William Andrus: Vegetable diet: as sanctioned by medical men, and by experience in all ages. Boston 1838.

Anonym: A ‚Cure' in Texas. In: The Water-Cure Journal. Vol. XX. No. 5. S 107.

Anonym: Die Heilwahrheit des Kalten Wassers. Ein Vortrag in der Versammlung der Wasserfreunde zu Dresden. In: Der Freihafen. Galerie von Unnterhaltungsbildern aus den Kreisen der Literatur, Gesellschaft und Wissenschaft. 4. Jg.(1841). H 3. S 95-109.

Baltzer, Eduard: Der Weg zur Gesundheit, der Weg zu Gesundheit und sozialem Heil. Nordhausen 1867.

Baltzer, Eduard: Ideen zur socialen Reform. Nordhausen 1873.

Dornblüth, Otto: Die Psychoneurosen. Neurasthenie, Hysterie und Psychasthenie. Ein Lehrbuch für Studierende und Ärzte. Leipzig 1911.

Gleich, Lorenz: Das Grundwesen der Naturheilkunde den schiefen Ansichten des Kongresses deutscher Wasserärzte in Dresden gegenüber. München 1851.

Gleich, Lorenz: Dr. Gleich's physiatrische Schriften (1849-1858). München 1860.

Gleich, Lorenz: Gibt es eine Naturheilkunde oder sind Mixturen, Pillen, Pulver, Streukügelchen, Latwergen, und Blutentziehungen sowie der Genuß großer Massen kalten Wassers ohne Durst mit Dampf-, Schlag- und kalten Vollbädern ohne Ende dem Naturinstinkte entsprechende Heilmittel? 2. Auflage. München 1858.

Gleich, Lorenz: Über die Notwendigkeit einer Reform der sogenannten Hydropathie, Geist und Bedeutung der Schrotschischen Heilweise. Nebst einem kurzen Reisebericht als Einleitung. München 1851.

Gleich, Lorenz: Was ist das Naturheilverfahren oder gibt es eine Wasser- oder Semmelkur? München 1853.

Graham, Sylvester: Lectures on the Science of Human Life. 2. Britische Auflage. London 1854.

Hahn, Theodor (Hrsg.): Anleitung zur Ausübung der Wasserheilkunde für Jedermann, der zu lesen versteht. Von J. H. Rausse. Leipzig 1850.

Hahn, Theodor (Hrsg.): Der Vegetarismus als neues Heilprinzip zur Lösung der sozialen Frage. Seine wissenschaftliche Begründung und seine Bedeutung für das leibliche, geistige und sittliche Wohl des Einzelnen, wie der gesamten Menschheit. Osnabrück 1994 [1. Auf. Grieben 1869].

Hahn, Theodor (Hrsg.): Die Grundlehren der Natur und Wasserheilkunde oder Geist der Gräfenberger Wasserkur. Von J. H. Rausse. 4. Auflage. Nach dem Tode des Verfassers durchgesehen, vermehrt und herausgegeben von Theodor Hahn. Leipzig 1852.

Hahn, Theodor: Anzeige. In: Beilage zum Naturarzt. Jg. 9 (1870), Nr. 9. S 208.

Hahn, Theodor: Anzeige. In: Der Naturarzt Jg. 9 (1870), Nr.7. S 152.

Hahn, Theodor: Anzeige. In: Der Naturarzt. Jg. 9 (1870), Nr. 1. S 87.

Hahn, Theodor: Das Paradies der Gesundheit. Cöthen 1879.

Hahn, Theodor: Die Cholera und ihre Behandlung mit kaltem Wasser, nach Rausse'schen Principien und eigener praktischen Erfahrung. Schwerin/Rostock 1849.

Hahn, Theodor: Die naturgemäße Diät, die Diät der Zukunft. Cöthen 1859.

Hahn, Theodor: Die Wasserheilkunde im Gegensatz zur Medicinheilkunde im Geiste J. H. Rausse's. Leipzig 1848.

Hahn, Theodor: Praktisches Handbuch der naturgemäßen Heilweise. 4. Auflage. Berlin 1875.

Hufeland, Christian Wilhelm: Ueber lauwarme Bäder, Nebst Anweisung zu ihrem nützlichen Gebrauche. Berlin 1798.

Hufeland, Christoph Wilhelm: Ideen über Pathogenie und Einfluss der Lebenskraft auf Entstehung und Form der Krankheiten als Einleitung zur pathologischen Vorlesung von D. Chr. Wilh. Hufeland, der Medizin ordentlicher Lehrer. Jena 1795.

Kapp, Ernst: Der constituirte Despotismus und die constitutionelle Freiheit. Hamburg 1849.

Kapp, Ernst: Grundlinien einer Philosophie der Technik. Zur Entstehungsgeschichte der Cultur aus neuen Gesichtspunkten. Braunschweig 1877.

Kapp, Ernst: J. H. Rausse, der Reformator der Wasserheilkunde. Hamburg 1850.

Kapp, Ernst: Vergleichende Allgemeine Erdkunde. 2. Auflage. Braunschweig 1868 (1. Auflage 1845 ebda.).

Kneipp, Johann Sebastian: Meine Wasser-Kur. Hamburg 2012.

Kneipp, Johann Sebastian: Meine Wasserkur. So sollt ihr leben. Die weltberühmten Ratgeber in einem Band. 8. Auflage. Stuttgart 2010.

Lowenfeld, L[eopold]: Die moderne Behandlung der Nervenschwäche (Neurasthenie) der Hysterie und verwandter Leiden. Mit besonderer Berücksichtigung der Luftcuren, Bäder, Anstaltsbehandlung und Mitchell-Playfair'schen Mastkur. Zweite vermehrte Auflage. Wiesbaden 1889.

Munde, Carl: Memorien eines Wasserarztes. Dresden und Leipzig 1844.

Oertel, Eucharius Ferdinand Christian: Vincenz Prießnitz oder Aufruf an alle Staatsregierungen Deutschlands zur Errichtung von Wasserheilanstalten. Leipzig/Naumburg 1834.

Olmsted, Frederick Law: A Journey through Texas. Or a saddle-trip on the southwestern frontier. Lincoln, London 2004.

Rausse, J. H. (?): Der Gräfenberger Wasserarzt oder gründliche Anweisung zum heilsamen Gebrauche des Wassers, um Krankheiten bei Menschen zu verhüten und zu heilen. Meissen 1838.

Rausse, J. H.: (1) Über die gewöhnlichsten ärztlichen Missgriffe beim Gebrauch des Wassers als Heilmittel. (2) Nebst einer Abhandlung über die Aufsaugung und Ablagerung der Gifte und Medikamente im lebenden animalischen Körper, (3) und einer Kritik der Kurmethode des Vincenz Priessnitz. Zeiz 1847. (Nach den Kurzitaten nach den jeweiligen enthaltenen Titeln aufzulösen.)

Rausse, J. H.: Der Geist der Gräfenberger Wasserkur. Motto: Wasser thut`s freilich! Zeiz [2]1839.

Rausse, J. H.: Reisecenen aus Zwei Welten nebst einer Behandlung der Zustände der West-Staaten der Union. Güstrow 1836.

Rausse, J. H.: Wasser thut's freilich. Miscellen zur Graefenberger Wasserkur! Zeiz [2]1840.

Rausse, J. H.: Wasser thut's freilich. Miscellen zur Graefenberger Wasserkur! Zeiz 1846.

Struve, Gustav: Pflanzenkost, die Grundlage einer neuen Weltanschauung. Stuttgart 1869.

Walde, Philo vom: Vincenz Prießnitz. Sein Leben und sein Wirken. Zur Gedenkfeier seines hundertsten Geburtstages dargestellt. Berlin 1892.

Zimmermann, W.: Der Weg zum Paradies. Eine Beleuchtung der Hauptursachen des physisch-moralischen Verfalls der Culturvölker, so wie naturgemäße Vorschläge, diesen Verfall zu sühnen. Ein zeitgemäßer Aufruf an Alle, denen eigenes Glück und Menschenwohl am Herzen liegt. Quedlinburg, Leipzig. [2]1846.

5. Andere Quellen:

Belart, Hans: Friedrich Nietzsches Freundschafts-Tragödie mit Richard Wagner und Cosima Wagner-Liszt. Dresden 1912.

Daumer, G. Fr.: Hafis. Eine Sammlung persischer Gedichte. Nebst poetischen Zugaben aus verschiedenen Völkern und Ländern. Hamburg 1846.

Der Vorbote. Politische und sozial-ökonomische Monatsschrift. Zentralorgan der Sektionsgruppe deutscher Sprache der Internationalen Arbeiterassociation. Genf, Nr. 8, August 1868.

Farkas, Reinhard (Hrsg.): Rosegger für uns. Zeitloses und Aktuelles aus seiner Zeitschrift ‚Heimgarten‘. Graz 2013.

Förster-Nietzsche, Elisabeth: Der junge Nietzsche. Bremen 2012.

Gilman, Sander L. (Hrsg.): OTTO EISER AND NIETZSCHE'S ILLNESS: A HITHERTO UN-PUBLISHED TEXT. In: Abel, Günter; Stegmaier, Werner: Nietzsche-Studien. Band 38. Berlin 2009. S 396–409.

Glasenapp, Carl Friedrich: Das Leben Richard Wagners in 6 Büchern. 4. Auflage. Leipzig 1905.

Hausegger, Siegmund: Briefwechsel zwischen Peter Rosegger und Friedrich von Hausegger. Leipzig 1924.

Kant, Immanuel: Kritik der praktischen Vernunft. Grundlegung der Metaphysik der Sitten. Herausgegeben von Wilhelm Weischedel. Frankurt am Main 1974. (= Band VII. der suhrkamp Werkausgabe)

Kant, Immanuel: Kritik der reinen Vernunft 1. Herausgegeben von Wilhelm Weischedel. Frankurt am Main 1974. (= Band III. der suhrkamp Werkausgabe)

Kant, Immanuel: Kritik der reinen Vernunft 2. Herausgegeben von Wilhelm Weischedel. Frankurt am Main 1974. (= Band IV. der suhrkamp Werkausgabe)

Kant, Immanuel: Kritik der Urteilskraft. Herausgegeben von Wilhelm Weischedel. Frankurt am Main 1974. (= Band X. der suhrkamp Werkausgabe)

Lendl, Hubert (Hrsg.): Das grosse Rosegger Hausbuch. München 1988.

Schopenhauer, Arthur: Die Welt als Wille und Vorstellung. Textkritisch bearbeitet und herausgegeben von Wolfgang Freiherr von Löhneysen. Erster und Zweiter Band. Frankfurt am Main/Leipzig 1996.

Wolzogen, Hans von: Erinnerungen an Richard Wagner. Leipzig 1891.

6. Sekundärliteratur:

Ash, Mitchell G. (Hrsg.): Mensch, Tier, Zoo. Der Tiergarten Schönbrunn im internationalen Vergleich vom 18. Jahrhundert bis heute. Wien, Köln, Weimar 2008.

Averbeck, Hubertus: Von der Kaltwasserkur bis zur physikalischen Therapie. Betrachtungen zu Personen und zur Zeit der wichtigsten Entwicklungen im 19. Jahrhundert. Bremen 2012.

Bandelow, Borowin: Das Angstbuch. Woher kommen Ängste und wie kann man sie bekämpfen kann. 8. Auflage. Hamburg 2010.

Baratay, Eric; Elisabeth Hardouin-Fugier: Zoo. Von der Menagerie zum Tierpark. Aus dem Französischen von Matthias Wolf. Berlin 2000 (Originalausgabe, Paris 1998).

Barlösius, Eva: Naturgemässe Lebensführung: zur Geschichte der Lebensreform um die Jahrhundertwende. Frankfurt, New York 1997.

Baumgartner, Judith: Besser essen, besser sein. Die frühen Vegetarier waren keine weltflüchtigen Rohköstler, sondern Pioniere der Ökobewegung. In: Erenz, Benedikt (Hrsg): Die Zeit *Geschichte*. „Anders leben". Jugendbewegung und Lebensreform in Deutschland um 1900. H 2. Hamburg 2013. S 60-68.

Baumgartner, Judith: Vegetarismus. In: Diethart Kerbs u. a. (Hrsg.): Handbuch der deutschen Reformbewegung: 1880-1933. Wuppertal 1998. S 127-139.

Bermbach, Udo (Hrsg.): In den Trümmern der eigenen Welt. Richard Wagners ‚Der Ring des Nibelungen'. Berlin, Hamburg 1989.

Bermbach, Udo: „Blühendes Leid". Politik und Gesellschaft in Richard Wagners Musikdramen. Stuttgart 2003.

Bermbach, Udo: Liturgietransfer. Über einen Aspekt des Zusammenhangs von Richard Wagner mit Hitler und dem Dritten Reich. In: Friedländer Saul; Jörn Rüsen (Hrsg.): Richard Wagner im Dritten Reich: ein Schloss Elmau-Symposion. München 2000. S 40- 66.

Bermbach, Udo: Mythos Wagner. Berlin 2013.

Bermbach, Udo: Über den Zwang, Richard Wagner immer wieder zu nazifizieren. In: Musik und Ästhetik 3 (1997). S 82-90.

Birkenhauer, Josef: Traditionslinien und Denkfiguren. Zur Ideengeschichte der sogenannten Klassischen Geographie in Deutschland. Stuttgart 2001.

Biskup, Raffal: Ein schlesischer ‚Heimatdichter' in Weimar. Philo vom Walde (Johannes Reinelt) und Friedrich Nietzsche. In: Reschke, Renate (Hrsg.): Nietzscheforschung. Vol. 18, No. 1 (2011). S 265-279.

Borchmeyer , Dieter: Richard Wagner. Werk – Leben – Zeit. Stuttgart 2013.

Borchmeyer, Dieter (Hrsg.): Cosima Wagner: ein Porträt; Richard Wagners erster Enkel: Ausgewählte Schriften und Briefwechsel mit Thomas Mann. 3. Auflage. Würzburg 2011.

Borchmeyer, Dieter: Renaissance und Instrumentalisierung des Mythos Richard Wagner und die Folgen. In: Friedländer Saul; Jörn Rüsen (Hrsg.): Richard Wagner im Dritten Reich: ein Schloss Elmau-Symposion. München 2000. S 66-92.

Borchmeyer, Dieter: Wagner und Goethe oder „das Europäische auf deutsch". In: Ders.: Ahasvers Wandlungen. Frankfurt am Main/Leipzig 2002. S 337-352.

Brauchle, Alfred (et. al.): Gespräche über Schulmedizin und Naturheilkunde. Leipzig 1935.

Brauchle, Alfred: Das große Buch der Naturheilkunde. Gütersloh 1957.

Brauchle, Alfred: Handbuch der Naturheilkunde. 8. Auflage. Stuttgart 1952.

Brauchle, Alfred: Lexikon der Naturheilkunde. 5. Auflage. Leipzig 1944.

Brauchle, Alfred: Zur Geschichte der Physiotherapie. Naturheilkunde in ärztlichen Lebensbildern. Herausgegeben von Walter Groh. 4. Auflage von „Naturheilkunde in Lebensbildern". Heidelberg 1971.

Brüggemann, Axel: Genie und Wahn. Die Lebensgeschichte des Richard Wagner. Basel 2013.

Buchholz, Kai; Rita Latocha, Hilke Peckmann, Klaus Wolbert (Hrsg.): Die Lebensreform. Entwurf zur Neugestaltung von Leben um 1900. Band I. Darmstadt 2001.

Bunte, Wolfgang: Peter Rosegger und das Judentum. Altes und Neues Testament, Antisemitismus, Judentum und Zionismus. Hildesheim, New York 1977.

Cassirer, Ernst: Das Problem Jean-Jacques Rousseau (1932). In: E. Cassirer, J. Starobinski, R. Darnton (Hrsg.): Drei Vorschläge, Rousseau zu lesen. Frankfurt am Main 1989.

Cluet, Marc: La revue *Deutsch-Hellas* (1907-1908) entre éclectisme réformateur et singularité „socio-sensuelle" In: Cluet, Marc; Cathrine Repussard (Hrsg.): „Lebensreform". Die soziale Dynamik der politischen Ohnmacht (La dynamique sociale de le'impuissance politique). Tübingen 2013. S 17-147.

Dahlhaus, Carl: Richard Wagners Musikdramen. Zürich 1985.

Dahlkvist, Tobias: Genie, Entartung, Wahnsinn. Anmerkungen zu Nietzsche als Pathograph und Objekt der Pathographie. In: Reschke, Renate; Marco Brusotti (Hrsg.): „Einige werden posthum geboren". Nietzsches Wirkungen. Berlin/Boston 2012. S 173-180.

Decker, Kerstin: Nietzsche und Wagner. Geschichte einer Hassliebe. Berlin 2012.

Dettelbach, Hans: Friedrich Hofmann, der Vorkämpfer Richard Wagners. In: Richard Wagner und Graz. Festschrift (Nachrichtenblatt 1981-1983). 100 Jahre Ö. Richard Wagner Gesellschaft 1883-1983. Graz 1983. S 205-209.

Dieckhöfer, Klemens: Kleine Geschichte der Naturheilkunde. Stuttgart 1985.

Donington, Robert: Richard Wagners „Der Ring des Nibelungen und seine Symbole". Musik und Mythos. Aus dem Englischen übersetzt von Joachim Schulte, mit einem systematischen Noten-Anhang der Motive. 4. Auflage. Stuttgart 1995.

Drüner, Ulrich: Schöpfer und Zerstörer. Richard Wagner als Künstler. Köln – Weimar – Wien 2003.

Eckard, Wolfgang U.: Geschichte, Theorie und Ethik der Medizin. 7. Auflage. Berlin, Heidelberg 2013.

Eckart, Wolfgang U.: Illustrierte Geschichte der Medizin. Von der französischen Revolution bis zur Gegenwart. Berlin 2010.

Edmonds, David; John Eidinov: Rousseaus Hund. Zwei Philosophen, ein Streit und das Ende aller Vernunft. Aus dem Englischen von Sonja Finck. München 2008.

Egert, Daniela: Von der Lust am Natürlichen. Die Bedeutung der Ernährung bei Jean-Jaqcques Rousseau. Neuried 2007 (= Deutsche Universitätsedition. Band 27).

Engel, Eduard: Lord Byron. Hamburg 2010.

Engelsing, Tobias: Vollpension mit Gartenfront. Monte Verità: Wie ein Sanatorium zum Treffpunkt der lebensreformerischen Avantgarde wurde. In: Cluet, Marc; Cathrine Repussard (Hrsg.): „Lebensreform". Die soziale Dynamik der politischen Ohnmacht (La dynamique sociale de le'impuissance politique). Tübingen 2013. S 30-38.

Esche, Felix (Hrsg.): Essen und Trinken zwischen Ernährung, Kult und Kultur. Zürich 2003.

Eugène, Éric: Wagner und Gobineau. Gibt es einen Rassismus Wagners. Mit einem Vorwort von Serge Klarsfeld. Aus dem Französischen übersetzt von Wilhelm Guschlbauer. [Online Veröffentlichung/Originalausgabe: Wagner et Gobineau. Existe-t-il un racisme wagnérien? Paris 1998].

Farkas, Reinhard: „Lebensreform" als Antwort auf den sozialen Wandel. In: Die Habsburgermonarchie 1848-1918. Band IX. Soziale Strukturen, 1. Teilband: Von der feudalagrarischen zur bürgerlich-industriellen Gesellschaft. Teilband 1/2. Von der Stände- zur Klassengesellschaft, herausgegeben von Helmut Rumpler (et. al.). Wien 2010 (= Die Habsburgermonarchie 1848-1918), S 1349-1368.

Farkas, Reinhard: Hermann Bahr. Dynamik und Dilemma der Moderne. Wien 1989.

Farkas, Reinhard: Lebensreform – „deutsch" oder multikulturell? Buchholz, Kai; Rita Latocha, Hilke Peckmann, Klaus Wolbert (Hrsg.): Die Lebensreform. Entwürfe zur Neugestaltung von Leben und Kunst um 1900. Band 1. Darmstadt 2001. S 33-35.

Farkas, Reinhard: Mythos und Moderne: Zur Rezeption des Werks Richard Wagners in Wien. In: Reinhard, Farkas (Hrsg.): Das Musiktheater um die Jahrhundertwende. Wien – Budapest um 1900. Wien, Köln 1990 (= Veröffentlichungen der Österreichischen Arbeitsgemeinschaft ‚Wien-Budapest um 1900' Bd 1).

Feldhoff, Heiner: Die Lebensgeschichte des Paul Deuss. Köln-Wien-Weimar 2008.

Fellmann, Ferdinand: Die Lebensreformbewegung im Spiegel der deutschen Lebensphilosophie. In: Buchholz, Kai; Rita Latocha, Hilke Peckmann, Klaus Wolbert (Hrsg.): Die Lebensreform. Entwürfe zur Neugestaltung von Leben und Kunst um 1900. Band 1. Darmstadt 2001.

Fest, Joachim C.: Richard Wagner – Das Werk neben dem Werk. Zur ausstehenden Wirkungsgeschichte eines Großideologen. In: Friedländer Saul; Jörn Rüsen (Hrsg.): Richard Wagner im Dritten Reich: ein Schloss Elmau-Symposion. München 2000. S 24-40.

Fest, Joachim C.: Über Richard Wagner. Eine biographische Skizze nach den Tagebüchern Cosimas. In: ders. Aufgehobene Vergangenheit. Portraits und Betrachtungen. 2. Auflage. Stuttgart 1981. S 38-69.

Fischer, Jens Malte: Richard Wagners ‚Das Judentum in der Musik'. Eine kritische Dokumentation. Frankfurt am Main 2000.

Fischer, Klaus-Uwe: Von Wagner zu Hitler. In: Metzger, Heinz-Klaus; Rainer Riehn (Hrsg.): Richard Wagner. Wie antisemitisch darf ein Künstler sein? München 1978 (= Musikkonzepte 5). S 34-39.

Flach, Vera: A Yankee in German America. Texas Hill Country. San Antonio 1973.

Franz, Sandra: Die Religion des Grals. Entwürfe arteigener Religiosität im Spektrum von völkischer Bewegung, Lebensreform, Okkultismus, Neuheidentum und Jugendbewegung (1871-1945) Schwalbach /Ts. 2009 (= Edition Archiv der deutschen Jugendbewegung. Band 14).

Freitag, Sabine: Friedrich Hecker: Biographie eines Republikaners. Stuttgart 1998 (= Transatlantische Historische Studien 10).

Friedländer Saul; Jörn Rüsen (Hrsg.): Richard Wagner im Dritten Reich: ein Schloss Elmau-Symposion. München 2000.

Friedrich, Sven: Richard Wagner. Deutung und Wirkung. Würzburg 2004.

Fritzen, Florentine: Gesünder leben: die Lebensreformbewegung im 20. Jahrhundert (= Frankfurter Historische Abhandlungen 45). Stuttgart 2006.

Geck, Martin: Wagner. Biographie. München 2012.

Gier, Albert: Mythos und Kolportage. Verdi, Wagner und die (Welt-)Literatur. In: Jacobshagen, Arnold (Hrsg.): Verdi und Wagner. Köln, Weimar, Wien 2014. S 11-34.

Grawert-May, Erik: Das Drama Krieg. Zur Moralisierung des Politischen. Tübigen. 1987.

Gregor-Dellin, Martin Vorwort zu „Wagner. Mein Denken". In: Wagner, Richard: Mein Denken. Herausgegeben von Martin Gregor-Dellin. München 1982. S 7-29.

Gregor-Dellin, Martin: Richard Wagner. Sein Leben. Sein Werk. Sein Jahrhundert. München 1980.

Gregor-Dellin, Martin: Wagner – Chronik, Daten zu Leben und Werk. München 1972.

Gregor-Dellin, Martin; Dietrich Mack: Vorwort. In: Wagner, Cosima: Die Tagebücher. Band 3. 1878-1880. Ediert und kommentiert von Martin Gregor-Dellin und Dietrich Mack. 2. Auflage München 1982. S 5-31.

Habersack, Ingrid: Wagnerismus. Musik und Regeneration. In: Farkas, Reinhard (Hrsg.): Grüne Wurzeln. Ökologische und spirituelle Reform in der Steiermark. Fohnsdorf 1992. S 109-135.

Hafner, Karl: Richard Wagner und Graz. In: Ehgartner, Franz (Hrsg.): Richard Wagner und Graz. Festschrift (Nachrichtenblatt 1981-1983). 100 Jahre Ö. Richard Wagner Gesellschaft 1883-1983. Graz 1983. S 7-37.

Hanisch, Ernst: Die politisch-ideologische Wirkung und ‚Verwendung' Wagners. In: Müller, Ulrich; Wapnewski, Peter (Hrsg.): Richard-Wagner-Handbuch. Stuttgart 1986.

Hanse, Olivier: Rudolf Bode entre pessimisme culturel et engagement politique. In: Cluet, Marc; Cathrine Repussard (Hrsg.): „Lebensreform". Die soziale Dynamik der politischen Ohnmacht (La dynamique sociale de le'impuissance politique). Tübingen 2013. S 183-211.

Hansen, Walter: Richard Wagner. München 2013.

Hartmann, Frank: Globale Medienkultur. Technik, Geschichte, Theorien. Wien 2006.

Hartmann, Martin: Auf einem Meer dunkler Triebe. Das lebensphilosophische Denken von Friedrich Nietzsche bis Oswald Spengler. In: Cluet, Marc; Cathrine Repussard (Hrsg.): „Lebensreform". Die soziale Dynamik der politischen Ohnmacht (La dynamique sociale de le'impuissance politique). Tübingen 2013. S 68-74.

Hartwich, Wolf-Daniel: Religion und Kunst beim späten Richard Wagner. Zum Verhältnis von Ästhetik, Theologie und Antropologie in den ‚Regenerationsschriften'. In: Barner, Wilfried; Walter Müller-Seidel, Ulrich Ott (Hrsg.): Jahrbuch der deutschen Schillergesellschaft. Jg. 40. Stuttgart 1996. S 297-324.

Hashagen, Justus: Zur Deutung Rousseaus. In: Historische Zeitschrift, Bd. 148, H.2, 1933, S 229-247.

Heer, Hannes; Jürgen Kesting, Peter Schmidt: Verstummte Stimmen: Die Bayreuther Festspiele und die „Juden" 1876 bis 1945. Berlin 2012.

Hein, Anette: Es ist viel ‚Hitler' in Wagner. Rassismus und antisemitische Deutschtumsideologie in den „Bayreuther Blättern" (1878-1938).Tübingen 1996 (= Conditio Iudaica 13).

Hein, Stefanie: Richard Wagners Kunstprogramm im nationalkulturellen Kontext. Ein Beitrag zur Kulturgeschichte des 19. Jahrhunderts. Würzburg 2006.

Heischkel-Artelt, Edith (Hrsg.): Ernährung und Ernährungslehre im 19. Jahrhundert. Vorträge eines Symposiums am 5 und 6. Januar 1973 in Frankfurt am Main. Göttingen 1976 (= Studien zur Medizingeschichte im 19. Jahrhundert, Bd 6).

Helfricht, Jürgen: Friedrich Eduard Bilz – der legendäre sächsische Naturheiler, Schriftsteller und Unternehmer (1842-1922). In: Sächsische Heimatblätter 40 (1994), H 4.

Helfricht, Jürgen: Friedrich Eduard Bilz (1842-1922) – Altvater der Naturheilkunde in Sachsen. Radebeul 1992.

Helfricht, Jürgen: Vincenz Prießnitz (1799-1851) und die Rezeption seiner Hydrotherapie bis 1918. Ein Beitrag zur Geschichte der Naturheilbewegung. Husum 2006. (= Abhandlungen zur Geschichte der Medizin und der Natuwissenschaften. Herausgegeben von Rolf Winau und Johanna Bleker. Heft 105.

Hermand, Jost: Die Lebensreformbewegung um 1900 – Wegbereiter einer naturgemäßen Daseinsform oder Vorbote Hitlers? In: Cluet, Marc; Cathrine Repussard (Hrsg.): „Lebensreform". Die soziale Dynamik der politischen Ohnmacht (La dynamique sociale de le'impuissance politique). Tübingen 2013. S 51-63.

Hermand, Jost: Freundschaft. Zur Geschichte einer sozialen Bindung. Köln 2006.

Hermand, Jost: Glanz und Elend der deutschen Oper. Köln-Weimar-Wien. 2008.

Hermand, Jost: Im Wettlauf mit der Zeit: Anstösse zu einer ökologiebewussten Ästhetik. Berlin 1999.

Heyll, Uwe: Wasser, Fasten, Luft und Licht. Die Geschichte der Naturheilkunde in Deutschland. Frankfurt/Main 2006.

Hintz, Hans: Liebe, Leid und Größenwahn: eine integrative Untersuchung zu Richard Wagner, Friedrich Nietzsche und Karl May. Würzburg 2007.

Hlade, Josef L.: Die Philosophie der Naturheilkunde. Von Rousseau zur Naturheilbewegung. Neuried 2011.

Hofer, Hans-Georg: Nerven, Kultur und Geschlecht – Die Neurasthenie im Spannungsfeld von Medizin- und Körpergeschichte. In: Stahnisch, Frank; Florian Steger (Hrsg.): Medizin, Geschichte und Geschlecht. Körperhistorische Rekonstruktionen von Identität und Differenz (= Geschichte und Philosophie der Medizin. Herausgegeben von Andreas Frewer. Band 1). Stuttgart 2005. S 225-244.

Jütte, Robert (Hrsg.): Wege der Alternativmedizin. Ein Lesebuch. München 1996.

Jütte, Robert: Geschichte der alternativen Medizin. Von der Volksmedizin zu den unkonventionellen Therapien von heute. München 1996.

Katz, Jacob: Richard Wagner. Vorbote des Antisemitismus. Königstein/Ts. 1985.

Kerner, Dieter; Hans Schadewaldt: Über große Musiker. Band II. 5. Auflage. Esslingen, Neckar 2000.

Klein, Richard: Der linke und der rechte Wagner. Revolution – Mythos – Modernität. In: Musik und Ästhetik 7 (1998). S 91-105.

Klostermann, Ute: Die Monsterwelt des Jardin des Plantes. Die Darstellung des zoologisch-botanischen Gartens von Paris in J. J. Grandvilles „Un autre monde". In: Hoefer, Natascha N. Hoefer; Anna Ananieva (et. al): Der andere Garten. Erinnern und Erfinden in Gärten von Institutionen. Göttingen 2005. S 271-303.

Klotzbach, Kurt: Ernst Kapp, der Begründer der „Lateinischen Kolonie" Sisterdale. In: Mitteilungen des Mindener Geschichtsvereins. Jg. 54., 1982. S 21-51.

Koch, Eckehard: Karl Mays Väter: die Deutschen im Wilden Westen. München 1982.

Köhler, Joachim: Wagners Hitler. Der Prophet und sein Vollstrecker. München 1997.

Kottow, Andrea: Der kranke Mann. Zu den Dichotomien Krankheit/Gesundheit und Weiblichkeit/Männlichkeit in Texten um 1900. Dis., Berlin 2004.

Krabbe, Wolfgang R.: Die Lebensreformbewegung. In: Buchholz, Kai; Rita Latocha, Hilke Peckmann, Klaus Wolbert (Hrsg.): Die Lebensreform. Entwürfe zur Neugestaltung von Leben und Kunst um 1900. Band 1. Darmstadt 2001. S 25-31.

Krabbe, Wolfgang R.: Gesellschaftsveränderung durch Lebensreform. Göttingen 1974.

Krabbe, Wolfgang R.: Lebensreform/Selbstreform. In: Kerbs: Diethart; Jürgen Reulecke (Hrsg.): Handbuch der deutschen Reformbewegung 1880-1933. Wuppertal 1998. 73-77.

Krabbe, Wolfgang R.: Naturheilbewegung. In: Diethart Kerbs, Jürgen Reulecke (Hrsg.): Handbuch der deutschen Reformbewegung: 1880-1933. Wuppertal 1998. S 77-86.

Kraft, Volker: Rousseaus Emile, Lehr- und Studienbuch, Bad Heilbrunn 1993.

Kreckel, Manfred: Richard Wagner und die französischen Frühsozialisten. Die Bedeutung der Kunst und des Künstlers für eine neue Gesellschaft. Frankfurt am Main 1986.

Lemke, Harald: Ethik des Essens. Eine Einführung in die Gastrosophie. Berlin 2007.

Lichtenfelt, Hans: Die Geschichte der Ernährung. Bremen 2012.

Linse, Ulrich: Das „natürliche Leben": Die Lebensreform. In: Dülmen, Richard von (Hrsg.): Erfindungen des Menschen. Schöpfungsträume und Körperbilder 1500-2000. Wien 1998. S 435-456.

Linse, Ulrich: Völkisch-rassische Siedlungen der Lebensreform. In: Puschner, Uwe; Walter Schmitz, Justus H. Ulbricht (Hrsg.): Handbuch der „Völkischen Bewegung" 1871-1918. München 1996, S 397-410.

Maderthaner, Wolfgang: Politik als Kunst, Victor Adler, die Wiener Moderne und das Konzept einer poetischen Politik. In: Nautz, Jürgen; Richard Vahrenkamp: Die Wiener Jahrhundertwende: Einflüsse, Umwelt, Wirkungen. 2. Auflage. Wien, Köln, Graz 1996. S 759-777.

Marderthaner, Wolfgang: Victor Adler's Wagner. Zur Rezeption im Austromarxismus. In: Bermbach, Udo; Borchmeyer, Dieter, Hermann Danuser (et. al.): Wagner Spectrum (= Wagner und der Buddhismus). H 2. Würzburg 2007. S 161-181.

Martens, Volker: „Göttliches Gangesland". Die „Indomanie" der Romantik und Richard Wagner. Bermbach, Udo; Borchmeyer, Dieter, Hermann Danuser (et. al.): Wagner Spectrum (= Wagner und der Buddhismus). H 2. Würzburg 2007. S 55-85.

McGrath, William J.: Dionysian art and populist politics in Austria. New Haven 1974.

McGrath, William J.: Wagnerismus in Austria: The Regeneration of culture trough the spirit of music. Diss. Berkeley/California 1965.

Merlio, Gilbert: Die Reformbewegung zwischen Progressismus und Konservatismus. In: Cluet, Marc; Cathrine Repussard (Hrsg.): „Lebensreform". Die soziale Dynamik der politischen Ohnmacht (La dynamique sociale de le'impuissance politique). Tübingen 2013. S 63-75.

Merta, Sabine: Wege und Irrwege zum modernen Schlankheitskult. Diätkost und Körperkultur als Suche nach neuen Lebensstilformen 1880-1930. Stuttgart 2003.

Metzger, Heinz-Klaus; Rainer Riehn (Hrsg.): Richard Wagner. Wie antisemitisch darf ein Künstler sein? München 1978 (= Musikkonzepte 5).

Meyer, Theo: Faustisches Streben, Zarathustra-Attitüde, Seelentiefe und deutsche Innerlichkeit. In: Buchholz, Kai; Rita Latocha, Hilke Peckmann, Klaus Wolbert (Hrsg.): Die Lebensreform. Entwürfe zur Neugestaltung von Leben und Kunst um 1900. Band 1. Darmstadt 2001. S 113-117.

Meyer, Theo: Nietzsche. Lebens-, Kunst und Kulturbegriff. In: Buchholz, Kai; Rita Latocha, Hilke Peckmann, Klaus Wolbert (Hrsg.): Die Lebensreform. Entwürfe zur Neugestaltung von Leben und Kunst um 1900. Band 1. Darmstadt 2001. S 161-164.

Molitor, Andreas: Schön bis in den letzten Winkel. Ein Besuch der ehemaligen Künstlerkolonie Mathildenhöhe in Darmstadt. In: Cluet, Marc; Cathrine Repussard (Hrsg.): „Lebensreform". Die soziale Dynamik der politischen Ohnmacht (La dynamique sociale de le'impuissance politique). Tübingen 2013. S 38-45.

Montanari, Massimo: Der Hunger und der Überfluss: Kulturgeschichte der Ernährung in Europa. München 1993.

Morgenthaler, Jefferson: The German Settlement oft he Texas Hill Country. Mokingbird 2011.

Mork, Andrea: Richard Wagner als politischer Schriftsteller. Weltanschauung und Wirkungsgeschichte. Frankfurt am Main 1990.

Müller, Ulrich; Wapnewski, Peter (Hrsg.): Richard-Wagner-Handbuch. Stuttgart 1986.

Musgrave, Allan: Alltagswissen, Wissenschaft und Skeptizismus. Übersetzt von Hans und Gretl Albert. Tübingen 1993.

Neau, Patrice: Die deutsche Gartenstadtbewegung – Utopismus, Pragmatismus, zwiespältige Aspekte. In: Cluet, Marc; Cathrine Repussard (Hrsg.): „Lebensreform". Die soziale Dynamik der politischen Ohnmacht (La dynamique sociale de le'impuissance politique). Tübingen 2013. S 211-225.

Neuhouser, Frederick: Pathologien der Selbstliebe. Freiheit und Anerkennung bei Rousseau. Berlin 2012.

Newman, Ernest: The Life of Richard Wagner. Cambridge 1976.

Niemeyer, Christian: Nietzsches andere Vernunft. Psychologische Aspekte in Biographie und Werk. Darmstadt 1998.

Nowak, Adolf: Wagners Parsifal und die Idee der Kunstreligion. In: Dalhaus, Carl (Hrsg.): Richard Wagner. Werk und Wirkung. Regensburg 1971.

Nowakowski, Mark: Antisemitismus bei Richard Wagner: Versuch einer Ergründung. Norderstedt 2013.

Ohl, Arndt Horst: Der Einfluß Jean-Jacques Rousseaus (1712-1778) auf die deutsche Naturheilbewegung des 19. Jahrhunderts. Dis., Bochum 2005.

Onfray, Michel: Der Bauch der Philosophen. Kritik der diätetischen Vernunft. Übersetzt von Eva Moldenhauer. Frankfurt am Main 1990.

Onfray, Michel: Der Philosoph als Hund. Vom Ursprung des subversiven Denkens bei den Kynikern. Übersetzt von Eva Moldenhauer. Frankfurt am Main 1991.

Onfray, Michel: Der sinnliche Philosoph. Über die Kunst des Genießens. Übersetzt von Eva Moldenhauer. Frankfurt am Main 1992.

Onfray, Michel: Die Formen der Zeit. Theorie des Sauternes. Übersetzt von Markus Sedlaczek. Berlin 1999.

Onfray, Michel: Die genießerische Vernunft. Die Philosophie des guten Geschmacks. Übersetzt von Leopold Federmair. Baden-Baden 1996.

Onfray, Michel: Philosophie der Ekstase. Übersetzt von Eva Moldenhauer. Frankfurt am Main 1993.

Onfray, Michel; Maximilien Le Roy: Nietzsche: Se créer Liberté. Brüssel 2010.

Pauls, Birgit: Giuseppe Verdi und das Risorgimento. Ein poitischer Mythos im Prozeß der Nationenbildung. Berlin 1996 (= Politische Ideen; Bd. 4).

Perrier, Henri: Wagners Hunde. In: Richard Wagner und Graz. Festschrift (= Nachrichtenblatt 1981-1983). 100 Jahre Ö. Richard Wagner Gesellschaft 1883-1983. Graz 1983. S 307-317.

Puschner, Uwe: Arbeit „an einer rassischen Wiedergeburt unseres Volkes durch eine germanisch-religiöse Reform und eine allseitige germanische Lebenserneuerung." Grundlagen, Entwürfe und Ausformungen völkischer Religion im ersten Drittel des 20. Jahrhunderts. In: Cluet, Marc; Cathrine Repussard (Hrsg.): „Lebensreform". Die soziale Dynamik der politischen Ohnmacht (La dynamique sociale de le'impuissance politique). Tübingen 2013. S 251-267.

Puschner, Uwe: Ideologische Grundlagen und Ausformungen völkischer Religion. In: Bermbach, Udo; Borchmeyer, Dieter, Hermann Danuser (et. al.): Wagner Spectrum (= Bayreuther Theologie). H 2. Würzburg 2009. S 13-51.

Radkau, Joachim: Das Zeitalter der Nervosität. Deutschland zwischen Bismarck und Hitler. München, Wien 1998.

Rang, Martin: Rousseaus Lehre vom Menschen. 2. Auflage. Göttingen 1965.

Reiß, Ansgar: Radikalismus und Exil: Gustav Struve und die Demokratie in Deutschland und Amerika. München 2004.

Repussard, Catherine: Lebensreform im Schatten des Kilimandscharo: *Freiland* von Theodor Hertzka (1890). In: Cluet, Marc; Cathrine Repussard (Hrsg.): „Lebensreform". Die soziale Dynamik der politischen Ohnmacht (La dynamique sociale de le'impuissance politique). Tübingen 2013. S 267-283.

Riedel, Wolfgang: Homo Natura. Zum Menschenbild um die Jahrhundertwende. In: Buchholz, Kai; Rita Latocha, Hilke Peckmann, Klaus Wolbert (Hrsg.): Die Lebensreform. Entwürfe zur Neugestaltung von Leben und Kunst um 1900. Band 1. Darmstadt 2001. S 105-107.

Rieger, Eva; Hiltrud Schroeder: Ein Platz für Götter. Richard Wagners Wanderungen in der Schweiz. Köln, Weimar, Wien 2009.

Rieke-Müller, Annelore: Menagerien zwischen Privatheit und Wissenschaft vom Menschen. Die Haltung exotischer Wildtiere in der zweiten Hälfte des 18. Jahrhunderts. In: Ash, Mitchell G. (Hrsg.): Mensch, Tier, Zoo. Der Tiergarten Schönbrunn im internationalen Vergleich vom 18. Jahrhundert bis heute. Wien-Köln-Weimar 2008. S 31-53.

Rieke-Müller, Annelore; Lothar Dittrich: Der Löwe brüllt nebenan. Die Gründung Zoologischer Gärten im deutschsprachigen Raum 1833-1869. Köln-Weimar-Wien 1998.

Röd, Wolfgang: Die Philosophie der Neuzeit 3. Teil 1: Kritische Philosophie von Kant bis Schopenhauer. In: Wolfgang Röd (Hrsg.): Geschichte der Philosophie. Band IX, 1. München 2006.

Röd, Wolfgang: Geschichte der Philosophie. Band VIII. Die Philosophie der Neuzeit 2. München 1984. In: Wolfgang Röd (Hrsg.): Geschichte der Philosophie. München 1976 ff..

Rose, Paul Lawrence: Richard Wagner und der Antisemitismus. Zürich 1999.

Rothschuh, Karl E.: Konzepte der Medizin in Vergangenheit und Gegenwart. Stuttgart 1978.

Rothschuh, Karl E.: Naturheilbewegung. Reformbewegung. Alternativbewegung. Stuttgart 1983.

Röttgers, Kurt: Kritik der kulinarischen Vernunft: Ein Menü der Sinne nach Kant. Bielefeld 2009.

Schlechte, Horst: Die allgemeine deutsche Arbeiterverbrüderung 1848–1850. Dokumente des Zentralkomitees für die deutschen Arbeiter in Leipzig. Weimar 1979.

Schneider, Manfred: Zarathustra-Sätze, Zarathustra-Gefühle. Nietzsche und die Jugendbewegung. In: Buchholz, Kai; Rita Latocha, Hilke Peckmann, Klaus Wolbert (Hrsg.): Die Lebensreform. Entwürfe zur Neugestaltung von Leben und Kunst um 1900. Band 1. Darmstadt 2001. S 169-174.

Scholz, Dieter D: Richard Wagners Antisemitismus. Jahrhundertgenie im Zwielicht – Eine Korrektur. Berlin 2000.

Schüler, Winfried: Der Bayreuther Kreis von seiner Entstehung bis zum Ausgang der Wilhelminischen Ära. Wagnerkult und Kulturreform im Geiste völkischer Weltanschauung. Münsten 1971 (= Neue Münstersche Beiträge zur Geschichtsforschung in Verbindung mit Kurt von Raumer, Gerhard A. Ritter, Heinz Stoob und Eberhard Weis herausgegeben von Heinz Gollwitzer. Band 12).

Sloterdijk, Peter: Nietzsche. Ausgewählt und vorgestellt von Rüdiger Safranski. In: Sloterdijk, Peter (Hrsg.): Philosophie Jetzt! München 1997.

Sommer, Urs Andreas: Nietzsche-Kommentar. Der Fall Wagner. Götzen-Dämmerung. Berlin/Boston 2012.

Stampfl, Inka: Richard Wagner und die Philosophie der Romantik. München 1995.

Stieber, Michael Florian: „Im Krug zum grünen Kranze". Der Grazer Künstlerkreis um Peter Rosegger. Dipl. Graz 2006.

Straub, Eberhard: Wagner und Verdi. Zwei Europäer im 19. Jahrhundert. Stuttgart 2012.

Struma, Dieter: Jean Jacques Rousseau. München 2001 (= Beck'sche Reihe).

Trey, Oliver: Die Entwicklung von Rassentheorien im 19. Jhdt.: Gobineau und sein Essai „Die Ungleichheit der Menschenrassen". Hamburg 2014.

Uehleke, Bernard: Ideengeschichtliche und begriffliche Vorläufer der ‚Naturheilkunde' im 17. und 18. Jahrhundert. In: Groß, Dominik; Monika Reininger (Hrsg.): Medizin in Geschichte, Philologie und Ethnologie. Festschrift für Gundolf Keil. S 131-159. Würzburg 2003.

Veltzke, Veit: Vom Patron zum Paladin: Wagnervereinigungen im Kaiserreich von der Reichsgründung bis zur Jahrhundertwende. Bochum 1987 (= Bochumer historische Studien: Neuere Geschichte. Band 5).

Viereck, Peter: Hitler and Richard Wagner. The Metapolitics of Richard Wagner. In: Common Sense 8 (1939). Nr. 11, S 4ff.

Vogt, Matthias Theodor: Die Geburt des Festspielgedankens aus dem Geist der Bäderkur. In: Peter Csobádi (et al.) (Hrsg.): Welttheater, Mysterienspiel, Rituelles Theater. „Vom Himmel durch die Welt zur Hölle." Gesammelte Vorträge des Salzburger Symposiums 1991. Wort und Musik. Salzburger Akademische Beiträge Nr. 15., Salzburg 1992. S. 343-364.

Volkov, Shulamit: Die Juden in Deutschland 1780-1918. München 2000 (= Enzyklopädie deutscher Geschichte; Bd 16).

Volz, Pia Daniela: Nietzsche im Labyrinth seiner Krankheit. Würzburg 1990.

Vondung, Klaus: Von der völkischen Religiosität zur politischen Religion des Nationalsozialismus – Kontinuität oder neue Qualität? In: Cluet, Marc; Cathrine Repussard (Hrsg.): „Lebensreform". Die soziale Dynamik der politischen Ohnmacht (La dynamique sociale de le'impuissance politique). Tübingen 2013. S 237-251.

Wagner, Gottfried: Du sollst keine anderen Götter haben neben mir. Richard Wagner – Ein Minenfeld. Berlin 2013.

Walter, Michael: Verdi, Wagner und die Politik. In: Jacobshagen, Arnold (Hrsg.): Verdi und Wagner. Köln, Weimar, Wien 2014. S 55-93.

Walton, Chris: Richard Wagner's Zurich. The Muse of Place. Rochester 2007.

Weiß, Volker: Zucht und Boden. Wie rechts war die Lebensreform? In: Erenz, Benedikt (Hrsg): Die Zeit Geschichte. „Anders leben". Jugendbewegung und Lebensreform in Deutschland um 1900. H 2. Hamburg 2013. S 94-100.

Westernhagen, Kurt von: Richard Wagner, sein Werk, sein Wesen, seine Welt. Zürich 1956.

Winterberg, Lars: Wasser – Alltagsgetränk, Prestigeprodukt, Mangelware. Münster 2007 (= Bonner kleine Reihe zur Alltagskultur. Bd. 9.).

Wittkop, Justus Franz: Bakunin. Hamburg 1974 (= rowohlts monographien).

Wolf, Werner: Einleitung. In: Wagner, Richard: Sämtiche Briefe. Herausgegeben im Auftrage der Richard Wagner-Stiftung Bayreuth von Gertrud Strobel und Werner Wolf. Band IV. Briefe der Jahre 1851-1852. Leipzig 1979. S 5-29.

Young, E. J.: Gobineau und der Rassismus. Eine Kritik der anthropologischen Geschichtstheorie. Meinsenheim am Glan 1968. (= Archiv für vergleichende Kulturwissenschaft; Bd 4.).

Zerbel, Miriam: Vermenschlichung und Schutz des Tieres. S 139-142. In: Buchholz, Kai; Rita Latocha, Hilke Peckmann, Klaus Wolbert (Hrsg.): Die Lebensreform. Entwürfe zur Neugestaltung von Leben und Kunst um 1900. Band 1. Darmstadt 2001.

7. Bildnachweise:

S 1: Edmund Goetz: Vierwaldstättersee, Weggis und die Alpen. Kunstanstalt, Luzern. Privatarchiv des Autors.

S 39: Die Gartenlaube. Jg 1 (1853), Nr. 11. S 112.

S 44: Jean-Baptiste Michel Dupréel nach Jean Michel Moreau: Kupferstich. Oeuvres de J. J. Rousseau. Nouv. Ed. Bd VI. Paris 1822. 3. Buch.

S 56: Privatarchiv des Autors.

S 64: Hermann Lungkwitz (um 1853): Ernst Kapp's Farm. Stahlstich. Privatarchiv des Autors.

S 68: Ernst Kapp: Grundlinien einer Philosophie der Technik. Braunschweig 1877. S 242.

S 70: Jean Baptise Michel (1765): Jean-Jaques Rousseau in armenischer Tracht. Museum Jean-Jacques Rousseau Môtiers.

S 71: Unbekannt nach Alfred Clint (1819): Stich. Privatarchiv des Autors.

S 74: Leopold Ludwig Müller (um 1800): „Rousseau-Insel im Tiergarten Berlin." Stich. Privatarchiv des Autors.

S 82: Privatarchiv des Autors.

S 90: Privatarchiv des Autors.

S 97: Unbekannt (um 1870): „Gräfenberg, Seine Umgebung und Denkmale, sieben Ansichten auf einem Blatt: Prießnitz Gruft und Kapelle, Wiener Quelle, Preußische Quelle, Gräfenberg, Böhmisches Denkmal, ungarisches Denkmal, ungarische Quelle und französisches Denkmal." Holzstich. Privatarchiv des Autors.

S 99: Privatarchiv des Autors.

S 101: Du Bois/Briquet (um 1840): Tellskapelle, Vierwaldstättersee. Litho. Privatarchiv des Autors.

S 102: Privatarchiv des Autors.

S 113: Unbekannt (1865): „Oberrieden Zürich Souvenir de Zürich." Stahlstich. Privatarchiv des Autors.

S 119: Privatbesitz des Autors.

S 120: Fischer-Dückelmann, Anna: Die Frau als Hausärztin. Nürnberg 1911.

S 121: Privatarchiv des Autors.

S 178: Hahn, Theodor: Das Paradies der Gesundheit. Das verlorene und das wiedergewonnene. Cöthen 1879. Buchdeckel.

S 186: Clementine Stockar-Escher (1853). Nationalarchiv der Richard-Wagner-Stiftung Bayreuth.

S 190: Frommel und Winkles: „Vevay". Stahlstich. In: Zschokke, Heinrich: Die klassischen Stellen der Schweiz und deren Hauptorte in Originalansichten dargestellt. Karlsruhe 1836-38.

S 191: Walla, F. A. (1883): „Seelisberg und Sonnenberg". Holzstich. Privatarchiv des Autors.

S 199: Unbekannt: Brünnhild erscheint Siegmund und Sieglinde. Privatarchiv des Autors.

S 201: Ferdinand Leeke: „Die Rheintöchter ziehen Hagen in die Tiefe". Privatarchiv des Autors.

S 203: Privatarchiv des Autors.

S 209: Privatarchiv des Autors.

S 211: Privatarchiv des Autors.

S 223: Rosenlauibad" um 1830: Unbekannt (um 1830): „Les Bains de Rosenlaui." Stahlstich. Privatarchiv des Autors.

S 225: Unbekannt (um 1865): „Oberengadin". Privatarchiv des Autors.

S 229: Rohbock/Festa (um 1865): Sils Maria, Engadin. Stahlstich. Privatarchiv des Autors.

S 237: Privatarchiv des Autors.

S 257: Privatarchiv des Autors.

S 258: Privatarchiv des Autors.

S 265: Eduard Doppler (1882): Die Parsifal-Aufführung in Bayreuth: Enthüllung des Grals im letzten Akt von Parsifal. Holzstich. Privatsammlung des Autors.

S 268: Weber, Ernst von: Die Folterkammern der Wissenschaft. Berlin, Leipzig 1879.

S 287: Unbekannt (um 1880): Parsifal, Kundry, Gurnemanz. Holzstich. Privatarchiv des Autors.

S 288: Privatarchiv des Autors.

S 321: Foto von Leopold Bude (1840-1907). Privatarchiv des Autors.

S 323: Foto des Trauerkondukts am 18. Februar 1883 in der Opernstraße Bayreuth. Foto: Hans Bartolo Brand, Vorlage: Nationalarchiv der Richard-Wagner-Stiftung.

S 326: Privatarchiv des Autors.

ibidem-Verlag

Melchiorstr. 15

D-70439 Stuttgart

info@ibidem-verlag.de

www.ibidem-verlag.de
www.ibidem.eu
www.edition-noema.de
www.autorenbetreuung.de